JN260293

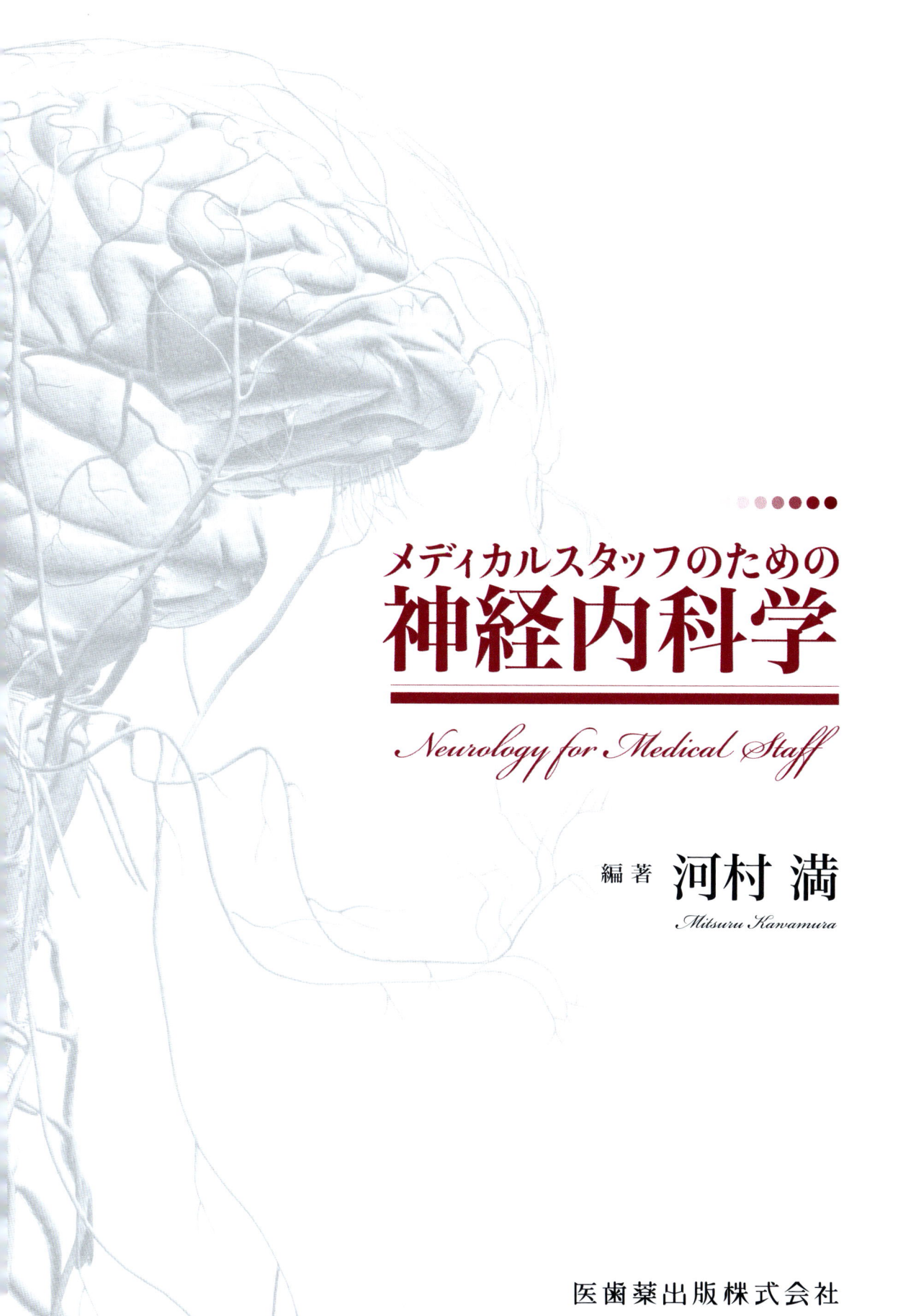

メディカルスタッフのための
神経内科学
Neurology for Medical Staff

編著 河村 満
Mitsuru Kawamura

医歯薬出版株式会社

●編著

河村 満　昭和大学医学部脳神経内科名誉教授／奥沢病院名誉院長

●執筆（執筆順）

岡本　保	富坂診療所
山鳥　重	元東北大学医学部高次機能障害学
中島　雅士	鶴巻温泉病院
加藤　大貴	蔵前かとう内科クリニック
武田　景敏	大阪公立大学医学部脳神経内科
近藤　正樹	京都府立医科大学大学院神経内科学／京都府リハビリテーション支援センター
川合　圭成	小山田記念温泉病院脳神経内科
南雲　清美	汐田総合病院神経内科
菊池　雷太	汐田総合病院神経内科
市川　博雄	昭和大学藤が丘リハビリテーション病院内科系診療科
亀山　隆	中部ろうさい病院神経内科
宮本　雅之	獨協医科大学看護学部看護医科学（病態治療）領域
宮本　智之	獨協医科大学埼玉医療センター脳神経内科
平田　幸一	獨協医科大学
朝比奈正人	金沢医科大学脳神経内科学
小早川睦貴	東京情報大学総合情報学部総合情報学科
高橋　伸佳	脳神経内科津田沼
金野　竜太	昭和大学横浜市北部病院内科
桑原　聡	千葉大学大学院医学研究院神経内科学
石原　健司	旭神経内科リハビリテーション病院
緑川　晶	中央大学文学部
宮澤　由美	汐田総合病院神経内科・リハビリテーション科
栗城　綾子	昭和大学江東豊洲病院脳神経内科
稗田宗太郎	晃友内科整形外科
板倉　徹	元・西村会向陽病院
村上　秀友	昭和大学医学部脳神経内科
井上　学	国立循環器病研究センター病院脳血管内科／脳卒中集中治療科
赤松　直樹	国際医療福祉大学医学部脳神経内科
安藤　哲朗	亀田メディカルセンター脳神経内科
塚田　節郎	医療法人社団昭永会石川クリニック
佐藤佳渚子	さとう内科・脳神経クリニック
杉本あずさ	昭和大学藤が丘病院脳神経内科
岩波　弘明	昭和大学藤が丘病院脳神経内科
横山絵里子	地方独立行政法人　秋田県立病院機構　秋田県立リハビリテーション・精神医療センター リハビリテーション科
新井　雅信	ふれあい横浜ホスピタルリハビリテーション科
穴水　幸子	NHO栃木医療センター精神科
三村　將	慶應義塾大学医学部精神神経科学
塩田　純一	うしおだ在宅クリニック
望月　寛子	国立研究開発法人農業・食品産業技術総合研究機構食品研究部門
鶴谷奈津子	元・金沢工業大学情報フロンティア学部心理情報学科

This book is originally published in Japanese under the title of :

Medhikarusutaffu-no tameno Shinkeinaikagaku
(Neurology for Medical Staff)

Kawamura, Mitsuru
　Professor, Department of Neurology, Showa University, School of Medicine

Ⓒ 2012　1st ed.

ISHIYAKU PUBLISHERS, INC.
　7-10, Honkomagome 1 chome, Bunkyo-ku,
　Tokyo 113-8612, Japan

序　文

　神経内科は，学問的にはパーキンソン病等神経変性疾患の分子生物学から高次機能の認知神経科学までを含む広い範囲をカバーし，臨床診療に関しては，頭痛，てんかん，しびれ，物忘れの診断・治療から，未来の医療に欠かせない再生医療，そして脳神経外科や救急，リハビリテーションとのチーム医療まで，かなり広範な領域を守備範囲としています．
　この広い範囲を，1冊でわかりやすく表現しようとしたのがこの本です．
　読者対象としては，メディカルスタッフ，特にリハビリテーションや看護のスタッフとして医療現場で働いている皆さんや，それを目指す学生さんたちを想定してこの本を企画しました．

　私は学生の頃から神経学に興味を持ち，特に1971（昭和46）年に出版された恩師平山惠造先生（千葉大学名誉教授）の『神経症候学』を読み，深く感動しました．母校の横浜市立大学には当時神経内科講座はありませんでしたが，神経内科医を志し，救急センターや一般病院の神経内科で働きました．それから昭和大学病院では教授として10年以上教育・研究に携わってきました．講義・実習を通して，医学部学生だけではなく，看護師養成校，PT・OT・STを養成する大学等の教育施設，さらに大学文学部心理学教室や脳研究者を養成する大学院で教えたこともあります．この中で，いつも決まって言われたことは「神経内科は難しい」「神経内科の良い教科書がない」ということでした．
　神経学を専門とする人を対象とした本には，工夫されたよい教科書が欧米からも日本からもすでに出版されていましたが，メディカルスタッフを対象としたものが少なかったことは確かであったと思います．
　神経内科専門医試験を受験した頃，それはちょうど卒業して5年ほど経った頃のことですが，神経心理学を専門的に学びたいと思い至りました．神経心理学・高次脳機能障害の研究や診療では，ST・心理士・PTやOT，さらに看護師の方々との共同研究や診療における協力が必須でした．共同研究・診療はもう30年以上続いています．私たちの昭和大学神経内科の医局には，心理士やSTの方々が研究生としてズーっと在籍しています．まず，これらの方々にこの本の企画をお話しし，内容を皆で相談しました．難しいと感じられる神経内科を少しでもわかりやすく解説することを，この本の第1の目標としました．
　全体を通読すれば，神経内科がどのような患者さんを診て，診断・治療するのか，その全体像がわかります．受け持ちの患者さんの病気の項を調べれば，病気について深く理解することができると思います．第1章に，「神経内科学とは」と「神経内科学と神経心理学」を編みました．これらを読めば，神経内科の成り立ちがわかり，神経内科の中でも特に難解といわれている高次脳機能障害についての理解が進み，神経内科が身近なものに感じられるはずです．
　第2章から第5章へかけて，まず「神経症候」に注目し，「検査・評価」，「神経疾患」を学習・理解し，「リハビリテーション」を実施するという流れで展開されています．特に第4章の「神経疾患」の章は，具体的な症例を提示し，ポイントの解説，系統講義という組み立てにして，読者が考えながら理解できるように企画しました．
　第6章から第8章へかけて，「在宅往診」「認知症の介護」「診断書の書き方」という，臨床に

不可欠な生きた神経内科の実践情報をまとめ，またピットフォールというコラムを随所に設け，教科書レベルの内容ではないが，日常臨床で知っておきたい，知っておくと役立つ一口知識・情報を解説しました．

　ところで，今年2012年は，神経内科にとって記念の年です．ちょうど100年前に，パーキンソン病の病理学的所見として最も大切なレヴィ小体が発見されました．また，ウィルソン病の最初の記載もこの年です．また昨年2011年は，ブローカ失語記載から150年目にあたります．ちょうど1世紀ほど前に欧米では現在に通ずる新しい神経学が生まれたのです．

　ウィルソンは神経学の本格的な教科書を最初に出版した神経内科医としても有名です．第1版は2冊で，第2版は3冊で出版され，第2版に追加されたのが実は「失語・失行・失認」の項目です．『メディカルスタッフのための神経内科学』にはウィルソンの教科書に匹敵するほどの高い内容があるわけではありません．しかし，私たちの志は高く，ウィルソンの教科書を目標にして，昭和大学神経内科の若いメンバーを中心に，この本をまとめたことを最後に述べておきたいと考えます．

　昭和大学神経内科講師（2014年准教授）の村上秀友先生と医歯薬出版編集担当者には特にご協力を感謝したいと思います．

　2012年8月

河村　満

目次

- 執筆者一覧 .... Ⅱ
- 序　文（河村　満）.. Ⅲ

第1章　神経内科学を学ぶにあたって

1．神経内科学とは（河村　満・岡本　保）...... 2
はじめに 2
わが国神経内科の歴史 2
欧米神経内科の歴史（岡本　保による）............. 3
　1．19世紀の臨床神経学 4
　2．古代から中世にかけて 5
　3．中世ローマ時代とルネサンス 5
　4．17世紀 6
　5．18世紀 6
　6．19世紀 6
おわりに 8

2．神経内科学と神経心理学（山鳥　重）........ 9
はじめに 9
神経心理学的症候の性質 9
神経心理症候群には神経基盤がある 10
神経心理症候の発生メカニズム 11
神経心理学症候解釈の理論的問題 12

第2章　まずは「神経症候」に注目する

1．意識障害・失神・めまい（中島雅士）..... 16
概念 16
意識障害 16
　1．正常な意識と意識障害の評価 16
　2．意識障害の臨床診断 16
　3．意識障害の原因と臨床検査 18
失神 18
　1．失神の病態と原因 18
　2．失神の臨床検査 20
めまい 20
　1．めまいの鑑別診断 20
　2．良性発作性頭位めまい 20
　3．中枢性めまい 20

2．脳神経（加藤大貴）................................ 22
概念 22
　Ⅰ：嗅神経 22
　Ⅱ：視神経 23
　　1．視力 23
　　2．瞳孔 23
　　3．視野 23
　Ⅲ：動眼神経，Ⅳ：滑車神経，Ⅵ：外転神経
　　.. 24
　Ⅴ：三叉神経 24
　Ⅶ：顔面神経 25
　Ⅷ：聴神経 25
　Ⅸ：舌咽神経，Ⅹ：迷走神経 26
　Ⅺ：副神経 27
　Ⅻ：舌下神経 27

3．構音・嚥下，球麻痺症候（武田景敏）..... 28
概念 28
　1．構音障害 28
　2．嚥下障害 29

3. 球麻痺　30
構音障害の診かた　30
　　1. 自発話　30
　　2. 母音の引き伸ばし　31
　　3. 単音節の繰り返し　31
　　4. 3音節の繰り返し　31
　　5. 復唱・音読　31
嚥下障害の診かた　31
補助検査　31
　　1. 反復唾液飲みテスト　31
　　2. 3mL水飲みテスト　31
　　3. 食物テスト　32
　　4. 嚥下内視鏡検査　32

4. 運動麻痺 （近藤正樹）　33
概念　33
運動麻痺の診かた　33
　　1. 上位運動ニューロン障害，下位運動
　　　 ニューロン障害での運動麻痺　33
　　2. 運動麻痺の分布　33
　　3. 評価方法　34

5. 運動失調 （川合圭成）　36
概要　36
病変部位と臨床的特徴　36
　　1. 深部感覚障害性運動失調　36
　　2. 小脳性運動失調　36
　　3. 前庭性運動失調　36
運動失調の診かた　37
　　1. 言語・眼振　37
　　2. 四肢の運動失調　37
　　3. 立位，座位，歩行障害　38
　　4. 筋緊張低下　40
　　5. 深部感覚障害　40
評価尺度・検査　40
　　1. 評価尺度　40
　　2. 神経伝導検査　40
　　3. 画像検査　40
症状から鑑別診断へのフローチャート　41

6. 錐体外路症候 （南雲清美）　43
概念　43

錐体外路系の神経核と線維連絡　43
　　1. 神経核　43
　　2. 線維連絡　44
錐体外路症候　45
　　1. 無動（akinesia）　46
　　2. 筋強剛　46
　　3. 筋緊張減退　47
　　4. 姿勢異常　47
　　5. 運動亢進（不随意運動）　47

7. 姿勢保持障害と姿勢異常 （菊池雷太）　49
概念　49
姿勢異常の診かた　49
分類　49

8. 筋萎縮 （市川博雄）　52
概念　52
筋萎縮の診かた　52
　　1. 筋原性筋萎縮　53
　　2. 神経原性筋萎縮　54
　　3. 廃用性筋萎縮　55
補助検査　55
　　1. 血液検査　55
　　2. 針筋電図　55
　　3. 神経伝導検査　55
　　4. 画像検査　56
　　5. 生検　56
　　6. 遺伝子検査　56

9. 歩行障害 （近藤正樹）　58
概念　58
歩行障害の診かた　58
　　1. 片麻痺性歩行　59
　　2. 痙性対麻痺の歩行　59
　　3. パーキンソン歩行　59
　　4. 小刻み歩行　59
　　5. 運動失調性歩行　59
　　6. 偏倚歩行　60
　　7. 踵打ち歩行　60
　　8. 酩酊歩行　60
　　9. ジストニアおよびアテトーゼでの歩行　60
　　10. 下肢近位筋障害による歩行障害　60

11. 鶏状歩行……………………………… 61
　　12. 間欠性跛行……………………………… 61
　　13. 歩行失行……………………………… 61
　　14. ヒステリー性歩行……………………… 61
　　15. その他…………………………………… 62
　三次元動作解析による歩行解析……………… 62

10. 感覚障害・痛み（亀山　隆）……… 63
　概念………………………………………………… 63
　体性感覚の種類とその特徴および検査法…… 63
　　1. 痛覚と温度覚（温痛覚）………………… 63
　　2. 触覚……………………………………… 63
　　3. 深部感覚………………………………… 64
　　4. 複合感覚………………………………… 64
　感覚の伝導路…………………………………… 64
　感覚神経伝導路の配列パターン……………… 64
　頭頂葉感覚皮質および視床感覚中継核での
　　体性部位局在………………………………… 65
　病変部位と感覚障害の分布の特徴…………… 65
　痛みの分類……………………………………… 68
　神経障害性疼痛をきたす代表的原因疾患…… 69

11. 睡眠障害（宮本雅之・宮本智之・平田幸一）… 70
　はじめに………………………………………… 70
　睡眠障害へのアプローチ……………………… 70
　不眠……………………………………………… 70
　過眠……………………………………………… 72
　睡眠中の随伴症状（異常現象）……………… 72
　　1. 睡眠時随伴症群………………………… 72
　　2. 睡眠関連運動障害群…………………… 73
　　3. 睡眠関連呼吸障害群…………………… 73
　睡眠をとる時間帯の問題……………………… 74
　睡眠障害の評価法と診断……………………… 74
　おわりに………………………………………… 75

12. 自律神経症候（朝比奈正人）……… 76
　概念………………………………………………… 76
　自律神経症候の診かた………………………… 77
　　1. 心循環系の症候………………………… 77

　　2. 排尿・消化管の症候…………………… 79
　　3. 瞳孔の症候……………………………… 80
　　4. 皮膚の症候……………………………… 81
　補助検査………………………………………… 81
　　1. 起立負荷試験…………………………… 81
　　2. 24時間血圧測定………………………… 82
　　3. 食事負荷試験…………………………… 82
　　4. 排尿機能検査…………………………… 82

13. 精神症候（小早川睦貴）…………… 83
　概念………………………………………………… 83
　精神症候の診かた……………………………… 83
　　1. うつ……………………………………… 84
　　2. アパシー………………………………… 85
　　3. 不安……………………………………… 85
　　4. 幻覚……………………………………… 85
　　5. 妄想……………………………………… 85
　　6. 徘徊……………………………………… 85
　　7. せん妄…………………………………… 85
　　8. 社会行動障害…………………………… 86

14. 高次脳機能障害（高橋伸佳）……… 88
　はじめに………………………………………… 88
　言語の障害……………………………………… 88
　　1. 失語……………………………………… 88
　　2. 単一言語様式の障害…………………… 89
　行為の障害……………………………………… 90
　　1. 失行……………………………………… 90
　　2. 道具の強迫的使用および関連症状…… 91
　認知の障害……………………………………… 92
　　1. 視覚性失認……………………………… 92
　　2. 視空間失認……………………………… 92
　記憶の障害……………………………………… 93
　無視症候群……………………………………… 94
　　1. 外空間（半側空間無視）……………… 94
　　2. 自己身体………………………………… 94
　脳梁離断症候群………………………………… 95
　注意障害………………………………………… 95
　遂行機能障害…………………………………… 95

第3章 神経内科学で必要な検査・評価とは

1. 画像診断 (金野竜太) ……100
- はじめに ……100
- 基礎解剖 ……100
- CT ……100
  1. 頭部CT ……100
  2. 骨格筋CT ……101
- MRI ……102
  1. 頭部MRI ……103
  2. 脊髄MRI ……105
  3. 骨格筋MRI ……105
- 超音波検査 ……106
- 核医学検査 ……106
- おわりに ……106

2. 電気生理学的検査 (桑原 聡) ……107
- 神経系の電気生理学的検査とは ……107
- 脳波 ……108
  1. 意識障害 ……108
  2. てんかん ……108
  3. 脳死判定 ……108
- 神経伝導検査 ……108
  1. 手根管症候群 ……108
  2. ギラン・バレー症候群 ……108
  3. 糖尿病性神経障害 ……108
- 反復刺激誘発筋電図 ……108
  1. 重症筋無力症 ……108
  2. ランバート・イートン筋無力症様症候群 ……108
- 筋電図 ……109

3. 病理学的検査法 (石原健司) ……111
- はじめに ……111
- 剖検から病理診断に至る流れ ……111
  1. ブレインカッティング ……111
  2. 組織の切り出しから包埋，染色まで ……111
  3. 組織標本の観察 ……112
  4. CPCと病理学的診断 ……112
- 診断に必要な代表的な病理所見 ……112
  1. アルツハイマー病 ……112
  2. パーキンソン病とレヴィ小体型認知症 ……113
  3. 脊髄小脳変性症（多系統萎縮症）……114
  4. 筋萎縮性側索硬化症（ALS）……114

4. 心理・知能検査 (緑川 晶) ……116
- はじめに ……116
- 心理検査の選定方法 ……116
- テストの種類 ……116
  1. スクリーニング検査 ……116
  2. 知能検査 ……117
  3. 記憶検査 ……121
  4. 言語検査 ……121
  5. 遂行機能（前頭葉機能／注意機能）検査 ……122
- おわりに ……123

5. 障害評価 (宮澤由美) ……124
- 「リハビリテーション評価」とは ……124
- 運動機能や感覚系評価 ……124
- 高次脳機能評価 ……124
- ADL評価 ……127

第4章 実際に「神経疾患」を理解する

1. 脳血管障害 (栗城綾子) ……130
- 症例1 アテローム血栓性脳梗塞患者の経過とポイント ……131
- 症例2 心原性塞栓症，アルテプラーゼ療法施行例の経過とポイント ……132
- 系統講義 ……133
  1. 脳梗塞 ……133
  2. 一過性脳虚血発作 ……140
  3. 脳出血 ……140
  4. くも膜下出血 ……141

2. 認知症 (稗田宗太郎) ······ 142
症例　ある認知症患者の経過とポイント ···· 142
系統講義 ······ 143
1. 認知症の概念と定義 ······ 143
2. 認知症の疫学 ······ 144
3. アルツハイマー型認知症
   （Alzheimer's disease：AD） ······ 144
4. 血管性認知症
   （vascular dementia：VaD） ······ 146
5. レヴィ小体型認知症（dementia with
   Lewy body：DLB） ······ 147
6. 前頭側頭型認知症（frontotemporal
   dementia：FTD） ······ 148

3. 脳腫瘍・頭部外傷 (板倉　徹) ······ 150

脳腫瘍 ······ 150
症例1　ある良性腫瘍患者（40歳代，女性）
　　　の経過とポイント ······ 150
系統講義 ······ 152
1. 概論 ······ 152
2. 神経膠腫　グリオーマ ······ 154
3. 髄膜腫 ······ 155
4. 小脳橋角部腫瘍 ······ 156
5. 転移性脳腫瘍 ······ 157

頭部外傷 ······ 159
症例2　外傷による頭部外傷（20歳代，男性）
　　　の経過とポイント ······ 159
系統講義 ······ 159
1. 頭部外傷の分類 ······ 159
2. 頭部外傷の診断 ······ 159
3. 頭部外傷各論 ······ 161
5. 頭部外傷後遺症 ······ 162

4. 中枢神経感染症 (加藤大貴) ······ 165
症例1　細菌性髄膜脳炎に硬膜下膿瘍を
　　　合併した60歳男性例の経過と
　　　ポイント ······ 165
症例2　単純ヘルペス脳炎を呈した
　　　61歳男性例の経過とポイント ······ 166

系統講義 ······ 167
1. 腰椎穿刺結果の評価 ······ 167
2. 細菌性髄膜炎の症状 ······ 168
3. 細菌性髄膜炎に対する，抗生物質による
   薬物療法 ······ 168
4. 細菌性髄膜炎の合併症 ······ 168
5. 単純ヘルペス脳炎の診断 ······ 169
6. 単純ヘルペス脳炎の薬物療法 ······ 170
7. 単純ヘルペス脳炎の合併症 ······ 171

5. パーキンソン病 (村上秀友) ······ 172
症例　あるパーキンソン病患者(男性)の
　　　経過とポイント ······ 172
系統講義 ······ 173
1. パーキンソン病の疫学 ······ 173
2. パーキンソン病の原因と病理 ······ 173
3. パーキンソン病の症状 ······ 174
4. パーキンソン病の鑑別疾患 ······ 175
5. パーキンソン病の検査所見 ······ 175
6. パーキンソン病の治療 ······ 176
7. パーキンソン病の予後 ······ 178

6. パーキンソニズム・不随意運動症
　　　　　　　　　　　　　(井上　学) ······ 180
症例1　本態性振戦患者の経過とポイント
　　　　　　　　　　　　　 ······ 181
症例2　糖尿病性舞踏病患者の経過と
　　　ポイント ······ 181
症例3　薬剤性パーキンソニズム患者の
　　　経過とポイント ······ 182
系統講義（何を，どう診たらよいのか）······ 182
1. 振戦（tremor）······ 183
2. アテトーシス（アテトーゼ）······ 183
3. 舞踏病（chorea）······ 184
4. バリズム（ballism）······ 184
5. ジストニア（ジストニー）······ 184
6. ミオクローヌス（myoclonus）······ 185
7. チック（tic）······ 185
8. スパズム（spasm）······ 186
9. 筋痙攣（muscle cramp）······ 187
10. ジスキネジア（dyskinesia）······ 187

7. てんかん（赤松直樹） 188
- 症例 1　全身痙攣発作患者（女性）の経過とポイント 188
- 症例 2　前兆のある意識減損発作患者の経過とポイント 189
- 系統講義 192
  1. てんかんの定義・分類 192
  2. てんかんの疫学 192
  3. てんかんの原因 192
  4. てんかんの治療 193
  5. 抗てんかん薬服用上の注意点と副作用 194
  6. 日常生活での指導 194
  7. てんかん発作重積状態 195

8. 頭痛・めまい（加藤大貴） 196
- 症例 1　くも膜下出血患者（70 歳男性）の経過とポイント 196
- 症例 2　めまいを主訴に発症したワレンベルク症候群の経過とポイント 197
- 系統講義［頭痛］ 198
  1. 頭痛のメカニズム 198
  2. 緊急性を要する頭痛の特徴と疾患 198
- 系統講義［めまい］ 200
  1. めまいのメカニズム 200
  2. めまいの性状 200
  3. 末端性めまいと中枢性めまいの鑑別 200
  4. 中枢性めまい（脳卒中によるめまい）の特徴 200
  5. 末梢性めまいの特徴 201

9. 脊髄小脳変性症（武田景敏） 202
- 症例 1　ある遺伝性脊髄小脳変性症患者（男性）の経過とポイント 202
- 症例 2　ある孤発性脊髄小脳変性症患者（女性）の経過とポイント 203
- 系統講義 204
  1. 疫学 204
  2. 病理 204
  3. 病態生理 205
  4. 症状 205
  5. 鑑別疾患 205
  6. 検査所見 206
  7. 治療 206
  8. 予後 207

10. 運動ニューロン疾患（市川博雄） 209
- 症例　左上肢の脱力で発症した ALS 患者の経過とポイント 209
- 系統講義 210
  1. MND と ALS の概念 210
  2. 筋萎縮性側索硬化症 amyotrophic lateral sclerosis（ALS） 211
  3. その他の MND 213

11. 脱髄性疾患（武田景敏） 215
- 症例 1　ある多発性硬化症患者（女性）の経過とポイント 215
- 系統講義 216
  1. 多発性硬化症（MS） 216
  2. 疫学 216
  3. 病理 216
  4. 症状 217
  5. 鑑別疾患 217
  6. 検査所見 217
  7. 治療 218
  8. 予後 218
  9. 急性散在性脳脊髄炎（ADEM） 218
- 症例 2　ギラン・バレー患者（男性）の経過とポイント 219
- 系統講義 219
  1. ギラン・バレー症候群 219
  2. 慢性炎症性脱髄性多発ニューロパチー 221

12. 脊椎脊髄疾患（安藤哲朗） 222
- 症例 1　ある頸椎症の患者（男性）の経過とポイント 222
- 系統講義 224
  1. 頸椎症 224
  2. 頸椎椎間板ヘルニア 224
  3. 脊柱靱帯骨化症 224
  4. 腰椎椎間板ヘルニア 224
  5. 腰部脊柱管狭窄症 224
  6. 脊髄血管障害 225
  7. 脊髄空洞症 226

        8. 脊髄腫瘍 ……………………………… 226
        9. 脊髄炎 ………………………………… 226

13. 中毒性疾患 (高橋伸佳) ……………… 228
    症例 一酸化炭素中毒の経過とポイント …… 228
    系統講義 …………………………………… 229
        1. 神経系を障害する外因性毒性物質 …… 229
        2. 医薬品による神経障害 ……………… 230

14. その他の疾患
    (塚田節郎・佐藤佳渚子・杉本あずさ・岩波弘明) …… 232

末梢神経疾患　232
    症例1　ギラン・バレー症候群患者の
            経過とポイント ……………… 232
    系統講義 …………………………………… 232
        1. 単神経障害 …………………………… 232
        2. 多発単神経障害 ……………………… 233
        3. 多発神経障害 ………………………… 233
        4. 自律神経障害 ………………………… 234

筋原性疾患（ミオパチー）　234
    症例2　多発筋炎患者の経過とポイント …… 235

    系統講義（代表的筋原性疾患） …………… 235

先天異常　237
    症例3　高次脳機能発達障害がみられる
            男性の経過とポイント ……………… 237
    系統講義 …………………………………… 237
        1. 中枢神経の発達障害 ………………… 237
        2. 形態形成の障害（先天奇形） ……… 238
        3. 神経皮膚症候群（母斑症） ………… 238
        4. 染色体異常 …………………………… 238
        5. 妊娠期の障害 ………………………… 238

代謝性疾患　239
    症例4　低血糖発作患者の経過とポイント …… 239
        1. 血糖値異常（急性期） ……………… 239
        2. 糖尿病（慢性期） …………………… 240
        3. 電解質異常 …………………………… 240
        4. 肝疾患 ………………………………… 240
        5. 腎疾患 ………………………………… 240
        6. 肺疾患 ………………………………… 241

第5章 このリハビリテーションが重要

1. 脳血管障害のリハビリテーション
    (横山絵里子) ……………………………… 244
    はじめに …………………………………… 244
    脳血管障害のリハの流れ ………………… 244
        1. 評価 …………………………………… 245
        2. 目標設定，計画 ……………………… 247
        3. 患者，家族教育 ……………………… 247
        4. 各時期のリハ：いつから，何を行うか …… 247
    リハ訓練の実際 …………………………… 249
        1. 運動・ADLのリハ …………………… 249
        2. 嚥下障害のリハと栄養管理 ………… 251
        3. 排尿障害 ……………………………… 251
        4. 中枢性疼痛 …………………………… 252
        5. 骨粗鬆症 ……………………………… 252

2. パーキンソン病のリハビリテーション
    (新井雅信) ………………………………… 253
    概念，疫学 ………………………………… 253
    症候学 ……………………………………… 253
    障害評価 …………………………………… 253
    リハビリテーション ……………………… 254

3. 脊髄小脳変性症のリハビリテーション
    (新井雅信) ………………………………… 256
    概念，疫学 ………………………………… 256
    症候学 ……………………………………… 256
    障害評価 …………………………………… 256
    リハビリテーション ……………………… 257

4. 筋萎縮性側索硬化症の
　　リハビリテーション（新井雅信）……260
　概念，疫学…………………………260
　症候学………………………………260
　障害評価……………………………260
　リハビリテーション………………261

5. 多発性硬化症のリハビリテーション
　　　　　　　　（新井雅信）……………263
　概念，疫学…………………………263
　症候学………………………………263
　障害評価……………………………263
　リハビリテーション………………264

6. 認知リハビリテーション
　　　　（穴水幸子・三村　將）…………265
　認知リハビリテーションとは……265
　認知リハビリテーションの神経回復機構…265
　認知リハビリテーションの実際…265
　記憶障害のリハビリテーション…266
　　1. 記憶障害のリハ―介入技法……266
　　2. 記憶障害のリハ―症例紹介……266
　　3. 認知症における記憶リハビリテーション
　　　　………………………………267
　適切に認知リハビリテーションを行うには…268

第6章　在宅往診をするために（塩田純一）

　はじめに……………………………270
　訪問診療をいつから始めるか……270
　在宅医療への準備…………………270
　在宅リハビリテーションの展開…271
　在宅医療に求められるもの………272
　後方支援病院………………………273
　おわりに……………………………274

第7章　認知症の介護をするために（望月寛子）

　中核症状を理解する………………276
　症状に合わせた介護………………276
　認知症者のADL，IADLレベルを把握する…277
　IADLレベルに合わせた介護………277
　介護の中で認知リハビリテーション…278
　新しい感覚で行う介護とリハビリテーション
　　………………………………………279

第8章　身体障害者・高次脳機能障害診断書はこう書く（村上秀友）

　肢体不自由…………………………282
　　1. 身体障害者（肢体不自由）診断書の
　　　書き方…………………………283
　高次脳機能障害……………………287
　　1. 精神障害者保健福祉手帳診断書の書き方
　　　………………………………………288

ピットフォール

- パーキンソン病とパーキンソン症候群 (村上秀友) ……………………………………… 14
- 認知リハビリテーションにおける重要な点 (穴水幸子) ……………………………… 42
- 筋萎縮性側索硬化症 (amyotrophic lateral sclerosis：ALS) と認知症 (市川博雄) ……… 56
- 筋萎縮性側索硬化症 (amyotrophic lateral sclerosis：ALS) と失語 (市川博雄) ………… 96
- 発達障害と認知症 (緑川 晶) …………………………………………………………… 98
- 電気生理学的検査のピットフォール (中島雅士) ……………………………………… 109
- 認知リハビリテーションこぼれ話―認知リハビリテーション研究会の歴史といま― (穴水幸子) ……………………………………………………………………………… 164
- 画像診断と病理診断 (石原健司) ………………………………………………………… 171
- パーキンソン病と表情 (鶴谷奈津子) …………………………………………………… 179
- 認知症の食行動異常 (杉本あずさ) ……………………………………………………… 208
- 間欠性跛行 (安藤哲朗) …………………………………………………………………… 227
- 首下がりと腰曲がり (亀山 隆) ………………………………………………………… 242
- 回復期リハビリテーションの意義 (宮澤由美) ………………………………………… 259

- ●本書で用いられる主な用語の和英リスト ……………………………………………… 289
- ●索 引 …………………………………………………………………………………… 293

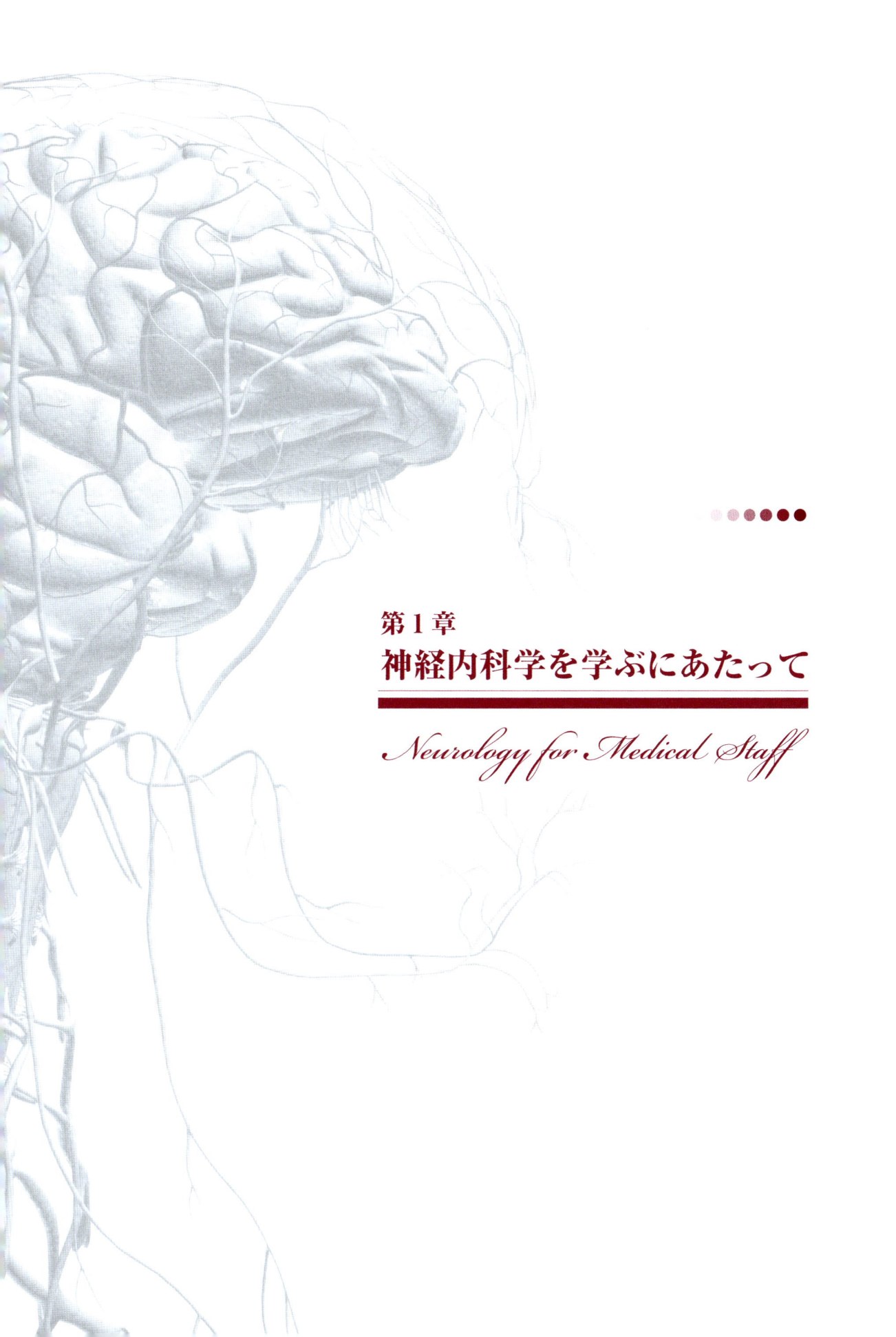

第1章
神経内科学を学ぶにあたって

Neurology for Medical Staff

第1章 神経内科学を学ぶにあたって

1. 神経内科学とは

はじめに

わが国でも，神経内科学とは何か，ということがようやく認識されて来つつある．しかし，35年ほど前，私（河村）が神経内科学を志した頃には，神経内科がどのような病気を診る診療科で，どのような学問的な基礎があるのかは，一般にはなかなか理解されていなかった．内科医であった私の父でさえ，精神科との区別が十分できていなかった．

現状を見てみよう．インターネットから昭和大学神経内科のホーム・ページに入り，診療科紹介欄を見ると，以下のように紹介されている．

> 神経内科は，脳神経や脊髄・末梢神経・筋肉の疾患を専門とする内科です．脳神経や脊髄・末梢神経・筋肉に異常をきたした場合に，以下のような症状を自覚します．
>
> ●物忘れ（記憶の異常・認知機能低下）
> ●運動障害（力が入らない・バランスがとれない）
> ●感覚障害（感じが鈍い・しびれる）
> ●けいれん（異常な動き・ピクつく）
> ●頭が痛い
> ●意識障害（ボーっとする・応答が悪い）
>
> これらの症状は，精神科（神経科・心療内科）や耳鼻科・眼科の病気と区別がつかなかったり，判断が難しい事が多々あります．しかし，神経内科を受診した患者さんが，他の科の病気であった場合には，すぐに専門科を受診していただきますのでご安心ください．神経内科の病気は早い段階での治療を必要とする疾患も多いため，上記の様な症状でどこの科に受診したらよいかわからない場合は，神経内科を受診することをお勧めします．

精神科（神経科・心療内科）や耳鼻科・眼科との区別にポイントの一つが置かれ，現在でもその問題点は十分には解決してはいないことが示されている．その理由の一つは，わが国神経内科誕生の歴史と関係がある．

ここでは，神経内科の歴史を紐ときながら，「神経内科学とは何か？」という読者の疑問に答えたいと思う．

わが国神経内科の歴史

大学医学部（または医科大学）は現在全国で81校ある．神経内科同様，脳脊髄を診る脳外科・精神科はそのすべてに講座（または診療科）を持っている．しかし，神経内科の数はその半分に過ぎない．大学病院では，神経内科医の受け皿が少なく，教育スタッフも非常に不足している現状がある．わが国の医学・医療において，脳外科発足・発展は昭和30～40年代に顕著なものがある．これには私が小学生であった昭和30年代に，大流行であった連続テレビドラマ，脳外科医「ベン・ケーシー」も一役買っていると思う．病院では，丸首の白衣がケーシーと称されているが，テレビで見たベン・ケーシーは確かに丸首白衣を着用していた．私の友人で医学を志した多くが脳外科専攻を選択した．また，「北　杜夫」・「なだ いなだ」といった小説家・精神科医も多くの青年読者を得ていて，私の友人の中で特に医学部志望の哲学・文学青年は精神科に入局した．

一方，神経内科は発足において遅れ，一般の理解はさらに遅々たるものと言わざるを得ない．しかし，神経内科で診る脳卒中・認知症・てんかん患者の数は多く，さらに増加が続いている．

現在から150年ほど前に遡ってみたい．明治新政府は，当初戊辰戦争で活躍した英国人医師ウィリアム・ウィルスを中心にして西洋医学を日本に導入することを考えていた．しかし実際には，明治2年（1869年），医学校（東京大学医学部の前身）取調御用係に着任した相良友安と岩佐純によりドイツ医学採用が進言され，以後日本の医学はドイツ系医学を範とすることになったのである．明治9年に来日したエルウィン・ベルツが東京医学校時代から東京大学医学部で，生理学，内科学，精神医学等を講じ，「近代日本医学の父」と呼ばれ，その教え子から日本人初めての神経学者や精神医学者が生まれた．

ベルツの弟子の一人であった三浦謹之助（1864～1950）がベルツの助手となり，自ら神経学を講義し，首下がり病，脚気等日本における神経疾患の研究を行ったが，大学卒業後間もなくドイツにてオッペンハイム，エルプに，フランスではシャルコーに師事し神経学を修め，独仏の神経学の実勢をみてきている．三浦はその中で最も詳しく患者を診たシャルコーの流儀で後進の指導に当たったとされる[1]．その後現在まで一世紀のうちに神経疾患の飛躍的な補助診断技術の進歩と治療法の開発がみられるが，常にそこには臨床神経学の基礎となる症候学が時代とともに進歩しながら先人の教えを伝え続けている．川原　汎（1858～1918）もベルツの弟子の一人で，日本初の神経学書を刊行した．

三浦や川原はわが国神経内科の草分けとして，常に記憶していなければならない人たちであると思う．しかし明治期以降，神経内科疾患患者の多くは，精神科医または内科医，さらに脳外科医の診療を受け，神経内科患者が本来の神経内科専門医によって診られるようになったのはずっと後のことである．

神経内科医が所属する日本神経学会設立の経緯，設立当初の記録，その後の飛躍，国際化，さらなる発展と社会との接点，等については文献[2]に詳しく，神経内科にそれほど興味のない読者にも是非参照していただきたいと思う．

文献[2]によるとすでに1902年2月に，東京帝国大学精神科教授の呉　秀三と内科教授の三浦謹之助が発起人となって，日本神経学会が設立された．これは，今日の精神科と神経内科の2領域を包含する学術団体であったが，発足当初から精神医学関連の研究者が主体をなしていた．これは，各大学において精神医学教室は独立した講座として存在していたのに対し，当時，神経内科の独立講座は全くなかったことが大きな要因であったと考えられている．内科領域の中で神経病学に携わる者が増えたのは第2次世界大戦後の米国医学の導入がきっかけであった．その中心となったのは，東大内科学教授であった冲中重雄であり，1954年に臨床神経懇話会，1956年には内科神経同好会が設立された．後者は毎年，日本内科学会総会の開催に合わせて行われ，神経内科の臨床研究が次々に発表され，活発に議論されたという．

第1回の日本神経学会開催は，1960年4月である．この前後の，1957年に順天堂大学脳神経内科講座，1962年以降に鳥取大学，九州大学，東京大学，新潟大学，東北大学等に，医学部附属脳研究施設や大学附属研究所の1部門として神経内科が設立された．

1970年代に，1県1医科大学構想に基づいて医科大学・医学部が多数新設され，多くの私立医科大学・医学部では，開校時から独立した神経内科講座が設立されたが，国公立では数校にとどまった．国公立で神経内科設置が加速されるようになったのは1985年以降である．

私の母校である横浜市立大学に神経内科講座が設立されたのは1992年であり，私が大学を卒業して15年ほど後である．私が学生であった頃，横浜市立大学病院では神経疾患患者は主として，精神科の外来・病棟で診療されていたのである．

欧米神経内科の歴史（岡本　保による）

現在のわが国神経内科学に最も大きな影響を与えたのは，19世紀の欧米における臨床神経学である．まず，その歴史をたどり，さらに紀元前からの神経学史にも触れたいと思う．

1. 19世紀の臨床神経学

19世紀前半の最も重要な臨床神経学上の業績は神経系に興味を持った生理学者，解剖学者，病理学者らの手によるものであった．チャールズ・ベル（1774～1842），マジャンディー（1783～1855），マーシャル・ホール（1790～1857）が神経系の生理学を，ゴルジ（1843～1926），カハール（1852～1934）らが解剖学的研究を進め，臨床神経学の基礎が築かれた．

神経学的記載はクック（1756～1838），ベル，ホールらによって19世紀初めになされているが，現代神経学に近い真の神経学の出現はドイツのロンベルク（1795～1873）とフランスのデュシェンヌ（1806～1875）の臨床経験の後である．19世紀後半になると主要な3学派がそれぞれ臨床神経学の基礎をつくっていった．第1はフランスのシャルコー率いるサルペトリエール学派，第2はエルブ（1840～1921）とオッペンハイム（1858～1919）が中心となったドイツ学派，第3はイギリスのジャクソン（1835～1911）やガワーズ（1845～1915）のクィーン・スクェア学派である．

専門分野の一つとしての臨床神経学は，1882年にパリのサルペトリエール病院に神経学講座が新設され，初代のパリ大学医学部神経学教授にシャルコー（1825～1893）が任命された時に公式に始まる[3]．ロンドン病院のクックは臨床神経学を他の内科疾患とは別個に研究した最初の内科医で，古代から19世紀初頭までの神経学をレヴューし，自らの経験をふまえて『神経疾患提要』を著した．ベルリンのロンベルクは臨床神経学に関する最初の系統的な教科書を著した．フランスの臨床神経学はデュシェンヌ・ドゥ・ブローニュから始まった．デュシェンヌはパリ市内の主要な病院で神経病患者を診察し，後にダーウィンが引用しているように顔の表情を電気生理学的方法を用いて分析した電気療法の創始者でもある．

シャルコーはデュシェンヌを師と仰ぎ，大学卒業後は慢性疾患と老年病に取り組んでいたが，1862年36歳の時サルペトリエール病院中最大の部門の長に任ぜられ神経学を専門とすることになった．病理学研究室の設置を手始めに臨床部門を再構築し，組織学，写真・芸術的解剖学の研究室，神経眼科部門，臨床心理学部門等比較的短期間のうちに臨床神経学のあらゆる基礎が完成していった．シャルコーが生涯を通じて臨床的研究の場としたサルペトリエール病院は，神経疾患のあたかも博物館で，最初は1603年にルイ13世の統治期に兵器工場として設立され，1656年に聖ヴァンサン・ドゥ・ポールにより女性患者，貧困者，身寄りのない人々の養護施設へと変換され，単なる収容施設に過ぎなかったが，18世紀になるとピネル，エスキロール（1772～1840），バイラルジェ（1809～1891）が精神医学の研究を行ったところである．シャルコーが着任した頃のサルペトリエール病院では4,000～5,000人の患者のうち3,000人ほどが神経病患者だった．混沌とした数多くの患者を前に，シャルコーは詳細な臨床観察と病理学的検討を行い，症候と病変部位を関連付ける臨床-解剖学的方法論を確立した．

その後，レイモン（1844～1910）がシャルコーの後継に選ばれ，サルペトリエール病院の近代化を図り，師と同様に講義は非常に好評で内外から多くの研究者が訪れた[4]．1910年，レイモンの後に神経学講座を主宰したデジュリン（1849～1917）は，クルンプケ夫人と共同で中枢神経系の解剖学書[5]を著し，神経症候学を体系化した名著を残している[6]．その後はマリー，ギラン，アラジュアニンヌ，キャステーニュへと，1980年代まで臨床-解剖学的伝統が引き継がれていった．

ドイツの臨床神経学は，ロンベルクの先駆的業績に続き，特にエルブとオッペンハイムの影響下で急速に発展していった．

英国の神経学は19世紀半ばロンドンのクィーン・スクェアに運動麻痺とてんかん患者専用の病院が開設されたことを契機に進展した．英国神経学はジャクソンが1862年に設立されて間もない神経病院に赴任してきた時に公式に始まったといわれる．ジャクソンは運動，発話，意識等の諸機能が失われる陰性症状と反射亢進や異常運動等の陽性症状を区別し，上位中枢の傷害による下位中

表1 古代から中世へ

古代エジプト	BC1700頃パピルスにbrainなる用語の記載
ギリシア時代	紀元前9〜前4世紀 ヒポクラテス（460〜370BC）古代的記載臨床神経学
ローマ時代	紀元前4世紀〜 ガレノス（129〜199頃）　脳神経の分類　解剖学・生理学
ルネッサンス	13世紀末〜15世紀末 レオナルド・ダ・ヴィンチ（イタリア）（1452〜1519）脳解剖学・脳室の鋳型 ヴェサリウス（ベルギー）（1514〜1564）近代脳解剖学の確立
17世紀	ウィリス（英国）（1621〜1675）神経学という用語の誕生 デカルト（フランス）（1596〜1650）反射の概念
18世紀	カレン（スコットランド）（1712〜1790）臨床医学の復興 ボールフーフェ（オランダ）（1668〜1738）臨床医学の復興 ガルヴァーニ（イタリア）（1737〜1798）電気生理学 モルガーニ（イタリア）（1682〜1771）近代病理解剖学確立

枢機能の解放現象を記載した．ガワーズもジャクソンと同じく臨床家で，またシャルコーのような芸術家でもあった．筋伸張反射と膝蓋腱反射という用語はガワーズが最初に臨床で使った．ブラウン・セカール（1817〜1894）は脊髄の運動・感覚伝導路や交感神経の血管収縮作用を明らかにした．ウィルソン（1878〜1937）はジャクソンとガワーズの流れを汲み，20世紀への変換点にレンズ核変性症（ウィルソン病）の記載，錐体外路系という造語，神経学の教科書等多くの業績を残した．同時代のヘッド（1861〜1940）とホームズ（1876〜1966）が活躍した第1次世界大戦前頃に英国神経学はピークをむかえた．

米国の神経学は主として南北戦争（1861〜1865）の期間に陸軍の中で，アテトーゼを最初に記載したハンモンド（1828〜1900）とミッチェル（1829〜1914）の影響下に発展した．

19世紀オーストリアの神経学の中心はウィーンで，マイネルト（1833〜1892），トュルク（1810〜1868），オーバーシュタイナー（1847〜1922）が中心となり，前庭機能障害のパイオニアのバラニー（1876〜1936）や精神分析学の開祖で脳性対麻痺と失語症等神経学にも影響を与えたフロイト（1856〜1939）が活躍した．

スイス神経学は主としてモナコフ（1853〜1930）により始められ，バーゼル大学ではビング（1878〜1956）が教鞭を執った．

ロシアの神経学はベクテレフ（1857〜1927），コルサコフ（1853〜1900），コジェフニコフ（1836〜1902）らから始まる．

2. 古代から中世にかけて（表1）

神経系に関する最古の記載は古代エジプトまで遡り，紀元前1700年頃のパピルスに脳の外表とその下方に存在する液体の記述がみられ，初めてbrainに相当する語も登場した[7]．ギリシア時代の黄金期で生理学や病理学が体液説を採用していた時にヒポクラテス（紀元前460〜370）は，脳の病気を一般医学の一部門に位置付け，古代的記載臨床神経学の原型となる概念を示した[8]．ヒポクラテスの神経疾患に関する業績として特筆すべきなのは，てんかんについてである．ヒポクラテスはてんかんを脳疾患と考え，てんかんと結びつく迷信を一掃しようと試みた．てんかんの責任病巣は感覚・運動・知能を司る脳という器官に存在すると考えたのである．脳病変による瞳孔不同，眼筋麻痺，呼吸異常，片頭痛，坐骨神経麻痺，てんかんの諸症状の記載がみられる．これに対して同時代のアリストテレスは，脳を重視せずに心臓が知性の中心かつ神経の起源と考えたのはよく知られている．

3. 中世ローマ時代とルネサンス

ローマのガレノス（129〜199頃）はギリシ

ア以来の医学を集成，解剖学・生理学の基礎を築き，体液病理学的疾病観に基づく治療を提唱した．中世には脳の心的機能が脳室に宿るとする立場とガレノスのように脳実質に局在すると考える2つの見解があったのである．13世紀末から15世紀末のルネサンスの時期はレオナルド・ダ・ヴィンチ（1452～1519）やヴェサリウス（1514～1564）による科学的解剖学の創始と，印刷術の発明と普及で神経学の知見が豊富になっていった．レオナルド・ダ・ヴィンチはイタリア・ルネサンス期の最も偉大な芸術家である．一方で，彼には自然科学に関しても多くの業績があり，脳切片を観察し，脳神経，視交叉，腕・腰神経叢のスケッチを行い，脳室にろうを注入して立体的な鋳型を製造したりした．その後ベルギーのヴェサリウスの緻密な観察と記載で，脳の解剖学は一躍近代的となったことも重要である．

臨床神経学の観点からは，中世とルネサンスの期間はヒポクラテスらのギリシア時代に比べ，進歩に乏しかったことを知っておくべきである．ルネサンス期には写実主義の復活から芸術作品に神経疾患が表現される機会が頻繁となった．芸術家は神経疾患にみられる運動障害，姿勢異常，変形を独自に描き出した．ヒステリー性のおどけや後弓反張の様相がイタリアの画家ラファエロ（1483～1520）によって描かれている[9]．

4. 17世紀

17世紀になると200年に及ぶルネサンス期の医科学の進歩が，知性と精神の面で強烈な個人主義を背景にさらに推し進められた．シェークスピア，ニュートン，画家のレンブラントやベラスケスらが活躍した時代で，17世紀を代表する神経解剖学者である英国のウィリス（1621～1675）は，その時点で最も正確な神経解剖学書『脳の解剖学』（1664）を著した[10]．神経学 neurologyという用語は，ウィリスが著書の中で神経の学説を意味する目的でギリシア語で表現し，それが後に英語に翻訳されて一般化したものである．また臨床上，内包領域の病変で片麻痺が生じることを最初に指摘したのもウィリスである．フランスの哲学者デカルト（1596～1650）が，現在の反射の概念を示した．

17世紀の臨床神経学の記載は限られていたが，数多くの疾患が油絵で描かれ，ヒステリーの異常姿勢，舞踏病，筋萎縮症，脊髄灰白質炎の歩行の特徴等が再現されている[9, 11]のは重要である．

5. 18世紀

18世紀はそれまでに集積された知識と教義がいっそう系統的に発展した時代であったが，スコットランドのエジンバラ学派のカレン（1712～1790）とオランダのライデン学派のボールフーフェ（1668～1738）を中心に，ヒポクラテス以来のベッドサイド医学の復活がみられた．神経学の教義としては，17世紀のデカルトやウィリスの唱えた反射の概念にいっそう磨きがかかった．イタリア・ボローニャのガルヴァーニ（1737～1798）による刺激を受けた組織の電気的特性の発見は，近代の電気生理学の出発点となった．神経系の病理学的研究は，イタリア・パドゥアのモルガーニ（1682～1771）により始められ，近代病理解剖学が確立した．

6. 19世紀

1）19世紀の神経解剖学

19世紀前半の主な神経解剖学上の進歩は脳の内部構造のマクロな研究で，同世紀後半は脳の顕微鏡的な組織学の方に焦点が当てられた．イタリアのローランド（1773～1831）は彼の名が冠されている大脳半球の中心前・後回，中心溝（ローランド溝とも呼ばれる）で知られているが，当時画期的な神経解剖学書を著している．

英国のチャールズ・ベルは解剖学者かつ優れた臨床家で，脳の解剖学と臨床神経学に大いに貢献した．骨相学の創始者で解剖学者のガル（1758～1828）とシュプルツハイム（1776～1832）も，マクロの脳解剖学に寄与した[12]．最初にフランスのジェンナリーとヴィクダジールが後頭葉皮質の層構造に気付いていたが，大脳皮質全領域に層構造がみられることを示したのは，同じくフランスのバイラルジェ（1809～1890）であった．髄鞘の記述を最初に行ったのはドイツのシュワン（1810～1882）である．チェコのプルキンエ

（1787〜1869）は中枢神経系の神経細胞を同定し，小脳にフラスコ形の小体（プルキンエ細胞）を発見したことで知られる．イタリアのゴルジは銀染色法で神経細胞全体を染め出すことに成功し，神経全体が網目のように拡がると考える網様説を支持した．

19世紀で最も過熱した議論の一つは，ニューロン説と網様説の対立である．19世紀末にドイツのワルダイエル（1837〜1921）が，個々の神経細胞が一つの単位として独立していることを主張する論文とそれらがネットワークをつくるとする報告のレヴューを行い，神経組織の1単位となる構造（神経細胞とその突起）をニューロンと名付けた．数えきれない議論の末に，スペインのカハールによってニューロン説が正しいことが証明されたのは有名な話である．すなわち彼は樹状突起でインパルスを受けとった神経細胞が，次に軸索を通してインパルスを別の神経細胞に伝えるとする神経系の機能と構造に関する根本的概念のニューロン説を確立したのである．

オーストリアのトュルクは，神経線維の変性する向きと神経伝導の方向が一致することを示し，脊髄路変性に関する重要な発見をした．ドイツのフレヒシッヒ（1847〜1929）は大脳半球の髄鞘化の研究を行い，錐体路を命名した．ロシアのベッツ（1834〜1894）は，ヒトの中心前回の第Ⅴ層に彼の名を冠される巨大錐体細胞を発見した．ドイツのブロードマン（1868〜1918）は大脳皮質を調べ，それが細胞構築上と髄鞘構築上特異な領野に分けられることを示した．

2）19世紀の神経生理学

チャールズ・ベルは脊髄前根が運動性であることを証明し[13]，フランスのマジャンディーが後根の感覚性を明らかにした．英国のマーシャル・ホールは最初の実験神経学者で，脊髄は多くの点で脳に類似するが別個の器官で反射活動の中心であると考えた．シナプスという用語は英国のシェリントン（1856〜1952）が1897年に考案した．末梢神経の生理学的研究はドイツのヘルムホルツ（1821〜1894）により始められ，パッチーニ，

表2 19世紀に神経病理学の基礎を築いた人たち

チェイン（1777〜1836）英国
アーバークロンビー（1781〜1844）スコットランド
フーパー（1773〜1835）英国
クルュヴェイエ（1791〜1873）フランス
カーズウェル（1793〜1857）英国
ブライト（1789〜1858）英国
ウィルヒョー（1821〜1902）ドイツ
アルツハイマー（1864〜1915）ドイツ
ニッスル（1860〜1919）ドイツ
シュピールマイヤー（1879〜1935）ドイツ
ヤコプ（1884〜1931）ドイツ
ビールショウスキー（1869〜1940）ドイツ
ヴァイゲルト（1845〜1904）ドイツ
オーバーシュタイナー（1847〜1922）オーストリア
レッドリッヒ（1866〜1930）オーストリア
シャファー（1864〜1939）ハンガリー
マリネスコ（1864〜1938）ルーマニア
ピック（1851〜1924）チェコ
ミンガツィーニ（1859〜1929）イタリア
デュレ（1849〜1921）フランス

マイスナー，クラウゼらが神経終末感覚器官を記載した．中枢神経系とは独立して交感神経の連鎖の存在を考えたのはフランスのビシャ（1771〜1802）で，その後英国のラングレー（1852〜1925）が交感神経と副交感神経とに分離し，現在の自律神経系の概念が誕生した．

小脳の生理学的研究はイタリアのルッチアーニ（1840〜1919）に負うところが大きい．脳に機能が特異的に局在すると考えたガル[12]は大脳皮質の灰白質に精神機能が宿るとした．ドイツのヒッチッヒ（1838〜1907）とフリッチ（1838〜1927）は大脳皮質の電気刺激による研究を行い，前頭葉に運動領の存在することを証明し，英国のフェリエ（1843〜1928）が大脳機能局在に関する研究をさらに推し進めた．ドイツのゴルツ（1834〜1902）は除脳と脊髄切断の実験を行い，オランダのマグヌス（1873〜1927）が脳幹と脊髄に起源を持つ様々な反射を研究した．

3）19世紀の神経病理学

18世紀初めに多くの進歩がみられた神経病理学であるが，正式には1872年にシャルコーがパリ大学の病理解剖学講座を引き継いだ時に誕生したとされる．主な神経病理学者を表2に示した．

おわりに

　神経内科の医療と医学をめぐり，診療，教育，そして学問の様々な面において日本の社会は迷走している．2012年7月6日，厚労省は「専門医の在り方に関する検討会」の中間報告を公表した．中間報告では，学会が認定する現行の専門医制度を，中立的な第三者機関が認定する制度に変更することの他，「総合医（総合診療医）」の追加や，各診療領域の専門医の養成数を管理・調整する方針等が示されている．新たな問題として，神経内科医と総合診療医の診療上の業務分担が今後必要になる可能性がある．

　私たち神経内科医は常に，神経内科医はいかにあるべきか，何をなすべきかと問い続けていかなければならない．この根本命題に対する解答の一つが本書の出版である．神経内科の幅広い裾野を見渡し，神経内科医が昇るべき頂きを見据えようとすると，リハビリテーションスタッフや看護スタッフ等との統一のチーム医療の重要性が必須の条件として見えてくるのである．

〈河村　満・岡本　保〉

■ 文　献 ■

1) 安芸基雄：臨床神経病学の歴史的基礎．臨床神経，**1**：4-25，1960．
2) 日本神経学会：日本神経学会50年の歩み．一般社団法人 日本神経学会，2010．
3) Guillain G：J.-M. CHARCOT 1825-1893 sa vie-son oeuvre. Masson et Cie, 1955.
4) Castaigne P：*Introduction. Rev. Neurol.*, **138**(12)：879-886, 1982.
5) Dejerine J：Anatomie des centres nerveux. Rueff et cie, 1895.
6) Dejerine J：Sémiologie des affections du système nerveux. Masson et cie. 1914.
7) Lowrence C. McHenry, Jr.：Garrison's History of Neurology, Charles C Thomas・Publisher, 1969, p3.
8) Souques A：Étapes de la neurologie dans l'antiquité grecque, Masson et Cie, 1936.
9) Charcot J. M. Richer P：Les démoniaques dans l'art, B. M. ISRAEL, 1972（1887年のreprint）．
10) Feindel W：Thomas Willis, The anatomy of the brain and nerves, The classics of medicine library, 1978.
11) Charcot J. M. Richer P：Les difformes et les malades dans l'art, Lecrosnier et Babé, 1889.
12) Lanteri-Laura G：Histoire de la phrénologie. 2e édition. Presses Universitaires de France, 1993.
13) Gordon-Taylor G. Walls：EW：Sir CHARLES BELL His life and times, E. &S, Livingstone LTD. 1958.

第1章 神経内科学を学ぶにあたって

2. 神経内科学と神経心理学

はじめに

　神経内科学の重要な一部門に神経心理学がある．

　神経内科学の対象は神経系を侵す身体性疾患のすべてである．神経系は中枢神経系，末梢神経系，および自律神経系に分けられる．中枢神経系はさらに，その巨視的形態から，脊髄，延髄，橋，小脳，中脳，間脳，大脳に分けられる．このうち中脳・間脳・大脳の疾患では，身体機能の障害の他に行動や心理過程にも障害が生じる．特に大脳疾患では，明らかな身体機能の障害を伴わずに行動・心理過程の障害だけが生じることもある．身体機能障害の有無にかかわらず，こうした行動・心理過程に生じた異常のすべてを対象とするのが神経心理学である．初期には大脳病理学という呼び方も行われたが，意味があいまいで組織病理学と誤解されやすいこともあってかあまり普及せず，最近では神経心理学という呼び方が定着した．

　神経心理学には病気とは無関係な基礎的な研究分野も含まれるので，医療に関わる神経心理学は，臨床神経心理学と呼ぶのが最も適切である．

　臨床神経心理学の黎明期には，臨床家のほとんどの関心は脳卒中等大脳の大規模損傷によって生じる，道具的な心的能力の障害（言語能力の障害，知覚性認知能力の障害等）に集中していたが，時代が下がるにつれ，その関心領域は徐々に拡大し，最近では，当初あまり神経心理的障害を出さないと考えられてきた神経系疾患においても，社会生活に必要な心的能力（他者表情の認知能力や他者心理の推測能力等）に様々な程度の障害がみられることが明らかにされつつある[1]．

　本章では臨床家が神経心理学的問題に取り組むに際して知っておいた方がよいと思われる基本的事実をいくつか取り上げる．

神経心理学的症候の性質

　一般神経内科的診断では，症候（symptom）と徴候（sign）を区別する．症候は患者が訴える異常で，徴候（正確を期して身体徴候（physical sign）と呼ばれることもある）は客観的に認められる，あるいは治療者や介護者が見つけ出す，身体上の客観的変化である[2]．例えば頭痛は症候で，発熱は徴候である．

　では，神経心理学が対象とする行動・心理過程の変化はこのどちらに入るのだろうか．

　右手・右足が動かせなくなり，同時に言葉がうまく出なくなってしまった患者を例にとって考えてみよう．右手・右足の運動能力の低下は明らかな身体的異常で，客観的にその存在が確認できる．つまり運動麻痺という「身体徴候」を示していることになる．では「言葉が出ない」という方はどうだろう．この変化は具体的な身体性異常として表れるわけではないから「徴候」には入れられない．では「症候」か？　というと，その患者が自分から「わたしは言葉が出なくなりました」等と訴えることはまずないので，この内科診断学の定義からすると「症候」ではないことになる．しかし，他に呼び方もないので慣習的には「症候」と呼ばれてきた．本章でも無用の混乱を避けるため，そう呼ぶことにするが，神経心理症候というのは，多くの場合，一般内科の，というより一般身体医学の単純な症候の定義からははみ出した「独特な異常」である．

　この独特な異常は，患者の「行動」の変化（例

えば前述の「言葉が出ない」等）および「心理過程（認知過程と，意味をより狭く絞って呼ばれることが多い）」の変化（例えば「言葉が理解できなくなった」等）として出現する．この2つの異常のうち，行動の変化は外部から観察可能だが，心理過程の変化は患者の内的過程の変化だから，外部からは観察できない．観察するためには，相手（観察者・臨床家）が患者に何らかの働きかけをして，その反応を引き出す必要がある．つまり，内的過程を外的行動に変える必要がある．そして，その行動の観察に基づいて心理過程の変化を推定する．

「言葉が理解できなくなった」という心理過程の異常を例にとるならば，この異常はそのままの状態では外からはわからない異常である．この異常を外部へ引き出すためには，まず，観察者が「問いかけ」という行動を起こさなければならない．問いかけに対し，患者が「適切な（＝正しい）言語行動」をとらなかった（例えば，間違ったことを言う）場合に，初めて「この患者は言葉が理解できなくなっている」という判断を下すことができる．有名なブローカの症例ルボルニュ氏のように，「タン・タン」としか言えなくなってしまえば，誰の目にもその言語行動の変化は明らかだが，彼の言語理解能力に関しては，観察者がルボルニュ氏に何らかの働きかけをしない限り（調べてみない限り）知りようがない．つまり，彼の言語理解能力の程度はブローカの話しかけの記録でしか，わかりようがない．彼の記録によれば，ルボルニュ氏の反応はかなり良好とも読めるし，かなり悪いとも読める．要するに発語行動ほどには，はっきりしないのである．

神経心理学的診断では，こうしたはっきりしない「心理過程」の変化を探るために，様々な心理テストを使用する．テストはすべて，観察者の仮説（患者の症候はかくかくしかじかの心理過程の変化の表現であろう）に基づく，観察者から患者への働きかけの試みである．そして，そのテストの結果が示すものはその働きかけに対して患者が示す反応（＝行動）である．心理過程そのものがテストの結果に表れるわけではないことに留意が必要である．

一般的にいって，一定部位の脳損傷は性質の異なる複数の心理過程を侵すので，出現する神経心理症候も複数になる．このような複数症候のひとかたまりを症候群と呼ぶ．例えば，ウェルニッケ失語症は言語理解障害という症候と発語障害という症候を同時に示す症候群である．では，いわゆる「純粋」という形容詞を冠せられている症候はどうか？　症候は1つしか出ないのだろうか？

この場合もやはり症候群と考えるべきである．例えば「純粋語聾」を例にとると，この病態は「口頭言語が理解できない」，「聞いた言葉を復唱できない」，それに「聞いた言葉を書き取れない」という3つの症候から組み立てられており，どれが欠けても，純粋語聾と診断することはできない．

神経心理症候群には神経基盤がある

これまで文献に記載されてきた神経心理学的症候群はすべて明らかな神経基盤を持っている．そもそも神経系の一定領域あるいは一定系統の損傷の時にみられる行動・心理変化を神経心理症候と呼ぶわけだから，言わずもがなのことなのだが，当たり前すぎて見落とされているようにも思えるので，蛇足ながら強調しておく．

すなわち，神経内科的疾患では，まず身体性の病変が発生する．神経系に何らかの病理学的変化が生じるのである．この病理学的変化が神経系のそれまでの働き（機能）に何らかの異常を引き起こす．この神経系の機能異常に対応して，それまでにみられなかった行動・心理変化が生じる．この行動・心理変化を神経系の異常に結び付けて考えようとするのが臨床神経心理学である．

では，神経系の異常がなくて，行動・心理の異常がみられた場合，その行動・心理の異常の発生メカニズムの解釈に，臨床神経心理学の経験は適用できるものだろうか？　多分，そうではない．

例えば，ある患者に言葉の言い間違いがみられたとする．この言い間違いを，常に必ず，言語機能を担当する神経系の機能異常のせいと考えることは可能だろうか？　もし神経内科的診断で脳の損傷が見つかれば，何の問題もないのだが，もしも何の脳損傷も見つからないとしたらどうだろう．

こんな場合，筆者はその言い間違いを根拠に特定大脳言語領域の機能異常を推定することはできないと考えている．なぜなら，神経系に異常が証明できない人の行動・心理変化を単純に「症候」とみなすことはできないからである．そもそも「症候」とは「隠されている病気の外部への表れ」を意味している．神経病変は客観的に把握できる病態だから，行動・心理変化（＝神経心理症候）の発生メカニズムを推論するためのしっかりした根拠になり得るが，逆方向の推論はそうはいかない．行動・心理変化それ自体は不確実かつ不安定な現象であり，その変化の原因は多様であり得る．必ずしも神経系の病変のせいとは限らないのである．

臨床神経心理学はあくまで確認された脳損傷とその損傷に随伴して発生する行動・心理変化の関係を追及する学，つまり症候学であるという立場を守らなければならない．

神経心理学的症候群を引き起こす神経損傷は大きく2つのタイプに区別できる．第一は，脳血管障害や，炎症性疾患等のように脳の一定領域に限局した損傷である．脳のどこかに決定的に大きな破壊があり，この破壊が症候を発生させる．このタイプには小病巣が多発する場合も含まれる．第二は，アルツハイマー病やピック病のように脳の一定領域から始まった変性過程がまだよくはわかっていない一定のパターンに従って，脳の広範領域を少しずつ侵食してゆく場合である．一箇所に決定的に大きな破壊が起こるわけではなく，ある（よくわからない）法則に沿って破壊が広がってゆく．前者による神経心理症候群は「巣」症候と呼び慣わされてきた．後者を呼ぶうまい表現はないが「系統」症候とでも呼ぶべきであろう．

もちろん，従来言われてきた「巣」症候も決して，その部位だけが症候を引き起こすわけではなく，その部位をコアとする神経ネットワークの損傷が引き起こすのだが，「系統」症候の場合は，さらにそのネットワーク依存度が高くなる．一箇所の損傷では症候を出さないが，広範囲に広がるネットワーク（システム）が損傷されることで，初めて症候が出現する．古典的「巣」症候は急激発症で，その後，治癒への経過をたどるが，「系統」症候は秘かに発症し，徐々に顕在化し，拡大する．当然，症候の性質にも大きな違いがある．

神経心理症候の発生メカニズム

1) 症候と病巣の対応関係は不安定

身体性神経症候と，その大脳病巣はかなり正確に一対一の対応を示す（例えば視野欠損と大脳皮質一次視覚領域病巣）が，神経心理症候とその病巣の対応には，そのような正確さを期待することはできない．先のブローカの例を借りるなら，彼が報告したいわゆるブローカ失語は，神経学を習った人間なら誰でも知っている失語症で，その病巣は左大脳半球下前頭回後方三分の一の辺りと考えられている．教科書にもそう書いてある．しかし，実際には，このいわゆるブローカ領域に損傷が生じても，ブローカ失語が生じるとは限らない．症候発現には，病巣の拡がりが大きく関係しており，ピンポイントの対応ははっきりしない．

運動麻痺のような身体症候の場合でも，皮質脊髄路神経が集中する内包領域に損傷が起こると，反対側の手足に拡がる麻痺が起こるが，大脳運動野（中心前回）の損傷だと，麻痺は手，あるいは足等，局部に限局し，かつその程度も軽い．中心前回前方の運動前野となると，あるパターンを持つ運動は実現できなくなるが，個別の関節を動かすといった単純運動は可能である．つまり，運動支配が高次レベルになるほど，損傷部位と運動麻痺との関係は弱くなる．その分，一定範囲の限局病巣がはっきりした運動麻痺を引き起こす可能性は低くなる．心理過程は運動支配よりも，さらに支配機構が複雑だから，当然，関与するネットワークの拡がりも，より大きくなっている．例えば，言葉の表出能力は身体的運動よりさらに高いレベルからの支配を必要とする心的能力である．ブローカ失語の責任病巣が一定の拡がりを持つのは当然なのである．

さらに，言語の場合は左右大脳半球で機能差が出現する．ブローカ失語の例を続けると，右手利きの人ではブローカ領域は左大脳半球に存在することが多いが，やはり例外があって，右半球に存在する場合もある（交叉性ブローカ失語）．また左手利きや両手利きの人では，ブローカ領域が左

半球に存在する確率と右半球に存在する確率が半々になるとも，左半球に存在する率の方が高いともいわれている．

このような心的能力と大脳神経機構との対応関係の不確定性は，何も今例にあげた失語症に限ったものではなく，神経心理症候群すべてにみられる特徴である．

2) 陽性症候と陰性症候

神経心理症候は中枢神経系の病変によって引き起こされた何らかの神経機能の変化の，行動・心理水準における表れである．病気があり，その病気が神経系の一部を破壊し，その破壊場所がその破壊場所を重要なコア（中心部），あるいはノード（結節点），あるいは伝達路としていた，ある機能系の機能実現を妨げる結果，その機能が正常に働いていれば実現していたはずの行動や心理過程が実現できなくなった状態である．ただし，中枢神経系は複雑に入り混じった膨大な数のニューロンが重なり合って何重もの網目を作っており，ある領域が壊されたとしても，その領域を迂回するニューロンの網目が必ず存在する．一つの機能系（例えば言葉の表現機能）が仮に特定の神経回路だけで担われているとしても（この考え自体仮説にすぎないが），この複雑な網目構造の中で，その機能を担う神経回路だけが選択的に破壊される，等ということは起こり得ないと考えた方がよい．つまり，ある部位が壊れ，その結果，ある神経機能が壊れ，その結果，ある行動・ある心理過程の実現が妨げられたとしても，その機能が全く消滅する（出力がゼロになる）ことはなく，何らかの代償的な行動や心理過程が実現される．この事実を反映して，神経心理症候は，神経機能の消失の表現である「陰性症候」と，何とかその壊れた神経機能が働いていることの表現である「陽性症候」の組み合わせから成り立っている．

また，先のブローカ失語を例にとるならば，ある部位の脳破壊が，これまで普通に喋っていた人を，突然，思い通りに言葉が出ない，という状態に陥れてしまう．この「言葉が話せない」という行動変化が陰性症候である．実際には「発語量の減少」，「発語における文法構造の消失」，「流暢性の消失」，「構音の不明瞭化」，「書字能力の消失」等の異常を示す．一方，同じブローカ失語症で，何かを話さなければならない時に，「タン・タン」という意味不明の音声が発せられたとすれば，これは「陽性症候」である．間違ってはいるが，言葉を生み出すための神経機構が，何らかの形で働いていることの表現である．つまり，神経心理症候に認められる「間違い」は機能の消失でなく，機能の曲りなりの活動の結果を表している．神経心理学では，しばしばテストの成績低下（陰性症候）より，テストのエラー（陽性症候）の方に病態の特徴が現れ易いのはこのためである．

3) 刺激症候（あるいは興奮性症候）

破壊病巣が引き起こす陽性・陰性症候とは異なり，特定部位にある神経細胞群の過剰な興奮，あるいは無秩序な興奮によって引き起こされる異常な行動・心理過程の変化である．例えば，てんかんでは発作性に様々な行動・心理過程の異常を生じる．これらの症候は発作と呼ばれるように，突然出現し，一定時間後に消失する．破壊病巣が引き起こす陽性症候は破壊病巣以外の領域の代償活動の表れであり，興奮部位が引き起こす刺激症候はその部位の本来の機能の過剰活動の表れである．刺激症候はしばしば陽性症候の一つとみなされているが，発症メカニズムが違うので，区別しておきたい．

神経心理学症候解釈の理論的問題

もう一度確認すると，神経心理症候は中枢神経系，特にその高次水準の働きが障害されて起こる行動・心理過程の変化である．つまり，神経系の病理変化→神経系の働き（＝神経機能）の障害→心理過程（＝認知過程）の変化→行動実現の変化という流れになる（図1）．しかし，この「神経機能の障害→心理過程の障害」という段階は難物である．なぜかというと，この2つの過程（神経機能と心理過程）は現象の性質が本質的に異なっているので，どう結び付けたらよいのかが，実はよくわかっていないのである．極端なことをいうと，この矢印部分がどのような変化を表しているのかという問題についての理解を省略したまま，神経機能が心理過程を実現するという素朴な

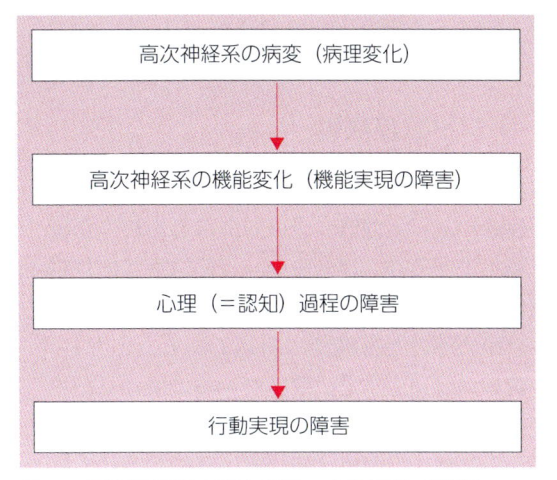

図1 高次神経系病変と行動・心理変化の関係

（あるいは直感的な）仮定に乗っかって，経験的データを蓄積してきたのが神経心理学であるとさえいえる．

なぜならこの2つの過程の関係に物理化学の世界で使われる意味での因果関係は成立しないのである．科学的因果関係とは，何らかの原因が何らかの結果をもたらすという関係である．神経心理症候を考える場合，誰もが脳損傷という「原因」があって，失語という結果が起こったと考えている．例えば，ブローカ領域が「壊れたから」，ブローカ失語が起こった，と考える．経験的には何の問題もない考え方なのだが，よくよく考えるとこれはおかしい．脳を構成するニューロンの働き（＝神経機能）は，電気的，あるいは化学的な働きとしてしか捉えられない．一方，言葉を表現する働きは心の働き（＝認知過程）であって，どう考えてみても，電気現象とも化学現象とも似ているところはない．臨床家の常識からすると，中枢神経系の働きを作り出している物理化学的現象が心理現象を生み出すことに何の問題もなさそうに思えるのだが，事はそう単純ではない．ここには物理化学現象がいかにして心理学的現象の原因たり得るか，という難問が立ちはだかっているのである．

では，もし「脳の働き」と「心の働き」の関係を因果関係として捉えられないのだとしたら，いったいこの2つはどのような関係にあると考えればよいのだろうか．

この問題に一つの（あくまで一つの）解答を与えたのは，英国の神経内科医ヒューリングズ・ジャクソンであった．彼は神経過程と心理過程は同時に生じる．つまり，対応はしているが，その関係は因果関係ではない，と主張した．関係はあるのだが，それは独特な関係だというのである．

彼は神経過程と心理過程の関係の特徴を3点にまとめている．大事な点なので正確に引用しておこう．すなわち，

「第一に，意識がとっている状態（state of consciousness），つまり精神がとっている状態（state of mind）は，神経活動がとっている状態（nervous state）とは全く異なっている．第二に，2つの状態は同時に生起する．つまり，すべての精神状態には，それに対応する神経状態が存在する．第三に，2つの状態は平行して生起するが，一方が一方に干渉することはない．」

第三点については様々な異論もあるが，第一点と第二点は全くその通りである．つまり神経過程と心理過程は「共存（concomitance）」の関係にある[3]．この講演が行われたのは，1884年という大昔だが，21世紀の今に至るも，この原理は変わらない．最近，部分的な神経機能を部分的な心理過程に単純に結び付けようとしてきた，これまでの認知神経科学的思考の危うさを徹底的に批判した書がわが国に紹介された[4]．著者らの批判の先に，ではどうすればよいのか，という具体的な答が用意されているわけではないのだが，神経心理学では避けて通れない問題である．

（山鳥　重）

文献

1) 河村　満：パーキンソン病における認知障害の研究．とくに社会的認知機能障害と扁桃体機能障害との関連について．臨床神経，**51**：1-5, 2011.
2) Holmes G：Introduction to Clinical Neurology. 2nd Edition. Williams & Wilkins, Baltimore, 1952, pp1-3.
3) Jackson H：Evolution and dissolution of the nervous system. In Selected Writings of John Hughlings Jackson, Vol. 2. Hodder and Stoughton, pp45-75, 1932.
4) Bennet MR & Hacker PMS（河村　満訳）：脳を繙く．歴史でみる認知神経科学，医学書院，2010.

> **ピットフォール**

パーキンソン病とパーキンソン症候群

「第4章 5. パーキンソン病」の項で記載したように，パーキンソン病と類似の症状を呈するパーキンソン症候群（同項の**表2**）も存在するが，疾患により治療法や予後が異なるため，正確な診断を要する．鑑別には問診や身体所見の観察が基本であるが，パーキンソン病は症状のレボドパ反応性が良いこと，パーキンソン病（一部の遺伝性パーキンソン病を除く）やレヴィ小体型認知症では，心筋MIBGシンチで取り込みの低下を認めることも鑑別に有用である．しかし，正確なパーキンソン病の診断に努めても，数か月〜数年の経過の中で，症状や治療効果がパーキンソン病とは異なることが明らかになり，診断が変わることがある．そのため，発症初期には診断がパーキンソン病であると断定しない方が良いこともある．しかし，あいまいな説明では，患者が不安を感じ治療効果に影響することがある．

パーキンソン病患者はドパミン作動薬を長年にわたって内服するが，ドパミン作動薬の効果についての話題を提示する．

1. 内服治療の未解明の効果

長年同じドパミンアゴニストを内服していると，少しずつ薬効が低下し十分な治療効果が得られなくなってくる．そのような時には，同じ薬剤を増量することや他の薬剤を追加して症状が改善することがある．しかし，最近，ほぼ等力価量の他のドパミンアゴニストに一夜で切り替えることで症状が改善する場合があることが報告されている．ただし，切り替えの際の換算比が低すぎると，症状悪化や悪性症候群の可能性もあるので注意を要する．症状改善の機序は未解明であるが，新しい薬剤を内服することへの期待を背景としたプラセボ効果も想定されている．パーキンソン病はプラセボ効果が起こりやすい疾患であることが指摘されており，医療従事者は患者の信頼を得て，治療意欲を引き上げることも大切である．

2. ドパミン調節異常症候群

ドパミン作動薬により，ドパミン調節異常症候群（dopamine dysregulation syndrome：DDS）と呼ばれる精神症状が誘発されることがある．DDSでは，ドパミン作動薬への強い渇望があり，運動症状が改善していても処方量を超えて強迫的に服用するとともに，摂食亢進，性行動の亢進，パチンコ等の病的賭博，買物依存症，punding（意味のない動作を反復すること），躁状態，幻覚等の精神症状を呈する．これらの症状は，ドパミン作動薬の内服により，脳内の報酬系が活性化されることによる症状である．報酬系は，食や性あるいは他の欲求が満たされた時に快感を得ることやそれらに関連する嗜癖の形成に関与している．ドパミン作動薬により報酬系が活性化されると服用者は快楽を感じ，さらなる快楽を求めて服用を繰り返すうちに薬剤への耐性も生じる中でDDSが発症する．DDSは予防が大切であり，患者・家族に対して上記のような精神症状や行動異常の有無について問診をしっかり行い，疑われたら薬剤の減量・中止も考慮する必要がある．

（村上秀友）

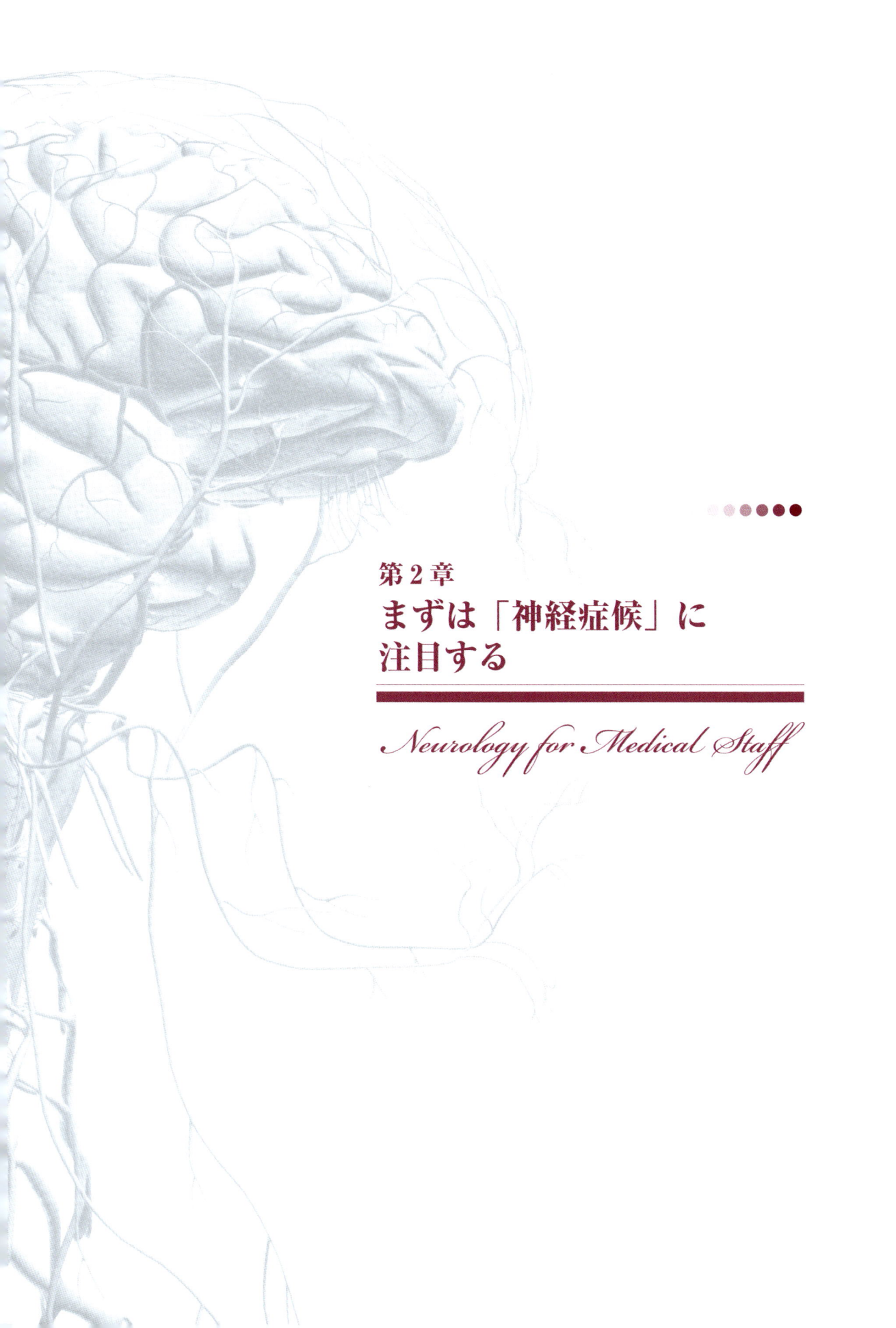

第2章
まずは「神経症候」に注目する

Neurology for Medical Staff

第2章　まずは「神経症候」に注目する

1．意識障害・失神・めまい

概念

　意識とは自己と自己を取りまく環境に対する正しい認識であり，最も深い意識障害である昏睡とは「指示に従えず，言葉を発せず，眼を開かない」状態である[1]．意識障害は大脳全般または脳幹の機能障害によって起こり，その原因は脳そのものの病変（血管障害，外傷，髄膜脳炎，腫瘍等）のこともあれば，全身的な代謝異常または中毒による脳機能不全のこともある．これらの疾患による意識障害は適切な治療が行われなければ遷延し，重篤な後遺症を残すこともあるが，これに対して，一過性の意識喪失を特徴とする病態に失神とてんかん発作がある．この2つの病態はその原因と治療が大きく異なるためにその鑑別診断は重要である．めまいもまた一過性の神経機能異常であるが，患者によって「めまい」の意味する内容は異なり，その内容を明らかにすることが診断と治療につながる．

意識障害

1．正常な意識と意識障害の評価

　臨床医学における正常な意識とは，刺激に対する反応が良好であり，かつ患者の言語と行動から，患者が自己と外部環境を清明に認識していると検者が判断できる状態である．したがって臨床的な意識障害の評価はまず患者の覚醒状態を観察し，次に具体的な刺激に対する患者の反応を診察する．日本の救急医療で用いられる Japan Coma Scale（JCS）は，患者の覚醒状態を「眼を開けている」，「刺激に対して眼を開ける」，「刺激に対して眼を開けない」の3段階に分けている（表1a）．「眼を開けている」状態はさらに外部環境に対する認識（見当識）と自己に対する認識（名前，生年月日）によって，「刺激に対して眼を開ける」状態はさらに刺激の強度によって細分化される．これに対して，世界的に汎用される Glasgow Coma Scale（GCS）では，JCSと同じく覚醒状態を開眼（E）で評価し，次に言語（V）と運動（M）を評価する（表1b）．意識障害の特徴または程度を示す用語として，鈍，混乱，せん妄，昏迷，昏睡があるが，患者の意識障害に関する情報をメディカル・スタッフが共有するために必要なことは，刺激の種類と反応の様式を具体的に記述することである．

2．意識障害の臨床診断

　意識は覚醒と内容（認知，言語，行動）の2つの要素を持つ．覚醒は脳幹（橋上部）から視床へ向かう上行性網様体賦活系によって維持され，意識の内容とともに大脳皮質の活動に依存する．したがって，橋上部から視床までの脳幹網様体，または広範な大脳皮質の病変または機能不全によって意識障害が起こる（図1左）．
　脳幹網様体は脳幹病変（橋出血，橋膠腫等），小脳の腫脹による橋の圧迫（小脳出血，小脳梗塞等），または脳ヘルニアによる中脳の圧迫（図1右矢印a）によって障害を受ける．大脳半球の占拠性病変では反対側の大脳半球皮質活動によって意識は保たれるが，病側半球が腫脹すると，視床または側頭葉内側部（鉤）が小脳テント切痕から下方へ逸脱し，中脳網様体が圧迫されて意識障害が起こる．したがって，大脳，小脳，または脳幹病変による意識障害患者の診察では，意識そのも

表1a　Japan Coma Scale

Ⅰ：覚醒状態
1：今ひとつはっきりしない
2：見当識障害
3：名前・生年月日が言えない
Ⅱ：刺激で覚醒
10：普通の呼びかけで開眼
20：大きな声および体の揺さぶりで開眼
30：痛み刺激および呼びかけで開眼
Ⅲ：覚醒しない
100：痛み刺激で払いのけあり
200：痛み刺激で多少の手足動かしあり（除脳硬直を含む）
300：痛み刺激に反応なし

表1b　Glasgow Coma Scale

開眼（eye opening）	
自発的に開眼	4
呼びかけに対して開眼	3
痛みに対して開眼	2
なし	1
最良言語反応（verbal response）	
意味のある会話が成り立つ	5
混乱はあるが会話が成り立つ	4
単語のみで会話にならない	3
言語として理解不能な音声のみ	2
なし	1
最良運動反応（motor response）	
言語命令に従う	6
刺激箇所に手を持っていく	5
痛み刺激に対して逃避する	4
異常屈曲反応（徐皮質硬直）	3
異常進展反応（徐脳硬直）	2
なし	1

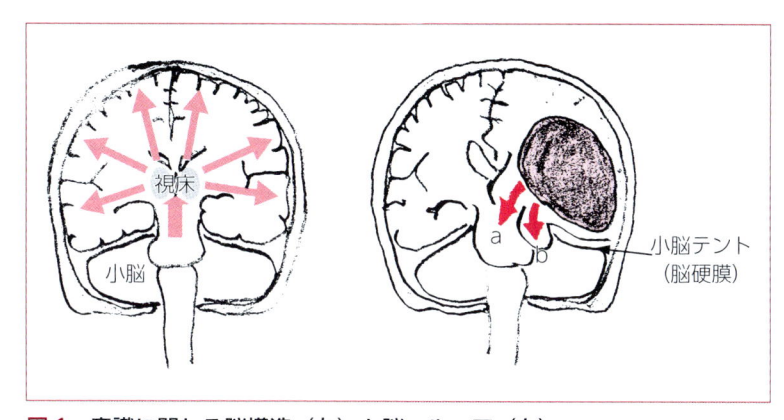

図1　意識に関わる脳構造（左）と脳ヘルニア（右）
左：脳幹の上行性網様体賦活系（*）から視床を介した大脳皮質への投射（矢印）が覚醒を維持し，大脳皮質は意識の内容を司る
右：占拠性病変（出血，腫瘍等）によって大脳半球は腫脹し，その圧力のために脳は頭蓋骨と小脳テントに覆われていない小脳テント切痕から下方へ逸脱して中脳を圧迫する（矢印）．a：中心性テント切痕ヘルニア，b：鉤ヘルニア

のの評価とともに脳幹機能を評価することで病変の進行状況を知り，治療の効果と適応を判断し，予後を予測することが可能になる．

脳幹機能を呼吸と眼（瞳孔および眼球運動）の診察によって評価する．

バイタル・サインとして血圧，脈拍（不整脈），酸素飽和度がモニタリングされるが，意識障害患者では呼吸数と呼吸パターンが特に重要である．チェーン・ストークス呼吸は器質性または代謝性の両側性大脳半球障害（特に両側視床を含む深部構造），過呼吸は頭蓋内圧亢進または視床下部-中脳病変，持続性吸気は中・下部橋病変，失調性呼吸は延髄病変を示唆する．過呼吸またはチェーン・ストークス呼吸は肺水腫やアシドーシスでもみられる．

次に瞳孔を診察する．縮瞳は中脳被蓋のエディンガー・ウェストファル核に支配される．したがってこの核とその副交感神経線維を含む動眼神経，

または虹彩のコリン作動性神経筋接合部の障害で対光反応の消失または散瞳が起こる．鉤ヘルニア（図1右矢印b）の最初の徴候は大脳半球が腫脹している側の散瞳と対光反応の鈍化／消失である．散瞳は，視床下部から第1胸髄まで下降しさらに星状神経節から眼窩へ分布する交感神経による支配を受ける．この経路の障害によって縮瞳または暗所での散大不全（ホルネル症候群）が起こる．橋病変では交感神経下行路が両側性に障害を受けpinpoint瞳孔を呈する．

眼球運動の脳幹中枢は上行性網様体賦活系の近傍にあり，随意性および反射性眼球運動の診察は昏睡患者における病変局在の推定にきわめて有用である．両眼の水平性共同偏倚は偏倚側の大脳半球病変か，偏倚の反対側の脳幹病変を示唆する．眼球彷徨（緩徐な左右への動き，多くは共同性）は両側性大脳半球病変による昏睡で認められ，脳幹機能の維持を示すとともに，これを認める時には心因性昏迷を否定できる．橋の機能は人形の眼現象（眼球頭位反射）によって評価される．昏睡患者の頭を水平方向に回転させて，回転と逆方向に両眼が偏倚するならば正常，偏倚がなければその側の橋被蓋病変を示す．この人形の眼手技を頸椎損傷が疑われる患者に行ってはならない．カロリック・テスト（眼球前庭反射）は頸椎損傷患者にも施行可能である．50から200mlの冷水を外耳道に注入すると，健常者では反対側に向かう眼振が誘発される．昏睡患者で刺激側に向かう眼球の共同偏倚が起これば橋の機能は正常であり，昏睡の原因としてテント上病変が示唆される．片側の冷水注入によって垂直性の眼球運動が生じる時は薬物中毒の可能性がある．

3．意識障害の原因と臨床検査

昏睡患者の身体所見として捉えられるものは髄膜刺激症状，眼球偏倚，弛緩性麻痺，部分痙攣等に限られているため，身体所見に頭部CT所見を加えて原因を分類するのが実際的である（表2）．頭部単純CTは意識障害患者の評価において最も重要な緊急画像検査であり，頭蓋内占拠性病変，急性水頭症，くも膜下出血（CT陰性もある），さらに頭蓋骨折の診断に優れている（多くの場合，緊急頭部単純X線の必要はない）．後頭蓋窩（脳幹）病変の検出には頭部MRIが優れる．

意識障害，特に昏睡では臨床検査の重要性は高い．救急室搬入時に原因不明の昏睡患者に対する最初の処置はデキストロスティックスによる血糖測定である．心電図，胸部単純レントゲン，血糖，血算，凝固，電解質（Na, Ca），BUN, Cre, AST, ALT, CRP, 血液ガス分析に加えて，血中アンモニア，甲状腺機能検査も考慮される．高度の血小板減少は敗血症，DIC, 子癇（HELLP症候群），または慢性アルコール中毒にみられ，微小または粗大な脳内出血のリスクも高い．慢性のBUN高値は意識に影響しないが，急速なBUNの上昇によりせん妄，ミオクローヌスが生じる（尿毒症性脳症）．血液ガス分析は意識障害の原因となる低酸素，CO_2ナルコーシス，アシドーシスをスクリーニングできる．腰椎穿刺による脳脊髄液検査は中枢神経感染症，またはCT陰性でもくも膜下出血が疑われる場合に適応がある．緊急脳波検査の適応は少ないが，心因性昏迷との鑑別，および非痙攣性てんかん重積を疑った時には適応となる．

失神

1．失神の病態と原因

失神とは突然起こり，自然に回復する意識消失であり，失神と鑑別を要する一過性の意識障害を呈する病態はてんかん発作と一過性脳虚血発作（TIA）である．失神は一時的な脳灌流の低下によって起こり，その原因は心拍出量の低下と末梢血管抵抗の低下に大別できる（表3）．貧血，低酸素，および低血糖は脳灌流低下による失神の閾値を下げる．失神の診断には詳細な問診が重要であり，①誘因／前兆，②発作の状況，③回復について，患者だけではなく目撃者からも情報を得る．ほてり，顔面蒼白，嘔気，発汗，立ちくらみ（眼前暗黒），耳鳴り，動悸等の前兆は神経心臓原性に多く，不整脈による失神では10秒以内と非常に短いか，または無い．起立性失神は立ち上がってしばらくしてから起こり，前兆として自律神経

表2 頻度の高いせん妄・昏睡の原因

1）脳局所病変（頭部 CT 陽性）	
外傷性	硬膜外／硬膜下血腫，脳挫傷／脳内出血
炎症性	脳膿瘍，単純ヘルペス脳炎
血管性	脳内出血（大脳，小脳，脳幹），主幹動脈脳梗塞／脳幹梗塞，脳静脈洞血栓症，子癇，RPLS
脳腫瘍	原発性／転移性脳腫瘍（特に多発性，または脳浮腫を伴う時）
2）髄膜刺激症状（頭部 CT 陽性または陰性）	
外傷性	頭蓋内圧亢進，くも膜下出血
血管性	くも膜下出血
炎症性	細菌性髄膜炎，脳炎／脳症
3）非局在性（頭部 CT 陰性）	
痙攣	痙攣後もうろう状態，非痙攣性てんかん重積
低灌流	ショック，DIC，TTP
全身炎症性	敗血症（敗血症性脳症）
代謝性	低酸素（一酸化炭素中毒を含む），CO_2 ナルコーシス 低血糖，高血糖，ケトアシドーシス 電解質異常（低／高ナトリウム，高カルシウム） 肝性脳症（肝不全，門脈-大静脈シャント），急性腎不全（尿毒症） 甲状腺機能亢進（thyrotoxicosis）／低下（myxedema coma） 高体温（熱中症，悪性症候群），低体温
薬物／中毒	アルコール，オピエイト，バルビツール酸，ベンゾジアゼピン，抗痙攣薬

DIC：播種性血管内凝固症候群，TTP：血栓性血小板減少性紫斑病，RPLS：可逆性後白質脳症症候群

表3 失神の原因

1）心拍出量の低下	
不整脈	心室頻拍，上室性頻拍，心房細動，アダムス・ストークス発作，Ⅱ度・Ⅲ度房室ブロック，洞不全症候群，洞房ブロック
心疾患	心筋梗塞，大動脈弁または僧帽弁狭窄，心タンポナーデ
肺循環障害	肺塞栓，肺動脈狭窄，原発性肺高血圧症
2）迷走神経緊張	
神経心臓原性失神	静脈還流減少（排尿，排便，咳，くしゃみ，嚥下，息こらえ等），カテコラミン・サージ（恐怖，パニック，外傷，痛み，空腹，混雑，長時間の立位等）
その他	頸動脈洞性失神，舌咽・迷走神経痛
3）起立性失神	
多発ニューロパチー	糖尿病，アミロイドニューロパチー
中枢神経病変／神経変性疾患	視床下部／延髄病変，胸髄横断性病変，パーキンソン病，多系統萎縮症（シャイ・ドレーガー症候群）
薬物性	神経節遮断薬，降圧薬，抗精神病薬，麻酔薬，ヒスタミン，L-DOPA
その他	長期臥床後，出血／脱水，高度下肢動脈硬化，交感神経切除術後

症状は少なく頭重感が多い．頭痛を伴う失神ではくも膜下出血または片頭痛を鑑別にあげる．

失神には痙攣を伴うことがあり，この痙攣は脳の低酸素性発作性活動に起因すると考えられている．てんかん発作との鑑別で特に有用な病歴は前兆（発汗，嘔気）と速やかな意識の回復であり，いずれも失神を強く示唆する．てんかん発作の特徴はチアノーゼ，泡を吹く，外側舌咬傷，発作後の失見当識，眠気，筋痛等であり，意識消失発作の持続時間も失神より長く，数分続くことが多い．椎骨脳底動脈系の TIA によって橋・中脳の網様体が虚血に陥ると失神が起こることがある（drop attacks）. しかし意識消失をきたすほどの虚血が他の脳幹機能を損なわずに速やかに回復することはまれであり、通常は様々な症候を随伴する. めまい（回転性または浮動性）、複視、顔面麻痺、構音障害、半盲、四肢の運動失調、運動麻痺、しびれ、等である.

2. 失神の臨床検査

身体所見では心疾患の有無に注意する. 心雑音と過剰心音の有無、その聴取部位と体位による変化に注意して聴診する. 心不全徴候を認める失神患者は突然死のリスクが高い[2]. 心原性失神を疑う場合はホルター心電図または植込み型ループ式心電計によって不整脈の検査を進める. 心室性頻拍は心原性失神の原因として最も多く、かつ最も危険な疾患の一つである. 心臓への静脈還流減少が誘因となる失神ではヴァルサルヴァ試験、起立性の失神ではティルト試験による失神誘発が診断を支持する. 消化管出血等による急性貧血、低血糖等を基礎として失神するケースも少なくないため、血算、一般生化学検査を行う. 血清CKの上昇は失神よりもてんかん発作に多くみられる. てんかん、またはTIAが疑われる時には頭部画像検査、および頸部血管超音波検査を行う. 脳波検査でてんかんを確定診断できる場合もある.

めまい

1. めまいの鑑別診断

めまいの診察で第一になすべきことは、患者の訴える「めまい感」の内容を明確にすることである.「めまい感」の病態は、回転性めまい、平衡異常、立ちくらみ、その他、の4つに分類することが実際的である. 回転性めまいは「部屋がぐるぐる回るような」、「自身の体が流れるような」、と患者が自覚するめまいで、末梢または中枢前庭系の病変を示す. 平衡異常では、患者は「雲の上を歩いているような」浮遊感を訴えることもあるが、さらに、座位・立位、または歩行での「ふらつき」を問うことが必要である. 平衡機能は前庭、体性感覚、および視覚入力と、これらを統合する小脳機能に依存している. 立ちくらみによる「気が遠くなる」感覚、すなわち前述の失神またはその前段階もしばしば「めまい感」と表現される. その他は上記3つのカテゴリーに当てはまらない、「ボーっとする」等のあいまいな訴えである.

2. 良性発作性頭位めまい（Benign Paroxysmal Positional Vertigo, BPPV）

回転性めまいの鑑別のためには、まず末梢性めまいとして最も頻度の高いBPPVの臨床症状を知ることが必要である. BPPVは、①頭位変換後潜時2-10秒後に誘発され、②持続60秒以内であり、③繰り返す誘発により減衰していく、ことを特徴とする. 発症は急性で、寝返りを打った時、上を見た時、前かがみになった時等に回転性のめまいを生じ、しばしば激しい嘔気・嘔吐を伴うために、患者は目を閉じてじっとしていることが多い. 病態として、内耳に蓄積した重炭酸カルシウム塩屑が、頭位変換で後方半規管を移動することが刺激になると考えられている. 座位から懸垂頭位への急速な変換により、90%の患者で上述の特徴的経過を示す回転性めまいと水平性回旋性眼振が誘発される（ディックス・ホールパイクまたはナイレン・バラニー手技）[3]. このBPPVよりもめまいの持続時間が長く、かつ平衡機能障害を伴う末梢前庭神経または内耳疾患として前庭神経炎とメニエール病がある.

3. 中枢性めまい

末梢性めまいに対して、中枢性めまいの回転感そのものは激烈ではないことが多く、平衡異常が持続することを特徴とする. したがって、座位・立位・歩行を観察することが診断の鍵となる. 立位、歩行が可能な患者では、転倒に十分注意しながらロンベルク徴候、歩行、さらに可能であれば継ぎ足歩行を観察する. 前庭系病変の急性期には病変側へ倒れかかるが（前庭性ロンベルク徴候）、末梢性病変では立位を維持できることが多い. 中枢性前庭・小脳病変ではしばしば立位・歩行に介助を要し、あるいは病変側へ体を軽く押すだけで倒れかかる（側方突進現象）.

眼振を認める場合にはその特徴によって末梢性

との鑑別が可能である．典型的末梢性眼振はBPPVで述べたように水平性回旋性であり，繰り返し誘発することにより減衰し，固視によって抑制される．これに対して中枢性眼振は持続的であり，減衰または固視による抑制の程度は軽い．眼振は急速相と緩徐相を持ち，眼振の向きである急速相の方向を注視した時に増強する．末梢性眼振では注視によって眼振の方向が変化することはない．これに対し中枢性眼振では，眼振の逆方向を注視させた時眼振は停止するか，または注視側へと方向を逆転する（注視方向性眼振）．垂直性または単眼性の眼振は中枢病変を強く示唆する．下眼瞼向き眼振（頸髄延髄移行部病変），上眼瞼向き眼振（延髄背側部），眼球浮き運動（橋），解離性眼振（核間性眼筋麻痺）等がある．

（中島雅士）

■ 文　献 ■

1) Teasdale G, Jannett WB : Assessment of coma and impaired consciousness, a practical scale, *Lancet*, ii : 81-84, 1974.
2) Day S, et al : Evaluation and outcome of emergency room patients with transient loss of consciousness, *Am J Med*, **73** : 15-23, 1982.
3) Hoffman RM, Einstadter D, Kroenke K : Evaluating dizziness. *Am J Med*, **339** : 680-685, 1999.

第2章 まずは「神経症候」に注目する

2. 脳神経

概念

　脳神経は左右12対からなり，その番号は脳幹を去る位置の順序を表している．

　脳神経の記憶法は"かいで（Ⅰ：嗅神経），みる（Ⅱ：視神経），動く（Ⅲ：動眼神経），車の（Ⅳ：滑車神経），みつの（Ⅴ：三叉神経），そと（Ⅵ：外転神経），かお（Ⅶ：顔面神経），きく（Ⅷ：聴神経），したに（Ⅸ：舌咽神経），迷う（Ⅹ：迷走神経），ふくの（Ⅺ：副神経），下（Ⅻ：舌下神経）"と覚える．個々の脳神経の部位と機能を**表1**にまとめる．

　第ⅢからⅫ脳神経は，その核が脳幹に存在するため，これらの脳神経障害の有無を診れば，脳幹障害（中脳・橋・延髄）の部位診断にきわめて有用である．

　各脳神経の検査法，症候および代表的疾患を中心に解説する．

Ⅰ：嗅神経

　嗅神経は系統発生的に古い感覚神経であり，嗅覚を司る．

　嗅覚に対する敏感さには個体差があり，一般に女性の方が敏感である．

　また，食物捕食や生殖行動の関係のみならず，

表1　脳神経の部位と機能

脳神経	神経核の部位	機能
嗅神経（Ⅰ）	嗅球	感覚：嗅覚と嗅覚反射
視神経（Ⅱ）	視床	感覚：視覚と視覚反射
動眼神経（Ⅲ）	中脳	運動：眼球運動，眼瞼，瞳孔収縮
滑車神経（Ⅳ）	中脳	運動：眼球運動（上斜）
三叉神経（Ⅴ）	橋	感覚：顔面と角膜 運動：咀嚼筋と鼓膜張筋
外転神経（Ⅵ）	橋	運動：眼球運動（外転）
顔面神経（Ⅶ）	橋	感覚：外耳の皮膚感覚，舌の前2/3の味覚 運動：表情筋，あぶみ骨筋，唾液の分泌，流涙
聴神経（Ⅷ）	橋・延髄	感覚：平衡覚と聴覚
舌咽神経（Ⅸ）	延髄	感覚：中耳，口蓋，咽頭，舌の後ろ1/3の味覚 味覚 運動：嚥下
迷走神経（Ⅹ）	延髄	感覚：咽頭や喉頭の感覚，胸部や腹部の内臓感覚 運動：嚥下，発声 自律神経：胸部と腹部臓器の副交感神経
副神経（Ⅺ）	延髄	運動：胸鎖乳突筋，僧帽筋の上部
舌下神経（Ⅻ）	延髄	運動：舌

記憶との関連が強いことも知られている．近年では，パーキンソン病やアルツハイマー型認知症の早期症状としての嗅覚障害が注目されている．

1）検査法

一側の鼻口を指で圧迫して塞ぎ，他側に石鹸や，香水等の弱い香りのものを近づけ，においがわかるかをたずねる．次に他側も同様に検査し，左右を比較する．

2）嗅神経障害を呈する代表的疾患

頻度の高い原因疾患：鼻副鼻腔炎，感冒罹患による嗅粘膜障害，頭部外傷である．亜鉛欠乏，薬物性嗅覚障害がこれに次ぐ．

一側性の嗅覚消失：前頭葉下部の腫瘍（特に髄膜腫）の診断に有用．

側頭葉てんかん（鉤発作）の前兆：幻嗅を生じることがある．

II：視神経

視神経は視覚情報を眼球から頭蓋内へ伝える機能を有する．自己免疫疾患，循環不全，圧迫，中毒，外傷等で障害を受けやすく，視機能低下を生じる．

1．視力

1）検査法

文字を読ませる，患者の眼前で検者の手指を動かす，光を眼に当てる．

評価法は次の通りである．
文字の判別可能：正常
手指の動きのみ判別可能：手動弁
明暗のみ判別可能：光覚弁
光も判別不能：全盲

2）視力低下を呈する代表的疾患

視神経炎：急激な視力低下は，視神経炎によることが多い．多発性硬化症による視神経炎は眼底所見に異常を認めない球後視神経炎が特徴である．

虚血性視神経症：側頭動脈炎は，通常50歳以後に発症し，片側あるいは，両側側頭部の拍動性頭痛を伴う．眼動脈の炎症によって虚血が生じ，視力低下をきたす．

浸潤性視神経症：白血病や悪性リンパ腫等に合併する．視神経周囲に病的細胞が浸潤し，視機能障害を生じる．

その他：腫瘍や動脈瘤による圧迫性，抗結核剤やアルコール多飲による中毒性，外傷性等．

2．瞳孔

求心路は視神経，遠心路は動眼神経である．

1）検査法

瞳孔の観察：大きさはどうか，左右が同じかどうか，形が正円かどうかをみる．

瞳孔径　正常 2.5mm から 4mm
　　　　縮瞳 2mm 以下
　　　　散瞳 5mm 以上

対光反射：眼球の外下方向からペンライトの光を素早く瞳孔に入れ，縮瞳の速さを観察する．

2）瞳孔異常を呈する代表的疾患

瞳孔不同がみられれば，脳幹障害（主に中脳）が想定される．通常，瞳孔径は加齢とともに小さくなる．高血圧患者では，しばしば年齢に関係なく縮小している．

3．視野

1）検査法

患者の眼と検者の眼との間隔がおおよそ 80cm くらいになるように患者と向き合って座る．患者に一方の眼を軽く手でおおわせる．次に患者の見える方の眼を検者の鼻に注目するよう指示する．検者は両手を前側方に，視野いっぱいに広げ，指をどちらか動かし，左右どちらが動いたかを患者に答えさせる．患者が指の動きに気がつかない時は，徐々に検者の手の位置を内側に移す．これを水平，右斜，左斜で繰り返す．

2）視野障害を呈する代表的疾患

脳血管障害：視放線や後頭葉の障害で左右の眼の同側に視野欠損（同名性半盲）を生じる．

下垂体腫瘍：視神経交叉の圧迫により両耳側性半盲を生じる．

III：動眼神経，IV：滑車神経，VI：外転神経[1〜3]

　眼球運動は，眼球を囲む6つの外眼筋の収縮の組み合わせによって起きる．外眼筋は内直筋，外直筋，上直筋，下直筋，上斜筋，下斜筋で構成される．このうち，内直筋，上直筋，下直筋，上斜筋は動眼神経が，下斜筋を滑車神経が，外直筋を外転神経が支配する．

　外直筋と内直筋が左右への注視を，上直筋と下斜筋，下直筋と上斜筋が対をなして，側方視時の上方視，下方視を司る．

1) 検査法

　眼前20〜40cmのところにペン先等，見る視標となるものを置き，それをゆっくりと動かして，患者に頭を動かさずに眼だけで追うよう指示する．検者は視標を上下，左右，斜めに動かす．眼球結膜（白目）が残れば，眼球運動が制限されている．

　眼球運動が制限されている方向を注視した際に，患者はものが二重に見え，複視を訴える．

2) 動眼神経麻痺の症候

　動眼神経には，外直筋と上斜筋を除いた外眼筋を支配するとともに，瞳孔を制御する副交感神経線維も含まれる．よって完全な動眼神経麻痺を呈した際には，麻痺側の眼は外転し，上下内方に動かなくなる．また，瞳孔は散大し，対光反射は消失する．

3) 動眼神経麻痺を呈する代表的疾患

　圧迫性：内頸動脈−後交通動脈分岐部の動脈瘤の圧迫による．

　内科的原因：糖尿病，梅毒，サルコイドーシス等で生じる．こうした内科的原因で生じた動眼神経麻痺では，瞳孔に影響を及ぼさないことが多い．その理由は，瞳孔の収縮に関与する副交感神経線維は，動眼神経の表面付近を走行しており，中心を走行する運動枝を栄養する血管とは別の血管から血液の供給を受けているからと考えられている．

4) 滑車神経麻痺の症候

　滑車神経は，上斜筋を支配する．単独麻痺はまれである．上斜筋に麻痺が起きると，内下方視障害と外方への回旋がみられるため，複視は内下方視時に明らかで，患者は階段を降りるのが困難になる．そのため無意識に健側に頭を傾け（ビールショウスキー徴候），健側の外眼筋を使って代償しようとする．

5) 滑車神経麻痺を呈する代表的疾患

　滑車神経麻痺の原因：多くは，眼窩の外傷による．

　その他：脳動脈瘤，脳腫瘍，多発性硬化症，糖尿病等．

6) 外転神経麻痺の症候

　外転神経は外直筋を支配し，眼球を外転させる．外転神経に麻痺が生じると，内斜視になり，障害側の眼球を外転させることができなくなるため，水平方向に像がズレた複視を呈する．

　外転神経は脳底，頭蓋底との間を長く，そして屈曲して走行しているため障害を受けやすい．そのため眼筋麻痺の中で，最も頻度が高い．

7) 外転神経麻痺を呈する代表的疾患

　原因：多くは，頭蓋内圧亢進で生じ，一側性，時に両側性の障害が起きる．

　その他：脳底の動脈瘤，脳腫瘍，糖尿病，外傷等．

V：三叉神経

　三叉神経は脳神経の中で最大の神経であり，感覚神経成分と運動神経成分を含む混合性脳神経である．感覚枝は，頭部，顔面，口部，鼻粘膜の感覚を受容し，第1枝（眼神経），第2枝（上顎神経），第3枝（下顎神経）の三枝を経て，三叉神経節で中継されたのち，触覚に関する情報は橋にある三叉神経主感覚核，温痛覚に関する情報は橋から脊髄上部にかけて存在する三叉神経脊髄路核に終止する[4]．すなわち，触覚は保たれているが，温痛覚が障害されている場合，中枢性病変を想定する．

1) 検査法

　感覚：上述した三叉神経の末梢枝の顔面感覚分布に従い，触覚と温痛覚について左右交互に各々調べる．健側の感じを10とした時，患側の感覚の強さはいくつか聞く．

運動：患者に歯を食いしばるように指示する．触診で両側の咬筋・側頭筋の収縮を診る．次に開口してもらう．障害があれば下顎が障害側に偏倚する．

角膜反射：経路は，三叉神経第1枝を求心路とし，顔面神経を遠心路とする．

検査法は患者の視野に入らないように脱脂綿の先を細くしたもので，角膜の外側縁を軽く刺激する．正常であれば，速やかに両眼ともに閉眼する．反射が消失もしくは，左右どちらかで減弱している時は病的である．

2）三叉神経に関与する代表的疾患

三叉神経痛：洗顔，髭そり，喫煙，会話，歯磨き，食事で誘発される．数秒から数分の電撃痛である．三叉神経第2または第3枝領域に始まることが多く，原則，片側性に出現する．

症候性三叉神経痛

帯状疱疹，帯状疱疹後神経痛，三叉神経鞘腫，髄膜腫による三叉神経根への圧迫，浸潤，膠原病，サルコイドーシス等．

中枢性三叉神経障害：多発性硬化症や脳幹の血管障害等．

Ⅶ：顔面神経[5]

顔面神経は，顔面に運動神経線維を出しているが，耳介と外耳道，舌の前部2/3および硬口蓋（味覚神経）からの感覚神経線維を受けており，唾液腺と涙腺に副交感神経線維を送っている．

1）検査法

まず，顔が左右対称であるかどうか診る．顔面神経麻痺では，額，鼻唇溝，口角の動きが非対称となる．上方を見る，笑う，「イー」と口唇を横に引く時に麻痺側は動きが少なくなる．その際，中枢性麻痺と末梢性麻痺を鑑別することが臨床上重要である．

末梢性麻痺：顔面の一側全体がほぼ同程度に麻痺．

中枢性麻痺：前額は両側大脳皮質からの支配を受けているため麻痺しない．

顔面神経以外の神経麻痺を伴うことが一般的．

顔面の運動機能は前頭筋，眼輪筋等の上顔面筋と口輪筋等の下顔面筋に分けて検査するとわかりやすい．

上顔面筋の検査法：前頭筋は額にしわがよるかどうか診る．これは患者に眉を上にあげるように，もしくは検者の指を見つめさせ，上方をにらむよう指示する．末梢性麻痺では障害側にしわがよらない．次に閉眼させる．著明な麻痺があれば眼瞼を閉じ合せることができない，いわゆる兎眼となり，上転した眼の球結膜が白くみえる"ベル現象"がみられる．また，強く閉眼させると眼輪筋の収縮が不十分な時には，その側の睫毛が外からみえる．これを睫毛徴候といい，軽い顔面神経麻痺を見出すのに有用である．

下顔面筋の検査法：歯をむき出しにするよう指示する．上下歯を噛み合わせておいて，できるだけ口を開き，歯を出させる．下顔面筋の障害があると口角は健側に引っぱられ，障害側の開口は不十分で，鼻唇溝は浅くなる．次に頬をふくらませてみると，障害側ではふくらまない．検者の指先でふくらんだ頬を押すと障害側の口角から空気がもれる．

2）顔面神経麻痺を呈する代表的疾患

片側性：片側性の末梢性顔面神経麻痺の最も一般的な原因はベル麻痺である．

潜伏している単純ヘルペスウイルスⅠ型の再活性化により生じる．

ベル麻痺は，耳周囲の不快感や軽度の疼痛を伴うことがあり，これは顔面神経麻痺を生じる前にしばしば経験する．通常聴神経は障害されない．したがって，激痛，聴神経の障害があれば，ラムゼイハント症候群を考える．

再発性または両側性：糖尿病，サルコイドーシス，ライム病，ギラン・バレー症候群，HIV感染等．

緩徐進行性：顔面神経以外の脳神経障害とともに生じている時には，悪性腫瘍が考えられる．

Ⅷ：聴神経

第Ⅷ脳神経は，蝸牛神経と前庭神経に分かれる．蝸牛神経は聴覚情報を，前庭神経は，平衡覚の情報を感覚器より中枢の核へ伝達する．蝸牛神経が

障害されると,「難聴」,「耳鳴り」,「聴覚過敏」,「耳閉塞感」等を生じる．前庭神経が障害されると,「めまい」,「平衡障害」等の症状を呈する．

難聴は外耳,中耳における病変による伝音難聴と,内耳,蝸牛神経,中枢性病変による感音難聴,ともに障害を受けた場合の混合難聴に大きく分類される．臨床ではまず,音叉検査,純音聴力検査を行い,その結果に応じて精密検査が行われる．

1) 検査法

聴覚検査：音叉検査　リンネ法：

振動させた音叉の柄の部分を乳様突起にあて骨伝導として聞かせる．その音が聞こえなくなったら直ちに音叉を耳に近付けて気導伝道として音を聞かせる．

気導伝道聴取時間＞骨伝導聴取時間　リンネ（＋），正常もしくは感音難聴

気導伝道聴取時間＜骨伝導聴取時間　リンネ（－），伝音難聴

ウェーバー法：

振動させた音叉を前額中央にあて,左右の音の強さを比較させる．一側耳に難聴がある時に,伝音難聴であれば患側へ,感音難聴があれば健側耳へ音が偏って聞こえる．

平衡機能検査：身体の平衡は深部知覚運動系,眼球運動系および前庭系がそれぞれ平衡を保ちつつ,3系が脳幹部で密接に連絡しながら協調的に作用することにより保持される．めまい,平衡障害を呈する場合,眼球運動障害,体幹,四肢の平衡機能障害を認めることが多く,客観的,定量的評価の対象となる．よって平衡機能検査は大きく眼球運動の検査と四肢体幹の検査に分けられる．眼球運動検査では眼振検査,体平衡検査では,重心動揺検査等があるが,主に耳鼻咽喉科に依頼し検査する．

2) 聴神経障害を呈する代表的疾患

聴神経鞘腫や小脳橋角部腫瘍,外傷等．

IX：舌咽神経，X：迷走神経

舌咽神経は咽頭のほとんどの部分の知覚を支配する,下位脳神経の中で最も径が細い脳神経である．また,支配する頭頸部臓器もほとんどが他の神経との共同支配となっているため,神経が障害されても重篤な症状は出現しない．

舌咽神経の麻痺の多くの例では迷走神経麻痺と合併するため,嗄声,嚥下困難,咽頭の違和感等で発症することが多い．

単独麻痺の時は,一側性なら,軽度の嚥下困難,味覚変化等を訴えるのみで症状は軽い．両側性では,開鼻声,食物の鼻への逆流がみられる．

検査上では,咽頭反射（gag reflex）の低下,咽頭知覚の左右差,耳下腺唾液分泌の低下,舌後部1/3の味覚低下がみられる．

一方,迷走神経は,運動,感覚,内臓運動感覚神経線維よりなる混合神経である．

迷走神経運動神経線維は,軟口蓋や咽頭に分布する．副神経とともに,頭蓋外へ出たのち,合流し,反回神経を通して咽頭,喉頭筋,上部食道筋に分布する．

先にも述べたが,舌咽,迷走神経は口蓋,咽頭の機能と関係し,その障害は両者混合して出現することが多く,個々の神経障害を明確に区別することは困難なため,一緒に観察する．

1) 検査法

口を開けさせて「アッ」と言わせる．この時,軟口蓋や口蓋垂の偏倚,咽頭後壁の収縮の状態を診る．片側の麻痺では,口蓋縫線と口蓋垂は健側に偏倚し,麻痺側の口蓋弓は健側にくらべ低くなる．また,咽頭後壁がカーテンを引くように健側へ引かれる現象,いわゆるカーテン徴候の有無も確認する．カーテン徴候の出現には,舌咽と迷走神経の両神経障害が関与する．

次に,軟口蓋,咽頭部の触覚は舌圧子等を用いて検査する．左右差があるかどうかで評価する．咽頭反射（gag reflex）は異物に対する生体防御反応の一つで,求心路は舌咽神経,遠心路は迷走神経,中枢は延髄である．正常人でも約37％では出現せず,嚥下障害との直接的関与はないとされる．

2) 舌咽・迷走神経障害の症候

球麻痺：球麻痺は延髄の直接的障害で生じる．診察上,舌の萎縮や線維束攣縮がみられる．

これに対比する用語として,偽性球麻痺がある．

偽性球麻痺は，延髄より上位の運動ニューロンの障害の両側性障害によって起こる病態で，診察上，軟口蓋反射の消失，下顎反射の亢進を認める．多発性脳血管障害に多い．いずれも嚥下障害，構音障害がみられる点では共通するが，病態が異なる．

嚥下に関して，球麻痺では，固形物の嚥下がまず困難になり，偽性球麻痺では流動物の嚥下が困難になる傾向がある．

3）舌咽神経に関与する代表的疾患

舌咽神経痛：舌根から扁桃にかけての通常数時間持続する激痛を示す．嚥下，会話等で誘発され，片側性である．

4）迷走神経障害に関与する代表的疾患

反回神経麻痺：迷走神経の分枝で，大動脈瘤，腫瘍の圧迫により左側の麻痺を生じ，嗄声を呈する．

XI：副神経

副神経は，純粋な運動神経であり，支配筋は胸鎖乳突筋と僧帽筋である．

検査法は簡便であるが，見過ごされていることも多い．特に，下位脳神経障害としばしば合併する．

1）検査法

胸鎖乳突筋：検者の手を患者の下顎に当て，"手を押すように"首を回旋させるように指示する．麻痺があれば，検者の手にかかる抵抗は弱く，胸鎖乳突筋自体の筋収縮も減弱し，触診にて筋の萎縮を認める．

僧帽筋：検者の手で両肩をおさえながら，両肩をすぼめさせ，筋力を評価する．

XII：舌下神経

舌下神経は，舌を支配する純粋な運動神経である．

1）検査法

まず，開口させ，静止状態で，舌の萎縮，不随意運動，線維束攣縮等ないか観察する．舌に萎縮がある場合は，その側にしわがみられる．次に，舌をまっすぐ出すよう患者に指示し，偏倚がないか確認する．

明らかな偏倚がある場合は，偏った側が麻痺側である．続いて，つきだした舌を左右に動かしてもらい，円滑に行えるか観察する．また，舌音であるラ行の発音をさせて舌下神経麻痺による構音障害がないか確認する．

2）舌下神経障害を呈する代表的疾患

核上性障害：一側性核上性障害の場合，錐体交叉のため，反対側の舌下神経麻痺となり，挺舌した際に，障害部位と反対側に舌は偏倚する．しかし，舌の運動障害は軽度であり，言語，嚥下への影響は少ない．舌の萎縮，線維束性収縮も認めない．脳血管障害で生じる．

両側性核上性障害でも，舌の萎縮はみられないが，機能は全く障害される．

多発性脳血管障害，筋萎縮性側索硬化症で生じる．

核性障害：多くは両側性に障害され，舌の運動障害，舌萎縮，線維束攣縮がみられる．

多発性硬化症，延髄空洞症，筋萎縮性側索硬化症等で生じる．

核下性障害：多くは一側性に障害され，症状は核性と同様である．

原因疾患として，外傷に伴う骨折の他に，悪性腫瘍の浸潤，転移が多く報告されているので注意を要する．

〈加藤大貴〉

■ 文　献 ■

1) 岩田　誠：眼球の運動：神経症候学を学ぶ人のために. 医学書院，1994, pp 43-56.
2) 水野美邦，編：1章 神経学的診察法 2) 眼球運動：神経内科ハンドブック. 医学書院，2003, pp 35-41.
3) 田崎義昭，斎藤佳雄，編：ベットサイドの神経の診かた．第6章3．動眼，滑車，外転神経. 南山堂，1991, pp 98-105.
4) 五十棲一男：三叉神経の機能. Clinical Neurosci, 2005；23：978-82.
5) 田崎義昭，斎藤佳雄，編：ベットサイドの神経の診かた．第6章5．顔面神経. 南山堂，1991, pp 116-118.

第2章 まずは「神経症候」に注目する

3. 構音・嚥下，球麻痺症候

概念

1. 構音障害

構音障害は俗に「呂律（ろれつ）が回らない」という状態であり，咽頭，軟口蓋，舌，口唇等の口からことばを発する際の音を組み立てる機構の障害であり，音声を発する声帯機能は正常である．構音障害は声（voice）の障害，構音（articulation）の障害，韻律（prosody）の障害，の三つの要素からなっている．

声（voice）の障害には，声の大きさ・高さ・持続・性質の障害がみられる．パーキンソン病にみられる構音障害では，声の大きさが小さくなり，震える場合が認められる．運動失調では声の大きさが変動し，筋病変で咽頭や胸郭等の発声に関係する筋の脱力が起これば声の持続時間が短縮する．声の性質の変化は一般に嗄声と呼ばれ，弱々しい（無力性），かすれる（気息性），ガラガラ（粗ぞう性），絞り出す（努力性）に分けられ，偽性球麻痺による構音障害では努力性の声の性質変化がみられる．

構音（articulation）の障害には，発せられた音素の置換・歪み・省略・付加等の誤りがみられ，明瞭度の異常が認められる．例えば軟口蓋の運動麻痺が生ずれば，声は鼻に抜けて歪み鼻声になる．

韻律（prosody）の障害には，声の高低（pitch）・抑揚（melody）・大小（accent）・速度（tempo）・強勢のパターン（rhythm）の障害があり，具体的には発話速度，音・音節の持続時間，抑揚，リズム等の異常として現れ，特に錐体外路系，小脳系の障害による失調律性の構音障害で障害が著明である．構音障害の分類と代表疾患を示す（表1）．

構音の運動中枢は前頭葉中心前回下部にあり，そこの損傷で失構音，発語失行と呼ばれる症候が生ずる．上位の脳内神経機構の損傷による構音障

表1 構音障害の分類と代表疾患

		障害部位	特徴	代表疾患
構音運動中枢の障害（失構音）		中心前回下部（優位半球）	発話開始が困難 構音の誤りが一定ではない	脳血管障害（前部弁蓋部症候群）
麻痺性構音障害	（偽性球麻痺）	上位運動ニューロン（延髄より中枢側）	開鼻声 構音のひずみ	脳血管障害，進行性核上性麻痺等（多発性脳梗塞）
	（球麻痺）	下位運動ニューロン（延髄より末梢側）神経筋接合部，筋	発話速度の低下	筋萎縮性側索硬化症，重症筋無力症，筋ジストロフィー等
失調律性構音障害		小脳	発話速度の低下・変動 抑揚・大小の過剰な変動	脊髄小脳変性症 多系統変性症
		錐体外路	小声 発話のすくみ，加速	パーキンソン病 ウィルソン病等

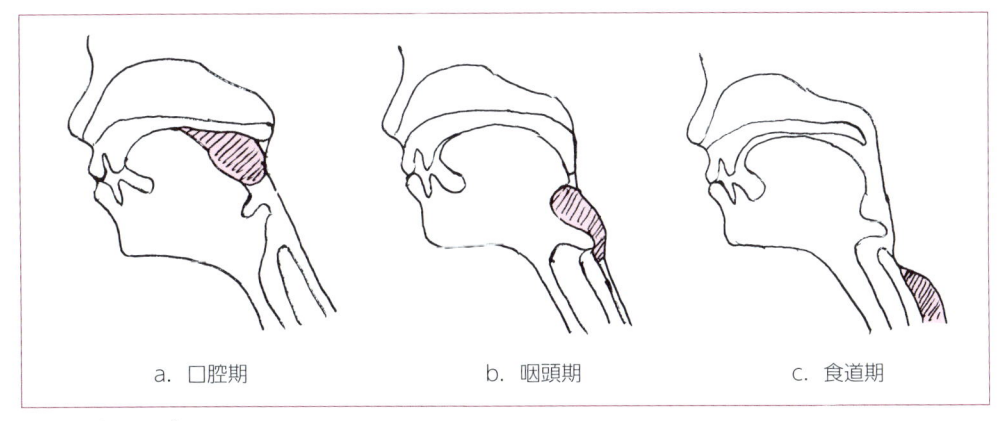

図1 嚥下のプロセス
a. 口腔期：舌を硬口蓋に押し付けて食塊を咽頭に送る．軟口蓋が挙上して鼻腔の入り口を閉鎖する．
b. 咽頭期：喉頭蓋が後方にせり出し，咽頭収縮筋により食塊を食道に送る．
c. 食道期：輪状咽頭筋が収縮し食塊を押し下げると同時に逆流を防ぐ．

害は，麻痺性と失調律性の二つに大きく分ける．失構音は運動性発語障害の中で構音障害と運動性失語の中間に位置すると考えるとわかりやすい．

咽頭，軟口蓋，舌，口唇を支配する上位運動ニューロン，すなわち皮質—橋／延髄路病変による偽性球麻痺に伴って生ずるのが上位の麻痺性構音障害である．進行性球麻痺，ギラン・バレー症候群等の脳神経病変や神経筋接合部病変（重症筋無力症），さらに筋ジストロフィー等の筋病変によるものが，下位の神経筋機構の損傷による麻痺性構音障害である．

失調律性というのは筋相互間の協調運動障害によるものという意味であり，この中に小脳病変で起こる運動失調性構音障害，パーキンソン病やウィルソン病，舞踏病等の大脳基底核病変による錐体外路性構音障害がある．

2. 嚥下障害

嚥下障害は食塊を口腔から咽喉部，食道を通って胃へ送り込む一連の運動の障害である．

嚥下は頭頸部の腫瘍で器質的に嚥下が障害される場合（器質的嚥下障害）と脳血管障害等により嚥下中枢や神経・筋肉が機能的に障害される場合（機能的嚥下障害）に分けられる．本稿では神経内科領域で扱われる機能的嚥下障害について述べる．

嚥下は口腔期，咽頭期，食道期からなり，口腔期は舌・口蓋・咽頭筋の随意運動だが，咽頭期，食道期は反射に基づく不随意運動である．

a. 口腔期：咀嚼により形成された食塊を咽頭に送り込むプロセスである．舌が挙上し，硬口蓋に押し付けることで食塊を咽頭に送り込む．この際食塊が鼻腔に入り込まないようにするため，軟口蓋が挙上して鼻腔の入り口を閉鎖する（図1a）．パーキンソン病では舌の運動低下，咽頭への口腔期の障害を生じる．

b. 咽頭期：食塊が咽頭に送り込まれるとその感覚情報が孤束核を経由して嚥下中枢に伝わる．続いて嚥下中枢から脳幹の運動核を経由して筋肉に嚥下運動の指令が送られる．この一連のプロセスが嚥下反射である．まず①咽頭挙上筋により咽頭が挙上し，咽頭収縮筋により食塊を喉頭へ送る．②舌骨と甲状軟骨が挙上し，喉頭蓋が後方にせり出して気管に食塊が入るのを防ぐ（声門も同時に閉鎖される）．③咽頭収縮筋により食塊を食道に送る（図1b）．このように嚥下反射は多くの筋肉の協調が精密に行われている．咽頭期の障害では中枢での障害により，反射の遅延（嚥下運動惹起遅延）が起こり，スムーズな嚥下反射が妨げられる場合（偽性球麻痺）と脳幹の運動核以下の障害により嚥下に関連する筋の出力が低下する場合（球麻痺・筋疾患）に分けられる．

c. 食道期：食塊が食道に到達すると，輪状咽頭筋が収縮し食塊を押し下げると同時に逆流を防

表2 嚥下障害をきたす代表疾患

	疾患名
脳血管障害	多発性脳梗塞（偽性球麻痺），延髄梗塞（ワレンベルク症候群）
変性疾患	パーキンソン病，筋萎縮性側索硬化症，筋ジストロフィー等
炎症性疾患	多発筋炎，皮膚筋炎，脳幹脳炎
その他	重症筋無力症，ランバート・イートン症候群，ギラン・バレー症候群，多発性硬化症等

ぐ（図1c）．つづいて食道の蠕動運動と重力で食塊は胃に送られる．

表2に嚥下障害をきたす代表疾患を示す．

3．球麻痺

球麻痺とは延髄に存在する脳神経核（舌咽神経，迷走神経，舌下神経）の障害により発語，発声，嚥下，呼吸，循環等の障害をきたす症状の総称である．

一方，偽性球麻痺は延髄神経核の上位のニューロンの障害により球麻痺に似た症状を呈するものである．多くは脳血管障害に伴うもので，発声，嚥下困難の他に錐体路，錐体外路症状といった運動症状や感情の障害（強制泣き・笑い），認知機能障害が同時にみられる．偽性球麻痺は片側・両側障害のどちらでも生じるが，両側性の方が嚥下困難は重度である．球麻痺と偽性球麻痺の鑑別点は舌の萎縮（図2）と軟口蓋反射の有無は両者を鑑別する上で重要なポイントである．球麻痺では舌の萎縮がみられ，軟口蓋反射が保たれている．偽性球麻痺では舌の萎縮はみられず，軟口蓋反射は消失する．さらに下顎反射の亢進がみられる場合がある．筋萎縮性側索硬化症では球麻痺と偽性球麻痺の両方の症状がみられる．

構音障害の診かた

1．自発話

構音障害の検査は，第一に問診する中で患者の自発話を診ることが重要である．自然の会話で表出される声，構音，韻律の障害を分析的に捉えれば構音障害の概要を把握することができ，自発話だけから障害の高位や病因まで診断することも可

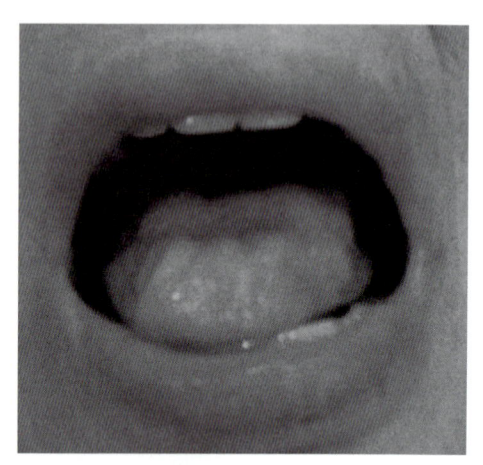

図2 ALSの舌萎縮

能である．

失構音では，まず発話開始の困難がある．発話時の様子は黒板の字をたどって読むのに似ている．構音の誤りに一貫性が乏しいことがしばしば指摘されている．韻律の障害も明らかで，発話速度の低下，音の引き伸ばし・途切れがあり，抑揚・大小の変動が減少する．一見，小脳性構音障害と似るが，失構音では声の障害が目立たないのが特徴である．

偽性球麻痺による上位の麻痺性構音障害では，声，構音，韻律いずれの障害もみられる．これは下位の麻痺性構音障害でも同じで，自発話からだけでは偽性球麻痺と球麻痺との鑑別は困難であることが多い．偽性球麻痺で絞り出すような努力性の声の異常が生じる場合があり，この特徴があれば鑑別可能である．

小脳病変による構音障害では，気息性，粗ぞう性の声の性質障害がみられる．構音は歪み，特に韻律の障害が著明で，発話速度の低下・変動が認められ，抑揚・大小の変動も過剰になる．

パーキンソン病の声の障害には特徴があり，小

表3 嚥下障害を診察する際の神経学的所見のポイント

> 構音障害の有無
> 開閉口・咀嚼筋の筋力（三叉神経），歯牙・義歯の状態
> 頬筋，口輪筋の動き，顔面麻痺の有無（顔面神経）
> 舌の萎縮（図2），動き，線維束攣縮（舌下神経）
> 口蓋垂の位置（迷走神経，舌咽神経），発声時の軟口蓋の挙上の有無（舌咽神経）

声になり，震えがみられることが多い．声質の変化も生じる．構音は歪む．韻律にも特徴が認められ，声の大きさが発話中に徐々に減弱し，加速，すくみがみられる．発話開始時に音の繰り返しがみられ，一見，吃様である場合がある．

以上の自発話の診察に加えて，以下のように患者に課題を課し，障害の内容をさらに明らかにすることができる．

2. 母音の引き伸ばし

「アー」という音を引き伸ばして発生させる．この検査では声の性質の障害を診ることができる．また，進行性球麻痺や偽性球麻痺で発生持続時間が短縮する（正常では約20～30秒）．パーキンソン病では，声が小さくなり，収斂し，震え，持続時間が短くなる．

3. 単音節の繰り返し

「パパパ…」，「タタタ…」，「カカカ…」等の単音節をできるだけ早く繰り返させる（正常では約7音節/秒）．進行性球麻痺，偽性球麻痺では構音の歪みが明らかで，速度が低下する．偽性球麻痺では「カカカ…」の障害が著明である．失構音では開始時につまずくが，いったん繰り返しが可能になると正確な速度，リズムになる．小脳病変による失調律性でも速度の低下がある．パーキンソン病でも構音の歪みがみられ，速度が低下するが，声の大きさが徐々に減弱し，加速・すくみは自発話でみられる以上に明確に示される．

4. 3音節の繰り返し

「パタカ」の3音節をできるだけ早く繰り返させる（正常では約7音節/秒）．失構音では，この検査で特に障害が著明である．単音節の繰り返しの障害が軽度で，3音節になると途端に困難になる．小脳病変による失調律性では，音節の切れ目が不明瞭で構音の異常が認められ，リズムが乱れ，不正確で強弱・持続時間の変動がみられる．パーキンソン病では単音節の繰り返し同様，声が徐々に小さくなる．偽球性麻痺，進行性球麻痺では単音節の繰り返し同様に構音が歪み，速度が低下する．

5. 復唱・音読

単音節，単語の復唱，短文の音読を行わせる．失構音では自発話に比較し，復唱・音読で構音が著明になる．一方，小脳病変，パーキンソン病等の失調律性，偽性球麻痺，進行性球麻痺では復唱・音読と自発話との差がないのが普通である．

嚥下障害の診かた

問診にてむせ，咳，痰の有無，咽頭部の違和感（食物の残留感），食欲低下，食事時間の延長，食事内容の変化等について詳細に質問する．これらに当てはまる症状があれば嚥下障害を疑う．一般身体所見では発熱，体重減少，栄養状態，皮膚をチェックし，嚥下障害で生じる誤嚥性肺炎，脱水，栄養障害の有無について確認する．神経学的所見は嚥下のどのステージで障害があるのかを診断する上で重要である（表3）．

補助検査

1. 反復唾液飲みテスト

口腔内を湿らせた後に，空嚥下を反復してもらうよう指示し，30秒間で何回嚥下できるかを数える．2回以下を異常と判定する．

2. 3mL水飲みテスト

3mLの冷水を飲んでもらい，可能なら嚥下後

に2回空嚥下するよう指示する．誤嚥の有無や，呼吸状態を評価する．

3. 食物テスト

ティースプーン1杯（3～4g）のプリンを摂食してもらい，誤嚥の有無，呼吸状態，嚥下後の空嚥下を評価する．

4. 嚥下内視鏡検査

鼻腔から内視鏡を挿入し，咽頭・喉頭の通過障害の有無，検査食を用いて内視鏡下で嚥下状態を観察することが可能である．食塊の咽頭流入，嚥下反射の惹起遅延，喉頭残留，誤嚥が評価できる．

（武田景敏）

■ 文　献 ■

1) 河村　満：神経疾患に伴う構音障害．21世紀耳鼻咽喉科領域の臨床 CLIENT21, 15　音声・言語，中山書店，pp336-341.
2) 平山惠造：球麻痺と仮性球麻痺．神経症候学，第一版，文光堂，1971, pp279-298.
3) 日本耳鼻咽喉科学会編：嚥下障害診療ガイドライン　耳鼻咽喉科外来における対応2008年度版，金原出版，2008.

第2章 まずは「神経症候」に注目する

4. 運動麻痺

概念

運動麻痺は，大脳から筋に至る錐体路性の運動システム（大脳皮質運動野−錐体路−脊髄前角細胞−神経根−神経叢−運動神経）のいずれかの部位に病変を生じ，随意運動が障害されることにより発症する（図1）．

運動麻痺の診かた

1. 上位運動ニューロン障害，下位運動ニューロン障害での運動麻痺（図1）

上位運動ニューロン障害による運動麻痺では，痙縮を伴う痙性麻痺になる．痙縮は筋を受動的に伸展した時に抵抗が出現する状態であり，伸展初期に強く，その後減弱する．また，上肢では屈筋，下肢では伸筋に強くみられる．加えて，腱反射が亢進し，間代，バビンスキー徴候，連合運動（患側の上下肢に完全ないし完全に近い麻痺があるにもかかわらず，ある身体部の運動によって患側の上下肢に不随意な運動が生じる現象）が認められる．上位運動ニューロン障害による運動麻痺では，急性期に弛緩性麻痺になり痙性麻痺に移行する場合（主として脳血管障害による）と，潜在性に痙性麻痺をきたす場合（脳腫瘍等）がある．下位運動ニューロン障害による運動麻痺では，筋萎縮，筋緊張低下がみられ，弛緩性麻痺になる．線維束性収縮がみられ，腱反射は減弱，消失する．

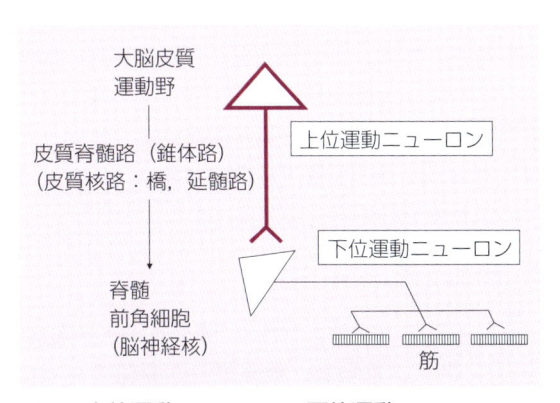

2. 運動麻痺の分布（図2）

運動麻痺を評価する場合，障害されている上下肢の組み合わせをタイプ別に分けて，運動システムの障害部位と関連させて考える（図3）．この際に次の点に注目しておくと理解しやすい．

■ 大脳皮質運動野は頂部が下肢，底部が上肢，顔面というようにちょうどヒトが反転したような体性機能局在を呈している．
■ 上位運動ニューロンは大脳皮質から下行し皮質脊髄路（錐体路）を形成するが，延髄下端で大部分（90％）が交叉し，頸髄膨大（C4〜T1髄節）で上肢へ腰髄膨大（L1〜S3髄節）で下肢へ分布する神経線維が分岐する．

1）四肢麻痺

両側上下肢に麻痺が生じた状態．大脳び慢性病変や脳幹，上部頸髄等頸髄膨大より上の両側上位運動ニューロン障害により四肢の痙性麻痺が出現し，頸髄膨大病変では上肢は弛緩性麻痺，下肢は急性期には弛緩性麻痺であるが慢性期に痙性麻痺に移行する．脳血管障害，脳・頸髄腫瘍，ベーチェット病等による脳幹脳炎，外傷性頸髄損傷，変形性頸椎症等により生じる．また，四肢下位運動ニューロンの障害により，四肢の弛緩性麻痺が出現する．ギラン・バレー症候群，脊髄性進行性筋萎縮症等

図1 上位運動ニューロン，下位運動ニューロン

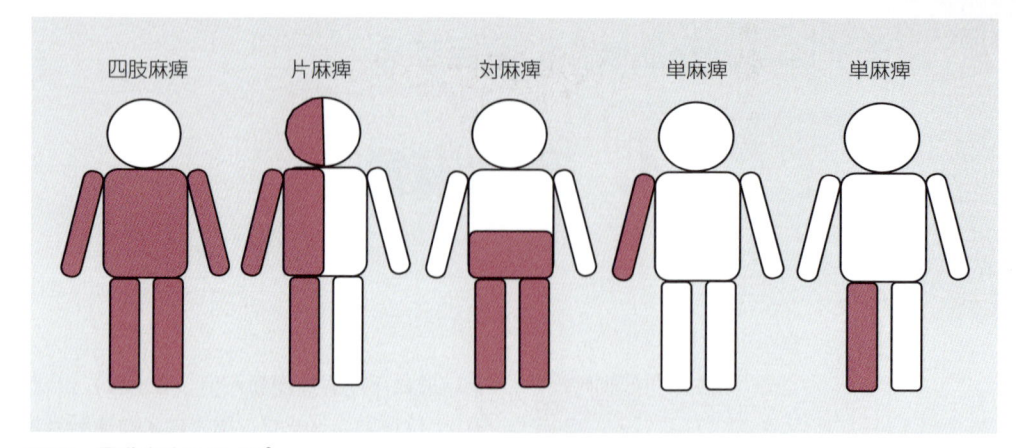

図2　運動麻痺のタイプ
　■運動麻痺をきたしている部分
　片麻痺では同側顔面を含む場合と含まない場合がある

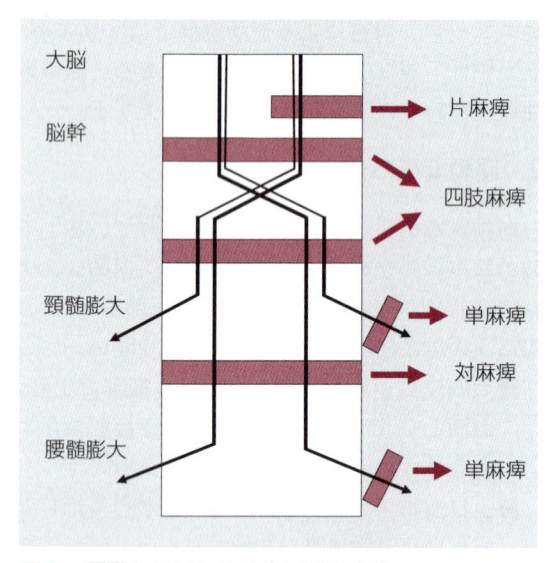

図3　運動システムの障害と運動麻痺

により生じる．

2）片麻痺

　半身の運動麻痺であり，皮質脊髄路（錐体路）の病変で出現する．大脳病変では病変対側の顔面，上下肢の麻痺がみられるが，顔面を含まない場合もある．顔面の麻痺は末梢性顔面麻痺と比べて軽度であり，上半分は両側性支配であるためにあまり障害されない．脳幹部病変では中脳レベルで対側の上下肢の麻痺に同側の動眼神経麻痺（ウェーバー症候群），橋レベルで同側の顔面神経麻痺（および外転神経麻痺）（ミヤール・ギュブレール症候群），延髄レベルで同側の舌下神経麻痺（延髄傍正中症候群）を伴うことがあり，交叉性片麻痺といわれている．脳血管障害，脳腫瘍，頭部外傷による脳挫傷，硬膜下血腫等によって生じる．

3）対麻痺

　両下肢の運動麻痺であり，胸髄レベルの病変で両側上位運動ニューロン障害により急性期には弛緩性麻痺，慢性期には痙性麻痺，腰髄膨大の病変で両側下位運動ニューロン障害により弛緩性麻痺をきたす．外傷による脊髄損傷，脊髄血管障害，脊髄腫瘍，大脳白質ジストロフィー（特にadrenomyeloneuropathy），多発性硬化症，遺伝性痙性麻痺，亜急性脊髄連合変性症，HTLV-1関連脊髄症（HAM），変形性頸椎症性脊髄症，後縦靭帯/黄色靭帯骨化症等によって生じるが，傍矢状部脳腫瘍やギラン・バレー症候群，多発ニューロパチー等末梢神経障害でもみられる．

4）単麻痺

　四肢のうちの一肢の筋が麻痺した状態．大脳皮質運動野，脊髄，脊髄神経根，脊髄神経叢の病変でみられる．大脳皮質運動野，脊髄の病変では上位運動ニューロン障害により痙性麻痺，脊髄神経根，脊髄神経叢の病変では下位運動ニューロン障害により弛緩性麻痺を呈する．

3．評価方法

　筋緊張異常（痙縮，弛緩），腱反射異常（亢進，消失），間代，筋萎縮，筋線維束性収縮の有無により病変部位を評価する．軽微な麻痺は，顔面で

は睫毛徴候，斜め卵円口，上肢では麻痺性凹み手徴候，母指背屈力低下，下肢では腸腰筋力低下，足背屈力低下を確認する．

筋脱力の程度については徒手筋力検査法（manual muscle testing：MMT）が施行される．MMTは6段階で評価され，重力に抗して運動可能であれば3以上，困難であれば2，筋収縮のみで運動が起こらなければ1，筋収縮が認められなければ0となる．また，十分な抵抗に抗して肢位が保持されれば5，中等度の抵抗に抗して肢位が保持されれば4となる．

(近藤正樹)

文　献

1) 平山惠造：運動麻痺（筋脱力）／筋無力／無動．神経症候学，改訂第二版II，文光堂，2010, pp1-123.
2) 千田富義：運動麻痺の診かた．臨床神経内科学第4版（平山惠造編），南山堂，2000, pp114-119.
3) Rowland LP：Syndromes caused by weakness muscles. Merritt's Neurology (eds, Rowland LP & Pedley T), 20th edition, Lippincott Williams & Wilkins, a Wolters Kluwer, 2010, pp54-57.

第2章 まずは「神経症候」に注目する

5. 運動失調

概要

「運動失調とは運動遂行に当たって，それに関与する肢節（諸筋）が合目的的に協調的に活動しない状態」と定義される．一般的にはいかなる系統の障害によるものであれ，1つの随意運動を行うに際して，筋力低下や不随意運動等によらず協調運動が障害されたものを広く運動失調と呼ぶことが多い．

運動失調は，主として侵される系統によって，深部感覚障害性運動失調，小脳性運動失調，前庭性運動失調の三つに分けることができる．

病変部位と臨床的特徴

1. 深部感覚障害性運動失調

深部感覚障害のために筋あるいは関節からのいわゆる固有感覚ニューロンの入力が断たれるために，自分の四肢や体幹の置かれた位置が視覚を通してしか把握できなくなる．したがって開眼によって四肢・体幹の位置をある程度認知できる状況であれば，障害が目立たなくなる．しかし，閉眼によって視力入力を断つと，四肢が目標からはずれることになるし，起立時等に体の重心のずれを把握できずに倒れてしまうことになる．

脊髄後索病変（脊髄癆，亜急性連合性脊髄変性症等），末梢神経病変（糖尿病性ニューロパチー，シェーグレン症候群に伴う感覚性運動失調型ニューロパチー等），視床病変（脳出血，脳梗塞等），体性感覚野病変（脳梗塞，脳腫瘍等）等が考えられる．

2. 小脳性運動失調

小脳あるいはそれに連なる部位の障害に基づく運動失調は，高頻度に生じる．小脳性運動失調の最も大きな特色は，筋力低下や深部感覚障害がないにもかかわらず，随意運動を遂行するに際して働く筋群の間に協調が失われ，そのために運動が円滑に進まずにバラバラに分解されることにある．

病変部位との関連については，小脳虫部病変→平衡障害，言語障害，小脳半球病変→協調運動障害，という大まかな対応がある．また小脳半球の一側の病変の場合には，同側上下肢に協調運動障害を認めるものである．小脳性運動失調は，小脳そのものに病変がなくても，小脳への入力系，小脳からの出力系に障害が生じても生じ得る．すなわち上中下小脳脚の病変によっても生じ，小脳そのものの障害による運動失調との差は明らかでないことが多い．

その原因疾患としては，時間〜日単位で発症するのが，小脳梗塞，小脳出血等，週〜月単位で発症するのが小脳腫瘍，アルコール性小脳失調，悪性腫瘍による傍腫瘍性小脳変性症等，月〜年単位で発症するのが，多系統萎縮症，遺伝性脊髄小脳萎縮症等である．

3. 前庭性運動失調

前庭・迷路の障害により運動失調症がみられる．起立と歩行時の平衡障害が特徴である．四肢の協調運動障害を伴わないという特徴がある．また，その平衡障害も小脳性運動失調の場合と異なり，横方向すなわち左または右方向へ偏倚していくという形の平衡障害であり，障害側に倒れる．

またロンベルク徴候が陽性ではあるが，それも深部感覚障害性失調の場合と異なり，閉眼によってゆらゆらと不安定な比較的ゆっくりした揺れを示した後ある方向へ倒れかかるという傾向がある．必ず眼振を伴う．

運動失調の診かた

1．言語・眼振

自然な会話の中で健常な構音との相違から構音の異常を捉える．その上でその構音異常の特徴を把握するために，次の負荷試験を行う．検者が自分で言って聞かせ，患者に真似るように指示する．①母音の引き延ばし「アーーーー」②単音の繰り返し「パパパ…」（両唇音）「タタタ…」（舌・歯頸音）「カカカ…」（舌・口蓋音）③三音節の繰り返し「パタカ，パタカ…」④復唱：検者が単文を言い，患者がそれを復唱する⑤音読：新聞の記事を声を出して読んでもらう．この構音障害の特徴は不規則性にあるが，発音のリズムにはそれほどの不規則性はなくて，むしろ音の強弱に不規則性が見られ，絶えず音の強さが動揺する．母音の引き延ばし検査で声の異常がみられる．1つの音を繰り返して発音しても（例えば「パパパ…」），強さが変化して，一定せず，強弱を繰り返す．三音節は早く繰り返すとリズムが乱れ，不正確になり，音節の切れ目が不明瞭になり，強弱や時間の変動が目立ち，聴取し難くなる．急激な強さの変化のために音が突然に強く発せられることがある（爆発性発語 explosive speech）．この構音障害が強くなって，音の強さの変化が際立ってくると，連続的な発音に際して，発音が刻まれるように聞こえる（断綴性発語 scanning speech）．また一語（音節）から次の語（音節）への転換がうまくゆかず，区切りが不明瞭になる（不明瞭言語 slurred speech）．さらに発音が長引き，発語が全体として緩徐になる（発語緩慢）．

小脳疾患ではよく眼振をみる．前方を自由に見させておいて，次に側方の一点を見つめさせると，注視方向性眼振を生じる．側方を固視させると，最初は明らかな眼振が出るが，次第に軽快する．眼球運動失調の一要素として眼球運動測定異常がある．視線を変えると両眼に振子様の運動を生じ，振幅は速やかに減衰して，視線が固定する．また眼運動計で記録すると，運動の行き過ぎをみることができる（眼球の測定過大）．小脳障害では種々な眼振や異常眼球運動が出現するが，脳幹障害も合併していることが多く，これによる眼振を見分ける必要がある．

2．四肢の運動失調

動作障害をもたらす症候は次の6つが対象になる．測定過大／測定異常，反復拮抗運動不能，動作分解，動揺／振戦，時間測定異常，アシネルジーである．

1）測定過大／測定異常

手あるいは足の動作が目的のところで止めることができない現象である．これは自発的に行われる運動の際にもみられるが，普通，指示された動作を行う時の方が明瞭にみられる．

2）反復拮抗運動不能

運動を反復交互性に素早く行わせると，運動がのろく，リズムが不規則になり，運動の大きさも不揃いになる．

3）動作分解

健常者では目的に向かう1つの動作として行われるべきものが，三角形の二辺を行うように，動作が二つに屈折し，分解する．

4）動揺／振戦

通常小脳性運動失調でみられるのは動揺である．企図振戦は動作中よりも目標に近づいた時に著明になる不規則な振戦で，指を目標に固定しようとしても，上下左右にふるえて固定できない特徴を持っている．振戦とは数Hzから十数Hzのかなり規則的な周期と，ほぼ一定した振幅を持つ律動的，反復性の交互運動である．これに対して，動揺は目的運動が直線的に行えず，揺れ動く運動で，周期は遅くて1つの動作に2，3下位程度であり，振幅も一定せず変動する．

5）時間測定異常

動作を開始または停止する時に時間的に遅れる．運動興奮の遅れによるとされる．運動が小さくなったりすることはない．この異常波片側性病

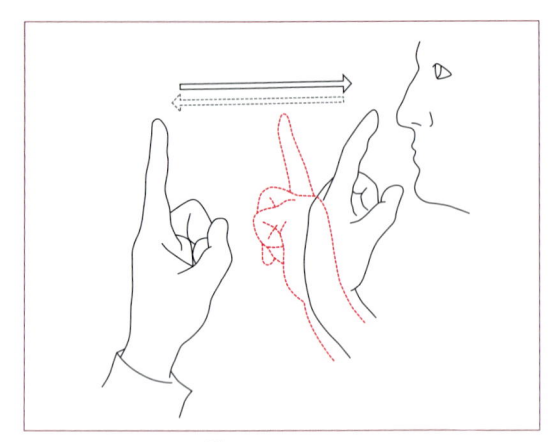

図1　鼻指鼻試験[10]

変の際に健側と患側を比較すると認めやすい.

6) アシネルジー

いくつかの運動が組み合わさった行為に必要な一定の順序，調和が障害されたり，消失されたりすることをいう．運動に関与している種々な要素の障害が連合して出現すると考えられている．

具体的な診察方法は以下のようである．

a) 鼻指鼻試験・指耳試験（図1）・指鼻試験・指耳試験：患者が上肢を伸ばせば届くくらいの位置に検者の示指を保持し，被験者は示指で自分の鼻先と検査の指の間を行ったり来たりさせる．動きの方向性が障害され，示指は鼻ではなくて頬等別の所にぶつかる．示指が一度で正確に目標物につかず，行き過ぎたり，横へそれたりしてからつく現象が測定異常dysmetriaである．指耳試験では患者に四肢の先端を，同じ側の耳朶に持って行くよう指示する．同様に指の先端は耳朶の下を向こうに行き過ぎ，戻って耳朶に達する．本来示指が耳に向かって直線的に一動作となるべきものが，例えば，示指が肩の近くへ行き，次に肘がわずかに伸びて示指が耳に達する場合に動作分解（motion decomposition）という．運動失調では上肢に動揺が起こり，指鼻試験では示指は鼻先に向かって一直線には進まない．一般に指が鼻に近づく時に目立つ．それが亢じて振戦様になることがある．また指鼻試験を左右同時に行わせると目的に達するのが患側の四肢でほんのわずかに遅れる．

深部感覚障害性運動失調では，障害が軽い時には，開眼時に比べ閉眼して行うと明瞭になる（視覚による代償がないため）．強い時には閉眼していても拙劣である．開眼時と閉眼時の両者を見比べる必要がある．指耳試験では，耳朶が視野に入らないので，閉眼した場合と同様の診察上の意味があり，有用である．

b) 踵膝試験（図2）：仰臥位で踵を高く持ち上げて，次に対側の膝にのせ，次いでその踵を脛に沿って正確に足首まで滑らせるように指示する．目的を行き過ぎ，次いで戻り膝に達する測定異常や，踵が直線的に膝に向かわずに，股関節が必要以上に屈曲し，踵が膝より高くかつ頭側へ行き，次いで目的に膝へと向かう動作分解の有無を観察する．これらの動作異常は深部感覚障害性運動失調でもみられ，患者が（頭を挙上して）目で見て行うと改善する．位置覚障害が視覚により代償されるからであるが，全くは正常にはならない．前庭性運動失調では異常はみられない．

c) 手首回内・回外試験：肘を直角に屈曲し肘を肩の硬さまで挙上し，空間で反復性に手首を回内・回外する運動である．リズム，スピード，運動の大きさが毎回異なり，スムーズでなく，時間がかかる．肘が動揺することもみられる．動作を早くするようにすれば動作は一層拙劣になり，完全に回内（回外）される前に途中で引き返したり，あるいは瞬間的に動作の止まったりするのがみられる．

d) アシネルジーの診察：起立時に上体を後方に反らすと，健常者にみられる適度な膝関節の屈曲が得られず，下肢は棒状のままで，体幹の反りを強くすれば体は後方に倒れる．仰臥位で腕を組んだまま寝た位置から立ち上がらせると，下肢が股関節で著しく屈曲して高く持ち上がって，起き上がることができない．

3. 立位，座位，歩行障害

1) 立位障害，ロンベルク徴候

小脳性運動失調では，起立していると体が前後左右あらゆる方向へ動揺することがある．一般に障害側に倒れる傾向がある．安定性を保つために，両脚を広げ平衡を保とうとする．片足立ちの維持は困難である．徐々に両脚を揃え，慎重に手を離

a. 足をあげる.

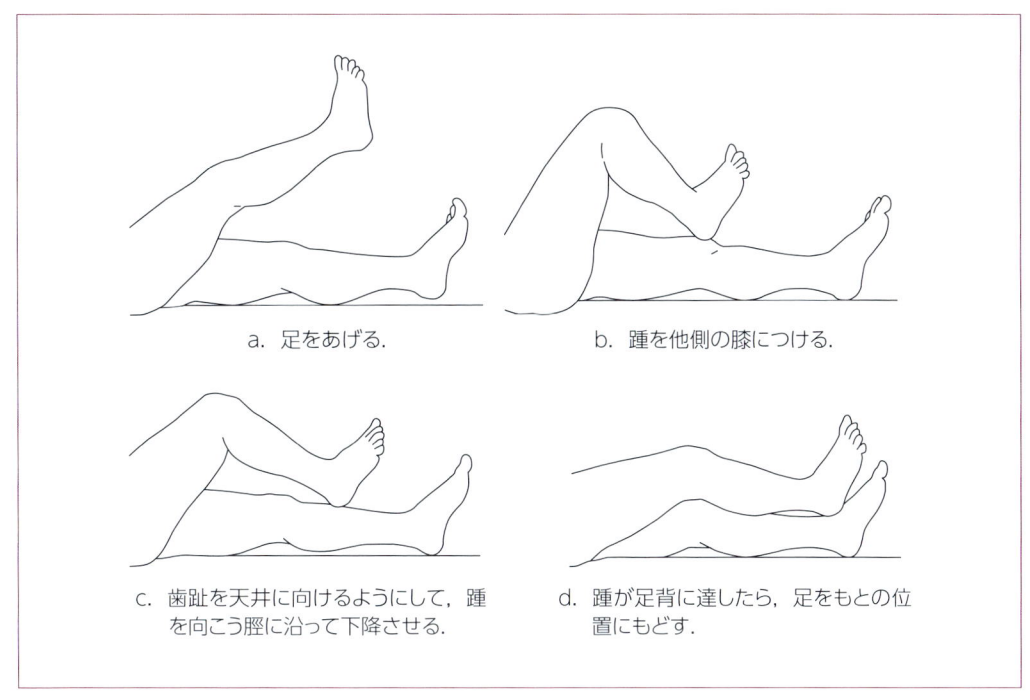

b. 踵を他側の膝につける.

c. 蹠趾を天井に向けるようにして，踵を向こう脛に沿って下降させる.

d. 踵が足背に達したら，足をもとの位置にもどす.

図2　踵膝試験[10]

すと脚を揃えたまま立つことが可能な場合も少なくない．さらにこのような状態で閉眼させるとよろけたり転倒したりすることはない．つまりロンベルク徴候は陰性である．

　一方深部感覚障害性運動失調では，両足を踵も足先も付け合わせて立つと，開眼状態でも下肢と体幹の絶え間ない揺れが見られる．さらに目を閉じると，直ちに動揺が増強するのがみられる（ロンベルク徴候陽性）．開眼していても両足を揃えて立てない時には，必要最低限に両足を開かせ，立てることを確認した上で閉眼させる．

　前庭性運動失調でもロンベルク徴候は陽性となるが，方向性があり，患側に向かって倒れそうになる．両側性障害では方向性がはっきりしない．

2）座位障害

　小脳障害患者の中には腰かけた体位で体幹が絶えず動揺しているものがまれにある．足を床から離した状態で腰かけさせて，膝をつけ，腕組みさせると，体幹が動揺する．

3）歩行障害

　小脳障害性運動失調では，両脚を開き，左右へのよろけが加わりながら前進する開脚歩行がみられる．症状が重くなるに従い歩行中の両脚の幅は広く開き，腕を体から離して，平衡をとっている．体は前に行き過ぎたり，後ろに残ったり，あるいは左右に動揺し，歩幅は一定しない．ごく軽度のものを発見するためにはつぎ足歩行（tandem gait：一直線のつま先と踵を接続させながら歩く）を行わせる．歩行障害が強くなると伝い歩きとなり，壁や固定した家具，介護者の手等に掴まって足を進めることになる．

　深部感覚障害性運動失調では，歩行に不安定さが現れ，特にこれは暗闇でみられる．視覚による矯正が効かなくなるためである．障害が明瞭になると上体は進まずに，下肢を前に放り出すように，踵で強く地面を叩くようにパタンパタンと歩く．動きは唐突であり，そのために体は一歩ごとにぐらぐらと動揺し，平衡を失い，危なっかしい歩行である．

　前庭性運動失調では酩酊様歩行となり，障害側へと偏倚し，真っすぐ歩けない．

　足踏み試験：両上肢を前方挙上したまま閉眼にて約50回足踏みを行う．小脳性運動失調患者では歩行におけると同様にふらつき，不安定であるが，閉眼によって特に増悪することはない．前庭性運動失調患者では閉眼によって目立つとともに

に，多くは体軸が回旋するのがみられる．

4．筋緊張低下

小脳障害では，障害側肢の筋緊張低下が認められる．四肢の各関節を他動的に繰り返して動かして緊張の低下をみる．

1）肩揺すり試験

患者に立たせ，できるだけ力を抜かせて，両腕を垂らすように命じる．患者の肩に手を当てて肩を前後に揺さぶり，上肢の振子様の運動を与える．その時の両腕の揺れ方をみると，障害側の上肢は正常より大きく振れて，体幹より遠ざかり，正常よりも大きく不規則に，長く動く．

2）振子様反射

患者を足が床にふれないように腰かけさせ，膝蓋腱をハンマーで叩いて大腿四頭筋を反射性に収縮させると，小脳性運動失調患者では下腿が大きく振りだされ，振り子のように往復し，振幅運動の延長が認められる．

5．深部感覚障害

1）姿勢保持障害

深部感覚障害性運動失調では，閉眼して肢位を一定に保つことが困難である．患者に，座位で両上肢を前方水平に挙上し，その肢位を保つことを指示し，閉眼させると，上肢全体あるいは指がその肢位を維持できず，動揺し，多くは降下するように変動する．指は緩慢にアテトーシス様に，あたかもピアノを弾いているように不規則に動くため，偽性アテトーシス（アテトーゼ）またはピアノ演奏様指とも呼ばれる．同様のことは下肢でもみられ，仰臥位で下肢を股関節，膝関節でそれぞれ直角に屈曲せしめ，下肢を注視せずに足を宙に浮かしたままの姿勢を保たせると，下肢は色々な方向に不規則に動揺し，努力してもそれを止めることができない．

2）その他

深部感覚障害性運動失調では他に，腱反射に著しい減弱や消失や深部感覚（位置覚）障害がみられる（感覚障害・疼痛の項を参照）．

評価尺度・検査

検査に関しては，原因疾患を考慮して，実施することとなるが，まず症候により確認された病変部位を検査により確認し，さらにその病変の原因疾患を特定することが目的となる．深部感覚障害性運動失調の原因検索のために，末梢神経障害の検索として神経伝導検査，脊髄病変の検索として，脊髄MRI，大脳病変の検索として，脳CT，MRIが実施され，小脳障害性運動失調の原因検索としても，脳MRIが実施される（小脳病変の検索にはCTはやや劣る）．

1．評価尺度

運動失調の重症度や治療効果をみるために，定量的に運動失調を評価する尺度が必要である．International Cooporative Ataxia Rating Scale（ICARS）が広く用いられている．ICARSは信頼性が高く，有用な運動失調の評価法であるが，評価項目が19項目と多く，多忙な日常診療の中で使用するには煩雑であるという問題がある．Scale for the Assessment and Rating of Ataxia（SARA）は2006年に提唱された半定量的評価尺度で，全8項目とICARSと比べて評価項目が少なく，施行時間が4分程度と短く簡便なスケールである．

2．神経伝導検査

深部感覚障害性運動失調との鑑別に役立つ．末梢神経障害による運動失調の場合には神経伝導検査で，感覚神経伝導速度低下や感覚神経活動電位振幅低下を認める．

3．画像検査

脊髄MRIは脊髄後索病変の検出に役立つ．脊髄癆や亜急性連合性脊髄変性症では脊髄後索に高信号がみられることが知られている．また頭部CTで小脳出血や小脳腫瘍が明らかになることが多く，頭部MRIでは小脳出血や小脳腫瘍に加えて，急性期小脳梗塞や小脳変性症等による小脳萎縮が明らかになることが多い．脳血流SPECTにより小脳の血流低下が捉えられる．

症状から鑑別診断へのフローチャート

鑑別のポイントとフローチャートを**表1**，**図3**に示す．

(川合圭成)

文献

1) 新しい小脳性運動失調の重症度評価スケール Scale for the Assessment and Rating of Ataxia (SARA) 日本語版の信頼性に関する検討：*Brain and Nerve*, **61**（5）：591-595, 2009.
2) Schmitz-Hűbsch T et al.：Scale for the assessment and rating of ataxia, development of a new clinical scale. *Neurology*, **66**（11）：1717-1720, 2006.
3) Trouillas P et al.：International Cooporative Ataxia Rating Scale for pharmacological assessment of the cerebellar syndrome. The Ataxia Neuropharmacology Committee of the World

表1 運動失調の鑑別と原因疾患

	小脳性	深部感覚障害性	前庭性
深部感覚障害	−	＋	−
閉眼の影響（ロンベルク徴候）	−	＋	＋
測定異常	＋（測定過大）	＋	−
膝踵試験	障害あり	障害あり，視覚で矯正	障害なし
筋緊張	低下	低下	正常
歩行	開脚歩き	床を見ながら歩く・暗闇で悪化	酩酊様歩行
足踏み試験	増悪なし	増悪あり	増悪あり
構音障害	＋	−	−
腱反射	軽度低下	消失	正常
	小脳出血，小脳腫瘍，小脳梗塞，脊髄小脳変性症，多発性硬化症等	脳梗塞，脳腫瘍，脊髄癆，亜急性脊髄連合変性症，糖尿病性ニューロパチー，シェーグレン症候群に伴う感覚失調ニューロパチー等	メニエール病，前庭神経炎，薬物中毒等

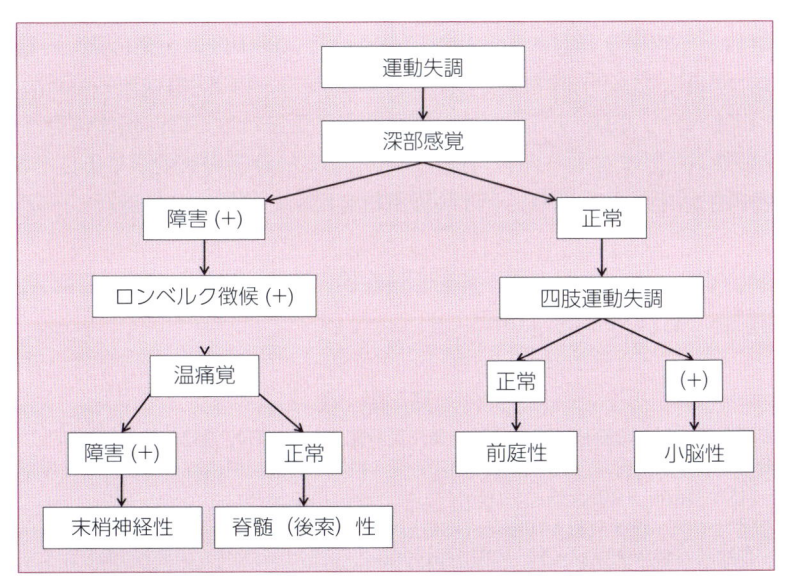

図3 運動失調の鑑別のためのフローチャート

Federation of Neurology. *J Neurol Sci*, **145**（2）：205-211, 1997.
4) 平山惠造：運動失調．神経症候学，改訂第二版，第Ⅱ巻，文光堂，2010, pp529-590.
5) 平山惠造：筋緊張異常．神経症候学，改訂第二版，第Ⅱ巻，文光堂，2010, pp155-206.
6) 平山惠造：構音・発声障害／無言症．神経症候学，改訂第二版，第Ⅰ巻，文光堂，2006, pp209-250.
7) 水野美邦：運動失調．神経内科ハンドブック，第4版，医学書院，2010, pp330-341.
8) 田崎義昭：小脳機能の診かた．ベッドサイドの神経の診かた，改訂第17版，2010.
9) 金澤一郎：運動失調．神経内科 Quick Reference ―新しい神経学の進歩をふまえた診療の実際-診察から治療まで（水野美邦編），改訂2版，1995, pp181-184.
10) 田崎義昭，斎藤佳雄著・坂井文彦改訂：ベッドサイドの神経の診かた，改訂17版，南山堂，2010, pp146-147.

ピットフォール

認知リハビリテーションにおける重要な点

日常臨床において認知リハビリテーション（以下リハ）介入をする際に重要なことが3つある．1つはその疾患，症候の定義をしっかりとおさえることである．2つめは症例の神経心理症状をできるかぎり綿密に評価しておくこと，さらに3つめは症例に介入する時に，認知リハの刺激素材に工夫を加えることである．例えば健忘症例をみた場合，その定義をきちんと知り，重症度や特徴をおさえるため綿密な神経心理評価をする．

河村らの成書をひもとくと健忘症候群は以下のように定義されている．「記憶障害を中核とする症候群である．記憶障害のみを呈し，他の高次脳機能障害を伴わない場合を特に純粋型（純粋健忘症候群）と呼ぶことがある．これには以下の条件を満たす必要がある．(1) 近時記憶の障害（前向性健忘），(2) 逆向性健忘の存在，(3) 即時記憶は保たれる，(4) 知能は正常，の4点である．(1)(2)の程度は症例によって異なる．まれには前向性健忘のみ，あるいは逆向性健忘のみがみられることがある」[1]．このような定義を踏まえて神経心理検査としてはWMS-Ⅲ (Wechsler memory scale-Ⅲ) を主軸とし，言語性記憶，視覚性記憶等を行う．上記(2)の逆向性健忘に関しては，遠隔記憶検査（自伝的記憶，社会的事件の記憶等）も同時に評価することが望ましい．自伝的記憶は各個人の生活史に特有のものであり，社会的事件の記憶はより多くの人々に共有される出来事を基盤とした記憶である．社会的事件の記憶の適切な評価のために，現在われわれは，以前，江口らが作成した社会的事件についての記憶検査の更新版を作成する準備にとりかかっている[2]．認知リハにおける素材刺激の工夫としては，例えば自伝的記憶の刺激においては自己想起意識，すなわち自分自身が思い出している感覚を刺激することが大切であり，症例ご本人自身の生活場面の写真やビデオ刺激素材を用いた認知リハを施行し一定の効果をあげた[3]．

認知リハにおいては，以上のように，神経心理症候の定義，適切な評価，刺激素材の工夫という3点を大切にして施行していきたい．

（穴水幸子）

■ 文　献 ■

1) 河村　満，高橋伸佳：高次脳機能障害の症候辞典．医歯薬出版，2009, pp23-24.
2) 江口洋子，数井裕光，永野啓輔，大東祥孝，田辺敬貴：視覚性遠隔記憶検査の作製とその妥当性の検討．神経心理学，**12**（1）：58-66, 1996.
3) 穴水幸子，加藤元一郎，斎藤文恵：前脳基底部健忘例に対する「自伝的記憶ビデオ」を用いた認知リハビリテーション．認知リハビリテーション，129-136, 2006.

第2章 まずは「神経症候」に注目する

6. 錐体外路症候

概念[1]

　錐体外路症候の概念が形成される以前に，舞踏病，振戦，アテトーシス（アテトーゼ），ジストニア（ジストニー），筋強剛等錐体路性の随意運動障害とは異なったカテゴリーの運動症状について，17世紀に始まり特に19世紀中頃以降に臨床症状と病理学的対応について検索がなされた．舞踏病には線条体の変性が，パーキンソン病には中脳黒質の変性が，ヘミバリズムには視床下核（ルイ体）の障害が報告され，またアテトーシスには淡蒼球と尾状核，捻転ジストニアには視床腹外側核と淡蒼球，パーキンソニズム，マンガン中毒，一酸化炭素中毒等の筋強剛には淡蒼球または黒質等の病変との対応が指摘された．

　1912年Wilson[2]が進行性レンズ核変性症を記載し，錐体路症状（錐体路性運動麻痺，腱反射亢進，バビンスキー徴候陽性，腹皮反射の消失）以外に，線条体症候として明確な機能を有する解剖学的システムの障害による運動症候群があることが明らかにされた．1925年C. Vogt[3]は，両側アテトーシスで線条体に大理石状態を報告した．1925年A. Jakob[4]は錐体外路症候は，筋緊張異常を伴う運動障害と捉え，1. 無動，2. 筋緊張異常（筋緊張低下，亢進），3. 不随意運動（舞踏運動，アテトーシス，ヘミバリズム，ジストニア等）を軸として考えた．

　錐体外路症候の概念の形成には，パーキンソン病に加えて舞踏運動，アテトーシス等の不随意運動を疾患の代表として捉えていた．そのため小脳システムの障害による協調運動障害（運動失調）は錐体外路症状には含まないのが通例である．

　1959年佐野[5]はパーキンソン病患者の剖検脳で錐体外路系のドパミン濃度の著しい減少を見出した．

　これと前後して1960年Ehringer, Hornykiewicz[6]も尾状核，被殻，淡蒼球でドパミンの著明な減少を認めた．これによりパーキンソン病患者でのレボドパ治療へとつながった．

　1980年頃より，解剖，薬理，動物実験の知見から錐体外路系は，大脳皮質，視床，線条体，淡蒼球，黒質，視床下核を中心とした多シナプス性で促進，抑制系を包含する線維連絡のループが並列している複数からなる運動システムのモデルが提唱された[7]．

錐体外路系の神経核と線維連絡（図1）[8]

1. 神経核

　錐体外路系を構成する灰白質は線条体（尾状核＋被殻），淡蒼球，視床下核（ルイ体），黒質，赤核，中脳橋被蓋核から構成される．線条体は尾状核と被殻からなり内包により二分されているが，尾状核と被殻は前下方で両部位が一つになっている．被殻と淡蒼球は隣り合わせであり，これを一塊とみなしてレンズ核（nucleus lentiformis）と呼ばれるが，両者は発生学的に異なる．これらの灰白質群から少し離れ中脳に向かって位置する視床下核，黒質と赤核を錐体外路系に含ませるのが一般的である．その理由はこの3つの核のうち視床下核と黒質が線条体，淡蒼球と直接の線維連絡によって機能的に密に連携しているからである．

　赤核は中脳横断面で常に黒質に伴って出現する構造であり，錐体外路系と小脳系の接点をなして

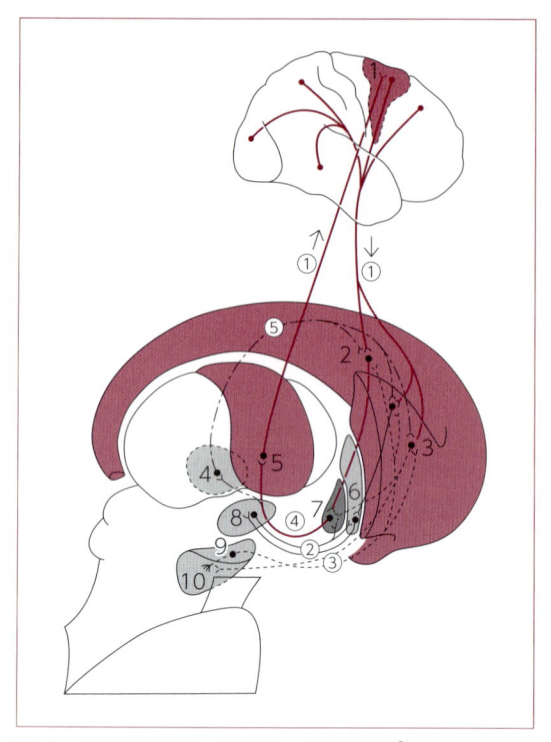

図1 錐体外路系の神経核と線維連絡[8]（一部改変）
1. 運動前野，2. 尾状核，3. 被殻，4. 視床正中中心核／束傍核，5. 視床腹外側核，6. 淡蒼球外節，7. 淡蒼球内節，8. 視床下核，9. 黒質緻密層，10. 黒質網様層

連絡路
①線条体-淡蒼球内節-視床-大脳皮質 連絡路
②淡蒼球-視床下核-淡蒼球 連絡路
③線条体-黒質 連絡路
④淡蒼球-視床投射路
⑤視床-線条体投射路

いる．

　黒質は中脳に位置し大脳脚の内側にある神経核で，黒色の色素沈着を有する緻密層と，色素沈着を有せず大脳脚に接する網様層からなり，人間では緻密層と網様層はモザイク状に入り組んでいる．

　中脳橋被蓋核（脚橋被蓋核）(nucleus tegmentalis pedunculopontinus, pars compacta：TPC) は，中脳被蓋の尾側に位置する神経核である．この核は橋と中脳の境界部の結合腕交叉の背外側に位置する．

2．線維連絡

1）線条体-淡蒼球内節-視床-大脳皮質
（図1-①，図2）

　錐体外路の線維連絡の中で主要なものである．
　最初に皮質-線条体線維は運動野，運動前野，補足運動野，体性感覚野，上頭頂小葉等から同側性に，前頭前野，運動野，体性感覚野は両側性に線条体に投射する．この投射は線条体の中で体性局在を保っていることが知られている．線条体から淡蒼球外節と内節，黒質網様層に投射する．そこから視床腹外側核に局在性を保ちながら投射する．視床腹外側核から視床-皮質投射路により同側の運動前野に投射する．

2）線条体遠心路

　間接路と直接路の2つからなると考えられている．間接路（図2-b）は線条体から淡蒼球外節に抑制性に投射する．淡蒼球外節は視床下核と相互に線維連絡を保っており，淡蒼球外節は視床下核に抑制性に働く．視床下核から淡蒼球外節に促進性に投射する．間接路は皮質線条体からの刺激により最終的には視床-皮質への入力を減らす方向に働く．また，黒質線条体ドパミンニューロンも間接路に対し抑制的に働く．
　直接路（図2-d）は線条体から淡蒼球内節，黒質網様層に直接的に抑制性に働くものである．直接路に関係する線条体への求心路は2つあり，皮質線条体路と黒質緻密層からの黒質線条体ドパミンニューロンである．両者とも線条体に促進性に働く．直接路が亢進すると視床は脱抑制され，前頭前野等の大脳皮質に興奮性に働く．

3）線条体-黒質緻密層-線条体
（図1-③，図2-c）

　黒質緻密層から同側の線条体ニューロンにシナプスを作る．直接路には興奮性に，間接路には抑制性に働く．黒質線条体ドパミンニューロンは，結果的には視床に脱抑制的に働き，そのため大脳皮質に興奮性に働くと考えられる．
　この系の黒質緻密層のドパミンニューロンが進行性に脱落し，その結果，線条体のドパミンが減少するのがパーキンソン病の病態と理解されている．

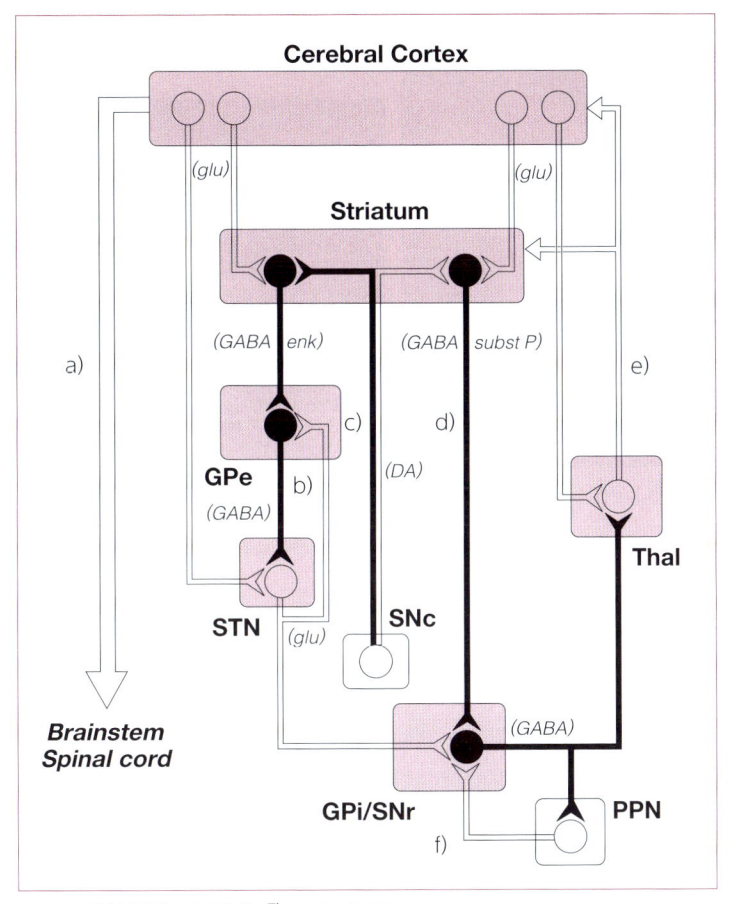

図2 錐体外路の回路網[7]（一部改変）
a) 錐体路，b) 線条体遠心路（間接路），c) 線条体–黒質緻密層，d) 線条体遠心路（直接路），e) 視床–大脳皮質連絡路，f) 淡蒼球，黒質網様層–中脳橋被蓋核

Cerebral cortex：大脳皮質，Striatum：線条体，GPe：淡蒼球外節，GPi：淡蒼球内節，STN：視床下核，SNc：黒質緻密層，SNr：黒質網様層，PPN：中脳橋被蓋核，Thal：視床，Brainstem：脳幹，Spinal cord：脊髄，glu：glutamate，GABA：γ-aminobutyric acid，enk：enkephalin，subst p：substance P

4）淡蒼球–視床投射路と視床–線条体投射路

淡蒼球–視床投射路（図1-④）はレンズ束とレンズ核ワナからなり，それらがフォレル野で重なり視床束となる．視床束は主に視床腹外側核に投射し，そこから補足運動野に投射する（図2-e）．視床束の一部は内髄板に入り，視床正中中心核／束傍核に終わる．反対に視床正中中心核／束傍核から線条体へ投射する線維を有するものを視床–線条体投射路（図1-⑤）という．視床–線条体投射路により感覚情報を線条体へ供給する役割があると考えられている．

5）線条体の出力系

線条体は3つの出力路で脳幹，脊髄の運動系に線維連絡をしている．1．淡蒼球，視床を経由し，前頭前野に投射し錐体路（図2-a）として投射する経路．2．線条体から黒質網様層を経由し上丘に投射する経路．3．淡蒼球，黒質網様層から中脳橋被蓋核に投射し（図2-f）脊髄へ下降する経路．

錐体外路症候

本稿では錐体外路症候を1．無動，2．筋強剛，3．筋緊張減退，4．姿勢異常，5．運動亢進（不

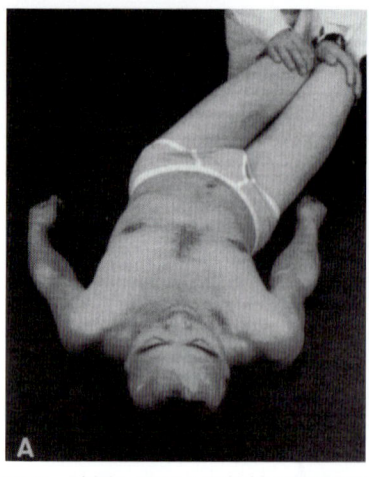

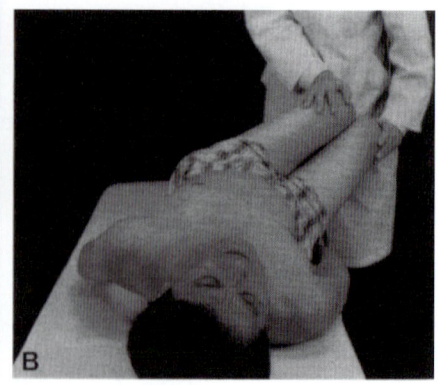

図3 膝倒し法による体幹の筋強剛の観察[9]（一部改変）
A：健常，40歳，男性．B：パーキンソン病，Yahr Ⅲ度，60歳，男性．パーキンソン病では膝倒し時に強い抵抗を感じ，体幹は大きく回旋し肩甲帯の挙上を認める

随意運動）の順に以下に記す．

1. 無動（akinesia）

　無動は寡動または動作緩慢の極限の意味と寡動と動作緩慢の両者を含む包括的意味を併せ持つ場合がある．本稿では後者の意味について記述する．
　寡動は運動の乏しさ（poverty of movement）をいい，日常の自動的動作も随意的な動作においても運動が乏しくなるのがみられる．例えば，パーキンソン病患者では日常動作で単調で低い話声，身振り，手振りも少ない会話，歩行時に手のふりが少ない，足を組む動作が少ない，まばたきが少なくなり，顔面の表情が乏しく（仮面様顔貌）なる．動作緩慢は運動開始の遅れ，運動速度の低下，運動開始から完遂までに時間がかかる．寝返りや起き上がりの動作時に顕著にみられる．すくみ現象は，繰り返し上肢の反復拮抗運動を行うと，運動の範囲が狭くなってしまい運動が停止する．いったんやめて再開した時に最初の3～4回は繰り返し動作ができるが，すぐにすくみ現象が出現する．また歩行中の方向転換時に，足の運びがチョコチョコと小刻み歩行となる．また書字において小字症がみられ一般的に加速書字と並行して出現する．
　矛盾性運動（Kinésie paradoxale）[13]はパーキンソン病患者で足が地面にはりついたようになり，1歩目が踏み出せず，ようやく歩き出すと2，3歩でまた足をがくがくふるわせ床から離れなくなる．しかし，床に歩幅にあわせて線を何本か引いて，それをまたいで歩くように命ずると安定した姿勢ですたすた歩けるようになる．
　この現象を利用してパーキンソン病患者が小刻み歩行になる所のトイレ，玄関等にテープを何本かはりつけ日常生活に役立てることができる．

2. 筋強剛

　主動筋と拮抗筋に対して受動的に筋緊張を調べた時に生じる筋の抵抗でパーキンソン病患者では被動的な筋の伸張時に持続性の筋抵抗がみられる．それは，伸張された筋の抵抗（stretch reflex）によるものである．筋強剛は筋の伸張の開始時から抵抗が始まり，伸張の間一様に抵抗を感じるものである．
　筋強剛は頸部，体幹と四肢の屈筋，伸筋にみられやや屈筋優位である．また舌，咽頭，喉頭，呼吸筋，傍脊柱筋，腹筋にもみられる．パーキンソン病患者の体幹の屈曲姿勢，手，足の姿勢異常に関係していると考えられている．パーキンソン病患者の筋強剛は黒質線条体系ドパミン欠乏による直接の症状と考えられ，特にレボドパは四肢の筋強剛には奏功し，筋緊張がむしろ低下してしまう例もある．しかし，長期例では四肢よりも頸部や体幹の体軸筋の筋強剛が目立つ[9]．このような場合にはレボドパの薬効は十分ではない[10]．

3. 筋緊張減退 [11]

被動性の亢進と伸展性の亢進の2つがある．前者は関節での受動性反復運動に際しての筋緊張減退を診るものである．後者は受動的伸展運動に伸展性が亢進するものである．

被動性亢進をきたし得るものとして，急性舞踏病（シデナム），慢性舞踏病（ハンチントン）やヒペルキネジーを呈するウェストファル・シュトリュンペル型肝レンズ核変性症等で典型的である．

伸展性亢進はアテトーゼ運動を呈するものに合併する．

4. 姿勢異常

1) 前傾前屈姿勢

前傾前屈姿勢はパーキンソン病患者にみられる姿勢としてよく知られ，立位歩行時の体軸（頸部，体幹）の姿勢を表現したものである．同時に上下肢とも屈曲性姿位を呈する．

フォン・エコノモ脳炎後患者でも極端な前傾前屈姿勢がみられている．サルの淡蒼球，黒質（網様層）破壊実験で極度の前傾前屈姿勢が報告されている [12]．

2) ジストニア（ジストニー）dystonia

ジストニアは患者が座位や立位等のある体位をとる時，ある一定の身体部位にほとんど同じ形の異常姿勢を呈する．これに関与する筋攣縮（muscle spasm）によるものである．こうしたジストニア姿勢は臥位によって消失する．

本態性と症候性に分けられ，本態性は全身性と局所性に分類される．

全身性ジストニアには，変形性筋ジストニア，瀬川病，発作性運動誘発性ジストニア等がある．

局所性ジストニアには，メージュ症候群，痙性斜頸，書痙等がある．

症候性ジストニアには，変性疾患，中毒性疾患，薬剤性，線条体，視床の血管障害，日本脳炎等の感染症，脳腫瘍がある．

5. 運動亢進（不髄意運動）

1) 舞踏運動 chorea

舞踏運動は唐突で，瞬間的な不随意運動で，その動きは短く，その筋収縮は無秩序で不規則で，同時にいくつかの筋が収縮する．精神的緊張で増悪し，睡眠で消失する．また舞踏運動のみられる筋は明らかに筋緊張は低下（被動性の亢進）する．

病変部位は新線条体（被殻，尾状核），淡蒼球内節，視床外側核である．ハンチントン舞踏病の主たる病理は線条体，特に尾状核のGABAニューロンの変性・脱落である．線条体における相対的なドパミン過剰状態が生じていると考えられる．局所的な線条体の血管障害，腫瘍により対側に舞踏運動がまれに認められる．過血糖，炎症性，自己免疫疾患，薬剤性がある．

2) バリズム ballism

バリズムの特徴は四肢をその付け根から大きく投げ飛ばすような激しい不随意運動であり，運動の常同性がみられる．随伴症状として筋緊張低下がみられ，不随意運動の大きさを助長することにもなる．

ヘミバリズムは対側の視床下核の病変で起こり通常血管障害によるものである．淡蒼球，線条体，視床，大脳皮質，内包での障害でも報告されている．

3) アテトーシス（アテトーゼ）athetosis

緩慢に変転する奇異な異常運動である．

アテトーシスを呈する代表的疾患として，次のものがある．

両側アテトーシス athétose double において線条体（尾状核，被殻）に大理石様状態 état marbré が報告されている．

核黄疸後遺症において被殻，淡蒼球，視床下核等の錐体外路系と小脳歯状核，オリーブ核に病変（黄染）がみられる．

脳血管障害において視床症候群の部分症候としてみられる．

4) 振戦 tremor

振戦とは身体の一部が，静止時，運動中または姿勢保持に際して，律動的に振動する不随意的な関節運動である．

静止時振戦は静止時に発現する規則的律動性（5〜6Hz）の振戦は，パーキンソン病患者でみられ，レボドパが有効である．ドパミンニューロンの黒質緻密層–線条体系の障害によるとされている．

姿勢時振戦は姿勢時に発現する規則的な律動性振戦がみられるものに本態性振戦がある．7〜11Hzと周波数が高い．

（南雲清美）

■ 文 献 ■

1) 楢林博太郎：錐体外路運動系．錐体外路系への歩み，創造出版，2001, pp.34-35.
2) Wilson SAK：Progressive lenticular degeneration-A familial nervous disease associated with cirrhosis of the liver. *Brain*, **34**：295-509, 1912.
3) Vogt C：Sur l'état marbré du striatum. *Jf Psychol Neurol*, **31**：256-260, 1925.
4) Jakob A：The anatomy, clinical syndromes and physiology of the extrapyramidal system. *Arch Neurol Psychiatry*, **13**：596-620, 1925.
5) Sano I, Gamo T, Kamimoto Y et al：Distribution of catechol in human brain. *Biochim Biophys Acta*, **32**：586-587, 1959.
6) Ehringer H, Hornykiewicz O：Verteilung von Noradrenaline und Dopamine (3-Hydroxytyramin) im Gehirn des Menschen und ihr Verhalten bei Erkrankungen des Extrapyramidalen Systems. *Klin Wochenschr*, **38**：1236-1239, 1960.
7) Alexander GE, Crutcher MD：Functional architecture of basal ganglia circuits：neural substrates of parallel processing. *Trends Neurosci*, **13**：266-271, 1990.
8) Nieuwenhuys R, Voogd J, van Huizen Chr：The human central nervous system-A synopsis and atlas 3rd ed. Springer, Berlin. The so-called extrapyramidal motor system. Fig176. 1988, pp.258-278.
9) 南雲清美，平山惠造：パーキンソニズムにおける体幹筋強剛の研究―診察手技と電気生理学的検討―．臨牀神経，**33**：27-35, 1993.
10) 南雲清美，平山惠造：パーキンソニズムにおける頸部・体幹の筋強剛―体肢との対比と各種疾患での特徴．臨床神経，**36**：1129-1135, 1996.
11) 平山惠造：神経症候学 改訂第二版Ⅱ，錐体外路症候，文光堂，2010, pp.1096-1111.
12) Martin JP：The basal ganglia and posture. Pitman Medical Publishing, London, 1967.
13) 南雲清美，河村 満：矛盾性運動．Paradoxical movement：山本光利（編），パーキンソン病 臨床の諸問題，中外医学社，2006, pp.149-153.

第2章 まずは「神経症候」に注目する

7. 姿勢保持障害と姿勢異常

概念

姿勢には，体位 posture と肢位（体節位）position がある．身体全体がとる姿勢を表すものを体位といい，臥位，座位，立位がある．また全身的なものではなく，身体の一部（体節）がとる姿勢を肢位（体節位）という．

次に体位について詳述する．

1）臥位

床面やベッドに寝た姿勢で身体全体が床面と平行である．支持基底は広く体幹を中心に頭部から足部にまで及ぶ．四肢や頭部の位置にかかわらず，体幹を中心としたこの体位は安定している．体幹がとる姿勢により仰臥位，側臥位，腹臥位に区別されるが，通常，臥位というと仰臥位を指す．

2）座位

いわゆる座った姿勢で，わが国では腰掛け姿勢も日本式正座も座位と称する．安定した座位をとるには頸部を直立し，上体をわずかに前傾し，両腕は胸側におく．両大腿は心持ち開く．日本式正座もこれに準ずる．

3）立位

いわゆる立った姿勢である．安定した立位をとるには，頸部，体幹を直立して体軸をわずかに前傾し，両足は左右対称的に開き，その両足の間隔を一足長（約25cm）より狭くする．

バランスがとれていて，姿勢の変化が起こらない状態を平衡という．神経学では静止した状態での姿勢，すなわち静的平衡における体位や肢位の異常が対象となる．言い換えると神経学的な姿勢異常は臥位，座位，立位でみられる異常である．

姿勢の変化を捉える感覚器からの入力が中枢神経系内で制御され，運動器へ出力することで姿勢は保持される．そのため，感覚器や感覚伝導路の障害，運動器や運動器への伝導経路の障害，さらに中枢神経系内での制御機構の障害が姿勢の異常を引き起こす．

姿勢異常の診かた

可能な限り臥位，座位，立位それぞれの体位で評価する．各体位で肢位が変化するかどうか，また肢位それぞれの位置関係を確認する．それに加え，付随する神経学的所見を評価する．眼前にある姿勢異常を一元的に説明できるようにすることが肝要である．

分類

臥位・座位における姿勢異常には，1）対麻痺でみられるもの，2）除脳姿勢，3）除皮質姿勢，4）緊張性頸反射，5）弓なり姿勢，があり，座位・立位における異常姿勢には，6）頸部異常姿勢，7）体幹異常姿勢，8）弯曲姿勢，9）反り返り姿勢，10）開脚姿勢等が臨床的に頻度が高い．これらについて詳述する．

1）対麻痺でみられる姿勢異常

伸展性と屈曲性に分けられる．伸展性対麻痺は，歩行不能な場合は臥位で両足は尖足位姿勢をとり，しばしば下肢は交叉する．歩行可能な場合は尖足歩行を呈する．原因は脳脊髄病変を呈する各種疾患であり特異性はない．屈曲性対麻痺は一般に，起立や歩行が不能になってから進行性に発現してくる．原因は伸展性の場合と同様で特異性は

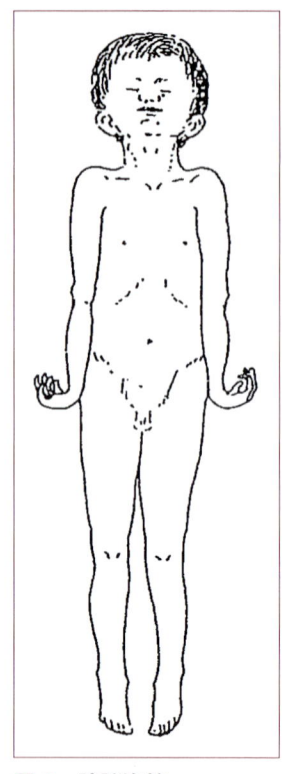

図1 除脳姿勢

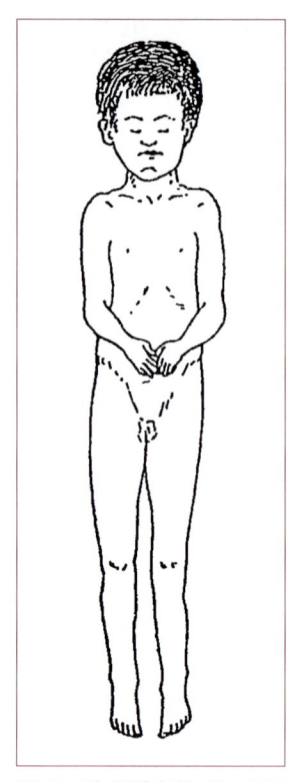

図2 除皮質姿勢（この図では上肢屈曲が十分でない）

ない．頻度は伸展性対麻痺の方が高い．

2）除脳姿勢

　仰臥位でみられ，両上下肢は全体的に伸展位をとるが，部分的に過伸展，過屈曲，回旋を伴うのが特徴である（図1）．両上腕は内転して側胸部に密着し，少し回内している．肘は過伸展し，前腕は強く回内している．手首は過屈曲し，回内して，手の手掌面が体の前面を向いている．指は全体に強く屈曲しているが，母指は伸展位をとっている．下肢は伸展し，大腿は内転し，両膝は密着する．足は尖足となり，軽く内反する．除脳とはヒトの場合，大脳とそれ以下の中枢神経系とが中脳のレベルで機能的に離断されることを意味する．原因疾患として，中脳腫瘍，脳血管障害（中脳病変，大脳病変によるヘルニア），脳炎，脳変性疾患，小児の各種脳疾患があげられる．

3）除皮質姿勢

　仰臥位でみられる．除脳姿勢と異なるのは，両上肢が肘で屈曲していることである．すなわち，両上腕は内転して胸郭外側に密着し，肘は大きく屈曲し，手首は屈曲・回内する．指は強く屈曲しているが，母指は伸展位をとる．両下肢は除脳姿勢と同様である（図2）．除皮質とは，大脳皮質と脳幹以下とが大脳深部のレベルで機能的に離断されたことを意味しており，大脳皮質自体が損失状態になることを意味するものではない．原因疾患としては，大脳半球の中等度ないしは大きい病変で，皮質脊髄路を障害して片麻痺をきたし，大脳基底核や視床，あるいは前頭葉深部へと広がる．病変が拡大して，二次的に上部脳幹（中脳）に及べば上肢は屈曲姿勢から伸展姿勢へと移行し，除脳姿勢をとるようになる．その逆もあり得る．

4）緊張性頸反射

　仰臥位で頸部の位置を変えると，反射性に四肢の姿勢が変わるものをいう．顔が向いた側の上下肢が伸展し，反対側の上下肢が屈曲するため，フェンシングの肢位ともいわれる．健常な新生児でもみられる．

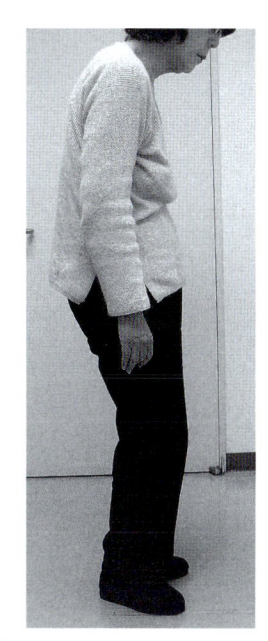

図3 パーキンソン病自験例の前傾前屈姿勢

5) 弓なり姿勢

体軸筋が収縮して，体軸が弓なりに反った姿勢をいう．原因疾患としてヒステリー，破傷風が有名だが，その他に髄膜脳炎，てんかん，脳膿瘍等がある．

6) 頸部異常姿勢

頸部の前屈・後屈・捻転・回旋を意味する．このうち捻転・回旋は斜頸の範疇に入り，少々意味合いが異なるので，ここでは割愛する．頸部前屈姿勢は頸部のみが高度に前屈し，体幹・四肢は軽微な屈曲姿勢をとるものをいう．また後述する前傾前屈姿勢の部分症候としてもみられ，痙性斜頸のように変動せず，かなり固定している．頸部後屈姿勢は座位や立位をとると頸部が固く後屈した姿勢をいう．進行性核上性麻痺の診断基準の一つに数えられ，病状が進行すると臥位でも頸部は後屈する．

7) 体幹異常姿勢

パーキンソン病の前傾前屈姿勢が代表的である（図3）．前傾とは腰が折れて，上体が全体に前方に傾いた状態である．前屈とは上体が全体に前に曲がり弧状をなした状態で，この両者をあわせて前傾前屈姿勢という．パーキンソン病では発病して数年経過すると，体幹が前へ傾き，肘関節が屈曲し，次第に体幹の屈曲も加わり，それとともに頸部が前屈する．座位では上体が前屈する．さらに進行すると四肢屈曲姿勢も加わり，全身性屈曲姿勢を呈する．パーキンソン病以外の疾患としては，線条体黒質変性症，オリーブ橋小脳萎縮症，各種パーキンソン症候群（脳炎後，一酸化炭素中毒，薬剤性）があげられる．

8) 弯曲姿勢

側方への傾斜した姿勢を意味する．腰で折れて上体が傾いている場合と，体軸が弧を描いている場合がある．多くは体幹の軽い捻転を伴う．この姿勢はパーキンソン病，パーキンソン症候群でみられるが，四肢の症候に左右差のある症例にみられる．四肢の症候の軽い側へ上体が傾斜することが多いとされているが，反対のこともある．

9) 反り返り姿勢

腰椎前弯が病的に増大したものである．デュシェンヌ型筋ジストロフィー等でみられる．背面からみると腰椎部分が陥凹し，腹部が前方に突き出し，反り返った姿勢である．この腰椎前弯が増強した状態を鞍状腰椎という．デュシェンヌ型筋ジストロフィーでは腸腰筋病変のために腰部脊柱の正常な前弯を保てず，立位で後方に反り返る．この姿勢では重心が後方に寄り，重心線が足底の後方に外れ，これを矯正するために爪先立ちになる．

10) 開脚姿勢

両足の間隔が広がっていることをいう．健常者の自然な立位姿勢では，両足の間隔は通常一足長（約25cm）以内である．これより広げて立っている状態は多くは病的であるため，開脚姿勢という．末梢神経の病変や脊髄病変により深部感覚に障害が起こった場合や両側性の小脳障害では，閉脚ではバランスが悪く立っていられないため開脚姿勢となる．

（菊池雷太）

文献

1) 平山惠造：姿勢異常. 神経症候学, 改訂第二版Ⅱ, 文光堂, 2010, pp.759-792.

第2章 まずは,「神経症候」に注目する

8. 筋萎縮

概念

　筋萎縮は筋肉の容量が病的に減少した状態であるが，筋自体の障害のみならず，神経障害に起因する場合もある．筋は神経筋接合部を介して下位運動ニューロンに支配され，さらに，大脳皮質運動野から起こる上位運動ニューロンの制御を受けている．このうち，神経筋接合部と上位運動ニューロンの障害では通常筋萎縮は起こらない．したがって，筋萎縮は筋自体の障害による筋原性（myogenic）と下位運動ニューロン障害に起因する神経原性（neurogenic）とに大別される．

　一方，長期無動状態の結果として，上位運動ニューロン障害による麻痺肢に筋萎縮をみることがある．このような長期無動状態に起因するものを廃用性萎縮と呼ぶが，長期のギブス固定，転換性障害による無動等，その要因は多様である．すなわち，無動を一義的とする廃用性萎縮は，障害部位を一義的背景とする筋原性萎縮，神経原性萎縮とは違った概念と考えた方がよい．

筋萎縮の診かた

　筋萎縮のみを主訴とする患者は実際には少なく，筋力低下を自覚する部位を中心に萎縮の有無を診察することが多いが，以下に示すような萎縮の分布を観察することが必要である．

1) 限局性か全身性か，単発性か多発性か，対称性か非対称性か
2) 近位優位か遠位優位か，屈筋群優位か伸筋群優位か
3) 脳神経領域の筋萎縮の有無と分布は

　以上のうち，1) の観察は病歴とあわせ病態推測の一助となる．例えば，限局性・単発性萎縮をきたすのは物理的要因（外傷，圧迫等）が多く，全身性・対称性萎縮をきたすのは非物理的要因（遺伝性，変性性，中毒性，代謝性等）が多い．さらに，限局性であれば，神経支配領域に一致するか否かを観察する必要があり，神経原性萎縮か否かの判断や障害神経の同定に参考となる．2) のうち近位優位か遠位優位かの観察は筋原性，神経原性の鑑別に有用であり，全身性萎縮の際には重要な所見である．すなわち，筋原性では近位優位，神経原性では遠位優位の分布を示すのが典型である．屈筋群優位か伸筋群優位かの観察は特徴的な萎縮分布を呈する原因疾患の推測に有用であり，3) の観察も同様である．なお，皮下脂肪が厚い場合や浮腫が高度な場合等には筋萎縮を見逃すこともあり，実際に触診してみることも必要である．萎縮している筋は通常抵抗感が少なく，弛緩して柔らかい．

　随伴症候として，筋力低下，筋線維束性収縮，筋緊張異常，反射異常，感覚障害を観察する必要がある．萎縮を呈する筋は，通常筋力低下を伴うが，両者の程度は必ずしも一致しないことがある．筋線維束性収縮は素早い筋の攣縮であり，前角，脳幹運動神経核，神経根の障害で出現しやすい．筋線維束性収縮が認められれば神経原性筋萎縮の重要な根拠となる．また，筋萎縮が筋原性，神経原性にかかわらず，障害の重症度と分布によっては筋緊張の低下，腱反射の低下を伴うが，筋緊張の亢進である痙縮，腱反射亢進を認める場合には，上位運動ニューロン障害の併存が示唆される．感覚障害を合併しているならば，神経原性が示唆される．その他，筋の把握痛，筋強直症（ミオトニ

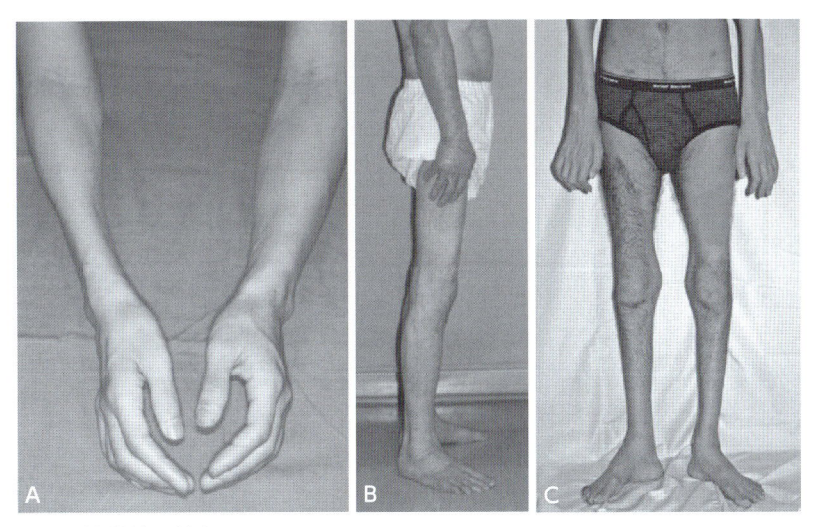

図1 筋萎縮の分布
　A：右前腕に神経原性の限局性筋萎縮を呈する平山病症例．B：大腿部に目立つ近位優位の筋原性筋萎縮を呈する多発筋炎症例．C：両側下腿に目立つ遠位優位の神経原性筋萎縮を呈するシャルコー・マリー・トゥース病症例

表1　筋原性筋萎縮と神経原性筋萎縮の臨床的特徴

	筋原性	神経原性
一義的障害部位	筋肉	末梢神経〜前角・脳神経運動核
筋萎縮の特徴	近位筋優位（全身性の場合）	遠位筋優位（全身性の場合） 神経支配領域の萎縮（限局性の場合）
筋線維束性収縮	（−）	（−）〜（＋）
筋緊張	正常〜低下	正常〜低下
腱反射	正常〜低下	低下〜消失
感覚障害	（−）	（−）〜（＋）
末梢神経伝導検査所見	正常	異常
針筋電図所見	運動単位の早期動員 低振幅・短持続時間の運動単位電位	運動単位数の減少 高電位・長持続時間の運動単位電位 安静時自発放電
筋生検所見	筋線維の大小不同 筋線維の円形化 中心核出現	群集萎縮 小角化線維

ア：myotonia）等の観察も必要である．ミオトニアとは筋収縮が弛緩しにくい状態を意味し，手を握ると開きにくい（把握性ミオトニア），母指球等の叩打による筋収縮の弛緩遅延（叩打性ミオトニア）が典型であり，筋強直性ジストロフィーを代表とするミオトニア症候群で認められる．

　図1に代表的な筋萎縮の肉眼的所見，表1に筋原性筋萎縮と神経原性筋萎縮との鑑別点，表2に萎縮の分布と代表的疾患との対応を簡単にまとめるが，詳細は以下に記載する．

1. 筋原性筋萎縮
myogenic muscle atrophy

　筋自体の一義的障害による疾患（ミオパチー：myopathy）では，筋自体の組織学的破壊により筋萎縮を生じる．局所性・単発性萎縮では障害局所に萎縮が出現するが，系統的な筋疾患では全身性・対称性に筋萎縮が生じるとともに，萎縮の分

表2 筋萎縮の分布と代表的疾患

筋萎縮の分布	一義的障害部位と障害分布	代表的疾患
限局性・単発性	単一末梢神経の障害（単ニューロパチー） 神経根，脊髄前角，筋の限局性障害	各種外傷 圧迫・絞扼性ニューロパチー 頸椎症性神経根障害，平山病 限局性筋炎，その他
限局性・多発性 〜 全身性・非対称性	末梢神経の多巣性障害（多発性単ニューロパチー） 神経根，脊髄前角，筋の多巣性障害	血管炎性ニューロパチー 多巣性運動ニューロパチー 運動ニューロン疾患 ポリオ，その他
全身性・対称性	末梢神経の系統的障害（多発ニューロパチー） 神経根，脊髄前角，筋の系統的障害	遺伝性運動感覚性ニューロパチー 運動ニューロン疾患 進行性筋ジストロフィー 多発筋炎，その他

布が近位優位を呈する点が一般的特徴である．近位優位の障害では，しゃがみ立ちが困難となることが多く，典型的には登攀性起立（ガワーズ徴候）として観察される．このような所見は，デュシェンヌ型筋ジストロフィー，肢帯型筋ジストロフィー，多発筋炎，皮膚筋炎等典型的ミオパチーで認められる．

以上は，一般的傾向であるが，疾患によっては遠位優位の筋萎縮を呈する特異な一群も存在し，筋強直性筋ジストロフィー，各種遠型ミオパチー等がこれに相当する．また，疾患によっては，屈筋群優位，あるいは伸筋群優位の筋萎縮等，特徴的な筋萎縮の分布を呈する他，脳神経領域に特徴的な筋萎縮を呈することがあり，筋萎縮の分布が診断の手掛かりともなり得る．例えば，筋強直性筋ジストロフィーでは顔面筋，胸鎖乳突筋の萎縮が目立ち，顔面肩甲上腕型筋ジストロフィーでは顔面，肩甲，上肢帯に筋萎縮が目立ち，診断の手掛かりとなる．下腿伸筋群優位の萎縮は縁取り空胞を伴う遠位型ミオパチー等，下腿屈筋群優位の萎縮は三好型ミオパチー等で認められる．

2. 神経原性筋萎縮
neurogenic muscle atrophy

下位運動ニューロン細胞（脊髄前角，脳幹運動神経核）およびその軸索からなる末梢神経の障害が原因となり神経原性筋萎縮が生じる．限局性の神経障害ではその支配領域に相当する限局性・単発性の筋萎縮を呈する．例えば，尺骨神経単独の障害では小指外転筋，背側骨間筋に筋萎縮が出現する．このように，単一末梢神経の障害（単ニューロパチー：mononeuropathy）では，限局性・単発性となるが，単ニューロパチーが多巣性に起これば（多発性単ニューロパチー：multiple mononeuropathy），限局性・多発性の分布となる．一方，末梢神経が系統的に障害されると（多発ニューロパチー：polyneuropathy），全身性・対称性の分布を示すとともに，萎縮の分布が遠位優位を呈する点が特徴であり，前述した筋原性疾患とは対照的である．遠位優位の筋萎縮とともに，手袋靴下型の感覚障害，腱反射消失は多発ニューロパチーの3主徴である．

多発ニューロパチーの原因はきわめて多様であるが，遠位優位の筋萎縮を示す代表的疾患にシャルコー・マリー・トゥース（CMT）病を含む遺伝性運動感覚性ニューロパチーがある．CMT病は大腿下1/3以下の筋萎縮が顕著であり，逆シャンペンボトル型筋萎縮と称され，腓骨神経支配の前脛骨筋の萎縮が目立ち，鶏歩と呼ばれる特徴的な歩行を呈する．一方，運動ニューロンが系統的に障害される変性疾患は運動ニューロン疾患（motor neuron disease：MND）と称され，その代表は筋萎縮性側索硬化症（amyotrophic lateral sclerosis：ALS）であり，進行性に全身性の筋萎縮を呈する神経難病である．ただし，病初期には限局性萎縮を呈することがあり，頸椎症等他疾患との鑑別に注意が必要である．ALSでは上位および下位運動ニューロンの障害を呈する

ため，筋萎縮を呈するのみならず，腱反射の亢進等錐体路徴候を伴う点が特徴的である．

以上の一般的傾向の他に，疾患によっては近位優位の筋萎縮を呈する特異な一群も存在する．例えば，若年者あるいは小児の運動ニューロン疾患であるクーゲルベルク・ウェランダー病，ウェルドニッヒ・ホフマン病は近位優位の筋萎縮を呈する疾患として知られている．

3．廃用性筋萎縮　disuse amyotrophy

無動・不使用による筋萎縮を総称するが，障害部位を問題としていない．通常，上位運動ニューロン障害では筋萎縮を認めないが，運動麻痺による無動・不使用が持続する場合には，筋萎縮を呈するに至る．例えば，脳梗塞による運動麻痺は上位運動ニューロン障害に起因しており，急性期には筋萎縮を認めないが，長期に及ぶ無動・不使用の末に筋萎縮を呈する場合がある．

補助検査

1．血液検査

筋原性疾患の診断に有用であり，クレアチニンキナーゼ（creatinine kinase：CK），ミオグロビン，アルドラーゼ，GOT，GPT，LDH等の筋逸脱酵素の上昇があれば，筋疾患の存在を支持する重要な所見となる．

2．針筋電図

筋原性筋萎縮と神経原性筋萎縮の鑑別にはきわめて有用である．また，障害分布の客観的診断，潜在的障害の検出にも有用である．具体的所見として，筋原性筋萎縮では，運動単位の早期動員，低振幅・短持続時間の多巣性運動単位電位の出現が特徴的である．筋原性疾患に含まれる筋強直性ジストロフィーでは臨床的特徴であるミオトニア現象に対応するミオトニア放電が針電極刺入時に認められる．一方，神経原性筋萎縮では線維自発電位，陽性棘波といった安静時の自発放電が認められ，脱神経を反映する所見である．また，運動単位数の減少や，慢性期に起こる神経再支配を反映する高振幅・長持続時間の多巣性運動単位電位の出現が特徴的であり，筋原性筋萎縮とは対照的である．

3．神経伝導検査

末梢神経障害の診断には不可欠である．運動神経伝導検査，感覚神経伝導検査，F波，H波等が日常的に行われる．伝導検査の施行により，末梢神経障害の有無のみならず，その特徴（脱髄か軸索障害か）を評価することが可能であり，疾患の予後推測にも参考となる．F波は末梢神経における近位部障害の評価に有用である．

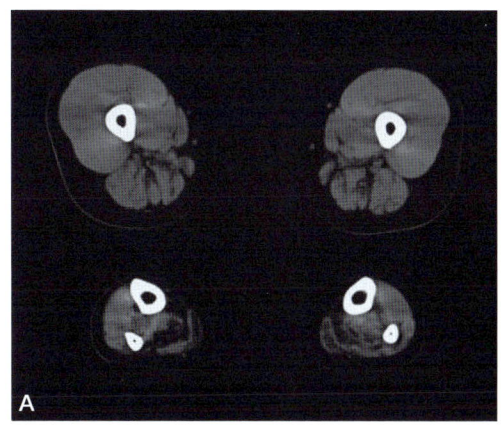

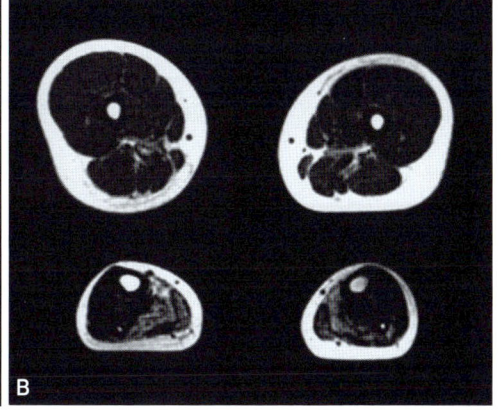

図2　骨格筋の画像所見
　屈筋群，特に下腿優位に変性を呈する縁取り空胞を伴う遠位型ミオパチー症例．萎縮筋は脂肪変性をきたしており，CT（A）では低吸収，MRI T2強調画像（B）では高信号を呈している

4. 画像検査

CT，MRI等の形態検査は，筋萎縮の分布を診断するうえで参考となる．特に，表在から触知することができない体深部の筋の評価の他，腫瘍，血腫の検出等病因診断にも有用である．また，筋原性および神経原性筋萎縮では画像的特徴が異なることが知られている他，末梢神経の肥厚性変化の検出，造影による炎症性病変の検出等が病態診断上の参考となる．図2に代表的な骨格筋の画像所見を示す．この他，超音波検査や核医学検査が時に利用される．

5. 生検

筋生検は筋疾患の原因診断のために施行される．炎症性変化や疾患特有の封入体の検出は原因疾患の診断に重要である他，免疫染色や酵素活性測定が確定診断に不可欠な筋疾患もある．この他，筋線維の萎縮様式は筋原性と神経原性で異なっており，筋原性では筋線維の大小不同，円形化，中心核の出現等が，神経原性では群集萎縮，小角化線維等が特徴である．ただし，両者の鑑別目的だけで侵襲的な本検査を施行することはない．

神経生検は純感覚神経である腓腹神経で通常行われる．本検査も侵襲的な検査であるため，本検査が原因検索に有用な末梢神経疾患において，各補助検査で診断に至らない場合に限り施行される．

6. 遺伝子検査

現在，一部の遺伝性疾患においてその遺伝子異常が明らかにされており，確定診断に遺伝子検査が応用されることがある．ただし，網羅的に検査を行うことはできず，検査項目を選択するためには，適切な臨床診断を推定できることが前提となる．

〈市川博雄〉

■ 文献 ■

1) 水澤英洋：筋萎縮の診かた．臨床神経内科学（平山惠造編），南山堂，2000，pp120～129．
2) 平山惠造：筋萎縮．筋肉の症候，筋緊張異常の診かた．神経症候学，改訂第二版 II，文光堂，2010，pp207～309．

ピットフォール

筋萎縮性側索硬化症（amyotrophic lateral sclerosis：ALS）と認知症

歴史と概念

運動ニューロン疾患（motor neuron disease：MND）であるALSは上位・下位運動ニューロンが選択的かつ系統的に障害される神経変性疾患であり，知的機能は末期まで保たれるとされてきたが，近年，認知症との関連が注目されている[1,2]．わが国では1960年代から認知症を伴うALS（ALS with dementia：ALS-D）の報告が蓄積されるようになり，湯浅−三山型ALSとして認識されてきた[1,2]．一方，後方型認知症の代表であるアルツハイマー病（Alzheimer disease：AD）と区別すべく，前頭側頭型認知症（frontotemporal dementia：FTD）[3]という概念が1990年代に提唱されたことが契機となり，FTDとALSとの合併例が相次いで報告されるようになり，両者の関連性があらためて注目されるに至った[1,2]．現在，FTDはより広い概念である前頭側頭葉変性症（frontotemporal lobar degeneration：FTLD）の亜型であり，MNDを伴うものはFTDのMND type（FTD-MND）として位置づけられているが[2]，現在，病理学的所見の共通性からFTD-MNDとALS-Dとは同一疾患であると考えられるようになった[4]．さらに，FTD-MNDの病理学的指標として認められる封入体の構成蛋白がtrans-activation response DNA-binding protein with a molecular weight of 43 kDa（TDP-

43) であることが同定される等，分子病理学的知見が最近のトピックスとなっている[4]．近年明らかにされてきた新たな病理学的知見は FTD-MND，ALS-D のみならず，FTD，古典的 ALS が同一の疾患スペクトラムに属する異なる臨床表現形である可能性を示唆している[4]．

臨床像と画像診断

　本症は初老期の発症が一般的であり，認知症が先行する症例が多いが，ALS と認知症がほぼ同時期に発症する例の他，ALS が先行する場合もあり，発症様式は一定していない[1,2]．認知症の特徴は記憶障害や視空間認知障害が前景となる AD とは異なり，人格障害，脱抑制的行動等が主要症状となる[1,2]．すなわち，AD を代表とする後方型認知症とは対照的に，ピック病を思わせるような前方型認知症の臨床像を特徴とする[1,2]．ただし，ALS 先行例では構音障害や他の身体機能障害により，認知症の診断は容易ではなく，認知症の合併が見過ごされる可能性があり，注意深い臨床的観察が重要である[1,2]．

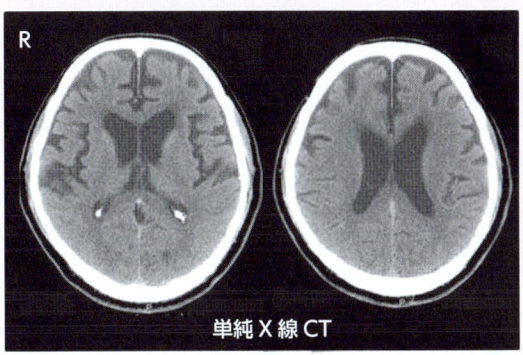

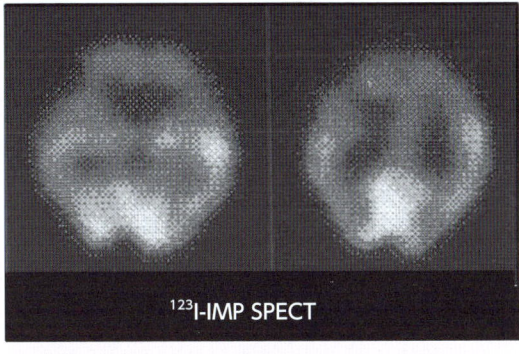

図　認知症を伴う ALS 患者の画像所見
　上段：単純 X 線 CT 像．前頭側頭葉主体の脳萎縮を認める．下段：上 1/4 I-IMP SPECT 像．前頭側頭葉主体の取り込み低下を認める

　画像検査では臨床像を反映する所見として，脳 CT，MRI において前頭側頭葉の萎縮を認める他，single photon emission computed tomography（SPECT）等の機能画像では早期から前頭側頭葉の障害を認めることが多い（図）[1]．

（市川博雄）

文　献

1) 河村　満・他：認知症（痴呆）を伴う ALS の神経心理学的検討．*Brain Nerve*，59：1083-1091，2007．
2) 市川博雄・他：前頭側頭型認知症（fronto-temporal dementia：FTD）の症候．*Brain Nerve*，61：1227-1235，2009．
3) Neary D, et al.：Frontotemporal lobar degeneration：a consensus on clinical diagnostic criteria，*Neurology*，51：1546-1554，1988．
4) Geser F, et al.：Amyotrophic lateral sclerosis and frontotemporal lobar degeneration：a spectrum of TDP-43 proteinopathies．*Neuropathology*，30：103-112，2010．

第2章 まずは「神経症候」に注目する

9. 歩行障害

概念

　正常歩行では，一側の踵が接地し，次に対側の踵が接地（この距離を歩幅）してから，同側の踵が接地するまでの一連の動作を歩行周期，単位時間当たり（1分間当たり）の歩数を歩行率，左右の足の間隔を歩隔という（図1）．歩行周期は各々の足が接地している立脚相（stance phase）と地面から離れて浮いている遊脚相（swing phase）に分けられる．体幹，下肢の運動システム（大脳皮質運動野，運動前野-錐体路-脊髄前角細胞-運動神経-筋），運動制御システム（錐体外路系，小脳系，前庭迷路系，脊髄後索系；深部知覚）の障害で歩行障害を発症する（図2）．脳幹では，脚橋核（PPN）が基底核ネットワークを，青斑核が小脳ネットワークを形成し，姿勢調節，歩行に重要な役割を担っている．

歩行障害の診かた

　患者が診察室に入ってきた時点から，歩行の観察が始まる．歩行で観察する点としては，左右対称性，歩幅，歩隔，歩行率，上肢の振り，歩行開始時のスムーズさ，安定性，股・膝・足関節の角度，疼痛の有無，長く歩いた後の変化，歩行時の不随意運動の有無に注目する．通常の歩行に加え

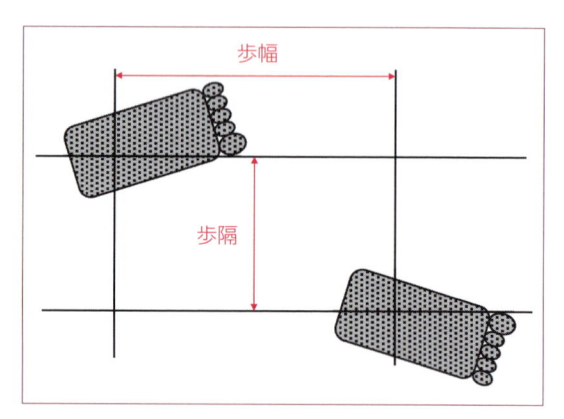

図1　歩幅と歩隔

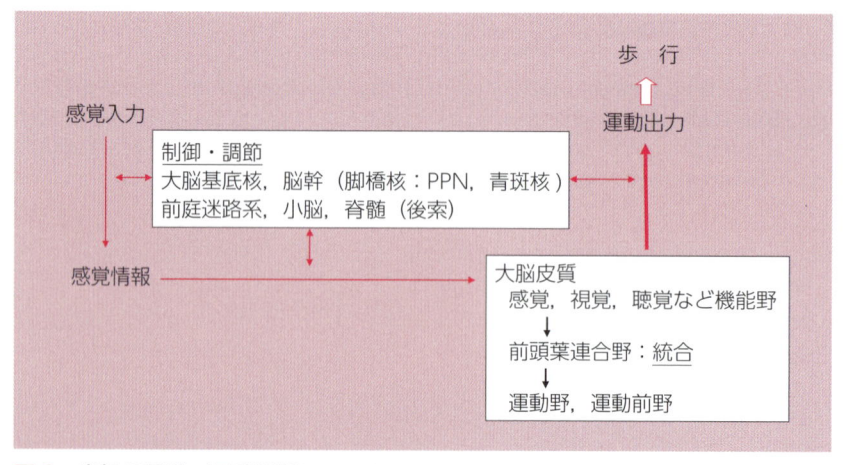

図2　歩行の運動，運動制御システム

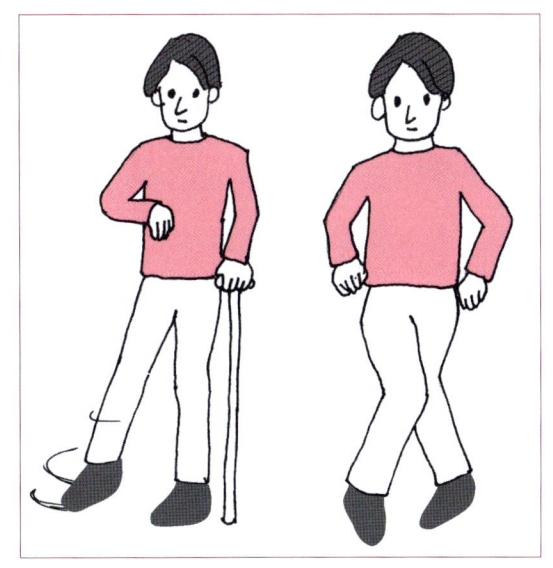

図3 片麻痺性歩行（左）とはさみ足歩行（右）

て，つま先歩き，踵歩き，つぎ足歩行（一方の足の踵にもう一方の足のつま先をつける動作を交互に繰り返して歩行する），片足立ち，閉眼閉脚立位（両足を揃えて閉眼した後で強い動揺がみられれば深部覚障害または前庭系障害が疑われる：ロンベルク徴候）も確認する．以下に特徴的な歩行障害について紹介する．

1. 片麻痺性歩行（図3左）

弛緩性片麻痺では，患側下肢を前進させる時，大腿を持ち上げずに足底を地面につけたまま引きずるように引き寄せて前に踏み出す歩行を行う（引きずり足歩行）．下部脊髄病変，末梢神経障害でもみられる．痙性片麻痺では，患側下肢全体が棒状になり，遊脚相で十分屈曲せず，股関節で外転，回旋し，立脚相で膝関節過伸展，足関節内反尖足を呈し，回旋歩行になりやすい（円描き歩行，草刈り歩行）．脳血管障害，脳腫瘍，外傷性脳損傷等により生じる．

2. 痙性対麻痺の歩行

痙性対麻痺でみられる歩行障害は痙縮の程度により歩容が異なる．痙縮の程度が比較的軽い場合は正常歩行に近いが，着地する時に足間代様に反射性に底屈するため，一歩ごとに背伸びをするように足が伸びて，飛び跳ねるような歩行になる（飛び跳ね歩行）．これよりも痙縮が強くなると，両下肢が伸展し足部が内反尖足になり足裏の前半部で歩く歩行になる（尖足歩行）．痙縮が非常に強い場合は拘縮を伴い股，膝，足関節の屈伸がほとんどみられなくなり，骨盤を振り回すようにして下肢全体を前進させる歩行になる（あひる歩行）．痙縮が強い場合には，両側股関節が屈曲，内転，内旋し，膝関節屈曲，足関節内反尖足し，歩行時に膝が重なり合いはさみ状になる歩行もみられる（はさみ足歩行 scissor gait，小児脳性麻痺に特徴的である）（図3右）．痙性対麻痺をきたす脳，脊髄疾患で生じる．

3. パーキンソン歩行（図4右）

前傾姿勢で歩行時に徐々に速くなり突進する（加速歩行 festinating gait），後方から押された時に足が踏み出せず，踏み出した後は加速歩行と同様の足取りを示す（突進歩行 pulsion），歩行中に足が前に出なくなり前進できなくなる（すくみ足歩行 frozen gait），歩行開始時に一歩目が踏み出せない（踏み出し障害），階段や横線等の視覚的刺激で歩行がスムーズになる（矛盾性歩行 kinésie paradoxale）といった症候がみられる．パーキンソン病，症候性パーキンソニズムで認められる．

4. 小刻み歩行

歩行時に一方の踵がもう一方の足先を越えられない状態（小刻み歩行 démarche à petit pas）．足底全体を地面につけたまま摺るように歩き，軽度の場合でも足先をつけたまま歩く．やや前傾で上肢の振りは乏しく，左右差があることもある．偽性球麻痺，多発性脳梗塞状態，水頭症でみられ，高齢者でみられる小股歩行やパーキンソン歩行と鑑別される必要がある．

5. 運動失調性歩行（図4左）

小脳性ないし後索性の運動失調では，開脚歩行，不安定歩行がみられる．開脚歩行は，両足の歩隔が広く，歩幅が小さくなり，両上肢を外転させバランスをとる．運動失調が重度になると不安定歩行になる．立ち上がりで横揺れを認め，歩調はゆっ

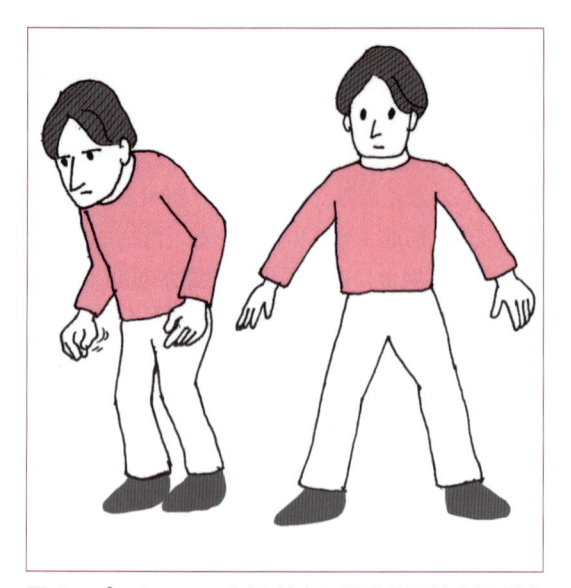

図4　パーキンソン歩行（左）と運動失調性歩行（右）

くりで不規則になる．両側性の小脳，脳幹病変（脊髄小脳変性症，小脳血管障害，小脳腫瘍等），脊髄後索病変（脊髄癆，フリードライヒ病等），深部覚障害の顕著な多発ニューロパチーで生じる．亜急性脊髄連合変性症では運動失調性-痙性歩行を呈する．

6. 偏倚歩行

真っ直ぐ歩こうとしているにもかかわらず，患側に片寄るようになる状態．片側性前庭迷路障害，片側性小脳障害でみられるが，目隠しをして前進と後退を繰り返させる（バビンスキー・ワイル試験）と，前庭迷路障害では前進と後退で偏倚する側が逆になり歩行軌跡が星型になる（星型歩行）．小脳障害では前進と後退で同側に偏倚するため星型にならない．ワレンベルク症候群，小脳橋角部腫瘍，末梢性前庭神経病変等でみられる．

片側性小脳障害では患側の下肢の筋緊張低下，測定過大により，患側の下肢を蹴り出すように運ぶ歩行（蹴り足歩行）がみられる．

7. 踵打ち歩行

深部感覚障害に伴う歩行障害であり，下肢を高く投げ出すように前に出し，踵で地面を叩くように降ろす．暗がり，階段昇降での障害が顕著である．脊髄後索障害（梅毒による脊髄癆，ビタミンB_{12}欠乏症による亜急性脊髄連合変性症，フリードライヒ病，脊髄圧迫性病変等），深部覚障害の顕著な多発ニューロパチーでみられる．

8. 酩酊歩行

酒にひどく酔った時（酩酊）のように不規則で不安定な軌跡をたどり，もつれるような歩き方であり，小脳病変ではあまりみられず，後索性病変やストレプトマイシン中毒等の急性両側性前庭迷路障害で認められる．

9. ジストニアおよびアテトーゼでの歩行

ジストニアは不随意な持続的な筋収縮をきたし，頭部，体幹，四肢を屈曲，回旋，伸展させる．アテトーシスは前腕の回内屈曲，手指の屈曲伸展等四肢遠位部に緩徐に連続した運動を生じ，頚部，体幹の伸展，しかめ面を伴う．不随意運動は歩行時に顕著にみられる．捻転ジストニア，小児脳性麻痺等で生じる．

10. 下肢近位筋障害による歩行障害

中殿筋の脱力により歩行中の骨盤の固定が悪くなると，体幹を左右に振る，動揺性歩行（waddling gait）を呈する．後方から観察するとわかりやすい．進行性筋ジストロフィー（デュシェンヌ型）では中殿筋，腰部体幹筋の脱力により上体が一歩ごとに左右に揺れる動揺性跛行がみられる（デュシェンヌ跛行）（図5右）．また，中殿筋は上殿・下殿神経が支配しており，その麻痺により歩行に際して麻痺側の骨盤が下がる．先天性股関節脱臼でも中殿筋の筋力低下により歩行時に支持脚と反対側の骨盤が下がり，骨盤が一歩ごとに左右で上下する（トレンデレンブルク歩行）（図5左）．進行性筋ジストロフィー（デュシェンヌ型）では，腰帯筋の筋脱力のため腰椎前弯が増強し，腹部を前に出して体幹が反り返り，踵をあげて歩く，"反り返り歩行"もみられる（図6右）．また，股関節伸展にかかわる大殿筋の筋力低下では，股関節を過伸展し，股関節後方に重心をかける歩行，大腿四頭筋の筋力低下では，膝折れしないように膝関節を過伸展，外旋する歩行を呈する．下肢近位筋障害による歩行障害は，進行性筋ジストロ

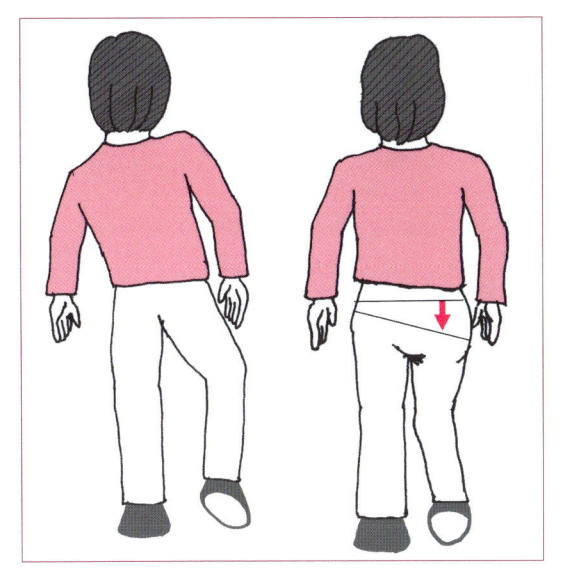

図5 Duchenne 跛行（左）と Trendelenburg 歩行（右）

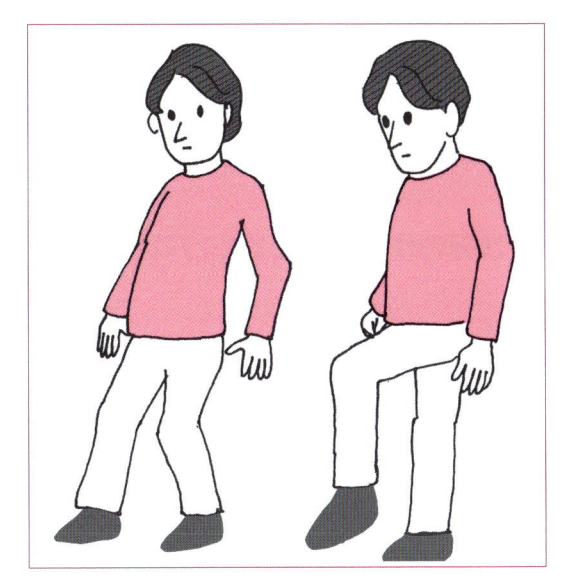

図6 反り返り歩行（左）と鶏状歩行（Steppage gait）（右）

フィー，脊髄性筋萎縮症であるクーゲルベルク・ウェランダー病，多発筋炎等で生じる．

11．鶏状歩行（図6左）

下肢近位部の筋力が正常で，足の背屈力が低下する前脛骨筋，腓骨筋群の筋力低下により，垂れ足（drop foot）となった場合，代償するために遊脚相で股関節，膝関節を過度に屈曲した歩行（鶏状歩行，鶏歩 steppage gait）となる．総腓骨神経麻痺，遠位型ミオパチー，筋萎縮性側索硬化症，シャルコー・マリー・トゥース病等の多発ニューロパチー等で生じる．

12．間欠性跛行

歩行中に疼痛，脱力等により歩行が困難になるが，休止により短時間で改善する歩行障害．下肢末梢血管の循環障害（下肢血管性間欠性跛行），脊髄の虚血性病態（脊髄性間欠性跛行）や腰椎脊柱管狭窄症による馬尾神経根の機械的圧迫（馬尾性間欠性跛行）により生じる．

13．歩行失行

下肢の運動麻痺や感覚障害，協調運動障害はなく起立可能であるが，歩行時の適切な下肢の機能が低下あるいは消失した状態．前頭葉内側から下面の障害による報告が多い．

14．ヒステリー性歩行

転換性障害等精神的要因によっても歩行障害を発症する．ヒステリー性歩行は，片麻痺型，対麻痺型，運動失調型，他の型（歩行時に振戦，ジストニア姿勢，体幹ミオクローヌス様運動等がみられる）に分けられる．通常は器質性疾患による歩行障害と異なった突飛な様相を示すが，鑑別困難な場合もある．立位時とベッド上での運動機能の乖離や眼球運動，腱反射，バビンスキー徴候等客観的な神経徴候の有無により評価する．片麻痺を伴う場合（ヒステリー性片麻痺）は，以下の診察も有用である．仰臥位で麻痺側の下肢をあげるように支持すると器質性片麻痺では健側の踵に下向きの力が生じ，検者が患者の踵の下に手を入れておくとこの力を感じ取ることができるが，ヒステリー性では健側の踵に下向きの力を感じ取れない（フーヴァー徴候）．麻痺側下肢に上から圧を加えると一層明瞭になる．また，片麻痺性歩行では前述のように草刈り歩行を呈するが，ヒステリー性片麻痺では足をひきずり，足の先端，足趾の背面で地面をこすりながら歩行する．

15. その他

股関節，膝関節，足関節の拘縮や脚長差，疼痛により歩行障害がみられることがある．

三次元動作解析による歩行解析（図7）

歩行の評価は動態の観察になるため主観的な評価に陥りやすい．歩行を客観的に計測する方法として三次元動作解析による歩行解析が有用である．赤外線反射マーカーを体表に貼布し，設置した赤外線カメラによって床反力計を含めた歩行路上での歩行時の動作を記録する．解析ソフトを用いて，マーカーの空間座標データから，歩幅，歩行速度，歩行率（1分当たりの歩数），股関節，膝関節，足関節の角度変化，骨盤の角度変化を算出し，歩行時の歩容，可動域を解析する．

（近藤正樹）

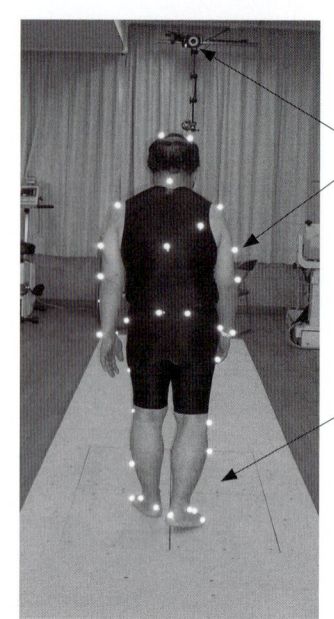

図7　三次元動作解析による歩行解析

文献

1) 平山惠造：歩行障害．神経症候学，改訂第二版 II，文光堂，2010, pp815-856.
2) 眞野行生：歩行障害．臨床神経内科学，第4版（平山惠三編），南山堂，2000, pp189-193.
3) Gilman S：Gait disorders. Merritt's Neurology (eds, Rowland LP & Pedley T), 20th edition, Lippincott Williams & Wilkins, a Wolters Kluwer, 2010, pp58-61.
4) 柴崎浩：歩行と歩行障害．*Brain and Nerve*, **62**(11)：1109-1116, 2010.

第2章 まずは「神経症候」に注目する

10. 感覚障害・痛み

概念

感覚には体性感覚,内臓感覚および特殊感覚(視覚,嗅覚,味覚,聴覚,平衡感覚)があるが,本項では体性感覚を扱う.体性感覚は皮膚や皮下組織,筋肉,腱,関節,骨膜に由来する感覚をいい,その障害を一般に感覚障害と呼んでいる.

感覚障害には,感覚が鈍く感じたり(鈍麻),全く感じなくなる(脱失)場合の他に,通常よりも強く感じられる感覚過敏や,与えられた刺激と異なる感覚を生じる錯感覚(例えば,冷刺激や触刺激を痛みと感じる)がある.また刺激のない状態で自発的に生じる異常感覚(ビリビリ感やジンジン感といったいわゆる「しびれ」感)も含まれる.他に感覚異常を表す用語としてアロディニア(通常痛みを起こさない刺激で痛みを感じる)やヒペルパチー(通常の痛み刺激では痛覚鈍麻があるのに,ある程度以上の強い刺激を加えると極度に強い痛みを感じる)がある.自発的な異常感覚,錯感覚,感覚過敏はしばしば合併している.

痛みは「不快な感覚・情動体験」と定義され,3種類に大別される.①末梢の疼痛受容器の刺激によって生ずる侵害受容性疼痛,②体性感覚神経系に対する損傷や疾患によって引き起こされる神経障害性疼痛,および③心因性疼痛である.

体性感覚の種類とその特徴および検査法

体性感覚の種類は感覚様式とも呼ばれ,表在感覚(温痛覚,触覚),深部感覚(振動覚,位置覚,運動覚)および複合感覚(=識別感覚)に分けられる.

1. 痛覚と温度覚(温痛覚)

足の裏を刺激すると,はじめチクッと鋭い痛みが感じられ,わずかに遅れて鈍い局在のはっきりしない痛みが感じられる.前者は高閾値機械受容器から伝導速度のやや速い細い有髄神経(Aδ線維)で伝えられ,後者はポリモーダル受容器から伝導速度の遅い細い無髄神経(C線維)で伝えられる.ポリモーダル受容器はその名称のとおり,多くの様式,すなわち機械的,化学的(発痛物質),熱のいずれの刺激にも反応する侵害受容器である.この受容器は刺激を繰り返すと反応が増強(感作),または減弱(順応)し,反応の再現性が悪い.42℃の熱い風呂に入っても,間もなく熱さを感じなくなるのは,温度覚が順応しやすいためである.一方,0℃以下の冷たさや45℃以上の熱さでは組織障害を生じ,痛みを感じるようになる.

痛覚の検査はピンやピン車(先の尖った歯車)で皮膚を刺激して,痛覚鈍麻や痛覚過敏の有無や程度,およびその分布を調べる.次に痛覚異常のみられた部位を中心に,試験管に入れたお湯や冷えた物(音叉の金属面等)を当てて温覚異常の有無や分布について調べる.

2. 触覚

触覚は識別触覚と原始触覚(非識別触覚)に分けられ,それぞれ伝導経路が異なる.前者は触っている物の性質を識別し,部位局在のはっきりした触覚で手指,手掌,口唇,足底で非常に感度が高い.後者は触れたか否かを感知し,部位局在のはっきりしない触覚である.末梢では太い有髄神経(Aβ線維)で伝達される.

触覚の検査はティッシュペーパーや軟らかい毛

筆で皮膚を刺激して，触覚鈍麻や触覚過敏の有無や程度およびその分布を調べる．

3．深部感覚

臨床的には振動覚，位置覚・運動覚（手足の位置や各関節での動き等を認識する感覚）として評価されるが，筋紡錘，ゴルジ腱器官，関節受容器，皮膚受容器等多くの感覚情報が関与する．関節の位置，各筋の長さや緊張状態，運動の方向や強さ等の情報は，通常意識にのぼらない．しかし，これらの正確な深部感覚入力があって，初めて適切な運動出力が可能になり，姿勢やバランスを保ち，スムーズな歩行や手指の器用な運動ができるのである．すなわち，「感覚あっての運動」といえる．深部感覚が障害されると「感覚性運動失調」を呈し，手足の運動がぎこちなくなり，起立・歩行が不安定になる．視覚で位置覚を代償して，運動や姿勢保持を行うので，閉眼すると運動失調が増強する．開眼で立位保持が可能でも，閉眼すると途端に動揺し立位保持ができなくなる（ロンベルグ徴候）．手の深部感覚障害が強いと，手指を伸ばしてそろえて保持することが閉眼ではできなくなり，各手指が無意識に勝手に屈曲・伸展してしまう（偽性アテトーシス）．

深部感覚は末梢では伝導速度の速い太い有髄神経（AαやAβ線維）で伝えられる．

振動覚の検査は音叉を手指，足趾，手関節，内果，肘，膝，腸骨棘等骨の突出部に当てて，振動を感じなくなった時を知らせてもらい，自分の同一部位と比較したり，左右差をみたりして評価する．位置覚・運動覚は手指や足趾の側面を軽く持って被動的にわずかに屈伸させ，閉眼下で運動方向をあてさせる．また閉眼下で被動的に位置を固定された一側手の母指を，反対側の手指でつまませる「母指さがし試験」は，固定された上肢の位置覚障害の検出に有用である．

4．複合感覚

複数の感覚様式からの情報が中枢神経内で統合されて生ずる感覚で，物体の形状や性質を識別する感覚（立体覚，重量覚，材質感覚等）や，皮膚の隣接2ヶ所をノギスやデバイダで同時に刺激し，刺激が2ヶ所であることを識別する2点識別覚，皮膚に書かれた文字や数字を認識する皮膚書字覚等がある．

感覚の伝導路（図1）

感覚を伝える1次ニューロンの細胞体は後根神経節にあり，脊髄後根を通って脊髄に伝えられ，感覚の種類（様式）ごとに特定の伝導路を2次ニューロンから視床の3次ニューロンを中継して頭頂葉中心後回の感覚皮質に達する．

1）温痛覚の伝導路

後根から脊髄に入った1次ニューロンは脊髄後角で2次ニューロンへシナプスを形成する．2次ニューロンは中心管前方を通って左右交叉して反対側の脊髄側索前方に至り，脊髄視床路を上行し，視床に達する．ここで3次ニューロンに中継されて頭頂葉感覚皮質に達する．触覚のうち非識別性の原始触覚も同様の経路で伝えられる（図1─線）．

顔面の感覚は三叉神経を介して中枢に伝えられる．顔面の温痛覚は同側の三叉神経脊髄路核に伝えられ，反対側へ交叉し上行し，視床を経由して頭頂葉感覚皮質に至る．

2）深部感覚と識別触覚の伝導路

太い有髄線維で後根から脊髄内に入ると，シナプスを作らず同側の後索を上行する．下半身からの線維はより内側の薄束を，上肢からの線維はより外側の楔状束を通り，そして延髄下部の後索核（薄束核，楔状束核）でニューロンを代えて，反対側に交叉して脳幹の内側毛帯を上行し，視床で中継され頭頂葉感覚皮質に至る（図1─線）．

感覚神経伝導路の配列パターン

脊髄や脳幹では，身体各部位の感覚を伝える神経線維の配列に一定のパターンがある．例えば頸髄では，温痛覚を伝える脊髄視床路は外側から中心部に向かって，仙髄由来の線維，次いで腰髄，胸髄，頸髄由来の線維という順に層をなして並んでいる．深部感覚や識別性触覚を伝える脊髄後索では正中から側方に向かって，より下位髄節であ

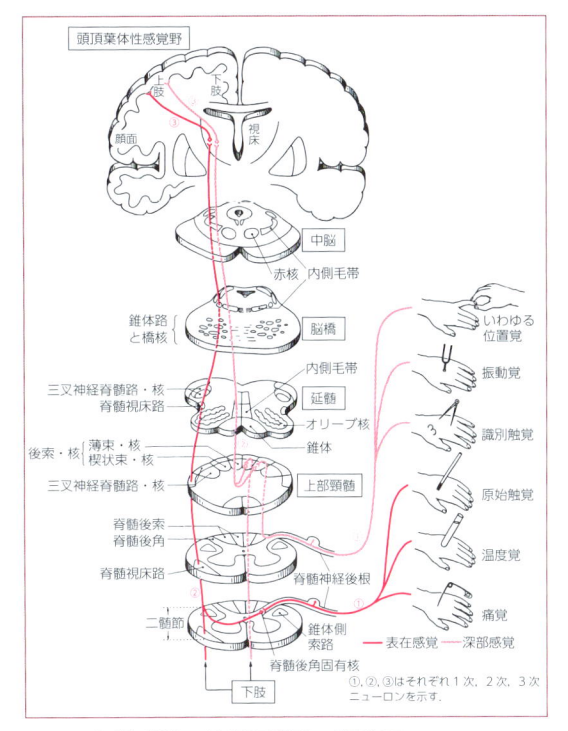

図1 各種感覚の神経伝導路の概略図
（平山[1]より引用改変）

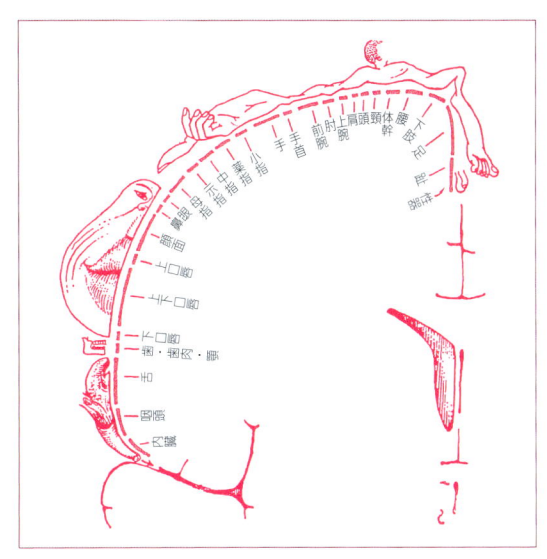

図2 大脳感覚野の体性機能局在（前額断）
PenfieldとRasmussenによるホムンクルス（小人間像）．

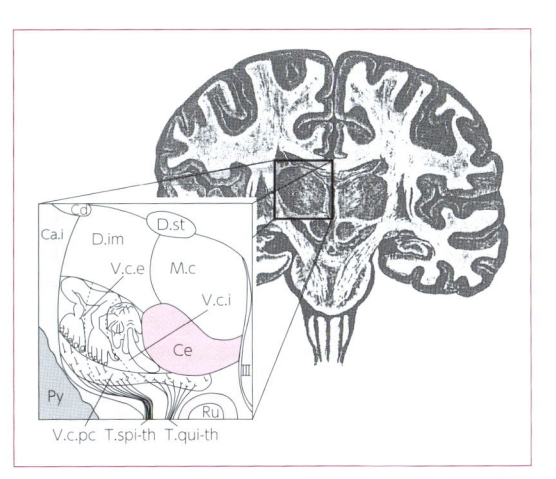

図3 視床感覚中継核における体性機能局在（前額断）（Hasslerによる）
V.c.e.＝VPL後外側腹側核，V.c.i.＝VPM後内側腹側核（平山[1]より引用）

る陰部・下肢，次いで体幹部，上肢からの線維の順に配列して，内側部は薄束，外側部は楔状束を作って上行する．橋の内側毛帯では正中から外側に向かって，顔面，上肢，下肢からの線維が順に配列している．

頭頂葉感覚皮質および視床感覚中継核での体性部位局在

頭頂葉中心後回の感覚皮質には身体部位に対応した細胞の配列，すなわち体性機能局在があり，上から下に向かって下肢，体幹，上肢，顔面の領域が配列されている．ペンフィールドとラスムッセンによる小人間像（ホムンクルス）を図2に示す．感覚の感度の鋭い，手指や顔面，特に口唇の領域が大きいことが理解される．

視床の感覚中継核である後内側腹側核（VPM）は顔面・頭部に，後外側腹側核（VPM）は体部に対応し，その中にも体性機能局在がある．顔面と手と足の領域が大きく，互いに隣接しているのが特徴である（図3）．

病変部位と感覚障害の分布の特徴

1）単神経障害（モノニューロパチー）

ある末梢神経が単独に障害されるもので，障害された神経の支配領域の感覚障害と支配筋の筋力低下がみられるのが特徴である．代表例として上肢では，手根管症候群による正中神経麻痺（図4），肘管症候群での尺骨神経麻痺（図4），上腕での圧迫による橈骨神経麻痺，下肢では腓骨頭部での

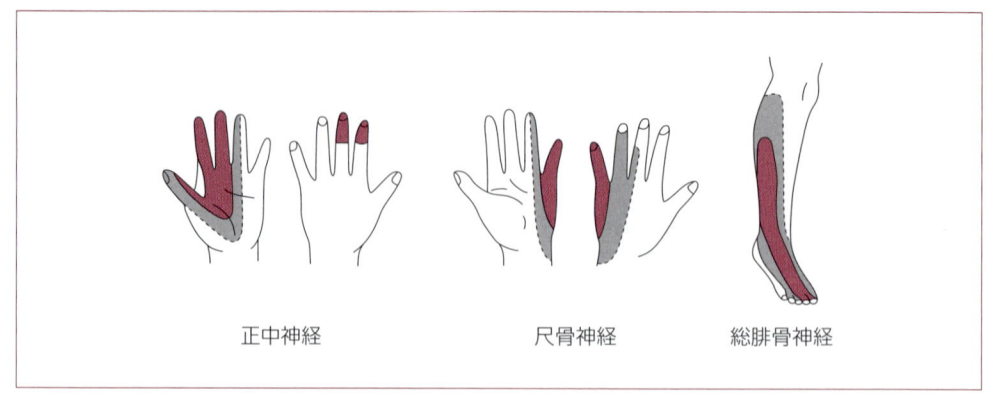

図4 代表的単神経障害での感覚障害部位
■部：強い感覚障害の部分，■部：弱い感覚障害の部分

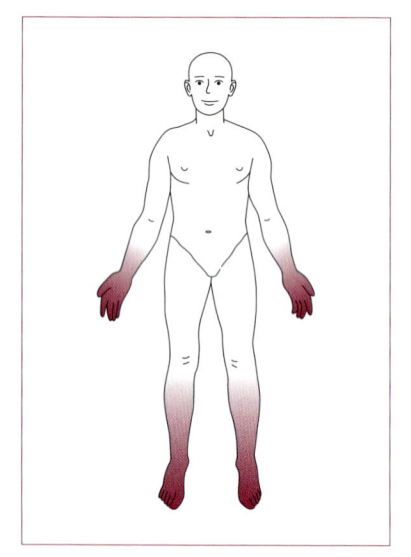

正中神経　　尺骨神経　　総腓骨神経

図5 多発ニューロパチーにおける手袋靴下型感覚障害

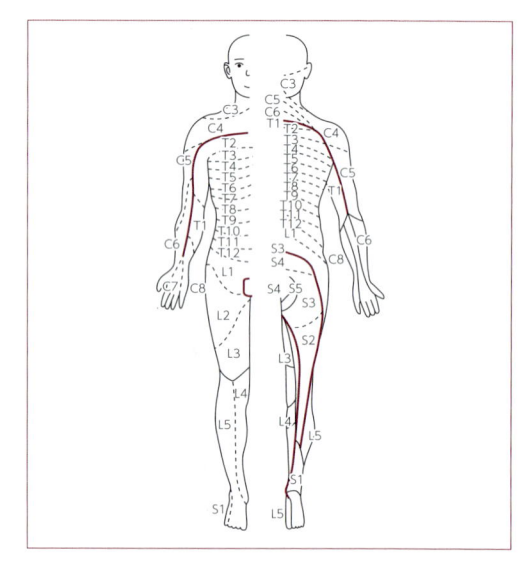

図6 髄節神経根支配の皮膚分節（デルマトーム）
乳頭 Th4，胸骨剣状突起 Th7，臍 Th10，鼠径部 L1 が指標．太線は皮膚分節の感覚不連続線

圧迫による腓骨神経麻痺がある（図4）．

2）多発ニューロパチー（ポリニューロパチー）

通常は感覚障害が左右対称性に両下肢遠位部に始まり近位に拡がり，次いで両手指に及ぶという経過と分布を示す．感覚障害が四肢の遠位のため「手袋靴下型」分布と表現される（図5）．頻度で多いのが糖尿病を代表とする代謝性疾患で，他に各種のビタミン欠乏，中毒性，薬剤性，免疫性等様々な原因による末梢神経障害がある．

3）神経根の障害（ラディキュロパチー）

脊髄の各髄節から出た神経根が支配する一定の皮膚領域の分布を皮膚分節（デルマトーム）と呼ぶ（図6）．神経根の障害は脊椎疾患（変形性脊椎症，椎間板ヘルニア等）で，腰髄や頸髄の神経根圧迫でよくみられ，支配領域のデルマトームにそった痛み（根性疼痛）と感覚障害をきたす．また障害髄節支配筋の筋力低下を伴う．

4）後根神経節の障害

代表疾患は帯状疱疹で支配するデルマトームにそった発赤，水疱，疼痛，異常感覚をきたす．肋間神経にそった帯状分布の疱疹で，その名称があるが，上下肢，顔面，頭部にも出現する．癌に伴う傍腫瘍性ニューロパチーやシェーグレン症候群に伴うニューロパチーでは，後根神経節が自己免

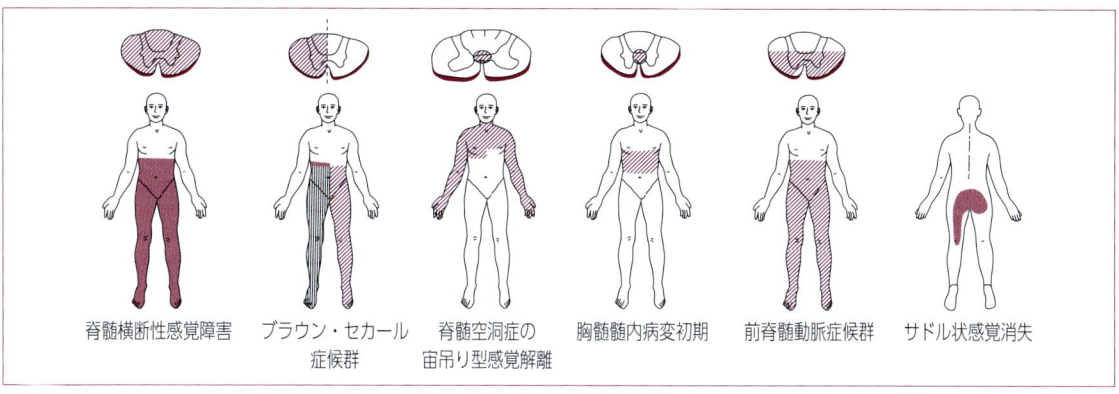

図7 脊髄性感覚障害（▨線は温痛覚鈍麻，▦線は深部感覚鈍麻，■点は全感覚脱失）

脊髄横断性感覚障害　ブラウン・セカール症候群　脊髄空洞症の宙吊り型感覚解離　胸髄髄内病変初期　前脊髄動脈症候群　サドル状感覚消失

疫機序で一次的に障害される．四肢の運動麻痺はないが，特に深部感覚障害が高度となり，感覚性運動失調をきたす．

5）脊髄の障害

a．脊髄完全横断性障害：障害部以下に対称性の全感覚（表在感覚，深部感覚）の脱失をみる（図7）．胸髄の障害では両下肢麻痺（対麻痺），頸髄の障害では四肢麻痺をきたし，膀胱直腸障害を伴う．脊髄損傷や転移性脊髄腫瘍，視神経脊髄炎その他種々な原因による横断性脊髄炎で起こる．

b．脊髄半側障害：脊髄の一側半分が障害されると，ブラウン・セカール症候群として有名な特有な症候を呈する．まず障害髄節レベルの病側に全感覚鈍麻が起こり，次に病変髄節以下では反対側に温痛覚のみの鈍麻を，病変側では深部感覚（振動覚・位置覚）の障害が生じ（図7），同時に感覚過敏や異常感覚を伴うことが多い．さらに病変側の錐体路障害による運動麻痺を呈する．この症候群は外傷による場合以外は，不全型がほとんどで，髄外腫瘍や頸椎の椎間板ヘルニア等で生じる．

c．脊髄後索障害：上位頸髄の後索が障害されると，手指のしびれ感とともに深部感覚および識別触覚の障害が生じる．運動麻痺はなくても，感覚性運動失調のため手指の細かい器用な運動ができず，特に物品の操作ができなくなる．視覚による代償が効かない，服の第一ボタンのはめ留めや，ポケットの中の物品をとることがまず障害される．下肢は振動覚鈍麻を呈するが，位置覚は比較的保たれ重度の運動失調はきたさない．下肢の運動失調は側索の脊髄小脳路まで障害されると重度となる．下肢のしびれ感を合併すると「手袋靴下型」分布となる．頸髄後索を侵す多発性硬化症や上位頸髄レベルでの圧迫性病変で生じる．

d．脊髄中心部障害：脊髄中心管前方で交叉する温痛覚線維が障害され，病変髄節レベルのデルマトームに温痛覚鈍麻を呈する．頸髄病変では「宙吊り型」分布を示し（図7），胸髄病変では帯状の分布を示す（図7）．髄内腫瘍の初期や脊髄空洞症で生ずる．

e．前脊髄動脈症候群：脊髄を栄養する前脊髄動脈は脊髄の前2/3を栄養する．脊髄梗塞はこの領域に生じやすく，前脊髄動脈症候群という特有の症候を呈する．両側の脊髄視床路と錐体路が障害され，後索は侵されない．このため病変レベル以下の温痛覚脱失をみるが，触覚と深部感覚は正常で感覚解離（または解離性感覚障害）を呈し（図7），運動麻痺と膀胱直腸障害を伴う．

f．脊髄円錐障害：脊髄円錐は第3〜5仙髄からなり，純粋な円錐障害では膀胱直腸障害に加え，肛門周囲と陰部の「サドル状分布」の感覚障害をきたす（図7）．第一腰椎の骨折，同レベルの腫瘍や梗塞等で生ずる．

g．馬尾障害：馬尾は円錐より下にあり，L2以下の神経根の集合である．腰部脊柱管狭窄では，馬尾の圧迫と血流障害で馬尾性間欠性跛行という特有の症候を呈する．すなわち，両下肢または臀部の異常感覚や痛みが，起立や歩行で増強・拡大し，座位や腰部前屈姿勢で軽減するものである．

6）延髄外側障害

主に椎骨動脈閉塞による延髄外側梗塞では，ワ

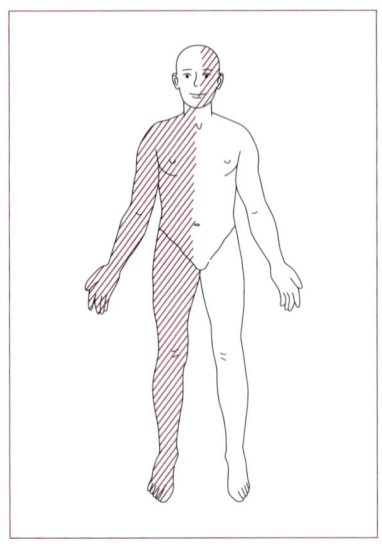

図8　交叉性温痛覚脱失
古典的ワレンベルグ症候群（延髄外側症候群）でみられる

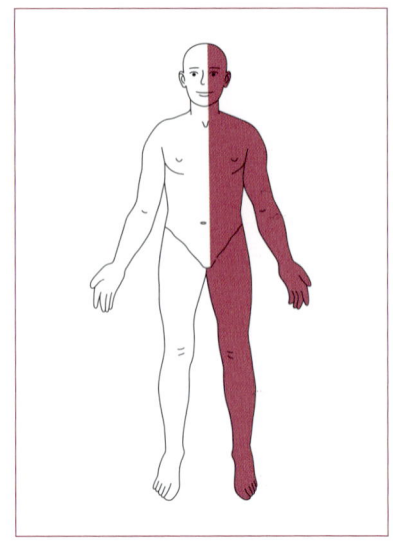

図9　視床病変による半側全感覚脱失
体の正中部は，左右両側支配であり，感覚障害の境界は正中より少し外側（感覚障害側）へずれる

レンベルグ症候群という特徴的症候を呈する．感覚症候は脊髄視床路の障害により病変の反対側頸部以下に温痛覚鈍麻をきたし，触覚と深部感覚は正常に保たれる感覚解離を呈する．三叉神経脊髄路核も障害されると病変側顔面の温痛覚鈍麻をきたし，交叉性分布となる（図8）．

7）視床障害

視床の出血や梗塞で視床の感覚中継核が障害されると，反対側の半身に全種類の感覚の脱失が生じる（図9）．錐体路障害による運動麻痺はなくても，高度の深部感覚障害による感覚性運動失調をきたす．慢性期になると当初の感覚鈍麻が異常感覚に変化し，痛み刺激で激痛を生ずる（ヒペルパチー）ようになり，さらに自発的な激しい疼痛（視床痛）が持続するようになり，難治化し患者を悩ます．

視床の限局性小病変では反対側の手と口周囲のみの感覚障害が起こり，手口感覚症候群という（図10）．これは視床感覚中継核の体性局在分布に起因する（図3）．すなわち手の領域と口の領域が隣接し，両者の領域が相対的に大きいため，同部位の小梗塞や小出血で本症候群を生ずる．

8）大脳頭頂葉障害

頭頂葉感覚皮質および皮質下病変では表在覚の障害は軽度であるにもかかわらず，複合感覚の障害が反対側に生ずる．刺激の部位，位置覚・運動覚等の認識ができず，立体覚，2点識別覚，重量覚，皮膚書字覚等が障害される．頭頂葉の障害では，左右1側のみの刺激ではそれぞれの側の刺激が正しく認識できるが，左右の対称的な2点を同時刺激すると病変と反対側の刺激が無視され，同側1側のみの刺激としてしか認識できない感覚消去現象が生ずる．また反対側の手に識別性感覚障害に起因する運動の不器用（拙劣症）も生ずる．

痛みの分類

痛みは「不快な感覚・情動体験」と定義され，生体に有害な状態が生じたことを知らせる警告信号であり，これにより適切な反応や行動を誘発し生体防御を行う，なくてはならない感覚である．痛みは3種類に大別される．①侵害受容性疼痛（nociceptive pain），②神経障害性疼痛（neuropathic pain），および③心因性疼痛（psychogenic pain）である．

侵害受容性疼痛は末梢の侵害受容器により知覚される痛みで，生体防御系として重要な生理的痛みである．一方，病的な痛みの代表が神経障害

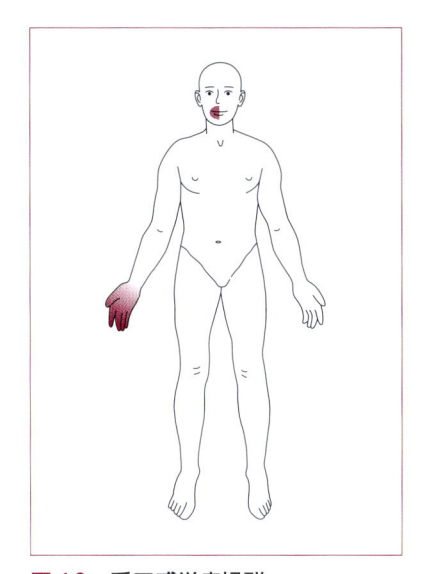

図10　手口感覚症候群
一側口周囲と同側の手に感覚障害

性疼痛や心因性疼痛で，生体防御としての意味はない．神経障害性疼痛は，末梢および中枢の体性感覚神経系に対する損傷や疾患によって直接的に引き起こされる疼痛である．自発痛に痛覚過敏やアロディニアをしばしば伴い，慢性に持続する．心因性疼痛はうつ病患者の身体症状として訴える疼痛等があげられる．また器質的原因の疼痛でも慢性化すると，うつや不安等の心因性の要素が疼痛を修飾する．組織の炎症によって起こる炎症性疼痛は，炎症物質による生理的な侵害受容性疼痛に加えて，遷延する侵害受容による神経系の過興奮から痛覚過敏を引き起こすため，神経障害性疼痛の要素もあり，生理的痛みと病的痛みの両方の性質を併せ持つ．

神経障害性疼痛をきたす代表的原因疾患

1）末梢神経障害による神経痛

a．三叉神経痛：腫瘍や炎症に続発する症候性のものと典型的三叉神経痛がある．後者は頭蓋内で血管が三叉神経を圧迫して生じ，第2枝と第3枝領域に多い．持続の短い鋭い痛みで，顔面皮膚の刺激や食事・歯磨き等で誘発される．表在感覚の異常は伴わない．薬物療法（カルバマゼピン等）が有効である．神経血管除圧術（ジャネッタ手術）で根治できる．

b．帯状疱疹後神経痛：後根神経節での帯状疱疹ウイルス（水痘ウイルスと同じ）の活性化で生ずる帯状疱疹において，治療が遅れた場合や，高齢者，免疫不全状態等では，発疹消退後も痛みのみが長期間残存する．

c．坐骨神経痛：坐骨神経そのものの病変ではなく，椎間板ヘルニアや変形性脊椎症による腰仙髄の神経根の圧迫に起因することがほとんどで，坐骨神経領域の下肢〜臀部に痛みとしびれが生ずる．

d．異常感覚性大腿神経痛：大腿前外側のしびれと痛みを呈する．外側大腿皮神経が上前腸骨棘の内側で鼠径靭帯の下で圧迫されることで生ずる．

2）中枢性疼痛

脊髄損傷後の慢性疼痛や視床の脳血管障害後の視床痛が代表である．治療は薬物として抗てんかん薬や抗うつ薬等が用いられるが十分コントロールできない場合が多い．また脊髄や脳の電気刺激療法も試みられる．

3）複合性局所疼痛症候群（CRPS：complex regional pain syndrome）

かつて反射性交感神経性ジストロフィーないしカウザルギーと呼ばれた病態で，外傷や神経損傷の後，痛みや痛覚過敏が遷延し，浮腫，皮膚温の異常，発汗の異常，皮膚・爪・毛の萎縮性変化を伴う症候群である．外傷後に一部の症例のみにCRPSが発症する原因は不明である．

（亀山　隆）

■　文　献　■

1) 平山惠造：感覚・知覚障害．神経症候学，改訂第二版Ⅱ，文光堂，2010，pp.351-462．
2) 馬場元毅：知覚障害．JJNブックス　絵でみる脳と神経，しくみと障害のメカニズム，医学書院，1991，pp.108-119．

第2章 まずは「神経症候」に注目する

11. 睡眠障害

はじめに

　睡眠は，人生の約1/3を占める生理的事象である．Kleitman（1963年）は，「睡眠は人間や動物の内的な必要から発生する，意識の一時的低下現象である」と定義している．睡眠は，可逆的なものであり必ず覚醒可能なものである．睡眠は脳の発達したヒトにとって身体および精神機能の疲労の回復に重要な役割を果たすものである．

　睡眠障害とは，睡眠をとるタイミングや睡眠の量・質の問題，あるいは睡眠中に起こる呼吸異常や行動異常等の随伴する症状により，睡眠が妨げられ，個人の社会生活や生活の質（quality of life：QOL），心身の健康に影響を及ぼすものを総括していう．

　本稿では睡眠障害の症候，診断へのアプローチについて概説する．

睡眠障害へのアプローチ

　睡眠障害へのアプローチは，患者の訴えやベッドパートナーからの報告から，まず睡眠障害がどのような種類のものなのかを特定する．

　すなわち，睡眠に関連する症状には大きく分けて，①不眠（例：夜眠れない，夜中に何回も目覚める，熟睡できない），②過眠（例：昼間の眠気・居眠り，昼間十分に覚醒していることができない），③睡眠中に起こっている異常現象（随伴症状）が問題なのか（例：いびきや睡眠時呼吸停止，下肢の異常感覚により脚を動かしたくなり眠れない，脚のピクツキ，寝言，睡眠中の異常な言動・動作・行動），④睡眠をとるタイミングに問題があり不眠や過眠等の症状を訴えているのか分類していく（表1）．

　睡眠障害の国際分類第2版（ICSD-2）では，「不眠症」，「睡眠関連呼吸障害群」，「中枢性過眠症群」，「概日リズム睡眠障害群」，「睡眠時随伴症群」，「睡眠関連運動障害群」，「孤発性の諸症状，正常範囲と思われる異型症状，未解決の諸問題」，「その他の睡眠障害」の8つのカテゴリーに大分類されている（表2）[1]．

不眠

　不眠とは，睡眠の絶対量の不足とともに，睡眠の開始，睡眠の質や維持等睡眠に関する訴えを指し，眠れないとの訴えがあった時は，寝つきが悪いのか（入眠困難），夜中に何度も目覚めてしまうのか（中途覚醒），熟睡できないのか（熟眠困難），朝早く目覚めてしまうのか（早朝覚醒），いずれかあるいはこれらが併存しているのか分類する．一方，不眠症とは，睡眠の開始，睡眠の質や維持

表1　睡眠に関連する症状

・不眠
夜眠れない，夜中に何回も目覚める，朝早く目覚める，熟睡できない
・過眠
昼間の眠気・居眠り，昼間十分に覚醒していることができない
・睡眠中に起こっている異常現象
いびきや睡眠時呼吸停止 下肢の異常感覚により脚を動かしたくなり眠れない，脚のピクツキ 寝言，叫ぶ，腕を動かす，殴る，蹴る，歩き回る
・睡眠をとるタイミングに問題がある
睡眠が不規則，極端な夜更かし朝寝坊

表2　睡眠障害の国際分類第2版（ICSD-2）の分類

・不眠症
例：特発性不眠症，精神生理性不眠症
・睡眠関連呼吸障害群
例：睡眠時無呼吸症候群
・中枢性過眠症群
例：ナルコレプシー，特発性過眠症
・概日リズム睡眠障害群
例：時差障害，交代勤務障害，睡眠相後退障害
・睡眠時随伴症群
例：夜驚症，睡眠時遊行症，レム睡眠行動異常症
・睡眠関連運動障害群
例：レストレスレッグス症候群，周期性四肢運動異常症
・孤発性の諸症状，正常範囲と思われる異型症状，未解決の諸問題
例：長時間睡眠者，短時間睡眠者，いびき，寝言
・その他の睡眠障害

等睡眠に関する訴えが，十分な睡眠をとる機会がありかつ適切な睡眠環境下にあっても生じ，心身の機能に影響を及ぼし日中の社会活動に影響をもたらす疾患群をいう[1]．不眠症の原因には，生理学的要因（physiological），心理学的要因（psychological），薬理学的要因（pharmacological），精神学的要因（psychiatric），身体的要因（physical）がある（**表3**）[2]．

慢性不眠症（chronic insomnia）とは通常，不眠の状態が1か月以上持続しているものをいい，原発性不眠症と併存性不眠症に分類される．原発性不眠症とは，併存する疾患のない不眠症を指し，特発性不眠症，精神生理性不眠症等がこれに該当する[1]．併存性不眠症は，従来，続発性不眠症（secondary insomnia）といわれたものであり，薬物あるいは物質の使用，身体疾患や精神疾患，原発性睡眠障害（primary sleep disorders）が併存するものを指す．原発性睡眠障害には，睡眠時無呼吸症候群，レストレスレッグス症候群，周期性四肢運動異常症，レム睡眠行動異常症，ナルコレプシーおよび概日リズム睡眠障害

表3　不眠症の原因

・生理学的要因 physiological
例：不適切な室温，騒音，照明，慣れない環境，寝具
・心理学的要因 psychological
例：心理ストレス・喪失体験・恐怖体験
・薬理学的要因（薬物・嗜好品）pharmacological
例：降圧薬（β遮断薬），甲状腺ホルモン，ステロイド，気管支拡張薬，インターフェロン，アルコール，ニコチン，カフェイン
・精神学的要因（精神疾患）psychiatry
例：うつ病，統合失調症，不安障害，適応障害，人格障害，認知症
・身体的要因（身体症状・疾患）physical
例：呼吸器系（気管支喘息，慢性閉塞性肺疾患） 　　　循環器系（狭心症，心不全） 　　　消化器系（逆流性食道炎，消化性潰瘍） 　　　内分泌代謝系（糖尿病，甲状腺機能亢進症） 　　　皮膚疾患（アトピー性皮膚炎） 　　　筋骨格系（関節リウマチ，線維筋痛症） 　　　婦人科疾患（更年期障害） 　　　泌尿器疾患（前立腺肥大，夜間頻尿，失禁，遺尿） 　　　神経疾患（脳卒中・パーキンソン病・てんかん・頭痛，神経筋疾患） 　　　原発性睡眠障害（睡眠時無呼吸症候群，レストレスレッグス症候群，周期性四肢運動異常症，レム睡眠行動異常症，ナルコレプシー）

がある[3].

過眠

過眠とは，昼間の過剰な眠気や居眠りが起こる状態である．これにより持続的に日常生活に影響を与える場合には病的と捉える必要がある．

過眠をきたす病態には，脳の睡眠覚醒機構の異常による一次性（中枢性）過眠症（例：ナルコレプシー，特発性過眠症）となんらかの原因により睡眠の状態が悪化して過眠を生じるものが二次性過眠症である．後者の原因には，①睡眠が不規則等睡眠をとる時間帯に問題がある場合，②日常の睡眠をとる量が不足している場合，③睡眠の質自体が低下している場合がある．例えば，①睡眠をとる時間帯に問題がある例として，極端な夜更かし朝寝坊パターンを示す「睡眠相後退障害」（概日リズム睡眠障害の一つ），②日常の睡眠の量が不足している例として，平日の睡眠時間が短縮し週末や休日に睡眠時間を長くとるにもかかわらず慢性的な睡眠負債の蓄積のため眠気が生じる「行動誘発性睡眠不足症候群」，③睡眠の質自体が不良な例として，「睡眠時無呼吸症候群」や「周期性四肢運動異常症」がある．この他，昼間の眠気をきたし得る身体疾患や神経疾患（例：脳梗塞，多発性硬化症，パーキンソン病，筋強直性ジストロフィー，甲状腺機能低下症），精神疾患（例：うつ病），薬物（例：睡眠薬，抗うつ薬，抗精神病薬，抗ヒスタミン薬）の服薬の有無も確認する（表4）[1]．

睡眠中の随伴症状（異常現象）

睡眠中には様々な異常現象が生じ，これが睡眠障害の原因になり得る．これには睡眠時随伴症群[1]，睡眠関連運動障害群[1]，睡眠関連呼吸障害群[1]がある（表5）．

1．睡眠時随伴症群

睡眠を妨げる身体運動が睡眠中にみられるもので，錯綜した行動，すなわち，複雑で意味ありそうな目標指向性行為がみられることが多い．症状には，叫び声をあげる，腕を動かす，殴る，蹴る，歩き回る等がある．異常な行動が出現する睡眠の時期により『ノンレム睡眠（徐波睡眠）からの不完全な覚醒によるもの』と『レム睡眠に関連するもの』に分類される．

ノンレム睡眠（徐波睡眠）からの不完全な覚醒によるものには，錯乱性覚醒，睡眠時驚愕症，睡眠時遊行症がある．小児に多くみられ，成長発達とともに自然消失する．

表4 過眠症の原因

・一次性（中枢性）過眠症（脳の睡眠覚醒機構の異常）
例：ナルコレプシー，特発性過眠症
・二次性過眠症（睡眠習慣あるいは夜間の睡眠の問題）
1）睡眠をとる時間帯に問題がある 　　例：概日リズム睡眠障害 2）睡眠をとる量が不足している 　　例：行動誘発性睡眠不足症候群 3）睡眠の質が低下している 　　例：睡眠時無呼吸症候群，周期性四肢運動異常症
・その他の過眠症（基礎疾患あるいは外的要因に随伴するもの）
1）身体疾患，神経疾患 　　例：脳梗塞（傍正中視床梗塞），多発性硬化症，脳腫瘍，パーキンソン病，筋強直性ジストロフィー，甲状腺機能低下症，中毒・代謝性疾患，遺伝性疾患（例：プラダー・ウィリー症候群）等 2）精神疾患 　　例：うつ病 3）薬物 　　例：睡眠薬，抗うつ薬，抗精神病薬，抗ヒスタミン薬

表5 睡眠中の随伴症状（異常現象）をきたす疾患

1．睡眠時随伴症群
A．ノンレム睡眠からの不完全覚醒 　　例：錯乱性覚醒，睡眠時驚愕症，睡眠時遊行症 B．レム睡眠関連 　　例：レム睡眠行動異常症，悪夢障害，睡眠麻痺
2．睡眠関連運動障害群
例：レストレスレッグス症候群，周期性四肢運動異常症
3．睡眠関連呼吸障害群
例：睡眠時無呼吸症候群

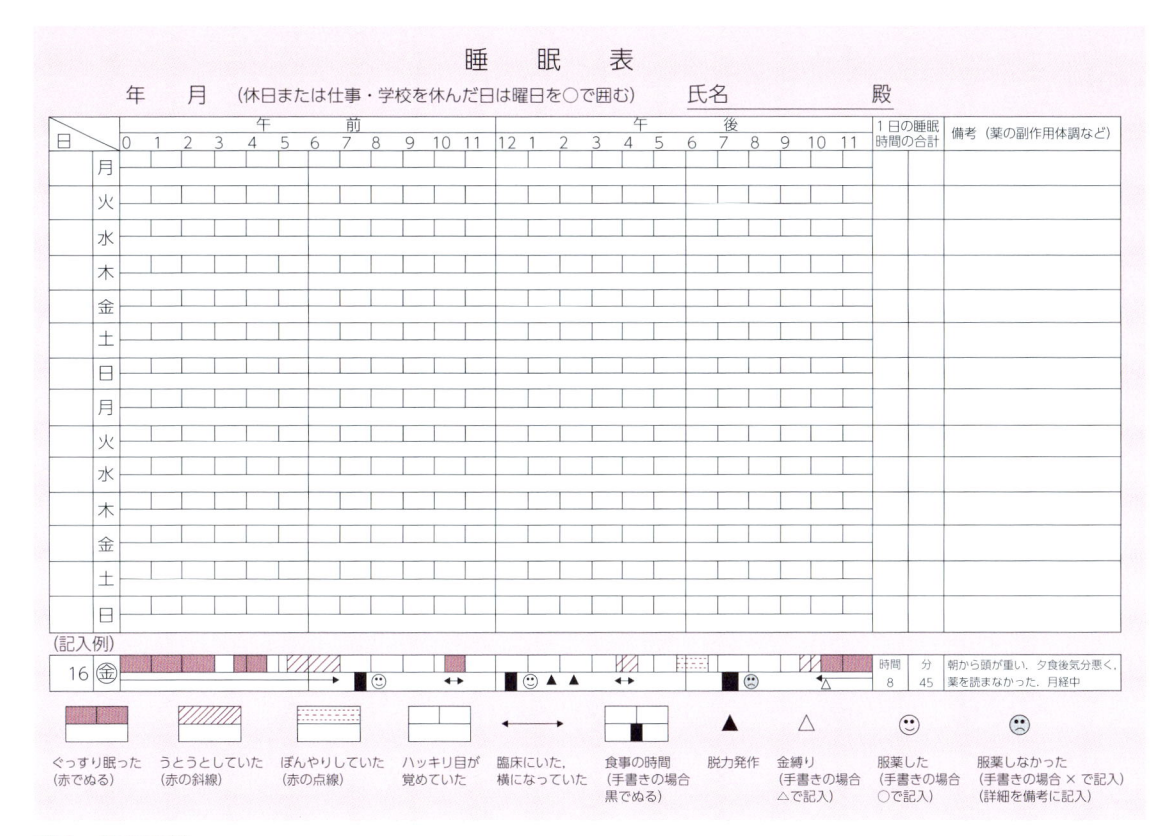

図1 睡眠日誌

レム睡眠に関連するものには，悪夢障害やレム睡眠行動異常症がある．

レム睡眠行動異常症は，しばしば悪夢を体験し，その内容をそのまま行動に表出する睡眠障害である．悪夢の内容は，不安や恐怖，攻撃的であるものが多く，寝言，叫び声をあげる，殴る，蹴る，歩き回る等の動作や行動がみられる．鑑別すべき病態に，睡眠関連てんかんや夜間せん妄があるが，これらとは異なり，レム睡眠行動異常症の患者では，患者に覚醒を促すと速やかに目覚め，夢の内容を想起し行動の内容を再現することができることが特徴である．パーキンソン病や多系統萎縮症のような神経変性疾患に合併することが多い．また，中高年の男性にみられることが多い『特発性レム睡眠行動異常症』は，パーキンソン病やレヴィ小体型認知症をはじめとする神経変性疾患との関連が注目されている．

2. 睡眠関連運動障害群

睡眠中に出現する比較的単純な常同的な反復性の運動により睡眠が妨げられる疾患群である．睡眠中の異常運動により不眠，昼間の眠気あるいは疲労感の訴えがあり，これには，レストレスレッグス症候群（むずむず脚症候群あるいは下肢静止不能症候群とも呼ぶ），周期性四肢運動異常症，睡眠関連歯ぎしり，睡眠関連こむらがえり，睡眠関連律動性運動障害がある．

レストレスレッグス症候群は，夕方から夜間にかけて出現または悪化する脚の異常感覚により，脚を動かしたくてたまらない衝動感に襲われ，じっとしていられないために脚を動かしたり，歩き回る等して不眠を訴える．家族歴のある例があり，周期性下肢運動を高率に合併する．

3. 睡眠関連呼吸障害群

睡眠中に出現する呼吸異常により睡眠が妨げられる疾患群である．閉塞性睡眠時無呼吸症候群，中枢性睡眠時無呼吸症候群，睡眠関連低換気／低酸素血症候群がある．

閉塞性睡眠時無呼吸症候群は，睡眠中に繰り返

平成　　年　　月　　日
名前　　　　　　　　　　　　年齢　　　歳　男・女

下記のいずれかに○をつけてから，回答をお願いします．
1．自分自身だけで記入した．　2．家族あるいはベットパートナーと相談して記入した

RBDスクリーニング問診票

質問	答え
1．とてもはっきりした夢を時々見る．	はい・いいえ
2．攻撃的だったり，動きが盛りだくさんだったりする夢をよく見る．	はい・いいえ
3．夢を見ている時に，夢の中と同じ動作をすることが多い．	はい・いいえ
4．寝ている時にうでや足を動かしていることがある．	はい・いいえ
5．寝ている時にうでや足を動かすので，隣で寝ている人にケガを負わせたり，自分がケガをしたりすることもある．	はい・いいえ
6．夢を見ている時に以下のできごとが以前にあったり，今もある．	
6.1　誰かとしゃべる，大声でどなる，大声でののしる，大声で笑う．	はい・いいえ
6.2　腕と足を突如動かす / けんかをしているように．	はい・いいえ
6.3　寝ている間に，身振りや複雑な動作をする（例：手を振る，挨拶をする，何かを手で追い払う，ベッドから落ちる）．	はい・いいえ
6.4　ベッドの周りの物を落とす（例：電気スタンド，本，メガネ）．	はい・いいえ
7．寝ている時に自分の動作で目が覚めることがある．	はい・いいえ
8．目が覚めた後，夢の内容をだいたい覚えている．	はい・いいえ
9．眠りがよく妨げられる．	はい・いいえ
10．以下のいずれかの神経系の病気を，以前患っていた，または現在患ってますか（例：脳卒中，頭部外傷，パーキンソン病，むずむず脚症候群，ナルコレプシー，うつ病，てんかん，脳の炎症性疾患）．	はい・いいえ

図2　レム睡眠行動異常症のスクリーニング法（RBDSQ-J）

す上気道の完全または不完全な閉塞により睡眠が妨げられ，上気道閉塞症状として，いびき・睡眠時呼吸停止，繰り返す呼吸イベントによる睡眠関連症状として，昼間の眠気や不眠（中途覚醒，熟眠障害）等の症状がみられる．

睡眠をとる時間帯の問題

人為的な生活スケジュールの変更によるもの，体内時計の指令による睡眠覚醒の時間帯が外界の生活時間帯と一致しないために睡眠に関連した症状がでるものがある．概日リズム睡眠障害群[1]に属するもので，前者の代表的なものには時差障害，交代勤務障害，後者の代表的なものに睡眠相後退障害がある．

睡眠障害の評価法と診断

睡眠習慣（睡眠歴）および薬物・物質の使用歴と内科・精神疾患の既往歴の問診（医療面接）を行い，日常の睡眠習慣や睡眠覚醒パターンの把握のために可能な限り睡眠日誌を1～2週間記録する（**図1**）．睡眠の質の評価にはピッツバーグ睡眠質問票（Pittsburgh Sleep Quality Index：PSQI）[4]の日本語版[5,6]，昼間の眠気の評価にはエプワース眠気尺度（Epworth Sleepiness Scale：ESS）[7]の日本語版[8,9]の記入を行う[2,10]．また，レム睡眠行動異常症のスクリーニング法にはRBDSQ-Jがある（**図2**）[11,12]．

これらの主観的な評価のみでは，睡眠障害の把握に限界があり，客観的評価方法には，睡眠覚醒

表6 睡眠障害の評価法と診断

1. 医療面接	睡眠習慣（睡眠歴），薬物・物質の使用歴，身体・精神疾患の既往
2. 日常の睡眠覚醒パターンの把握	睡眠日誌
3. 問診票	1）ピッツバーグ睡眠質問票（PSQI）の日本語版 2）エプワース眠気尺度（ESS）の日本語版 3）レム睡眠行動異常症のスクリーニング問診票（RBDSQ-J）
4. 客観的スクリーニング法	1）アクチグラム（睡眠覚醒リズムの評価） 2）携帯型パルスオキシメトリ，簡易検査（睡眠時無呼吸のスクリーニング）
5. 確定診断	1）睡眠ポリグラフ検査（PSG） 睡眠時無呼吸症候群，レム睡眠行動異常症，周期性四肢運動異常症等の確定診断 2）反復睡眠潜時検査（MSLT） ナルコレプシー，特発性過眠症の確定診断（前夜にPSG施行）

リズムの評価にアクチグラム，睡眠時無呼吸のスクリーニングに携帯型パルスオキシメトリや簡易検査があり，さらに睡眠時無呼吸症候群，レム睡眠行動異常症，周期性四肢運動異常症等原発性睡眠障害（primary sleep disorder）の存在が疑われる時は，確定診断のために睡眠ポリグラフ検査（polysomnography：PSG）を施行する[1,2]．ナルコレプシーや特発性過眠症のような中枢性過眠症の確定診断にはPSGを施行し翌日に反復睡眠潜時検査（multiple sleep latency test：MSLT）を施行する[1]．睡眠障害の評価法と診断の概要を表6に示す．

おわりに

睡眠障害について，睡眠に関連する症候とその評価法・診断へのアプローチについて概説した．本稿をさらにご理解いただくためにも他書[10,13,14]もご一読頂ければ幸いである．

（宮本雅之・宮本智之・平田幸一）

文献

1) 睡眠障害国際分類第2版 診断とコードの手引（The International Classification of Sleep Disorders, Second Edition Diagnostic and Coding Manual），American Academy of Sleep Medicine（日本睡眠学会診断分類委員会訳），医学書院，2010．
2) Schutte-Rodin S, Broch L, Buysse D, et al：Clinical guideline for the evaluation and management of chronic insomnia in adults. J Clin Sleep Med, **4**（5）：487-504, 2008.
3) National Institutes of Health State of the Science Conference Statement：Manifestations and Management of Chronic Insomnia in Adults, June 13-15, 2005. Sleep, **28**（9）：1049-1057, 2005.
4) Buysse DJ, Reynolds CF III, Monk TH, et al：The Pittsburgh Sleep Quality Index：a new instrument for psychiatric practice and research. Psychiatry Res, **28**：193-213, 1989.
5) 土井由利子 et al：ピッツバーグ睡眠質問票日本語版の作成．精神科治療学，**13**：755-763, 1998．
6) Doi Y, Minowa M, Uchiyama M, et al：Psychometric assessment of subjective sleep quality using the Japanese version of the Pittsburgh Sleep Quality Index（PSQI-J）in psychiatric disordered and control subjects. Psychiatry Res 97：165-172, 2000.
7) Johns MW：A new method for measuring daytime sleepiness：the Epworth sleepiness scale. Sleep, **14**：540-545, 1991.
8) 福原俊一 et al：日本語版 the Epworth Sleepiness Scale（JESS），これまで使用されていた多くの「日本語版」との主な差異と改訂．日本呼吸器学会誌，**44**：896-898, 2006．
9) Takegami M, Suzukamo Y, Wakita T, et al：Development of a Japanese version of the Epworth Sleepiness Scale（JESS）based on item response theory. Sleep Med, **10**：556-565, 2009.
10) 清水徹男編：睡眠障害の診断・治療ガイドライン．睡眠医療，**2**（3）：261-336, 2008．
11) Stiasny-Kolster K, Mayer G, Schäfer S, et al：The REM sleep behavior disorder screening questionnaire-a new diagnostic instrument. Mov Disord, **22**：2386-2393, 2007.
12) Miyamoto T, Miyamoto M, Iwanami M, et al：The REM sleep behavior disorder screening questionnaire：validation study of a Japanese version. Sleep Med, **10**：1151-1154, 2009.
13) 睡眠障害の診断・治療ガイドライン研究会編．睡眠障害の対応と治療ガイドライン，じほう，2002．
14) 古池保雄監修，野田明子，中田誠一，尾崎紀夫編．基礎からの睡眠医学，名古屋大学出版会，2010．

第2章 まずは「神経症候」に注目する

12. 自律神経症候

概念

　自律神経系と内分泌系は臓器機能を調節し，体外および体内環境の変化に適切に順応する．その役割分担として，短期的な変化には自律神経系，長期的な変化には内分泌系が対応する．起立負荷に対する血圧調節を例にあげると，ヒトが臥位から立ち上がると血液が下肢に貯留し，そのままでは血圧は低下する．このような急激な変化に対し，自律神経は素早く下肢の血管を収縮させて血圧を維持するが，神経活動は多くのエネルギーを必要とするため長時間の維持には不適である．起立が長時間続いた場合は，昇圧作用を持つ内分泌物質が分泌され，血圧を維持する．このように自律神経系と内分泌系は連携しながら体内・外の環境変化に対応している．

　自律神経系は交感神経系（sympathetic system）と副交感神経系（parasympathetic system）に分けられ，さらに消化管の壁在神経系（enteric nervous system）を独立した自律神経系とする場合がある．交感神経と副交感神経が各臓器を二重に支配し，副交感神経は安静時に交感神経は活動時に優位に働くというように相反的に作用していると解釈されることが多いが，必ずしもそうとはいえない．例えば，唾液腺では交感神経と副交感神経のいずれも分泌を促進させる．性機能においては交感神経が陰茎を勃起させ，副交感神経が射精を引き起こすように協調的に働く．汗腺のように交感神経のみが支配する臓器もある．このため，臓器ごとに交感神経系と副交感神経系の働きを理解する必要がある．表1に各臓器における交感神経，副交感神経の働きを示す．

　古典的に自律神経中枢とされる視床下部は，生体の日内リズム，体液・電解質管理，体温調節，摂食調節等の比較的ゆっくりとした環境変化への対応において重要な働きをしており，むしろ内分泌系と密接な関係にある．近年では，自律神経中枢は，視床下部に加え，感情・記憶に重要な働きをする辺縁系，生命維持に重要な脳幹網様体等の複数の部位から構成される中枢自律神経線維網（central autonomic network）として捉えられている．中枢自律神経線維網からの交感神経の出力は脊髄を下行し，胸髄にある中間外側核に至る．中間外側核にある神経は交感神経節前神経と呼ばれ，その神経終末は傍脊椎の交感神経節にある．交感神経節にある神経細胞は交感神経節後神経と

表1　各臓器における交感神経と副交感神経の働き

臓器	交感神経	副交感神経
瞳孔	散瞳	縮瞳
唾液	分泌	分泌
眼瞼（ミューラー筋）	挙上	―
心臓	脈拍増加・心収縮力増加	脈拍低下・心収縮力減少
気管支	拡張	収縮
四肢細動脈	血管収縮（α受容体）	―
汗腺	分泌	―
消化管	消化液の分泌	消化管運動の増大
腎	尿生成低下とレニン分泌	
膀胱排尿筋	弛緩	収縮
膀胱括約筋	収縮	弛緩
陰茎	射精	勃起

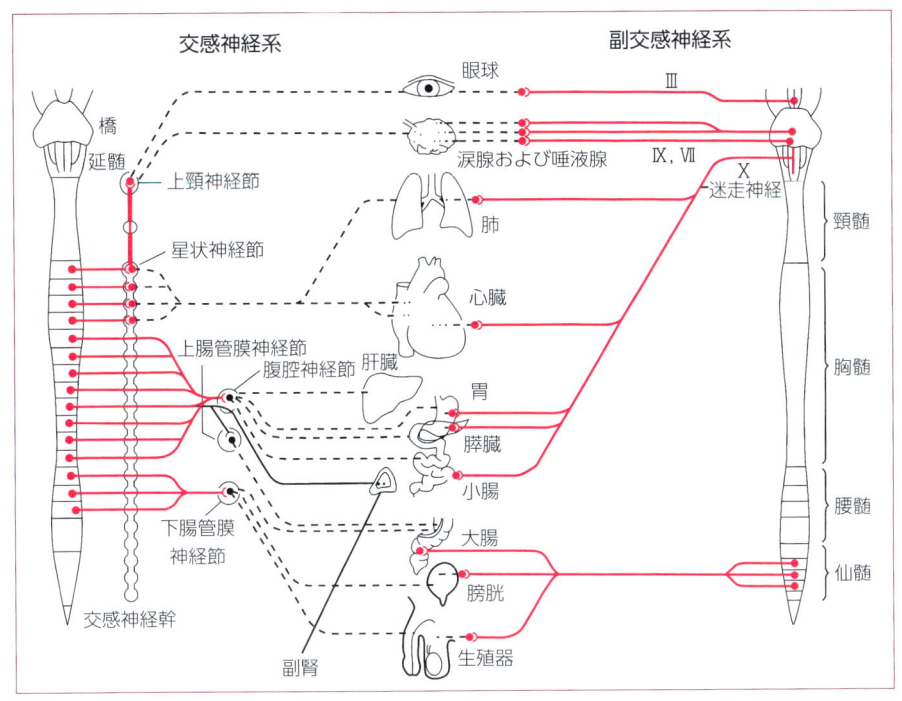

図1 交感神経と副交感神経[1]（一部改変）

呼ばれ，その神経終末は支配臓器にある．一方，副交感神経節前神経は脳幹（迷走神経背側運動核等）と仙髄にあり，その終末は支配臓器近傍の神経節にある（図1）．自律神経系の神経伝達物質として重要なのはノルアドレナリンとアセチルコリンである．交感神経および副交感神経の節前神経はアセチルコリンを神経伝達物質とするコリン作動性である．節後神経においては，交感神経はノルアドレナリン作動性，副交感神経はコリン作動性であるが，汗腺を支配する交感神経はコリン作動性である．

自律神経症候の診かた

自律神経は様々な臓器を支配しており，その障害は多彩な症候を示す．異常には亢進と低下があり，器質的な病変によるものと機能的な異常によるものがある．器質性病変により機能が低下している状態を自律神経不全（autonomic failure）と呼ぶ．以下に自律神経の症候について述べる．

1．心循環系の症候

心循環系の症候で重要なのは血圧調節障害であり，その異常には低血圧と高血圧がある．自律神経障害による血圧低下には起立性低血圧，食事性低血圧（食後低血圧），神経調節性失神等がある．自律神経障害に伴う血圧上昇としては臥位高血圧があり，しばしば起立性低血圧に伴ってみられる．脈拍調節障害の症候には頻脈と徐脈があり，自律神経障害に関連する頻脈としては起立性頻脈症候群が重要である．以下に各々の症候について述べる．

1）起立性低血圧 orthostatic hypotension

起立性低血圧は「起立時3分以内に収縮期血圧が20mmHg以上，または拡張期血圧が10mmHg以上低下し，その状態が持続する場合」と定義される．診断には起立負荷（head-up tilt）試験が有用であり，その所見を図2に示す．自律神経不全症に伴う神経原性の起立性低血圧が代表的であるが，心疾患による心拍出量の低下，出血や脱水等による循環血液量の低下，血管拡張作用を持つ薬剤の副作用等非神経原性のものもあ

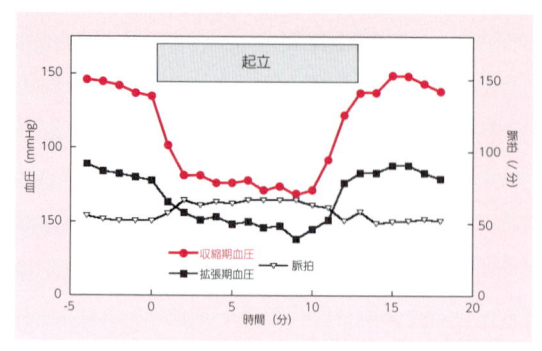

図2 起立性低血圧患者のhead-up tilt試験の結果

表2 起立性低血圧の原因

神経原性
原発性自律神経不全症
多系統萎縮症
パーキンソン病
レビー小体型認知症
純粋自律神経不全症等
続発性自律神経不全症
糖尿病性ニューロパチー
家族性アミロイドニューロパチー等

非神経原性
中毒
薬物（降圧薬，利尿薬，抗狭心症薬，抗精神病薬，抗パーキンソン病薬等）
アルコール
心拍出量減少
心・血管疾患（虚血性心疾患，不整脈等）
循環血漿量減少（脱水，出血等）
内分泌疾患
アジソン病，尿崩症等
廃用性
長期臥床，宇宙飛行等

る（表2）．起立性低血圧は高齢者では2〜3割にみられ，加齢，基礎疾患，服薬等の複数の要因が関与している．起立性低血圧の自覚症状としては，立ちくらみ，意識が薄れる感じ，めまい感，眼前暗黒感，眼前白濁，目のかすみ等が代表的で，疲労感，易疲労性（長く歩けない），眠気，息苦しさ，後頸部〜肩の痛み（コートハンガー痛），頭痛，胸痛・胸部不快感，動悸を訴える場合もある．血圧がさらに低下すると失神する．高齢者では自覚症状がないまま失神する場合があり，単なる「転倒」と判断されることが少なくない．転倒を繰り返す高齢者では，起立性低血圧の存在を考慮する必要がある．起立性低血圧の増悪因子としては，脱水，午前中（起床時は脱水傾向にあるため），暑環境，入浴，食事（食事性低血圧），飲酒，運動後（筋血管の拡張による），塩分制限等がある．これら増悪因子の評価は，起立性低血圧のマネージメントにおいて重要である．

2）食事性低血圧（食後低血圧）postprandial hypotension

食事性低血圧は「食後2時間以内に収縮期血圧が20mmHg以上低下する」状態と定義されることが多い．自律神経不全症や高齢者でしばしばみられる．患者は立ちくらみ，失神，転倒，眠気，易疲労性等を食後に訴える．食事内容としては炭水化物，特に糖が重要で，脂質や蛋白質は血圧にあまり影響しない．病態は，糖が消化管から吸収される際の消化管血管拡張による腹腔内血液貯留に対し，自律神経系および内分泌系が適切に対応できていないことによる．診断には24時間血圧計（図3）と食事負荷試験（図4）が有用である．

3）臥位高血圧（夜間高血圧）recumbent hypertension

慢性の自律神経不全の患者は，起立性低血圧に加え臥位時に高血圧がみられることが多く，臥位高血圧と呼ばれる．長時間臥床する夜間にみられることから，夜間高血圧と呼ぶこともある．自覚症状は通常ないが，心肥大や脳出血のリスクとなる．しかし，安易な治療は並存する起立性低血圧を悪化させるので，臥位高血圧と起立性低血圧の程度を総合的に評価・判断する必要がある．臥位高血圧の病態の一つとして，自律神経不全患者では起立時の脳虚血を防ぐために昇圧作用を持つホルモンが代償性に分泌されて臥位血圧が上昇する．別の病態としては，起立性低血圧に対し投与した昇圧薬の影響がある．診断には，24時間血圧測定で夜間就寝中の高血圧を確認する（図3）．

4）神経調節性失神 neurally-mediated syncope

自律神経不全はないが，自律神経の機能的調節障害により発作性に低血圧を起こして失神する病態を神経調節性失神と呼ぶ．神経調節性失神には血管迷走神経性失神，頸動脈洞性失神，咳やいきみ等により誘発される状況失神等がある．

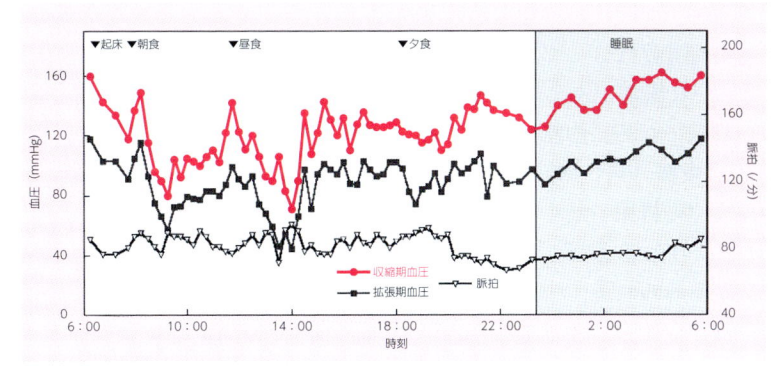

図3 自律神経不全患者の24時間血圧測定
起立性低血圧，食事性低血圧，臥位高血圧が認められる

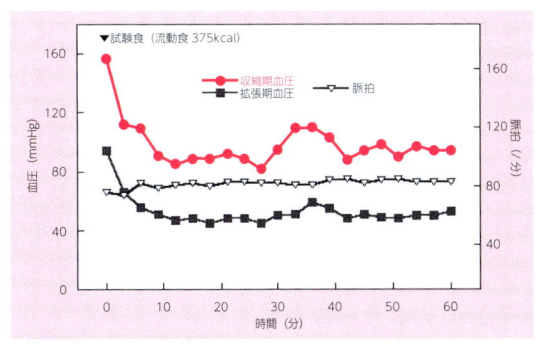

図4 食事負荷試験

A. 血管迷走神経性失神 vasovagal syncope

血管迷走神経性失神は若い女性に多く，朝礼や満員電車の中等で長時間立っていると気分が悪くなり倒れる，あるいは採血されている時に倒れる，といったものが典型的エピソードである．発作は交感神経活動を賦活する刺激，例えば長時間の起立（血液の下腿貯留による循環血流量減少に対し交感神経が賦活される），痛み，恐怖，不快な感情により，徐脈と血管拡張が誘発され（ベツォルト・ヤーリッシュ反射），失神する．患者は意識低下に伴い倒れ込むが，打撲等の外傷を伴う頻度は低い．細かな痙攣を伴うことも少なくない．倒れることで脳循環は回復し，速やかに意識は回復する．失神は20秒以内のことが多く，1分以上遷延することはまれである．悪心，動悸，顔面蒼白，発汗をしばしば伴う．診断には長時間の起立負荷試験が有用であるが，検査での検出率は高いとはいえず，詳細な問診からの診断が重要である．

B. 頸動脈洞性失神 carotid sinus syncope

頸動脈洞性失神は，上を仰ぎみたり，後ろを振り返る等して頸を捻転した際に誘発される失神で，高いカラーやネクタイによる頸動脈洞の圧迫で誘発される場合もある．60歳以上の動脈硬化の危険因子を持つ患者にみられる．頸動脈洞の血管壁には圧受容体が多く存在している．動脈硬化により硬化した頸動脈洞が頸部の後屈や捻転の際に伸展されることで圧受容器が強く刺激され，脳が血圧が上昇したと誤認し，脈拍および血圧を低下させ，失神を起こす．

5) 体位性頻脈症候群 postural tachycardia syndrome

起立性頻脈症候群は起立により血圧の低下を伴わない30拍/分以上の脈拍増加あるいは起立時の頻脈（120拍/分以上）がみられる起立不耐症候群で，めまい・立ちくらみ感，疲労感，失神等を伴う．50歳以下の女性に多い．診断には起立負荷試験が有用である．

2. 排尿・消化管の症候

1) 排尿障害の症候

尿路を支配する交感神経（下腹神経）は膀胱壁にある排尿筋を抑制し，尿を膀胱にためる．一方，仙髄から出る副交感神経（骨盤神経）は排尿筋を収縮させ，尿を排出させる．尿路を閉鎖する外尿道括約筋は体性運動神経（陰部神経）であり，厳密には自律神経ではない．排尿障害の症候は蓄尿障害と排出障害に分類される．蓄尿時は脳からの命令で排尿筋の活動は抑制され，括約筋は賦活されているが，脳や脊髄の病変により排尿筋の抑制

路が障害されると蓄尿障害が起こり，頻尿がみられる．正常な1日の尿回数は3〜7回であり，10回以上あると明らかな異常である．軽度の蓄尿障害では，睡眠が排尿のために中断されることで気づくことが多い（夜間（頻）尿）．蓄尿障害では尿意を感じるとすぐに排尿したくなり（切迫性尿意），トイレに間に合わず失禁する（切迫性尿失禁）といった症状もみられる．一方，骨盤神経の障害により排尿筋の収縮力が低下したり，脊髄病変等で括約筋を排尿時に弛緩できなくなると（排尿筋外括約筋協調不全），排出障害が起こる．排尿の開始までに時間がかかり（排尿開始遅延），排尿しづらく（排尿困難感），尿線が細くなり，残尿が生じる．

2）唾液および上部消化管の症候

自律神経不全症では，唾液分泌低下による口腔内乾燥や，食道および胃の蠕動運動低下による嚥下障害や嘔吐がみられることがある．胃支配自律神経の障害により機能性の通過障害が起きている状態を胃（運動）麻痺 gastroparesis と呼び，糖尿病性ニューロパチーやその他の自律神経疾患でみられる．

3）排便障害の症候

排便障害には便秘と下痢がある．便秘は「本来体外に排出すべき糞便を十分量かつ快適に排出できない状態」と定義される．具体的には，排便回数（週3回未満），便の排出困難（排便に怒力を要する状態や残便感）がみられる場合を便秘とする．便秘の病態には，大腸通過時間の延長によるものと直腸にある便塊をうまく排出できない排出障害によるものがある．便秘の状態が長く続くと腸の消化・吸収障害が起こるので，便秘による硬便が出た後に下痢がみられることがある（交代性の便秘と下痢）．

3. 瞳孔の症候

瞳孔の普段の大きさは3〜4mmであり，明るいところで縮小し（縮瞳），暗いところで開く（散瞳）．また，近くをみる時に縮瞳する（近見反射）．これらの調節は自律神経により行われ，交感神経により散瞳し，副交感神経により縮瞳する．瞳孔を支配する交感神経は脊髄を下降し，C8，T1の

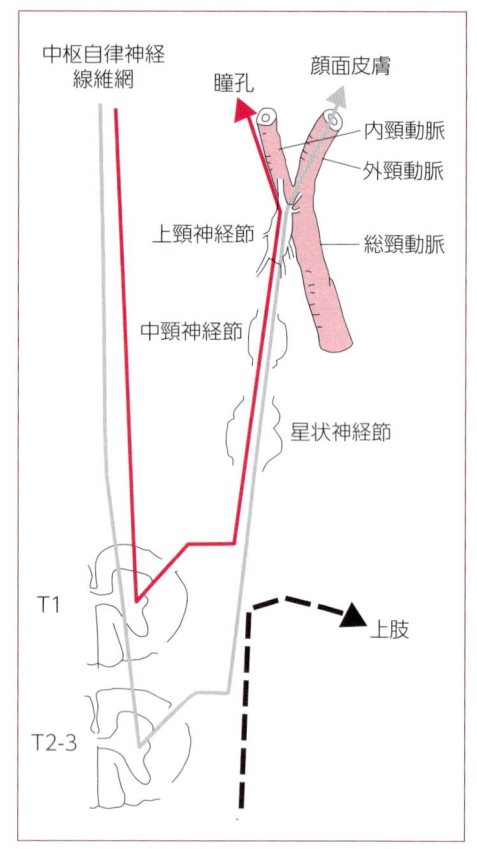

図5 瞳孔支配の交感神経の走行

脊髄中間外側核の交感神経節前細胞に至る．交感神経節前線維は頸部交感神経節に至り，交感神経節後線維は瞳孔散大筋に至る（図5）．この経路が障害されると瞳孔は縮瞳する．眼瞼を挙上させるミューラー筋を支配する交感神経と顔面の汗腺を支配する交感神経もこの経路を通るため，病側の縮瞳に加え病側の眼瞼下垂（眼裂狭小）と病側顔面の発汗低下を伴うことがあり，ホルネル症候群と呼ばれる．ホルネル症候群の原因には脳梗塞（延髄外側症候群），頸髄疾患，肺尖部腫瘍，先天性，医原性（星状神経節ブロック）等がある．瞳孔支配の副交感神経が障害されると瞳孔は散大する．脳ヘルニア（鉤ヘルニア）では副交感神経が通る動眼神経の圧迫障害により病側の散瞳と対光反射消失がみられ，これは脳ヘルニアの徴候として重要である．また，副交感神経の節後神経がある睫毛神経節が慢性的に障害されると緊張性瞳孔（アディー瞳孔）となる．瞳孔は散瞳し，対光反射が消失しているようにみえるが，明るい場所に

移ると徐々に縮瞳し，暗い場所に移ると徐々に散瞳する．近見反射はしばしば保たれている．

4. 皮膚の症候

1) 発汗障害の症候

発汗の重要な役割の一つは体温調節である．この発汗は温熱性発汗と呼ばれ，ヒトではほぼ全身にみられる．一方，手掌・足底の発汗は体温調節に関与せずに滑り止めの機能を持ち，物をしっかり握ったり，細かな作業の際に役立ち，手が物に触れた時等に発汗する．動物においては手掌・足底の発汗は逃避行動時に重要であるため，逃避を引き起こす恐怖や精神的ストレスによっても誘発され，精神性発汗とも呼ばれる．頭部・顔面の発汗は温熱負荷に加え精神的負荷でも起こり，脳を冷却する働きを持つとされる．腋窩の汗は暑熱環境や情動に関連して分泌される．また，辛い物を食べた時に頭部・顔面にかく汗は味覚性発汗と呼ばれる．

発汗障害には発汗過多と発汗低下があり，全身性と局所性のものがある．全身性の発汗過多は特発性のものが多いが，甲状腺機能亢進症，褐色細胞腫，炎症性疾患などに伴う症候性のものもある．寝汗は盗汗とも呼ばれ，慢性の感染症や悪性リンパ腫に伴うことがある．局所性の発汗過多には手掌・足底発汗過多症（掌蹠多汗症）や腋窩多汗症があり，これらは通常は特発性である．また，体の一部に発汗低下が起きると他の部位に多汗がみられることがあり，代償性発汗過多と呼ばれる．例えば，手掌・足底発汗過多症に対する治療として両側のT2-3の交感神経切除術を行うと，上肢の発汗は低下するが，体幹あるいは下枝等に代償性発汗過多がみられることはよく知られている．

2) 皮膚血管の症候

レイノー現象（Raynaud's phenomenon）は寒冷刺激や精神的ストレスにより一過性に手指等の皮膚が蒼白となり，その後にチアノーゼがみられる現象である．強皮症等膠原病に伴うことが多いが，健康な若い女性でもみられる．肢端紫藍症（acrocyanosis）は寒冷刺激により四肢末端や耳朶が紫藍色を呈し，患部に冷感を認める現象で，末梢循環の異常によると考えられている．膠原病に伴ったり，薬剤の副作用としてみられる．肢端紅痛症（erythromelalgia）は四肢末端の紅潮，皮膚温上昇，灼熱痛を主徴とする症候群である．遺伝性のもの，多血症，血小板増多症，末梢神経障害等に伴うもの，薬剤性のもの等がある．疼痛，皮膚の紅潮といった症状は軽度の外傷後に発症する疼痛症候群である反射性交感神経性ジストロフィー（複合性局所疼痛症候群1型）でもみられ，この場合は疼痛部の発汗過多，筋力低下，骨の萎縮等を伴う．

補助検査

1. 起立負荷試験

起立に対する血圧および脈拍の反応を評価する検査には，被検者に自ら立ってもらう方法（能動的起立負荷試験，シェロング試験）と傾斜台を用いて評価する方法（他動的起立負荷試験，head-up tilt 試験）があり（図2），起立性低血圧，血管迷走神経性失神，体位性頻脈症候群の診断に有用である．シェロング試験の方法は，ベッドに臥床した状態で血圧と脈拍を1分間隔で数回測定し，血圧が安定していることを確認後に能動的に起立してもらい，起立時の血圧と脈拍を1分間隔で3回以上測定する．head-up tilt 試験では，リハビリテーションで用いる電動式の傾斜台を用いて他動的に起立させる．我々の施設では水平位にした傾斜台の上で被検者を安全ベルトで固定し，十分な安静臥位後（通常は10分以上），基礎値として臥位の血圧と脈拍を1分間隔で5分間測定した後に，台を70度に傾け（国際基準では60度以上の傾斜），血圧と脈拍を1分間隔で10分間測定する．検査中に失神を起こす可能性があるので，被検者の状態を十分観察する必要がある．失神を起こしたら直ちに台を水平に戻す．長時間の起立が誘因となる血管迷走神経性失神が疑われる患者では，可能であれば45分の起立負荷を行う．頸動脈洞性失神が疑われる場合は，我々の施設では，立位で顔を左右に向けた時，頸部を後屈させた時の血圧と脈拍を測定し，頸動脈洞の伸展による血圧と脈拍の低下の有無を確認してい

る.

2. 24時間血圧測定（図3）

携帯型血圧計を24時間装着してもらい，日中は15分ごと，夜間は30分ごとに測定するように設定する．食事，睡眠，排泄等，測定中の活動の詳細を日記につけてもらう．これにより食事性低血圧や臥位高血圧を診断できる．

3. 食事負荷試験（図4）

患者を安静臥位として血圧を1～5分間隔で複数回測定し，血圧が安定していることを確認した後に臥位のまま試験食を摂取させる．我々の施設では375kcalの液体栄養食をストローで飲んでもらっているが，75gブドウ糖負荷でもよい．食後も臥位のままで3～5分間隔で2時間血圧を測定する．

4. 排尿機能検査

排尿機能検査として臨床で簡単にできるのが尿の排出障害の評価法の一つである残尿測定検査である．自尿後に導尿カテーテルを用いて残尿を測定する直接法と尿量測定用の超音波診断装置を用いる間接法がある．その他の排出障害の検査としては，排尿時の尿の勢いを測定する尿流測定検査がある．蓄尿障害の検査としては，生理食塩水を膀胱内に注入する人工的蓄尿状態において膀胱内圧を測定する膀胱内圧測定検査がある．

〈朝比奈正人〉

■ 文 献 ■

1) Mathias CJ, Banister R (eds). A Textbook of Clinical Disorders of the Autonomic Nervous System, 5th edn. Oxford：Oxford University Press, 2013.
2) Mathias CJ. Autonomic dysfunction. In：Clark C, Howard R (eds.) Neurology. A Queen Square Textbook. West Sussex：Blackwell publishing Ltd：871-892, 2009.
3) 朝比奈正人：自律神経検査．矢崎義雄（総編），内科学第11版．朝倉書店，2015.

第2章 まずは「神経症候」に注目する

13. 精神症候

概念

　精神症状は，脳神経系等の器質的病変による機能不全や心理的なストレス等によって心理状態や行動が変調をきたしたものである．抑うつ，幻覚，妄想等，その症状は主観的なものが多いが，社会行動障害のような社会的なコミュニケーションや活動にも大きく影響を与え得る症状も含まれる．多くの精神症状は ICD-10 や DSM-IV-TR で分類・定義されているが，個々の症例における症状の表れ方は，個人の生活環境や身体状態等により様々である．広義には精神に関わるすべての症状を含むが，ここでは神経疾患と特に関連の深い項目について解説する．

精神症候の診かた

　精神症状は主観的なものが多いため，患者本人に対する問診だけでは正しい診かたができない可能性がある．また，精神症状を呈した患者では他の症状を呈した患者よりも，病識が欠如している可能性もある．このため，家族や介護者等からも症状に関する訴えや行動上の変化を聞く必要がある．しかし，本人と周囲の者とでは意見が食い違うこともあり得るし，家族に対する被害妄想等が生じている場合には，家族と同席の場では本人の意見を聞くことができない．よって患者と家族から話を伺う場合には，可能であればそれぞれ別々に情報を得た後に同席してもらう等の順序で話を聞くことが効率的であると考えられる．これらの工夫は，患者や家族が医療者を信頼して話すことができるようにするためのものであるといえる．

　話を聞く内容としては，まずどのような症状がみられるのかを尋ねることは勿論だが，それがどの程度のものなのか，症状はいつ頃からどのように生じてきたのか，本人の自覚はどの程度か，等について聞く必要がある．またこれに伴って，生育環境や現在の家族との関係性等についても情報を得ることで，患者が呈している状態がどのような経緯を持って生じたのかを正確に知ることが重要である．

　神経疾患や脳血管障害では，その疾患により様々な精神・行動の障害が生じる．認知症では幻覚，妄想，不安，うつ状態等の精神症状や，徘徊，せん妄，脱抑制的行動，常同行動等，行動や心理に関する症状がみられる．これら認知症でみられる精神症状は総称して BPSD (behavioral and psychological symptoms of dementia) と呼ばれている．BPSD は脳の器質的病変による機能低下だけでなく，患者の生活背景や周囲の人々との関わり，あるいは心理的ストレス等，様々な要因によって生じていると考えられる．例えば，アルツハイマー病や前頭側頭葉型認知症例では食行動の異常がみられるが，アルツハイマー病では食べ物に見間違えやすい物を食べてしまう一方，前頭側頭葉型認知症例ではオムツや石鹸等様々である[1]．こうした背景には，前者では視知覚の問題が，後者では視覚性認知や対象の安全性や属性に関する認識の問題等，異なる要因を考える必要がある．そのためには，詳細な情報収集だけでなく，患者の行動や症状をよく観察し，また適切な評価尺度で症状の程度を評価することが必要となる．

　精神症状を評価する評価尺度は，精神症状を総合的に評価するものと，各症状に特化した尺度 (表1) がある[2]．BPSD に対する評価尺度としては，

表1　精神症状に関する代表的な評価尺度

総合的評価	精神症状	症状別評価
neuropsychiatric inventory（NPI） brief psychiatric rating scale（BPRS） positive and negative syndrome scale（PANSS）	うつ	Hamilton rating scale for depression（HAM-D） Zung self-rating depression scale（SDS）
	アパシー	やる気スコア 標準意欲評価法
	不安 幻覚 妄想 徘徊 せん妄	
	社会行動障害	アイオワギャンブリング課題

neuropsychiatric inventory（NPI）が代表的である[3]．精神症候の評価のため，主質問と下位質問が用意されており，主質問により当該精神症候の存在が疑われる場合には，下位質問を行ってその有無を確認する．重症度は0～3の4段階で，頻度を0～4の5段階で評定される．重症度と頻度の積を全項目で合計したNPIスコアを求め，精神症状の全般的重症度の指標とすることができる．

精神症状を総合的に評価する尺度としてはbrief psychiatric rating scale（BPRS：簡易精神症状評価尺度）がある．統合失調症に関連する評価尺度ではあるが，positive and negative syndrome scale（PANSS：陽性陰性症状評価尺度）も総合的な評価尺度として有用である．BPRSには様々な版が存在するが，日本語版[4]では，不安や抑うつ気分を始めとして，幻覚による行動や情動の平板化等，患者の精神の状態に関する包括的な18項目を7段階（1：症状なし～7：最重度）で評価することができる．PANSSでは統合失調症に関する陽性症状，陰性症状，総合精神病理尺度について測ることができる[5]．陽性尺度は妄想や幻覚等について7項目，陰性尺度は情動の平板化や引きこもり症状等について7項目，総合精神病理尺度は心気症や不安，抑うつ等について16項目からなる．それぞれの項目については7段階（1点：症状なし～7点：最重度）で評価を行い，各尺度の合計点を算出する．以下では，個々の症状についてその症状や評価尺度を解説する．

1．うつ

うつ（うつ状態やうつ病）は，気分の落ち込みである「抑うつ気分」と「興味・喜びの喪失」を中核とし，不安，焦燥感，思考・活動量の低下，食欲低下，不眠，自殺念慮等を特徴とする．

うつは脳血管障害後にしばしばみられる他，アルツハイマー病やパーキンソン病等の神経変性疾患に伴ってもみられる．うつの頻度はそれぞれの疾患やその病期，調査方法等により大きく異なる．脳卒中後のうつは，身体等の不自由による心理的な反応という側面だけでなく，脳病変そのものによりうつ状態が引き起こされている可能性も指摘されている．卒中後のうつは復帰した職場での仕事やリハビリテーションに対するやる気等に影響することから，十分に注意をしていく必要がある．パーキンソン病でもうつがみられることが指摘されているが，典型的な大うつ病の病像を示すものはそれほど多くなく，発動性低下や興味・喜びの減退といったアパシー（無感情）に近い状態に当てはまる例が多い．また，動作緩慢や表情の乏しさ等がうつによるものなのか，運動症状なのかについても注意して区別する必要がある[6]．

うつの評価については，Hamilton rating scale for depression（HAM-D：Hamilton抑うつ評価尺度），Zung self-rating depression scale（SDS：Zung自己評価うつ評価スケール）等がある[7, 8]．HAM-Dは信頼性・妥当性とも

に優れた他者評価尺度であり，抑うつ気分や不眠，身体症状等について総合的に項目が網羅されている．一方 SDS は患者自身が自分で評価する尺度であり，抑うつ気分や身体症状等 20 項目の内容について 4 段階の頻度（なし，時々，しばしば，常に）で回答する．いずれの尺度も合計得点によりうつ症状が判断され，得点が高いほど抑うつが重症とされる．

2. アパシー

アパシーは外界の事物への興味・関心の低下や，動機づけの減弱，欠如を中核とする症状である．具体的には，社会への関与の低下，表情や感情表出の減少，自発性の低下等がみられる．アパシーはうつと間違えられる場合が多いが，うつでは悲哀感が強いのに対し，アパシーでは感情はむしろ鈍磨している．また，自己の評価についてうつでは悲観的なのに対し，アパシーでは無関心である[6]．アパシーの評価について本邦では，アパシー尺度 Apathy Scale（AS）が日本語化され「やる気スコア」として作成されている[9]．また，日本高次脳機能障害学会で開発された標準意欲評価法（Clinical Assessment for Spontaneity：CAS）も有用である[10]．

3. 不安

認知症例では不安も多くみられ，認知機能低下に関する自覚等と関連して，金銭面や健康面での将来に関する不安等がみられる．記憶障害とあわさることにより，これからの予定について何度も繰り返し尋ねるといった症状もみられる．また，家族に見捨てられるのではないかという一種の妄想を生じる場合もある．

4. 幻覚

幻覚は，本人にとっては実際に知覚されているように感じられているが，実際には対応する外的な刺激がない状態で起こっている知覚を指す．レヴィ小体型認知症やパーキンソン病等でみられ，人が見えるという訴え（すなわち幻視）が多い．また，小動物や虫等が見えることもある．患者は実際に見えている対象に触ろうとしたり，話しかけたりすることもある．幾何学模様等のパターンが見えるという幻覚はパーキンソン病では少ないとされる．いるはずのない人や物が知覚されるということにつじつまを合わせるように，作話のような発言がみられることもある．軽症の場合には，視知覚認知能力の低下による誤認知に近い症状もみられる．評価のためには，適宜視知覚認知能力の評価を併用するとともに，生活は十分な明るさを心がける等，見間違いの頻度を下げる工夫も必要となる．

5. 妄想

認知症（特にアルツハイマー病）でみられる妄想はいくつかの典型的なタイプが存在する．物盗られ妄想では自分の大事な持ち物を家族や侵入者が盗ってしまったと考えるものである．これは主として，記憶障害により置いた場所を忘れてしまった結果，そのような妄想に至るものと考えられている．家の中に誰か知らない人が住んでいると思い込む同居人妄想や，家族等近しい人物が，姿形は同じなのに別人のように思えるという替え玉妄想等も，同様の認知障害の要因が関与しているものと考えられる．その他，物盗られ妄想から被害妄想に発展する場合や，配偶者が浮気していると考える嫉妬妄想等もみられる．

6. 徘徊

徘徊は目的なく歩き回る症状であるが，患者本人にとってみればなんらかの目的や意図を持って歩いているものの，認知機能障害によりその目的を達成できていないという側面が考えられる．例えば，自宅や職場に向かおうとしていたり，人についていこうとしていたりする等の誘引が考えられる．空間的認知の障害により迷ってしまうことが考えられるが，過活動により歩き続けてしまうという要因も存在する．

7. せん妄

せん妄は意識状態の低下と幻覚や錯覚等を伴う不穏状態を指し，急な環境の変化があった際や夜間にみられることが多い．感染症や投薬，栄養不良，脱水，身体抑制等様々な要因によって引き起

こされることがあり，それらの要因を取り除くことにより改善されることがある．

8. 社会行動障害

社会行動障害とは，広く社会生活や他者とのコミュニケーションに関する行動の問題を指し示す．前頭側頭葉型認知症においてしばしばみられ，衝動的で場にそぐわない行動が起こることが多い．実際の症状は多岐にわたり，気が散りやすいという表れ方の他，常同行動，多幸感，攻撃的な言動，性的逸脱行動，自傷行為等，様々な行動として現れる．この背景には様々な要因が関与していると考えるのが妥当だが，第一に考えられるのは脱抑制による行動の制御困難である．常同行動では，反復言語や反復書字，反復行為等同じ行為を繰り返してしまう症状や，毎日同じものを食べる，同じものを収集する，同じコースを同じ時間に毎日散歩するといったような行動がみられる．これには脱抑制や強迫性障害のような要因も関与していると考えられ，常同行動を止めさせようとしたり，止めたりすると怒り反応が生じる場合がある．人と会話している際でも何かに気を取られてその場を立ち去ってしまうという「立ち去り行動」も，脱抑制の要因が大きいと考えられる．また，思いついた行動を抑制できないという要因だけでなく，法律やモラル，社会的規範，他者の感情状態を考慮して行動することができないという要因も包含される場合がある．この背景には，他者の感情や心理状態の読み取り能力や，自己の感情をコントロールすることの問題が存在する．また，遂行機能障害やその他の認知機能障害の存在によっても，行動を柔軟に変化させることが困難になるものと思われる．こうした前頭側頭葉型認知症における行動の特性全般を指して，我が道を行く（going my way）行動と呼ばれることもある．

前頭側頭葉型認知症例の中には，病前から社会性の低下等の自閉症スペクトラム障害に類似した行動上の問題を有していた場合があることが指摘されている[15]．これは，臨床上あるいは日常で検出されていなかった自閉症スペクトラム障害が，加齢や認知機能の低下によって顕在化し，前頭側頭葉型認知症のような行動パターンを伴ったものと推察されている．よって，ある程度高齢になってからの行動異常であっても，以前からの性格や行動やその変化を家族に問うことが必要であるかもしれない．

抑制に関する認知機能を直接的に測る課題としては，Go-NoGo課題やストループ課題等が用いられる．また，社会的に不適切な行動がみられる場合の意思決定機能を測定するために，アイオワギャンブリング課題が用いられることもある[14]．アイオワギャンブリング課題はカードを選択することによって賞金を稼ぐゲームであり，プレイヤーは賞金を増やすために不確実な状況の中で試行錯誤をしながら意思決定をしていかなくてはならない．このため，一般的な知能や知識によらない，より実生活状況に近い意思決定機能が必要な課題であると考えられる．

認知症以外の疾患でも，精神症状が起こる場合がある．パーキンソン病では服薬の状態によりdopamine dysregulation syndrome（DDS）と呼ばれる行動異常が生じる場合がある．DDSとは，パーキンソン病（PD）患者においてドパミン補充療法の影響により生じた異常行動の総称である．異常行動の性質は強迫的で衝動的なものであり，薬物依存，病的賭博，性的亢進，punding（物品をコレクションしたり，棚の整理をしたりする等の，ある行動の固執的な反復），買い物依存，摂食亢進等が生じる[11, 12]．近年では危険運転やインターネットギャンブル，さらには強迫的に歌い続けるという症例等，その内容は多様化しつつある．DDSにおける薬物依存では，患者は治療に用いられる薬物に対する欲求が亢進する．このため，身体症状が投薬により改善されているにもかかわらず，患者はより多くの投薬を要求する．この場合，患者は自ら投与量を増加させてしまうためにDDSをより亢進させてしまう恐れがある．

DDSの診断に関しては質問紙が存在する[13]．DDSの症状に関して，患者本人や家族は「投薬の影響」と認識していない場合もあると考えられ，その場合には社会的名誉や恥といった意識によって症状を訴えないことも想定される．よって，ギャ

ンブル，食行動，性行動，趣味等についてある程度的を絞った質問紙を用いることによって，投薬の前後での性格や行動の変化について，家族を含めた注意深い聞き取り調査を行うことが重要であると考えられる．

(小早川睦貴)

文献

1) 繁信和恵，池田学：FTLD 患者への対応．*BRAIN and NERVE*, **61**（11）：1337-1342, 2009.
2) 田川皓一：神経心理学評価ハンドブック．西村書店, 2004.
3) 博野信次, et al.：日本語版 Neuropsychiatric Inventory：痴呆の精神症状評価法の有用性の検討．脳と神経, **49**：pp.266-271, 1997.
4) 宮田量治 et al.：Brief Psychiatric Rating Scale (BPRS) 日本語版の信頼性の検討．臨床評価, **23**：357-67, 1995.
5) 山田寛：et al. 陽性・陰性症状評価尺度（PANSS）マニュアル．星和書店, 1991.
6) 三村將：パーキンソン病のうつとアパシー．*BRAIN and NERVE*, **59**（9）：935-42, 2007.
7) Hamilton M：A rating scale for depression. *J Neurol Neurosurg Psychiatry*, **23**：56-62, 1960.
8) Zung WW：A Self-Rating Depression Scale. Arch Gen Psychiatry, **12**：63-70, 1965.
9) 岡田和悟, et al.：小林祥泰，青木耕，須山信夫，山口修平．やる気スコアを用いた脳卒中後の意欲低下の評価．脳卒中, **20**：318-23, 1998.
10) 日本高次脳機能障害 BrainFunctionTest 委員会：標準注意検査法・標準意欲評価法．新興医学出版社, 2006.
11) Merims D, Giladi N：Dopamine dysregulation syndrome, addiction and behavioral changes in Parkinson's disease. *Parkinsonism Relat Disord*, **14**（4）：273-80, 2008.
12) Voon V, Potenza MN, Thomsen T：Medication-related impulse control and repetitive behaviors in Parkinson's disease. *Curr Opin Neurol*, **20**(4)：484-92, 2007.
13) Pezzella FRet al.：Hedonistic homeostatic dysregulation in Parkinson's disease：a short screening questionnaire. *Neurol Sci*, **24**（3）：205-6, 2003.
14) Bechara A, Damasio AR, Damasio H, Anderson SW：Insensitivity to future consequences following damage to human prefrontal cortex. *Cognition*, **50**（1-3）：7-15, 1994.
15) Midorikawa A, Kawamura M：The Relationship between Subclinical Asperger's Syndrome and Frontotemporal Lobar Degeneration. *Dement Geriatr Cogn Disord Extra*, **2**（1）：180-186, 2012.

第2章 まずは「神経症候」に注目する

14. 高次脳機能障害

はじめに

高次脳機能障害は，主に大脳皮質連合野とその連絡線維（交連線維，連合線維）の病変によって生ずる．症候の全体像を表1に示す．この8項目のそれぞれに，さらに多くの症候が含まれる（後述）．本稿では，これらの中で発現頻度が高く日常診療でよくみるもの，あるいは頻度はそれほど多くはないが特異で重要なものに焦点を当て，その診かたを中心に概説する．

言語の障害（表2）

1. 失語

失語とは，いったん獲得された言語機能が脳損傷によって障害された状態をいう．発話だけではなく，人の話を聞いて理解すること，読み書き等，言語を介するコミュニケーション全体の障害である．

1）症候

失語は個々の言語症状からなる症候群と考えると理解しやすい．これには，自発話，聴覚的理解，呼称，復唱，読字，書字の6つの要素が重要である（表3）．それぞれの要素について，障害の有無や程度を評価する．これによって，後述する失語型の決定や病巣の推定が可能となる．以下にそれぞれの診かたを示す．

〈自発話〉患者が自ら話すのを聞いて，流暢性（流暢か非流暢か）および錯語の有無を診る．流暢性の判定には失構音（発語失行）が重要で，これがあれば「非流暢」と判断してよい．失構音の症状の一つは意図する音節がうまく出ないことであり，特に話し始めに目立つ．また，音の不明瞭さや音の連結異常（音と音とのつながりの異常，例：職場へ行く→しょ・く・ばーへーい・く）が目立つ場合もある．失構音以外にも，抑揚に乏しい，発話量が少ない，等も非流暢を支持する所見である．

錯語は，自分の意図とは異なる音や語が出てしまう現象である．音韻性錯語と語性錯語がある．前者では単語の中の音節が他の音節に置き換わる（例：えんぴつ→おんぴつ）．後者では単語全体が別の単語に置き換わる（例：えんぴつ→めがね）．

〈聴覚的理解〉聞いた内容がどのくらい理解できているかをみるもので，評価法としてよく用いるのは「口頭命令」である．検者が口頭で身体を動かす指示を出し，患者が正しくできれば聴覚的理解は良好と判断する（例：「口を開けてくださ

表1 高次脳機能障害の分類

(1) 言語の障害
(2) 行為の障害
(3) 認知の障害
(4) 記憶の障害
(5) 無視症候群
(6) 脳梁離断症候群
(7) 注意障害
(8) 遂行機能障害

表2 言語の障害

1. 失語
2. 単一言語様式の障害
●純粋失構音（純粋語唖） ●純粋語聾 ●純粋失書 ●純粋失読 ●失読失書

表3 失語の評価
- 自発話
- 聴覚的理解
- 呼称
- 復唱
- 読字
- 書字

表4 失語の検査
- 標準失語症検査
  Standard Language Test of Aphasia（SLTA）
- WAB失語症検査
  Western Aphasia Battery（WAB）

い」，「鼻を触ってください」）．その他に，机の上に鉛筆，箸，ハサミ等の日常物品を置いて，検者が名前を言ったものを指差させる（例：「箸はどれですか？」）ことで理解を診る方法もある（物品指示）．

〈呼称〉患者の目の前に鉛筆，時計等の日常物品を一つずつ呈示し，その名前を言わせる．実際の物品の代わりに絵カードを呈示してもよい．呼称に障害があると，全く言えない，名前の一部しか出てこない，錯語となる，等が起こる．直前の質問の答えを繰り返してしまう現象もよくみられ，保続と呼ばれる．

〈復唱〉検者の言葉をそのままオウム返しに繰り返させる．一音節から始めて，単語，文章と次第に長くする．文章レベルまで可能なら，復唱は良好と判断される．

〈読字〉音読と読解の2つを検査する．読解は，文字を見せて絵カードと対応させる，文章を見せてそこに書かれた動作をさせる，等で調べる．音読と読解は多くの場合同時に障害されるが，ときにどちらか一方のみに異常がみられる．さらに，日本語では漢字と仮名で差があることがある．

〈書字〉自発書字，書き取り，写字について検査する．自発書字では，絵を見てその内容を書く，日記風にその日あった出来事を書く，等の方法を用いる．書き取りでは，検者が口頭で言った単語を書かせる．障害があると，全く書けない，単語あるいは文字の一部しか書けない，別の文字あるいは実際には存在しない文字を書いてしまう（錯書），等の症状がみられる．読字同様，漢字と仮名で解離がみられることがある．写字では見本と同じ文字を書かせる．

2）失語の検査と失語型
失語の総合的な検査として，標準失語症検査とWAB失語症検査（日本語版）がある（**表4**）．両者ともに失語を構成する個々の言語症状を詳細に評価し，点数化することが可能である．

失語型の決定には，前述の言語症状のうち特に自発話，聴覚的理解，復唱が重要である．失語型の種類とその決定法を**図1**に示す．ブローカ失語は発話における失構音と良好な言語理解，ウェルニッケ失語は重度の言語理解障害と錯語に富む流暢な発話を特徴とする．伝導性失語では自己修正を伴う音韻性錯語が特徴で，復唱時に目立つ．超皮質性失語とは，他の言語症状に比して復唱が保たれる失語型をいう．全失語ではすべての言語症状に重度の障害がみられる．健忘性失語では呼称のみが障害される．個々の症例では，時間経過とともに失語型が変化することも多い．

3）責任病巣
右利きの人では言語機能はほとんど（約98％）左半球に局在しており，左利きでも約2/3が左半球にある．言語に関係する領域としては，ブローカ野（左下前頭回の弁蓋部と三角部），ウェルニッケ野（左上側頭回の後部1/2～1/3），下頭頂小葉（角回と縁状回）が知られている．代表的な失語型の病巣を**図2**に示す．典型的なブローカ失語の病巣はブローカ野と中心前回下部，中前頭回後部を含む領域にある．ウェルニッケ失語の病変部位はウェルニッケ野から下頭頂小葉に及ぶ領域である．伝導性失語の発現には左縁上回の皮質・白質病変が重要である．

2. 単一言語様式の障害

個々の言語症状が単独で発現する場合があり，表2に示す症状がある．このうち純粋語聾では聴覚的理解が選択的に障害され，そのために復唱や書き取りも困難となる．

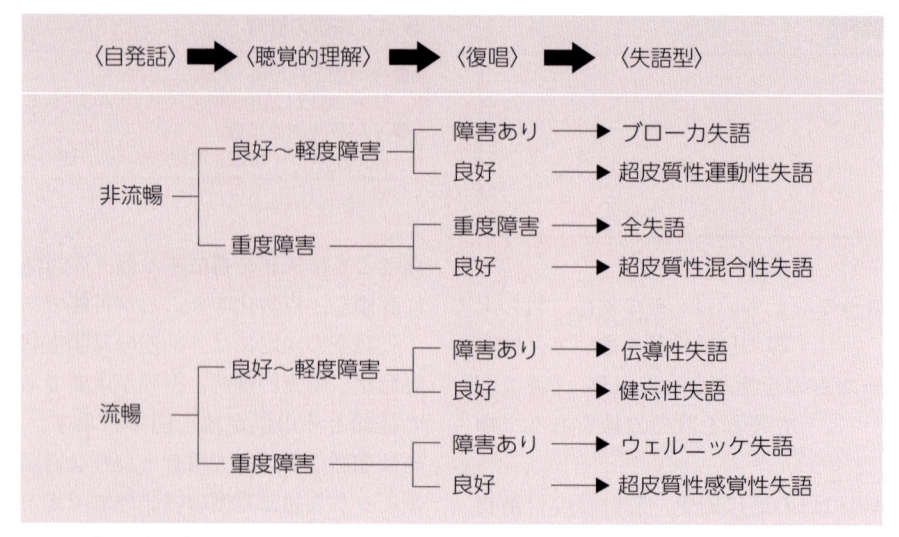

図1 失語型の決定

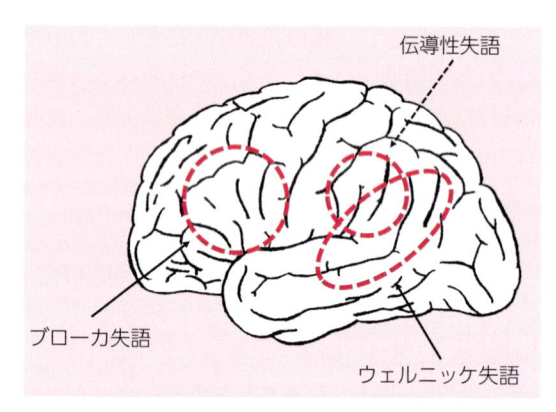

図2 代表的な失語型の病巣

行為の障害（表5）

表5 行為の障害

1. 失行
●肢節運動失行 ●観念運動性失行 ●観念性失行 ●構成失行（障害）
2. 道具の強迫的使用および関連症状
●道具の強迫的使用 ●模倣行為（行動） ●使用行為（行動）

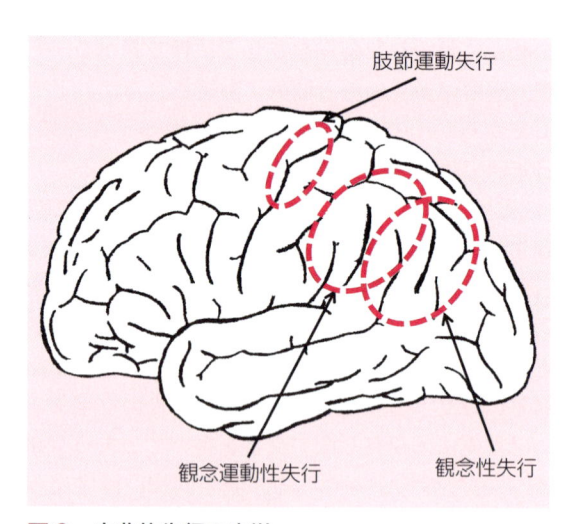

図3 古典的失行の病巣

1. 失行

　失行は「運動機能自体に異常がないのに，自発的にあるいは指示に従って目的とする動作・行為を遂行できない現象」と定義される．「運動機能自体の異常」とは，運動麻痺，運動失調，筋緊張異常，不随意運動，感覚障害等を指す．また，認知面の異常もない（すなわち対象物が何だか認識できている）ことも条件である．20世紀初頭にリープマンが確立した肢節運動失行，観念運動性失行，観念性失行が中核であり，まとめて古典失行（図3）と呼ばれる．

1）症候

　表6に古典的失行の検査法と症状（誤反応）を示す．肢節運動失行は手指の巧緻動作の障害で

14. 高次脳機能障害

表12　無視症候群の分類

1. 外空間
●半側空間無視
2. 自己身体
●運動無視 ●病態失認

表13　半側空間無視の検査

●図形のコピー ●線分抹消試験 ●線分2等分試験

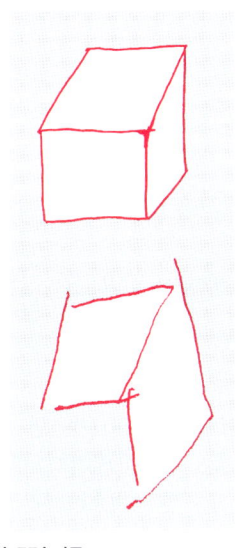

図9　左半側空間無視
　上：モデル，下：患者によるコピー

表14　脳梁離断症候群

1. 左半球に優位な症状
●左手の失書 ●左手の失行 ●左手の触覚性呼称障害 ●左視野の失読
2. 右半球に優位な症状
●右手の構成障害 ●右手の半側空間無視

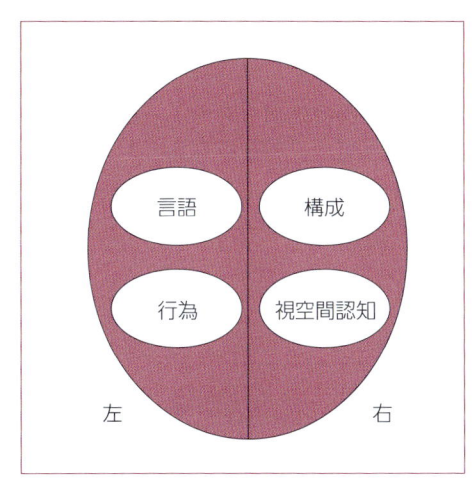

図10　高次脳機能の側性化

脳梁離断症候群（表14）

　脳梁を通る交連線維が障害されると，左右大脳半球間の情報伝達が困難となり種々の症候が生ずる．その基盤となるのは，左右いずれかに優位性を持つ高次脳機能の存在（側性化）である（図10）．例えば「書き取り」を考えてみる．右手は同側（左半球）に言語機能があるため書字が可能である．しかし，左手は脳梁病変により左半球の言語機能が同側（右半球）に伝達されないため書字困難となる．これを「左手の失書」と呼ぶ．

注意障害

　注意機能を構成する要素を表15に示す．選択性はいくつかの刺激の中から必要なものに焦点を当てる機能，持続性は一定の時間注意を維持する機能，転導性は異なる他の刺激を選択する機能，分配性は複数の刺激に同時に焦点を当てる機能である．したがって，これらが障害されると，気が散りやすい，作業の速度が遅い，ミスが多い，2つのことが同時にできない，等の症状が起こる．評価には表16のような検査法を用いる．注意障害は様々な部位の障害で生ずるが，特に前頭葉病変との関連が重視されている．

遂行機能障害

　遂行機能とは，目標を決め，達成のための計画を立て，それを適宜修正しながら実行する機能である．「物事を効率的に処理する能力」といって

表15　注意機能

- 選択性
- 持続性
- 転導性
- 分配性

表17　遂行機能障害の検査

- Wisconsin Card Sorting Test（WCST，慶応版）
- 遂行機能障害症候群の行動評価法
  Behavioural Assessment of the Dysexecutive Syndrome（BADS）

表16　注意障害の検査

1. 総合的検査
●標準注意検査法 　Clinical Assessment For Attention（CAT）
2. 簡易検査
● digit span ● Trail Making Test（TMT）

もよい．遂行機能障害があると，計画性がない，作業の手順が悪い，新しい課題に対応できない，等の症状が起こる．表17に検査法を示す．注意障害同様，前頭葉病変との関連が重視されている．

（高橋伸佳）

■ 文　献 ■

1) Benson DF, Greenberg JP：Visual form agnosia. *Arch Neurol*, **20**：82-89, 1969
2) Rubens AB, Benson DF：Associative visual agnosia. *Arch Neurol*, **24**：305-316, 1971

ピットフォール

筋萎縮性側索硬化症（amyotrophic lateral sclerosis：ALS）と失語

ALSにおける失語症の歴史

　近年，ALSと前頭側頭葉変性症（frontotemporal lobar degeneratuon：FTLD）との密接な関連が明らかになりつつあることは他項で述べたとおりである．最近の診断基準によれば，FTLDは前頭側頭型認知症（frontotemporal dementia：FTD），意味性認知症（semantic dementia：SD），進行性非流暢性失語（progressive non-fluent aphasia：PA）という3つの臨床亜型に分類されている[1]．FTDの運動ニューロン病（motor neuron disease：MND）型（FTD-MND）が認知症を伴うALS（ALS with dementia：ALS-D）に相当することにも言及したが，PAやSDといった言語面の障害を前景とするALS例の報告も累積している[2,3]．ALSにおける言語機能障害が注目されるに至った契機の一つに，Caselliら（1993）[2]による失語性認知症（aphasic dementia）を呈したMNDの報告があるが，わが国では失語症を合併したMND症例が，1893（明治26）年に渡邉により報告されている[3,4]．渡邉は不全型の運動性失語を呈したとするMND例を報告する中で，「病院」を「ビンビン」と書く等，漢字より仮名に目立つ錯書について言及している[4]．興味深いことに，この報告はわが国初の失語症症例報告とされており，わが国における失語症報告はMNDに始まった可能性がある[3,4]．しかし，ALSにおける言語障害はFTLDという概念が認識される最近まで注目されてこなかった．

ALSにおける失語症像

　多くの既報告では，PAに近い臨床像を呈しているものと思われる[3,4]．PAとはすなわち，発話の障害が病初期から前景となり，それ以外の認知機能は冒されないか，比較的よく保たれることが特徴であり，発話障害の特徴は非流暢性の自発話であり，失文法，音韻性錯語あるいは失

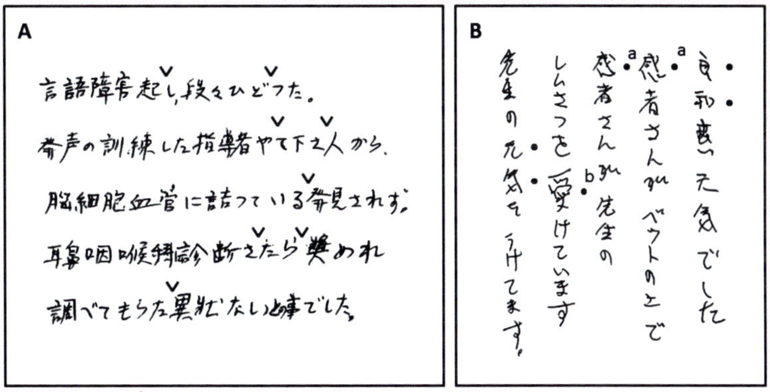

図1 書字障害の例
A. 助詞の脱落を含め，仮名を主体とする誤りを認める（V）．B. 漢字を主体とする誤りを認め（・），音（a：患者→感者）や形態（b：受け→愛け）が類似する漢字での置換がみられる

名辞のいずれかを伴うことも臨床的特徴となる[1]．PA における中心的病巣はシルヴィウス裂周囲の弁蓋部〜上側頭回であると考えられている．一方，SD とは意味記憶障害（言葉の意味／対象物の同定の障害）が病初期から全経過を通して目立つのが特徴である[1]．言語障害の特徴としては，流暢性，内容が空虚な自発話となり，言葉の意味の喪失，呼称と理解力の障害が顕著となるものであり，中心的病巣は側頭葉前部とされている[1]．まれではあるが，SD の病像を呈したとする ALS 例も報告されている[3,4]．これまでの報告をみると，失語症は ALS 症状に先行あるいは同時発症しているものが多く，ALS が先行した例では書字によって初めて失語症的側面が顕在化し得る[3,4]．ALS 先行例ではその進行が急速なため，失語症が合併する以前に死亡する可能性の他，同時に進行する構音障害や人工呼吸器導入等により失語症は容易に隠蔽されてしまう可能性がある．したがって，言語機能を把握するには，書字評価が重要な鍵となるはずであり，書字障害の特徴は，構音障害がなければ顕在化していたであろう PA や SD といった失語症の病型を反映する可能性がある他，書字障害の特徴から潜在している言語障害が推測され得るとも考えられる．

(市川博雄)

文献

1) Neary D, et al.：Frontotemporal lobar degeneration: a consensus on clinical diagnostic criteria, *Neurology*, **51**：1546-1554, 1998.
2) Caselli, RJ, et al.：Rapidly progressive aphasic dementia and motor neuron disease. *Ann Neurol*, **33**：200-207, 1993.
3) 市川博雄：筋萎縮性側索硬化症における書字障害と孤立性失書．高次脳機能研究，**29**：231-238, 2009.
4) Ichikawa H, et al. Amyotrophic lateral sclerosis and language dysfunction：kana, kanji and a prescient report in Japanese by Watanabe（1893）．*Enr Neurol*, **65**：144-9, 2011.

> **ピットフォール**

発達障害と認知症

　A氏は「手を洗わずにはいられない」という家族からの訴えで，神経内科を受診した70代の男性で，大学を卒業後，企業の一線で活躍した経歴を持つ人物であった[1〜2]．このような主訴は強迫性障害の洗浄強迫に相当するもので，精神科ではよくみられるそうだが，神経内科では馴染みの薄い訴えであった．あまりに頻繁に手を洗うため両手は荒れていたが，本人には困った様子はみられず，人と関わりを持とうとしない態度も印象的であった．強迫性障害は，前頭側頭型認知症に認められることから筆者らもそのように考えて対応していた．しばらくたって「毎日近所のデパートに行って，買い物を繰り返す」，「1〜2週間にわたって同じものを食べ続ける」というようなエピソードも認められるようになり，これも前頭側頭型認知症の特徴の一つである常同行動と思われた．しかしある時家族が突然「うちの夫はアスペルガー症候群だったかもしれない」と言った．アスペルガー症候群の新聞記事を読み，患者の"病前"の姿がアスペルガー症候群の特徴に似ていることに気づいたそうである．詳しく病前の様子を聞いてみると，昔から他人とコミュニケーションをとることが苦手で，その場の雰囲気を壊すような発言がみられたり，神経質なところがあったそうだ．

　自閉症やアスペルガー症候群等を包括的に理解する概念が，自閉症スペクトラム障害ないしは広汎性発達障害である．これは自閉症と正常とのあいだに明らかな境界をもうけるものではなく，両者は連続的であり，知能が高く自閉的な傾向が軽い一群がアスペルガー症候群である．アスペルガー症候群と診断されることなく，大学に進学したり就職したりすることで初めて問題が顕在化することも少なくなく，当然のことながら老年期に入って初めて顕在化することも十分に考えられよう．

　アスペルガー症候群の特徴として，極端な自己中心性や固執を繰り返す等が指摘され，これらは前頭側頭型認知症に特徴的な行動変容であるわが道を行く症候群や常同行動にも類似している．また，強迫性障害はともに認められる精神医学的な問題でもある．このように自閉症スペクトラムの特徴と前頭側頭型認知症の特徴の一部は現象的には似通っている．

　近年，レヴィ小体型認知症では高頻度で注意欠陥多動性障害（ADHD）の傾向を有することが示されているように[3]，もしかしたら発達障害と認知症はどこかで接点を有するのかもしれない．発達障害の視点が幼児期から青年期・成人期へと近年広がりをみせているように，認知症患者を見る視点も病前の姿に目を向ける必要があるのかもしれない．

（緑川　晶）

■　文　献　■

1) 緑川　晶：発達と変性―個体発達や発達障害を通じた認知症の理解―．神経心理学，**27**(**2**)：143-152，2011．
2) Akira Midorikawaa, Mitsuru Kawamura：The Relationship between Subclinical Asperger's Syndrome and Frontotemporal Lobar Degeneration. *Dement Geriatr Cogn Disord Extra*, **2**：180-186, 2012.
3) Golimstok, A., et al.：Previous adult attention-deficit and hyperactivity disorder symptoms and risk of dementia with Lewy bodies：a case-control study. *Eur J Neurol*, **18**(**1**)：78-84, 2011.

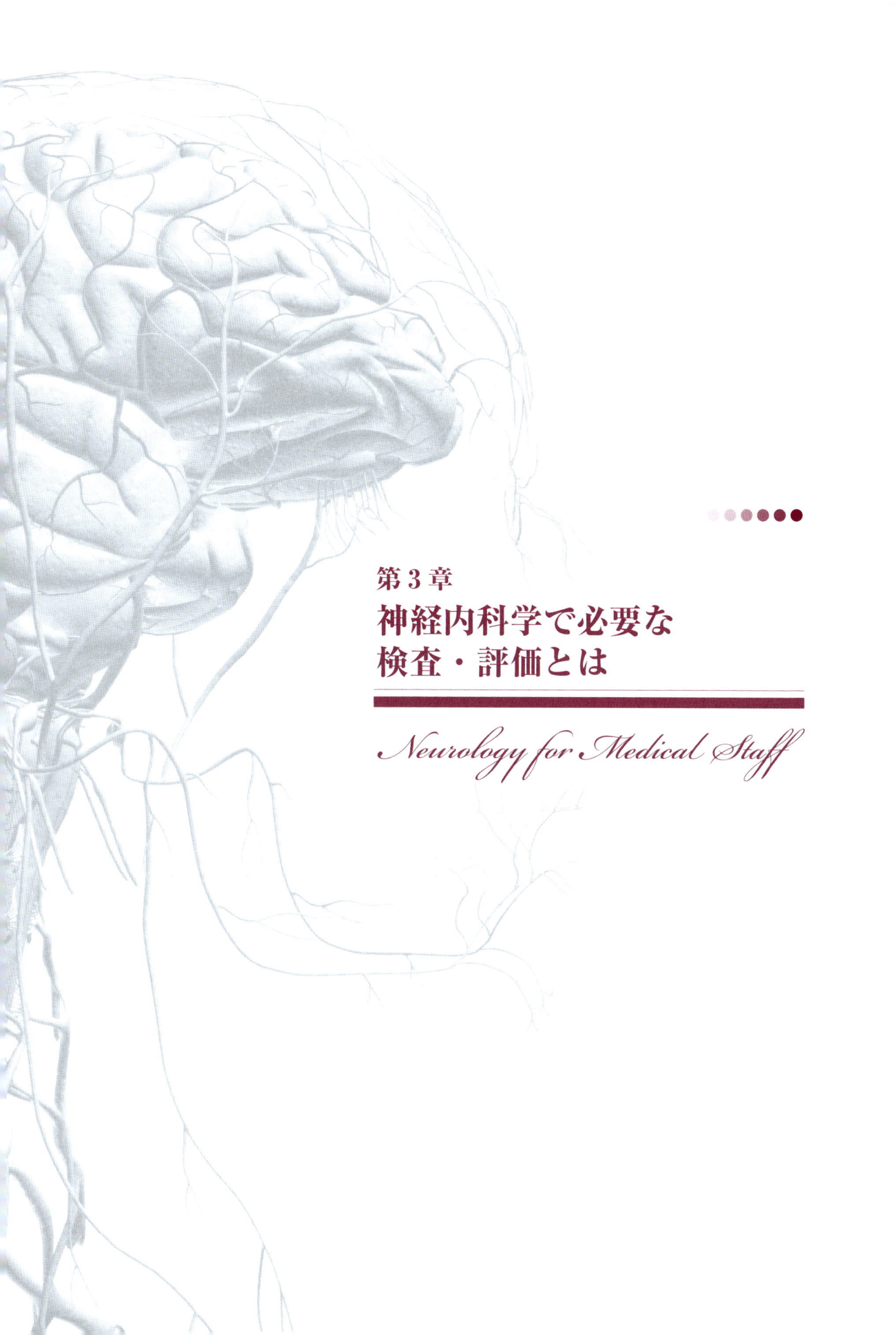

第3章
神経内科学で必要な検査・評価とは

Neurology for Medical Staff

第3章 神経内科学で必要な検査・評価とは

1. 画像診断

はじめに

神経疾患の診断において，詳細な病歴聴取と正確な神経所見の把握が重要であることはいうまでもない．臨床の現場では，これら診察の結果からいくつかの鑑別疾患が想定される場合が多い．このような場合，CTやMRI，超音波検査等の画像検査が診断に役立つ．本稿では，臨床の現場で用いられている検査を概観する．

基礎解剖

神経領域における画像診断において，神経解剖の正しい理解が必要である．最低限必要な知識として，1. 運動線維の走行，2. 知覚線維の走行，3. 脳神経の走行，4. 大脳の機能局在，を大まかに理解しておけば，実際の臨床で遭遇する多くの問題は解決可能である．詳細は正書に譲るが，以下にMRI画像の概略を提示する（図1～5）．

CT

CT（computed tomography）はX線の吸収値を正確に測定し，その吸収値の差をグレースケールで描出する画像である．X線をよく吸収する組織ほど白く映る．実際のCT画像では骨が最も白く，次いで，軟部組織，脂肪，空気の順に黒く描出される．

1. 頭部CT

頭部CTの適応であるが，少なくとも現状では頭蓋内疾患のすべてがCTの適応となり得る．CTの利点は，短時間の撮影で脳実質を直接的に可視化できることである（図6左）．また，各種モニター装着下での検査が可能であるため，急性期頭部疾患では第一選択の画像診断法である．特に，急性期の出血・頭部外傷・石灰化や脂肪を含む病変の診断にはCTが優れている．一方，骨アーチファクトの影響を受けるため脳幹部の評価が困難な場合が多い．また，脳梗塞の病巣は発症から1日以上経過しないとCTでは描出されない．しかし，脳梗塞が疑われる症例であっても，出血性疾患の鑑別にはCTが有用である．

CTは非侵襲的画像診断法であり，禁忌となる症例は少ない．しかし，近年，植え込み型心臓ペースメーカー・植え込み型除細動器に対するCTの影響が報告されている．第一に，ペースメーカーの設定がリセットされ，ある一定のリズムに設定されてしまうことである．これにより，重症心不全例では症状が増悪する可能性が指摘されている．第二にCTのX線照射を心拍動と機械が誤認するため，ペースメーカーではペーシングの停止，また，除細動器では不適切な電気ショックを惹起する可能性がある．頭部CTでこれらの事例が問題となることは少ないと思われるが，脊髄・脊椎領域のCT検査では注意が必要である．

ヨード造影剤を用いた造影剤増強法は脳腫瘍や脳動脈瘤を疑う症例では必須といえる画像診断法である．しかし，ヨード造影剤の使用には注意を要する．ヨードアレルギーの既往，重篤な甲状腺障害では禁忌である．また，気管支喘息，重篤な肝・心・腎障害，マクログロブリン血症，多発性骨髄腫，褐色細胞腫，急性膵炎では原則禁忌である．近年，ビグアナイド系糖尿病薬とヨード造影剤の併用により乳酸アシドーシス発生の可能性が指摘されている．造影CT検査時はこれらの薬

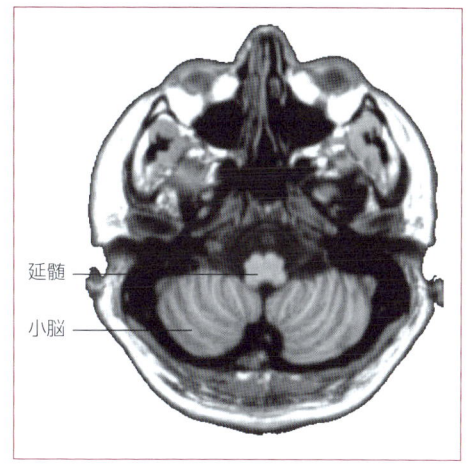

図1　正常解剖（延髄レベル）
延髄下部で運動神経は交差する（錐体交差）．そのため，体の左側の運動機能を支配する運動神経は右側の運動神経路（錐体路）を上行する

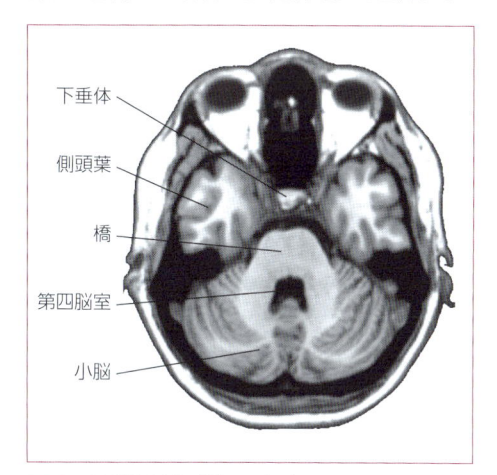

図2　正常解剖（橋レベル）
運動神経は橋腹側を上行する

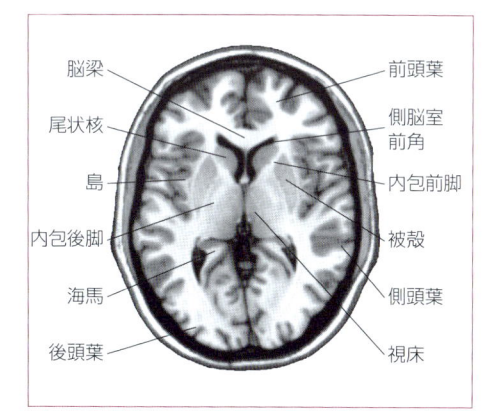

図3　正常解剖（中脳レベル）
海馬，扁桃体はいわゆる大脳辺縁系に含まれる脳領域であり，情動等に関わることが示唆されている

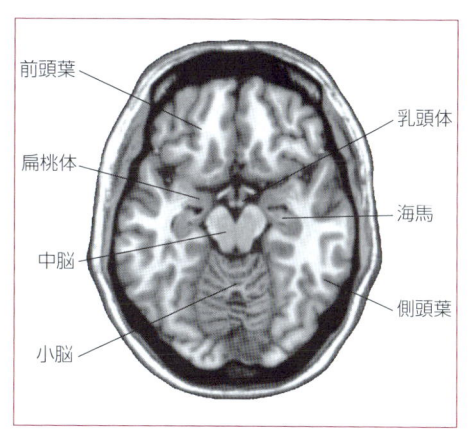

図4　正常解剖（視床レベル）
運動神経は内包前脚，内包後脚を走行する．感覚神経は視床を通過する

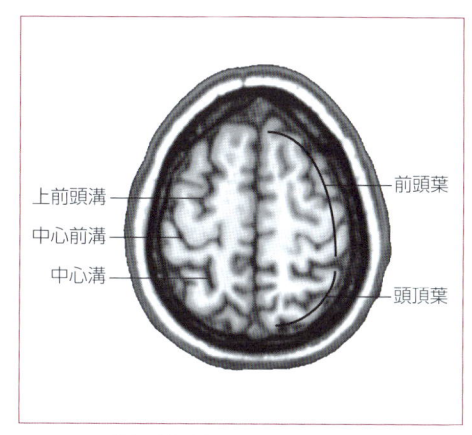

図5　正常解剖（中脳レベル）
上前頭溝は中心前溝に対して垂直に走行する．このレベルで縦に走る脳溝は上前頭溝であり，これを目安に中心前溝，中心溝と横走する脳溝を固定する

剤を一時休薬する等の対応が必要である．

CT技術は現在も継続して進歩している．脳循環動態を解析する撮像法としてperfusion CTがある．この撮像法では造影剤を急速静注し，得られた画像を統計的に解析することで画像を得る．脳梗塞急性期や脳腫瘍診断において有用性が示唆されている．また，血管病変の診断としては3D-CT angiographyが有用である（図6右）．特に脳動脈瘤が疑われる症例では有用である．

2. 骨格筋CT

神経学的に評価が困難な協働筋の中で，特定の

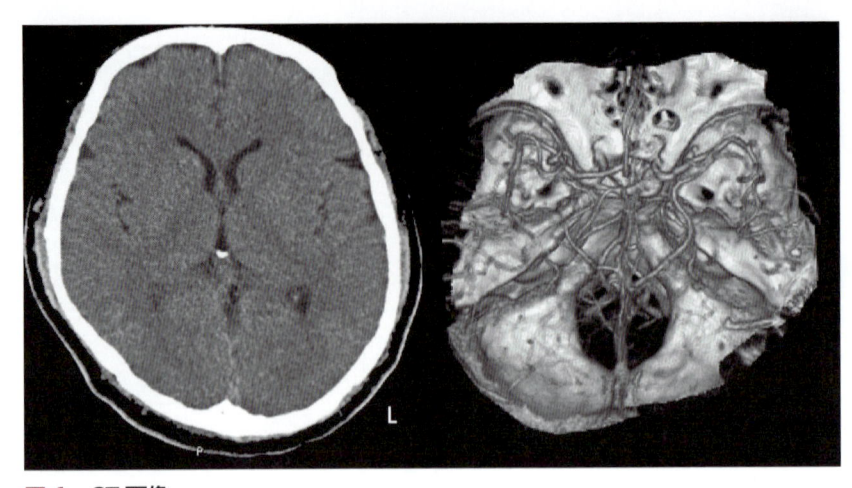

図6 CT画像
左：単純頭部CTを示す．右：3D-CTAを示す

筋の評価が可能となる．正常の骨格筋はCT値50HUを超える均一な吸収値を示す．これに対し，筋萎縮性側索硬化症等の神経原性変化では筋は萎縮し，筋束の間隙が増加し，間隙には脂肪が入り込む．筋原性変化では筋細胞自体が脂肪変性をきたし低吸収値を示すようになる．筋の量は増える場合（仮性肥大）も減少する場合もある．筋の萎縮の記録としては非常に優れているものの，CTには被曝があることを念頭に置くことが重要である．

MRI

磁気共鳴画像（MRI：magnetic resonance imaging）は，NMR現象という物理学的現象を用いて，人体内の水素原子核（プロトン）からNMR信号を得て，それをグレースケールで表示する画像法である．

生体を構成するプロトン原子核の中は，電子・原子等磁石の性質を持つ核スピンが多く存在する．それぞれの核スピンの向きはランダムであるが，全体では磁力は相殺されている．しかし，MR装置等強い磁場（静磁場）の中では，それぞれの核スピンがその静磁場強度に応じた周波数で静磁場方向を軸とした歳差運動（コマの首振り運動）を行う．この時，外部からラジオ波を照射してこの静磁場にエネルギーを与えると，低いエネルギーレベルのプロトンが高いエネルギーレベルに移り，反対方向を向いて歳差運動するプロトンが出現するようになる．その後，ラジオ波パルスの照射をやめるとプロトンは余分なエネルギーを放出して徐々に元のエネルギー状態に戻る．これを緩和現象といい，組織によって元の状態に戻る速さは異なる．MRIはこの緩和現象の戻り方の違いを画像にしたものである．

必要なパルスシーケンスによるラジオ波照射により，プロトンを90°倒して，その後，元の状態に戻るまで時間をT2緩和時間，または，横緩和時間（信号の持続能力を示す），180°倒して，その後，元の状態に戻るまでの時間をT1緩和時間，または，縦緩和時間（信号の回復力を示す）という．このT1値，T2値，プロトン密度を指標とし，これらの特性の違いにより様々な脳画像が得られる．

MR検査はペースメーカー，除細動器をはじめとする体内の電気的または自動除細動器，磁性体の金属を持つ患者の検査は禁忌である．また，ラジオ波照射は発熱作用があり，刺青・アートメイク・カラーコンタクト・一部の貼付薬（アルミニウムを含むため）・インプラント等に危険を伴う発熱の可能性がある．特に3TMR機器等高磁場MRI検査においては禁忌である．妊婦（胎児）に対する危険性に関しては従来から明確な答えはない．しかし，胎盤形成後には1.5Tでの検査には明らかな危険性はないとして施行されることが多い．

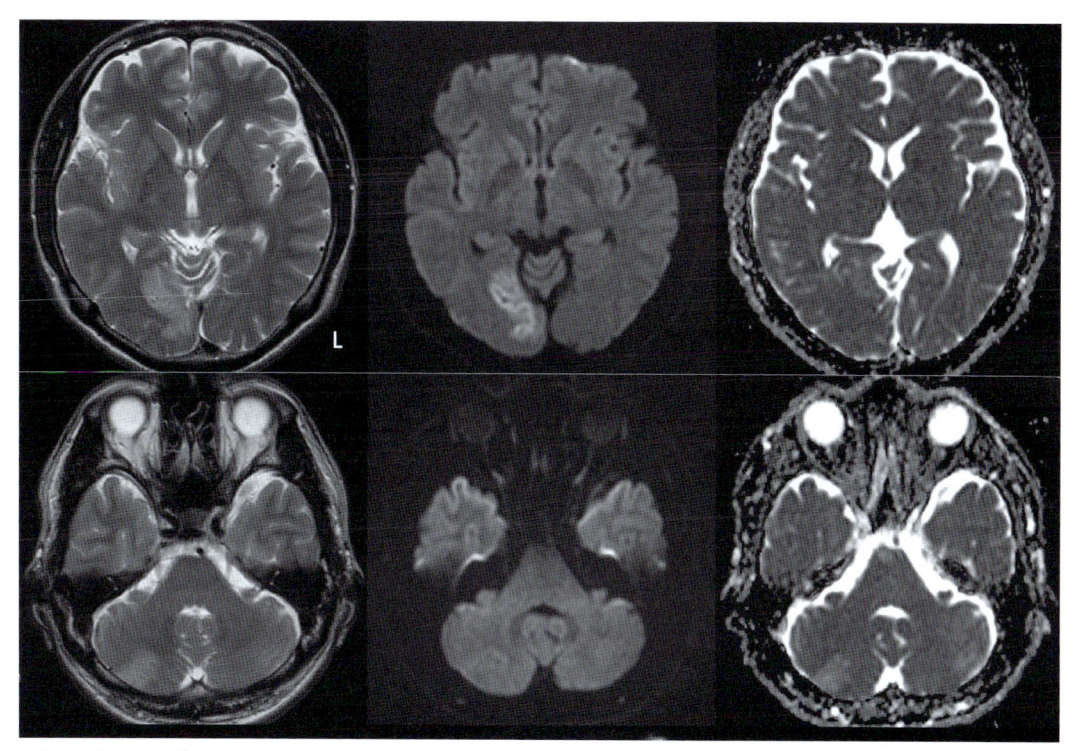

図7 頭部MRI[1]
　左から順にT2強調画像，DWI，ADC mapを示す．上段は後大脳動脈領域の脳梗塞，下段は後下小脳動脈領域の脳梗塞を示す．上段はDWIで高信号，ADC mapで低信号を示す．一方で，下段はDWI，ADC mapとも高信号である．この違いは，脳梗塞発症時期の違いを示す．具体的には上段の病変は，下段の病変の数週間後に起こった，と推定される

1. 頭部MRI

　頭部MRIは頭部CTと同様に，頭蓋内疾患のすべてが適応となり得る（図7）．頭部MRIはCTに比べ，脳幹部病変の評価に優れており，また，任意の断面が得られるためCT以上に多くの情報を得ることが可能である．Gdキレート剤を用いた造影剤増強法は脳腫瘍，炎症病変を疑う症例では必須といえる画像診断法である．奇形，外傷，血管障害の経過観察では，通常，造影は必要ではない．造影パターンは基本的にはCTと同様であるが，MRIでは通常の撮像法では動脈の造影硬化がないこと，硬膜の造影効果が弱いこと等がCTと異なる．MRIでは急性期脳梗塞の病変描出等，様々な目的にあった多くの撮像法が開発されている．以下では，臨床的に繁用される撮像法について概説する．

1）拡散強調画像

　拡散強調画像（diffusion-weighted image：

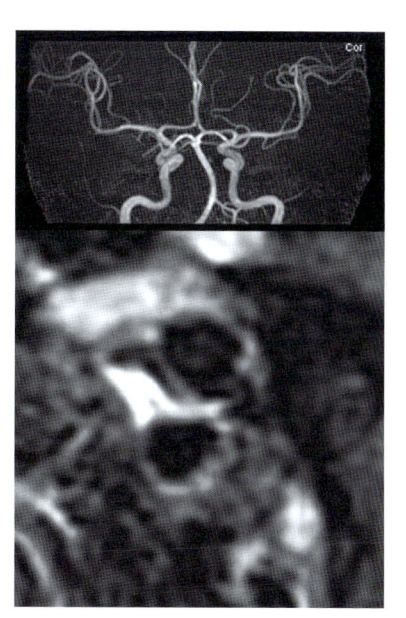

図8　MRAとプラークイメージ
　上段は頭部MRAを示す．血管内腔を高信号として描出する．下段はプラークイメージであり，血管を低信号と描出する

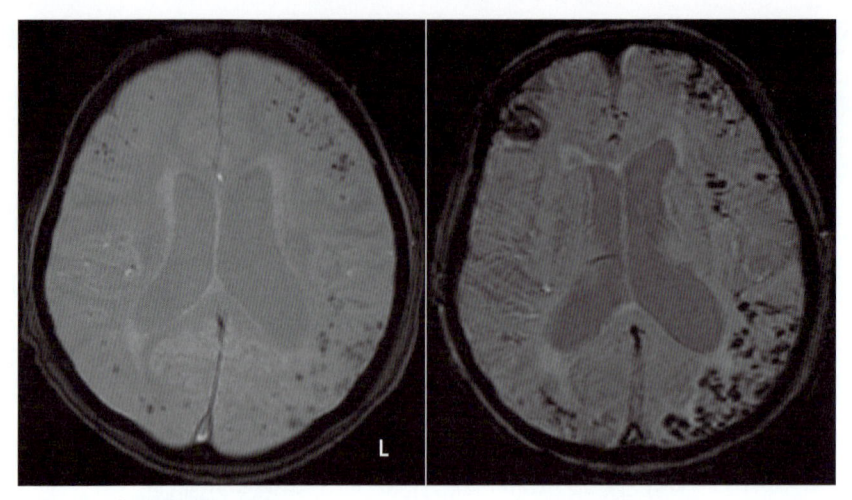

図9　T2*強調画像とSWI
左がT2*であり右がSWIである．SWIではコントラストが明瞭になることがわかる

DWI）は，プロトンの拡散運動を画像化したものであり，今日では急性期脳梗塞の診断の他に，様々な中枢神経疾患に必須のMR撮像法となっている（図7）．急性期脳虚血により組織では細胞性浮腫が生じる．CTやT2強調画像では細胞性浮腫を捉えられることが困難であるが，DWIでは脳梗塞発症後約1時間後には細胞性浮腫を捉えることが可能である．しかし，虚血脳領域において，DWIの高信号は発症後3週間まで高信号が持続することがあり，急性期脳梗塞の時間的診断は他の撮像法を併用することが有用である．

　脳梗塞の発症時期を推定するうえで有用な撮像法の一つが，ADC mapと呼ばれるものである（図7）．ADCとは apparent diffusion coefficient の略であり，拡散係数と呼ばれ，拡散の大きさを定量化する値である．ADCが大きいほど，組織の拡散が大きいことを意味する．ADCを画像化したものを拡散（係数）画像（ADC map）と呼ぶ．脳梗塞急性期において，虚血脳領域はDWIでは高信号を呈し，ADC mapでは低信号を呈する．DWIとADC mapを組み合わせることにより，脳梗塞の発症時期を推定することが可能である．具体的には虚血脳領域において，ADC mapでは発症1〜2週間後経過した後の高信号となる．

　DWIは急性期脳梗塞の他，脳腫瘍の悪性度の判定，クロイツフェルト・ヤコブ病の診断等の臨床利用がなされている．各種統計解析法との組み合わせにより，神経線維の走行を描出できるdiffusion tensor imaging，さらには，機能的磁気共鳴影像法への応用も試みられており，今後も発展する撮像法であるといえる．

2）MR angiography

　MR angiography（MRA）は，脳梗塞や脳動脈瘤等の脳血管障害を中心に頸部や頭蓋内血管の形態情報を低侵襲に取得できる手段として，有用性が確立した手段である（図8 上）．血管内を動くプロトンのみを高信号に描出する手法で，bright blood imagingともいう．造影剤を使用しなくとも血管の描出が可能であるため，腎機能障害を有する患者においても血管評価が可能となる．近年，3TのMR機器が臨床利用されるようになったが，1.5Tと比べて3TでのMRAは末梢の動脈まで描出することが可能となった．

3）頸動脈プラークイメージング

　頸動脈の動脈硬化性プラークは，内腔の狭窄や閉塞をきたすだけでなく，その脆弱性から動脈塞栓の原因となる．治療法としてステント留置（CAS）が施行されるが，近年，CAS件数は保険適用の認可とともに増加している．それとともに，プラークイメージングの臨床応用が進んでいる（図8下）．MRAとは逆に，血管を低信号に描出し，壁の性状を評価するためdark blood imagingとも呼ばれる．心電図同期を用いる方

1. 画像診断

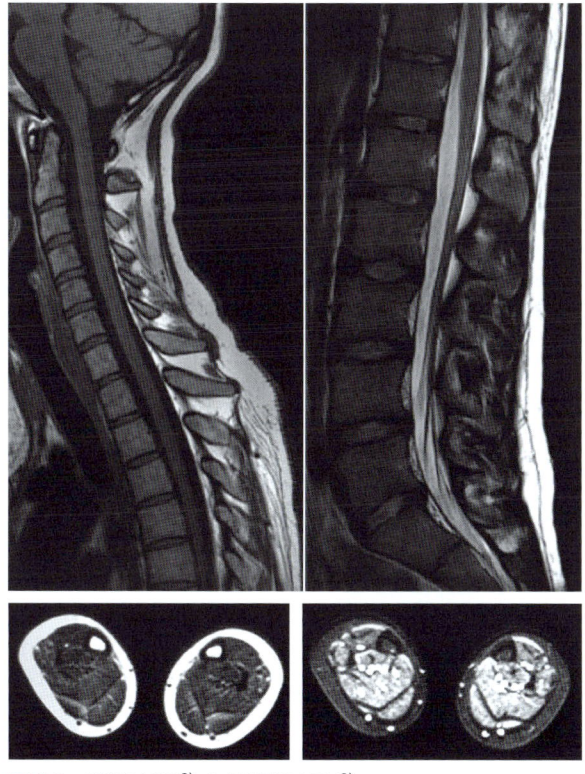

図10 脊髄MRI[2]と骨格筋MRI[3]
上段は脊髄MRIを示す．左がT1強調画像，右がT2強調画像である．下段は骨格筋MRIを示す．左がT1強調画像，右が脂肪抑制画像（STIR法）である

法と用いない方法があり，撮影時間等の違いにより各種撮像法が選択される．

4）T2*強調画像

磁場の不均一性により，真のT2値より短縮した見かけ上のT2をT2*と呼ぶ．実効横緩和時間とも呼ばれる．出血，特に微小出血の描出に有用であり，海綿状血管腫やアミロイドアンギオパチーを疑った症例では威力を発揮する（図9左）．その一方で，アーチファクトが出やすく，出血以外のコントラストがつきにくい欠点がある．近年，T2*強調画像に位相情報を加えることで，磁化率の違いによる画像コントラストを強調することが可能となったsusceptibility-weighted image（SWI）が臨床利用されてきている（図9右）．

2. 脊髄MRI

脊椎・脊髄疾患に対して，MR検査の果たす役割は大きい（図10上）．MRIは椎体や椎間板，髄膜，脊髄等の描出に優れるため，椎間板ヘルニアや脊柱管狭窄症等の整形外科領域の疾患の診断に有用である．また，脊髄梗塞，脊髄動静脈奇形等の疾患が疑われた場合は，脊髄MRIだけでなく造影剤を用いた検査が有用である．神経内科領域の疾患では，多発性硬化症の診断に重要な役割を果たしている．

3. 骨格筋MRI

CTと同様に神経学的に評価が困難な協働筋の中で，特定の筋の評価が可能となる．標準のT1強調画像，T2強調画像の他に，short TI inversion recovery（STIR）法を用いた脂肪抑制画像がある（図10下）．STIR法により正常組織の信号が抑えられるため，病変の描出が容易となる．

頭に置いた場合，経食道超音波検査が確定診断に有用な情報を与え得る，と考えられる．

核医学検査

核医学検査とは，体内に投与した放射性薬剤の分布を体外計測し，診断に利用する検査のことである．用いる薬剤の違いにより，SPECT（single photon emission computed tomography）とPET（positron emission tomography）の2種類の検査がある．SPECTでは一般の放射性同位体を使用することができるため，PETに比べて取り扱いが容易だが，体内でガンマ線が吸収・散乱されやすいため，PETに比べて感度が悪く，画像が不鮮明になる傾向がある．神経内科領域ではアルツハイマー型認知症等の認知症疾患の診断において，近年，臨床応用が進んでいる．

おわりに

本稿では神経領域で使用される画像検査について概観した．近年，画像診断の進歩は著しく，可視化できない病変は減りつつある．しかしながら，やみくもに画像を撮ることは，患者負担の増大につながる．しっかりとした神経診察に基づき，適切な画像検査を選択することが今後の医療に求められる．

（金野竜太）

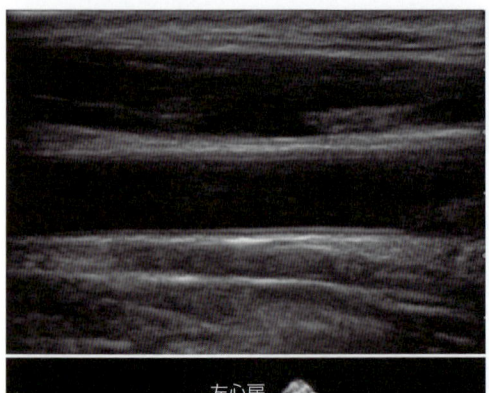

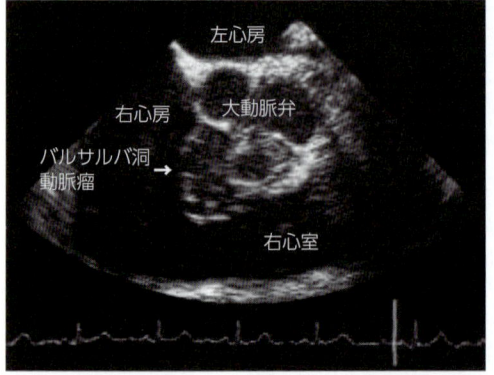

図11 超音波検査
上段は頸部超音波である．総頸動脈を描出している．下段は経食道心臓超音波検査である[1]．前述のMRIと同一症例である．経食道心臓超音波検査の結果，上述の脳梗塞の原因はバルサルバ洞動脈瘤であることがわかった

超音波検査

神経領域では，主に血管系の評価を行うために使用される．代表的なものは頸動脈超音波検査である．頸動脈エコー検査（図11上）は脳血管障害の領域のみならず，動脈硬化の評価法として広く普及している．主に，頸動脈の内中膜複合体厚・プラークの有無や性状・狭窄率・血流速度・血管系等の評価を行う．椎骨動脈の評価も可能である．その他，病態に応じて経頭蓋超音波，経胸壁心臓超音波，経食道超音波検査（図11下），下肢静脈超音波検査等が選択される．特に，若年性の脳梗塞患者においては心原性脳塞栓症の可能性を念

文 献

1) Kinno R., Ichikawa H., Kuriki A., et al：Multiple strokes in a young patient associated with the sinus of Valsalva aneurysm. *Journal of Neurology*, **258**：1358-1360, 2011.
2) 堀江朋彦：脊椎・脊髄のMRI. 日本放射線技術学会雑誌，62：670−678，2006.
3) Mercuri E., Pichiecchio A., Counsell S., et al：A short protocol for muscle MRI in children with muscular dystrophies. *European Journal of Paediatric Neurology*, **6**：305-307, 2002.

第3章 神経内科学で必要な検査・評価とは

2. 電気生理学的検査

神経系の電気生理学的検査とは

中枢神経（脳，脊髄），末梢神経，筋肉の情報伝達の多くは電気活動を介して行われている．この電気活動を記録することによって神経・筋の機能を評価するものが神経系の電気生理学的検査である．運動経路を例にとる電気信号の伝達経路とそれを評価する電気生理学的検査を図1に示す．大脳皮質の運動野で発生した電気信号は上位運動ニューロンの軸索（錐体路）を下降して，脊髄運動ニューロン（下位運動ニューロン）を興奮させる．この電気「信号」には脊髄運動ニューロンの軸索（運動神経）を通って運動神経終末部にある神経筋接合部に至り，神経筋伝導を経て筋に活動電位が起こる．

中枢神経磁気刺激検査は大脳運動野を直接刺激して筋肉からの電位を記録するもので，運動経路のほぼ全長の機能を検査できる．末梢神経伝導検査では末梢神経を遠位部と近位部で刺激して2つの筋電位（実際は多くの筋電位の総和をみていることになるため複合筋活動電位と呼ばれる）を得て，振幅の大きさから軸索の数を推定し，同時に神経伝導速度を算出することができる．神経筋接合部では運動神経を繰り返し電気刺激して，複合筋活動電位の変化を観察する．筋電図は針電極を筋肉内に刺入して，筋の電気活動を記録するものである．

したがって，疾患によってどの部位が障害されているかによって行う検査が選択される（表1）．例えば糖尿病性神経障害では末梢神経が障害されるので，神経伝導検査によって診断および重症度の判定が行われる．重症筋無力症は神経筋接合部

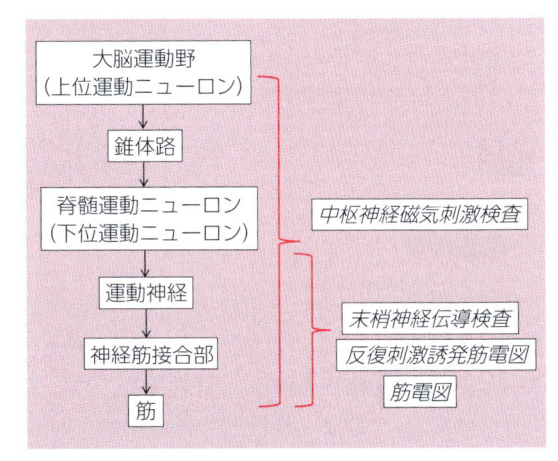

図1 運動経路と電気生理学的検査

における電気信号伝達が障害されるため，反復刺激誘発筋電図による評価を行う．筋電図は運動神経・運動ニューロンの変化と筋線維自身の変化の両方を検出できる．筋細胞は神経による支配がないと生存できず，運動神経または運動ニューロンの障害が起こると筋肉の細胞も死んでいく．これに伴う変化を筋電図における「神経原生変化」という．当然多発筋炎・筋ジストロフィー等筋肉自身の疾患においても筋電位は変化して「筋原性変化」と呼ばれる異常を呈する．

脳波もよく行われる電気生理学的検査であり，大脳皮質の電気活動を記録するものである．これによっててんかんによる異常発射を検出したり，徐波（周波数の遅い波）の出現により例えばウイルス性脳炎や肝性脳症による大脳皮質の全般性機能低下を判断することができる．以下に各電気生理学的検査の対象となる疾患と，その意義について概説する．

表1 各種電気生理学的検査と対象疾患

脳神経	神経核の部位	機能
脳波	意識障害	ウイルス性脳炎，代謝性脳症等
	てんかん 脳死	
神経伝導検査	末梢神経疾患	手根管症候群 ギラン・バレー症候群 糖尿病性神経障害等
反復刺激誘発筋電図	神経筋接合部疾患	重症筋無力症
筋電図	神経原性疾患 筋原性疾患	筋萎縮性側索硬化症 多発筋炎 筋ジストロフィー等

脳波

1．意識障害

意識障害がある場合に大脳皮質機能の全般性低下があるかを評価する．対象はウイルス性脳炎を中心とする各種脳炎・髄膜炎，肝性脳症，ウェルニッケ脳症等）．びまん性徐波である場合には広範な大脳皮質機能障害を意味する．

2．てんかん

てんかんによる突発性異常波（スパイク，棘波，棘徐波複合）を検索する．発作間欠期であっても突発性異常波の存在はてんかんの診断を支持する．

3．脳死判定

大脳活動の停止を証明するために行う．脳死判定において必須の検査である．

神経伝導検査

1．手根管症候群

手首（手根管）における正中神経の圧迫性麻痺である．手首で神経伝導速度低下により確定診断が得られる．

2．ギラン・バレー症候群

先行感染（胃腸炎，上気道炎）の1～2週後に起こる急性四肢麻痺の最も多い原因である．脱髄型と軸索型の二大病型があり，神経伝導速度の低下，神経伝導ブロックがあれば脱髄型，伝導速度低下がないか軽度で複合筋活動電位の振幅低下があれば軸索型と診断される．

3．糖尿病性神経障害

最も頻度の高い多発性ニューロパチーであり，糖尿病発症後数年で神経伝導検査で異常が認められる．糖尿病患者で四肢のしびれを訴える場合に神経伝導検査で異常が検出されれば糖尿病性神経障害と診断される．

反復刺激誘発筋電図

1．重症筋無力症

易疲労性が特徴的であり，眼瞼下垂，複視で発症することが多く，進行すると球麻痺，四肢の筋力低下をきたす．検査は尺骨神経刺激で小手外転筋記録で行われることが多い．低頻度（3Hz）の反復刺激を8～10回加えて，複合筋活動電位の振幅あるいは面積が10％以上減少すると陽性で「漸減現象（waning）」ありと判定され，重症筋無力症の診断を支持する．

2．ランバート・イートン筋無力症様症候群

下肢の易疲労性がみられることが多い．高頻度（20～50Hz）の反復刺激を50～100回加えて，複合筋活動電位の振幅が50％以上増大すると陽

性で「漸増現象（waxing）」ありと判定され，ランバート・イートン筋無力症様症候群を支持する所見である．高頻度の電気刺激は疼痛を伴うため，これを患者によく説明してから検査する．

筋電図

筋肉内に針電極を刺入して（1）安静時活動（fibrillation, fasciculation），と（2）運動単位電位の観察を行う．fibrillationは個々の筋線維の自発発射であり，神経支配が断たれた場合（下位運動ニューロン障害，末梢神経障害），筋線維の被刺激性が亢進する場合（筋炎等）で認められる．運動単位とは1つの運動ニューロンとそれに支配される数十～数百本の筋線維を指す．運動ニューロン・運動神経の障害が起こった場合には，残存するニューロンからの側芽により筋線維の再支配が起こる．これにより1つの運動ニューロンが支配する筋線維の数が増えるために運動単位電位は大きくなり，多相性となる．Fasiculationは運動単位の自発発射であり，運動神経軸索の興奮性が高まることにより生じる．筋萎縮性側索硬化症では広範な筋群にfasciculation電位が認められる．

多発筋炎，筋ジストロフィー等の筋疾患においては筋線維自身が障害されるために1つの運動単位に支配される筋線維の数が減少して，運動単位は小さくなる．

(桑原 聡)

文献
1) 臨床神経生理学的検査マニュアル．末梢神経伝導検査の基本知識．神経内科，**65**（増刊号）：2006．

ピットフォール

電気生理学的検査のピットフォール

1．検査の適応

電気生理学的検査の中で最も頻繁に行われ，また診断的価値の高いものは神経伝導検査と針筋電図検査である．局在診断のためのこれらの検査の適応は臨床症状に基づくものでなくてはならない．例えば下垂足を呈する患者を診た時に，まずこの下垂足が末梢性か中枢性かを理学的診察から鑑別する必要がある．そのうえで末梢性病変が疑われる時に電気生理学的検査による障害部位診断の適応がある．

初めに深腓骨神経の運動神経伝導検査を行うが，必ず腓骨頭を挟んでその遠位と近位で刺激する（図左）．これは深腓骨神経が腓骨頭で機械的圧迫を受けることが多いためであり，肘部尺骨神経障害にも当てはまる．この分節の伝導速度の低下または近位刺激での複合筋活動電位の低下は圧迫性神経障害の診断を支持する（図右）．しかしこの伝導検査だけでは十分ではなく，針筋電図によって深腓骨神経の支配筋（前脛骨筋，長腓骨筋等）に脱神経所見の有無を検索する．

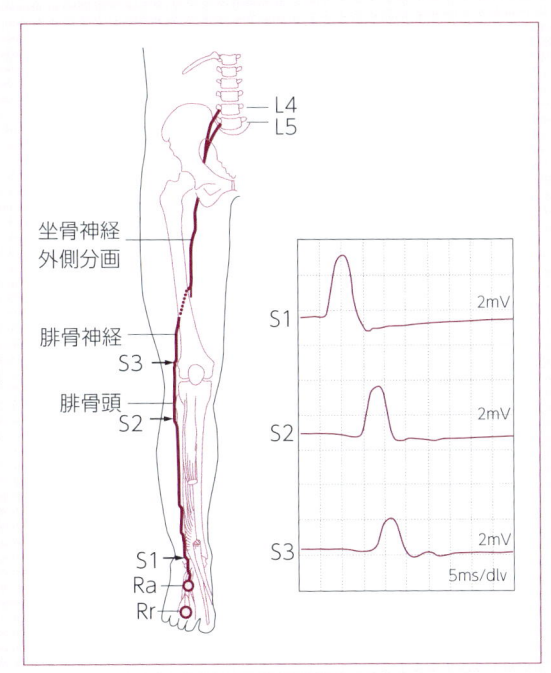

図　深腓骨神経伝導検査
足根部（S1），および腓骨頭を挟んだ遠位（S2）と近位（S3）で刺激する．記録電極は短趾伸筋の筋腹中央に活性電極（Ra）を，腱付着部に基準電極（Rr）を置く．腓骨神経麻痺症例（右）の伝導速度はS1-S2間で45m/secに対して，S2-S3間では28 m/secと低下し，複合筋活動電位振幅はS2に対してS3が35%減衰している

針筋電図検査のピットフォールは，急性脱神経所見である安静時自発電位（線維性収縮または陽性棘波）が軸索損傷後2週間までは現れないことであり，最も早期にみられる脱神経所見は運動単位数の減少と残存運動単位の高頻度発火である．

　さらに，腓骨神経麻痺との鑑別を必要とする坐骨神経外側（腓骨）分画またはL4，5神経根の障害を鑑別する．まず大腿二頭筋短頭の針筋電図を行い，ここに脱神経を認めれば障害部位は腓骨頭よりも近位であることがわかる．次にL4/5間およびL5/S1間の傍脊柱筋筋電図に脱神経を認めれば，障害部位がL4，L5神経根であることが確定する．

　この例に示すように，電気生理学的検査の適応は臨床症状と解剖学的知識によって方向付けられなければならない．

2. 神経伝導検査におけるテクニカル・エラー

　最も頻繁にみられる問題は刺激強度が不十分なために誘発電位の振幅が小さいか，または誘発されない現象である．感覚神経伝導検査では下肢の腓腹神経または浅腓骨神経の逆行性伝導検査でしばしば起こる．足根部の記録部位から腓腹神経であれば160mm，浅腓骨神経であれば140mm近位部での刺激によって通常は感覚神経誘発電位が得られるが，得られない場合でも，刺激を20mm遠位にずらすだけで十分な振幅を得ることができる．

　運動神経伝導検査では遠位刺激に対して近位刺激の複合筋活動電位が小さい時に，真の伝導ブロックであるのか，あるいは刺激強度が不十分なのかが問題になる．刺激の位置をずらしたり，刺激の電流または持続時間を増してみるが，最も良い指標は伝導ブロックを疑う神経の記録を行っている筋に筋力低下があるか否かである．筋力低下がなければ刺激強度が不十分なためのテクニカル・エラーである可能性が高い．複合筋活動電位の振幅が低下するだけではなく，持続時間の増加，異常な時間的分散，またはその分節の伝導速度低下を伴う場合には，筋力低下がなくても脱髄病変の存在を示している．

　記録電極の側の問題としては不適切な電極配置が最も多い．活性電極（Ra）と基準電極（Rr）が標準の位置に置かれていれば複合筋活動電位は陰性に立ち上がるが，Raの位置が当該筋の筋腹中央からずれていれば陽性波が先行し，伝導時間の計測が不正確になる．筋萎縮がある場合には陰性に立ち上がる波を得ることはしばしば困難だが，遠位刺激と近位刺激の立ち上がり波形に差がなければ診断上の問題はない．遠位刺激では陰性に立ち上がるものの近位刺激では陽性成分が先行する場合は，刺激の他の神経への拡散による目的外の筋の容積伝導電位が混じている．近位刺激の位置をずらすか，刺激強度を下げることによって，遠位刺激と同じ陰性の立ち上がりを持つ波が得られれば診断は可能だが，正確な診断にはcollision techniqueを必要とする．

〔中島雅士〕

第3章 神経内科学で必要な検査・評価とは

3. 病理学的検査法

はじめに

神経内科の領域で病理学的検査が必要とされるのは，大きく分けて2つの場合があげられる．1つは生検であり，文字通り生体より検体を採取し，組織学的診断を行い，治療に反映させるものである．この対象となるのは，主として神経筋疾患である（脳腫瘍における生検が問題となるのは脳神経外科領域である）．もう1つは剖検であり，これは死後の臓器を検索し，最終的な病理学的診断を行うとともに，臨床診断の妥当性を検証するものである．神経生検は主として末梢神経疾患（多発神経炎や多発性単神経炎等）が対象となることが多い．また筋生検は筋疾患（多発筋炎や筋ジストロフィー等）が対象となる．これらについては別項で取り上げられると思われるため，本項では中枢神経系の剖検について，その流れと方法について概説するとともに，変性疾患の診断に際して指標となるような代表的な病理所見を呈示，解説する．なお，諸外国では急性に進行する中枢神経疾患について，脳生検を行い，治療方針に反映させることも少なくないが，本邦では脳生検が行われる機会はまれである．

剖検から病理診断に至る流れ

1. ブレインカッティング

剖検時に取り出した脳組織は，ホルマリンで固定される．固定とは，組織がそれ以上の変化をしないように加える，化学的な防腐処置と考えられる．2週間以上ホルマリンに浸すことで，「組織としてこれ以上変化しない状態」となる．

固定が完了した脳組織は，
- 重さは？（健常例では1,300〜1,400グラム．もちろん加齢によって減少する．）
- 色調は？（出血や挫傷の跡は見られないか？）
- 硬さは？（脳梗塞の跡は組織が柔らかく，腫瘍は硬くなる）
- 各部のバランスは？（特定の脳葉だけが小さくなっている－限局性の脳萎縮－ことはないか？）
- 血管の状態は？（動脈硬化や動脈瘤の所見はないか？）

等の項目について，肉眼的にチェックされ，それぞれ所見として記録される．

次に，組織標本を作製するため，脳を分割する．MRIの冠状断と同じ方向に割面を作ることが多いが，画像との対応を調べる場合等には水平断の割面を作ることもある．大脳は10〜14程度の断面に切り分けることが多い．また脳幹や小脳，脊髄についても，大脳と同様に割面を作製する．それぞれの割面について，肉眼的な所見を記載する．以上のような肉眼的検索を，ブレインカッティングと呼ぶ．

2. 組織の切り出しから包埋，染色まで

ブレインカッティングの後に，必要とされる部位から組織を切り出し，組織標本を作製する．固定された状態の脳組織をそのままの姿で顕微鏡を用いて観察しても，無色であるため所見をとることができない．組織の状態を目に見える状態にするための作業が染色である．また染色した組織が通常の光学顕微鏡で観察できるためには，光線が透過できる程度の厚さでなければならない．そのため，染色に先立って，脳組織を薄く切ることが

必要となる（通常の脳組織標本は 7 ～ 10 μm 程度の厚さである）．

さらに，ホルマリンで固定した脳組織をパラフィン（ろうの一種）に封じ込め，半永久的に組織が変性せず，必要に応じていつでも薄く切った切片を得られるような状態とする．この過程を包埋という．固定→脱水→包埋→薄切→染色という一連の作業工程を経て，顕微鏡で観察することが可能な組織標本が完成する．

3. 組織標本の観察

染色が終了した標本は，ようやく光学顕微鏡での観察対象となる．観察の際には，正常の所見を念頭に，次のような点に注意して所見をとる．

- 組織標本を肉眼的に眺め，「その脳部位にふさわしい色調」を呈しているか？ 特に KB 染色標本やホルツァー染色標本を見る際に意識する点である．
- 弱拡大で観察し，「その脳部位にふさわしい細胞構成」になっているか？ 神経細胞とグリア細胞の比率はどうか？ 過剰なグリア細胞は見られないか？ 細胞の並び方に違和感はないか？ 線維成分の比率はどうか？
- 中拡大で観察し，核や細胞内に通常は見られないような構造（封入体）はないか？ 細胞の形状や色調に異常はないか？ 線維成分の形状や色調に異常はないか？
- 強拡大で観察し，封入体の細かい形状はどのようになっているか？

4. CPC と病理学的診断

CPC（clinicopathological conference：臨床病理カンファレンス）では，まず臨床側から患者の臨床経過，画像を含めた検査所見等が呈示され，臨床診断が述べられる．次いで病理側から肉眼所見，組織所見が述べられ，最終的な病理診断が述べられる．その後，臨床診断の妥当性（臨床と病理で診断が異なる場合は，なぜ両者が乖離したのか），文献的な検討結果等についてディスカッションが行われる．

CPC での病理所見の呈示は，おおよそ次のような順序でなされる．

1）肉眼所見について，ブレインカッティング時の写真，所見を示す．

はじめに固定後の脳の全体を，脳重量とともに呈示し，外表からの所見について述べる．次に，割面を作成した後の状態について，写真と所見を呈示し，所見を述べる．

2）組織所見について，観察時の手順に従って所見を示す．

まず組織標本を肉眼的に眺めた所見について，写真とともに呈示する（これをセミマクロ所見と称している）．次いで弱拡大～強拡大に倍率を上げながら，検鏡の結果得られた所見を写真とともに呈示する．

3）最後に，肉眼的所見，組織所見を踏まえて，最終的な病理診断を示す．

診断に必要な代表的な病理所見

1. アルツハイマー病

アルツハイマー病は，神経原線維変化と老人斑の両者が，大脳皮質の広範な範囲に存在することで，病理学的に診断される．神経原線維変化も，老人斑も，生理的な加齢性変化の所見としても，出現し得るが，健常者では出現しない範囲に存在することで，病的と判定される．神経原線維変化はブラークのステージ[1]に従って，老人斑は CERAD の分類[2]に従って，分布を評価する．いずれも，側副溝を越えない範囲，海馬および海馬傍回に限局して観察される場合には生理的な加齢性変化と判定する．側副溝を越えて新皮質にまで広がっている場合には，病的と判定する．

1）神経原線維変化（図 1, 2）

HE 染色では塩基性の構造として，嗜銀染色では嗜銀性の構造として観察される．タウタンパクによる免疫染色で陽性となる．

2）老人斑（図 3, 4：Bodian，Aβ）

老人斑は大脳皮質にみられる嗜銀性の球状構造であり，中心部に濃染する芯（コア）を有することが多い．微細構造としてはアミロイドタンパクのコアを多数の変性した神経突起が取り巻いている．通常の HE 染色では同定しにくいが，嗜銀染

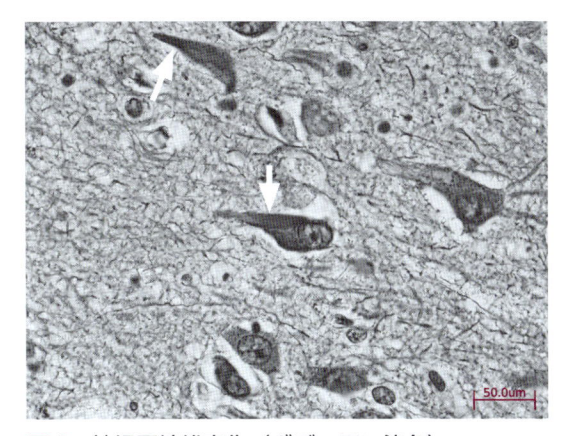

図1 神経原線維変化（ボディアン染色）

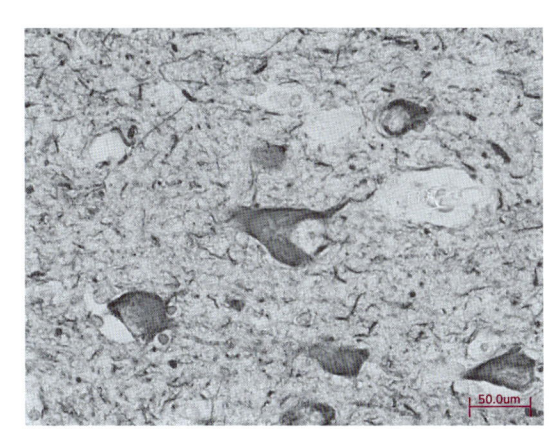

図2 神経原線維変化（抗タウ免疫染色）

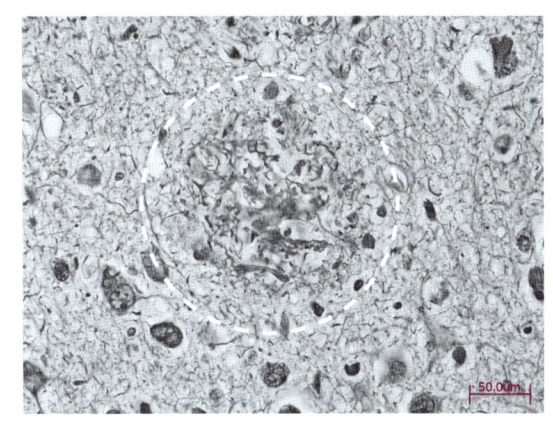

図3 老人斑（ボディアン染色）

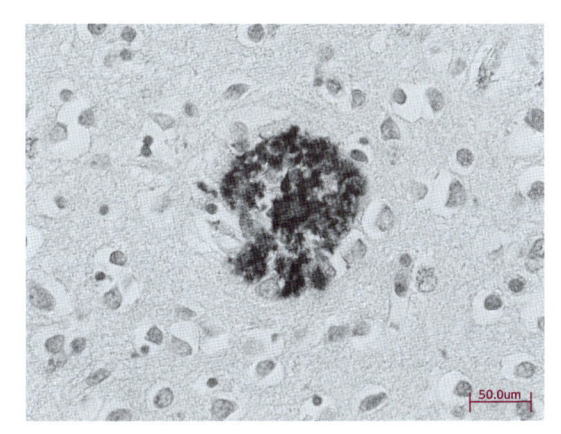

図4 老人斑（抗βアミロイド免疫染色）

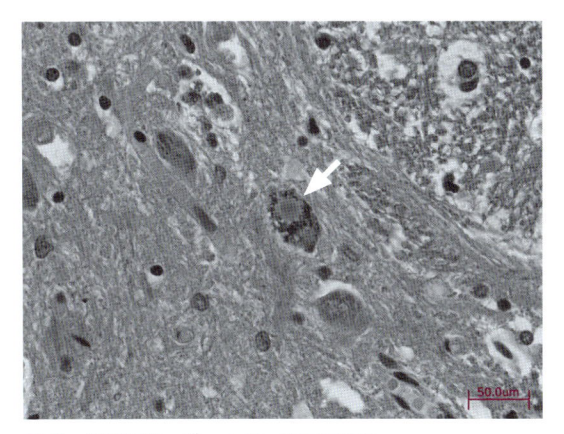

図5 脳幹型レヴィ小体（HE染色）

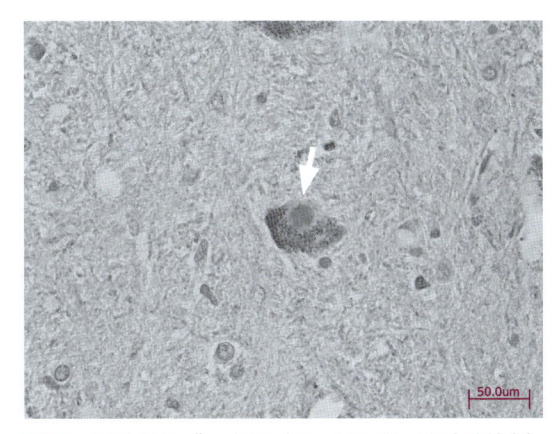

図6 脳幹型レヴィ小体（抗αシヌクレイン免疫染色）

色では容易に検出でき，またβアミロイドタンパクによる免疫染色で陽性となる．

2. パーキンソン病とレヴィ小体型認知症

　パーキンソン病は，中脳黒質のメラニン含有神経細胞が脱落することにより発症する．また，変性した神経細胞の細胞質内にはレヴィ小体という封入体が形成される．神経細胞の脱落，レヴィ小体は，黒質の他にも，青斑核，迷走神経背側運動核でもみられる．これらの部位にみられるレヴィ小体は，周辺部が淡い好酸性，内側は強い好酸性を示し，脳幹型レヴィ小体（図5, 6）と呼ばれる．

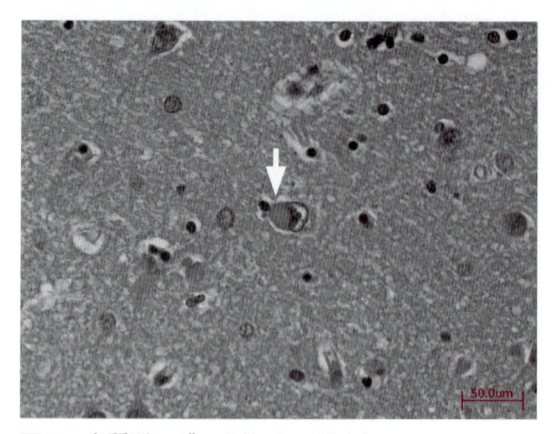

図7　皮質型レヴィ小体（HE染色）

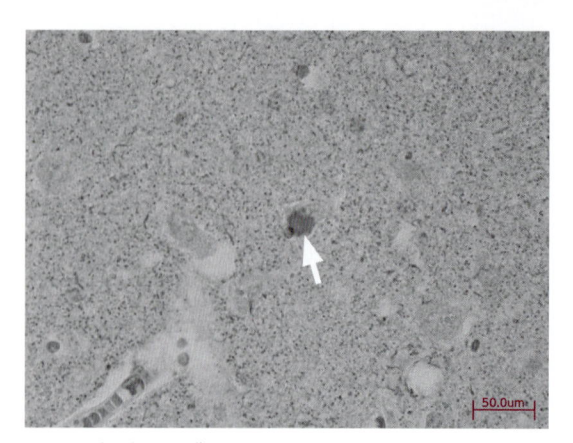

図8　皮質型レヴィ小体（抗αシヌクレイン免疫染色）

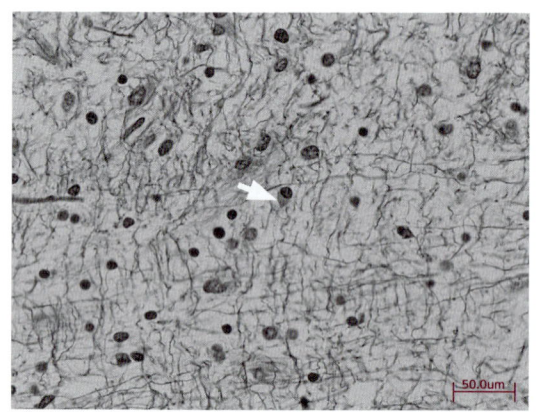

図9　GCI（ボディアン染色）

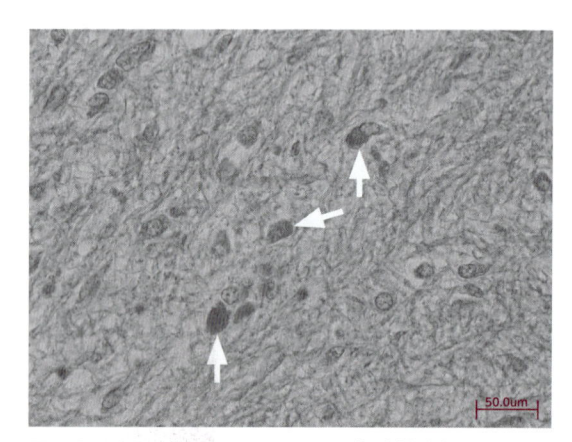

図10　GCI（抗αシヌクレイン免疫染色）

パーキンソン病の臨床症状は，線条体の機能低下により発現すると考えられているが，パーキンソン病で線条体が病理学的に障害されることはない．

一方，レヴィ小体型認知症は大脳皮質の広範な範囲にレヴィ小体が認められる認知症性疾患である[3]．大脳皮質のレヴィ小体は脳幹にみられるものとはやや異なり，一様に淡い好酸性を示す．皮質型レヴィ小体（図7，8）と呼ばれ，帯状回や海馬傍回等の辺縁系に多く出現する．脳幹型，皮質型いずれも，αシヌクレインタンパクによる免疫染色で陽性となる．レヴィ小体型認知症ではアルツハイマー病の病理（神経原線維変化と老人斑）もみられることが多い．

3. 脊髄小脳変性症（多系統萎縮症）

多系統萎縮症は，脊髄小脳変性症の一疾患であるオリーブ橋小脳萎縮症（OPCA），パーキンソン症候群の一つである線条体黒質変性症（SND），自律神経の障害を呈するシャイ・ドレーガー症候群（SDS）の3疾患を包括する臨床病理学的な疾患単位である．もともとは別の疾患と考えられていたが，1989年にPappら[4]，1990年にNakazatoら[5]が別々に，3疾患に共通する病理学的所見としてグリア細胞質内封入体（GCI）を報告してから，多系統萎縮症（MSA）という一つの疾患単位として確立した．GCI（図9，10）はMSAの全例にみられ，かつMSA以外の疾患ではみられないため，病理学的な診断のマーカーとなっている．GCIはその後，αシヌクレインの免疫染色で陽性となることが判明し，パーキンソン病と同じく，シヌクレインタンパク異常症という位置づけで捉えられるようになった．

4. 筋萎縮性側索硬化症（ALS）

ALSでは上位運動ニューロン（大脳皮質の一

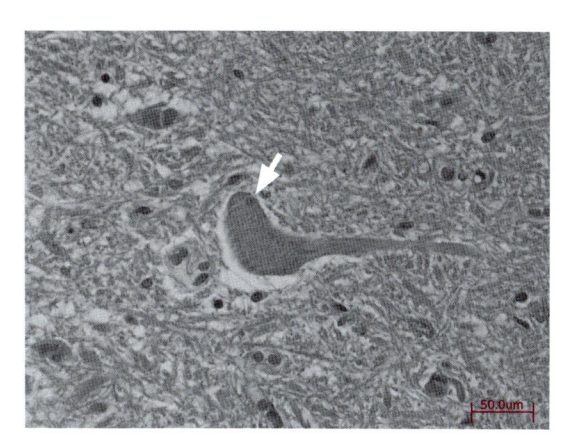

図11　ブニナ小体（HE染色）

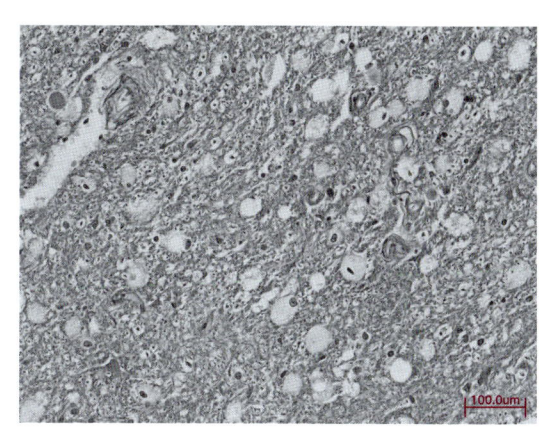

図12　錐体路変性（ボディアン染色）

次運動野から脳幹を通り脊髄前角まで），下位運動ニューロン（脊髄前角の運動ニューロン）が，ともに障害される．どちらの運動ニューロンが強く障害されるかは，症例によって異なる．上位のみが障害される場合は原発性側索硬化症（PLS），下位が強く障害される場合は偽性多発神経炎型と呼ばれる．主な病理所見は，脳幹・脊髄の運動神経脱落（下位運動ニューロンの変性）と，残存する神経細胞の細胞質に小さい好酸性の封入体（ブニナ小体：図11）を認めること，大脳皮質の一次運動野の神経細胞脱落（ベッツ細胞の脱落）・錐体路変性（図12）（両者をあわせて上位運動ニューロンの変性）を認めることである．

近年，TDP43タンパクによる免疫染色で陽性となる構造物（球状封入体，糸束様封入体）が脳幹・脊髄の残存運動神経細胞に認められることが明らかにされ[6, 7]，病因の解明につながるものとして注目されている．

（石原健司）

■　文　献　■

1) Braak H and Braak E：Neuropathological stageing of Alzheimer-related changes. Acta Neuropathol, 82：239-159, 1991.
2) Mirra SS, Heyman A, McKeel DW et al：CERAD Part Ⅱ. Standadization of the neuropathological assessment of Alzheimer's disease. Neurology, 41：479-486, 1991.
3) McKeith IG, Dickson DW, Lowe J, et al：Diagnosis and management of dementia with Lewy bodies. Third report of the DLB consortium. Neurology, 65：1863-1872, 2005.
4) Papp MI, Kahn JE, Lantos PL：Glial cytoplasmic inclusions in the CNS of patients with multiple system atrophy (striatonigral degeneration, olivopontocerebellar atrophy and Shy-Drager syndrome). J Neurol Sci, 94：79-100, 1989.
5) Nakazato Y, Yamazaki H, Hirato J, et al：Oligodendroglial microtubular tangles in olivopontocerebellar atrophy. J Neuropathol Exp Neurol, 49：521-530, 1990.
6) Arai T, Hasegawa M, Akiama H, et al：TDP-43 is a component of ubiquitin-positive tau-negative inclusion in frontotemporal lobar degeneration and amyotrophic lateral screlosis. Biochem Biophys Res Comun, 351：602-611, 2006.
7) Neumann M, Sampathy DM, Kwong LT, et al：Ubiquitinated TDP-43 in frontotemporal lobar degeneration and amyotrophic lateral sclerosis. Science, 314：130-13, 2006.

第3章 神経内科学で必要な検査・評価とは

4. 心理・知能検査

はじめに

　神経内科で行われる心理検査や知能検査は，主として脳神経系の機能評価を目的とするため，神経心理検査とも呼ばれている．施設によってはあらかじめ決められたテスト群（テスト・バッテリーともいう）をすべての患者に画一的に実施することもあれば，患者の状態にあわせて実施するテストをその都度選択することもある．本稿では患者にどのようにテストが実施され，かつ実施されたテストがどのような意味を持つのか解説する．

心理検査の選定方法

　神経内科やリハビリテーション科等で用いられる心理検査には標準はなく，施設によって異なっている．参考までに各施設で用いられている代表的な検査を表1にあげる．なお，テスト・バッテリーとしては，統計的な分析に基づいて表2に示す諸検査が大橋[1]によって提案されている．

　心理検査の選定方法には，あらかじめ設定されたテスト・バッテリーを実施する他，行動観察やMRIやCT等の画像所見，スクリーニング検査等によって見立てを行い，テーラーメイドで取捨選択して実施することもある．

テストの種類

　心理検査には以下に解説するように，短時間に患者の全体像の把握を目指したスクリーニング検査と，より詳しく知能や記憶，言語能力等の個別能力の把握を目的とした検査がある．

1. スクリーニング検査

　スクリーニング検査は，外来やベッドサイド等で認知機能を簡易に把握することを目的に作成されたもので，本邦では改訂長谷川式簡易知能評価

表1　神経心理学的テスト・バッテリーの例[1]

検査名	用いる指標
WAIS-R 成人知能検査	全検査IQ 言語性IQ 動作性IQ
三宅式記銘力検査	有関係対 無関係対
Trail Making Test（視覚探索）	A（秒） B（秒）
語の流暢性（し，い，れ）	合計数
PASAT	合計正反応数

表2　高次脳機能障害モデル事業の拠点病院でよく用いられていた心理検査[27]

領域	検査名
知的機能	WAIS-R 成人知能検査
注意機能	仮名ひろいテスト トレイル・メーキング・テスト （Trail Making Test（TMT）） 一定のペースで行う聴覚性の逐次加算課題 （Paced Auditory Serial Addition Test（PASAT））
記憶機能	三宅式記銘力検査 レイ複雑図形検査 （Rey Complex Figure Test（RCFT）） リバーミード行動記憶検査（RBMT）
遂行機能	ウィスコンシン・カード分類検査 （Wisconsin Card Sorting Test（WCST））
言語機能	標準失語症検査（SLTA）

表3　改訂長谷川式簡易知能評価スケール（HDS-R）[2]

（検査日：　　年　　月　　日）　　　　　　　　　　　　　　　　　　　　　　　　（検査者：　　　　　）

氏名：	生年月日：　年　月　日	年齢：　　歳
性別：男／女　教育年数（年数で記入）：　　年　検査場所：		
DIAG：　　　　　　　　　　　　　　備考		

1	お歳はいくつですか？（2年までの誤差は正解）		0　1
2	今日は何年の何月何日ですか？何曜日ですか？	年 月 日 曜日	0　1 0　1 0　1 0　1
3	私たちが今いるところはどこですか？（自発的にでれば2点，5秒おいて家ですか？病院ですか？施設ですか？の中から正しい選択をすれば1点）		0　1　2
4	これから言う3つの言葉を言ってみてください．後でまた聞きますのでよく覚えておいてください． （以下の系列のいずれか1つで，採用した系列に○をつけておく） 1：a) 桜　b) 猫　c) 電車　2：a) 梅　b) 犬　c) 自動車		0　1 0　1 0　1
5	100から7を順番に引いてください．（100－7は？それからまた7を引くと？と質問する．最初の答えが不正解の場合，打ち切る）	(93) (86)	0　1 0　1
6	私がこれから言う数字を逆から言ってください．（6-8-2，3-5-2-9を逆に言ってもらう，3桁逆唱に失敗したら打ち切る）	2-8-6 9-2-5-3	0　1 0　1
7	先ほど覚えてもらったことばをもう一度言ってみてください．（自発的に回答があれば各2点，もし回答がない場合は以下のヒントを与え正解であれば1点） a) 植物　b) 動物　c) 乗り物		a：0　1　2 b：0　1　2 c：0　1　2
8	これから5つの品物を見せます．それを隠しますので何であったか言ってください． （時計，鍵，タバコ，ペン，硬貨等必ず相互に無関係なもの）		0　1　2 3　4　5
9	知っている野菜の名前をできるだけ多く言ってください． （答えた野菜の名前を右欄に記入する．途中で詰まり，約10秒間待っても答えない場合にはそこで打ち切る）0～5＝0点，6＝1点，7＝2点，8＝3点，9＝4点，10＝5点		0　1　2 3　4　5
		合計得点	

スケール（HDS-R）[2]（表3）や，日本版 Mini-Mental State Examination (MMSE)[3,4]（表4），ADAS-J cog.[5]，国立精研式スクリーニング・テスト（精研式）[6]（表5），Frontal Assessment Battery (FAB)[7]（表6）等が用いられている．これらの検査は認知症を対象に実施されることが多いが，頭部外傷や脳血管障害による機能障害を把握するためにも有用である．なお，検査ごとに評価する内容が異なっているため[*1]，それぞれの特徴を踏まえた結果の解釈が大切である[*2]．

2. 知能検査

小児の分野では，田中ビネー知能検査[8]等のビネー式知能検査も広く用いられているが，成人ではIQの算出を目的とする場合を除いて，ウェクスラー式知能検査が一般的である[*3]．成人を対象としたウェクスラー式知能検査は，それまでのWAIS-R成人知能検査[9]に替わり，2006年以降は第3版であるWAIS-Ⅲ成人知能検査[10]が利用されている．

ウェクスラー知能検査の特徴は，複数の検査（こ

表4 Mini-Mental State Examination (MMSE)[3] (一部改変)

(検査日：　　年　月　日)　　　　　　　　　　　　　　　　　　　(検査者：　　　　　　　)

氏名：	生年月日：　年　月　日	年齢：　　歳
性別：男／女　教育年数（年数で記入）：　　年　検査場所：		

1	今日はいつですか？	年 季節 何時頃 日 月	0　1 0　1 0　1 0　1 0　1
2	ここはどこですか？	都道府県 市 市の中での位置 病院名 担当科／入院病棟	0　1 0　1 0　1 0　1 0　1
3	3つの語を覚えさせる．1つにつき1秒で言う．3つ言った後に何であったかを尋ねる．正しい答え1つにつき1点を与える．3つとも覚えるまで繰返し，繰返し回数を記録する．	（　　　　） （　　　　） （　　　　）	0　1 0　1 0　1
4	100から7を順番に引く．正しい答え1つにつき1点．5つで止める．	93, 86, 79, 72, 65	0　1　2　3 　　4　5
5	先に繰り返した3つの言葉を尋ねる．正しい答え1つにつき1点．	（　　　　） （　　　　） （　　　　）	0　1 0　1 0　1
6	鉛筆と時計の命名（呼称）	鉛筆　／　時計	0　1　2
	復唱「ちりもつもればやまとなる」		0　1
	三段階の命令「大きいほうの紙を取り，半分に折って，床に置く」	取る／折る／置く	0　1　2　3
	読んで従う．「目を閉じる」 文章を書かせる． 図形の模写（立方体透視図）		0　1 0　1 0　1
		合計得点	

れらを下位検査という）より構成され，それらの結果をもとに言語性IQ，動作性IQ，全検査IQの3つの指標と，言語理解，知覚統合，作動記憶，処理速度の4つの群指数を算出し解釈に役立てている．結果は，それぞれ100が平均で標準偏差は±15である．言語性IQは言語的な下位検査（単語（単語の意味（定義）を口頭で答える），類似（共通点あるいは共通する概念を持つ2つ

＊1　MMSEは記憶機能を中心に評価するのに対して，精研式は知的機能を，FABは前頭葉機能を中心に評価する検査である．

＊2　語義失語を特徴とする意味性認知症の患者は，初期には記銘力障害や構成障害を認めないため，MMSEでは障害が見出されず，精研式で語義理解の障害が顕在化することもある．

＊3　ウェクスラー式の知能検査は，検査ごとに適応年齢の下限が決まっているが，ビネー式は1つの検査ですべての年齢を対象とすることが可能である．そのため，一定レベル以上の課題の実施が困難な場合，ウェクスラー式ではIQの算出ができなくなるが，ビネー式では低年齢の子どもが実施できる課題も含まれているため，これらの課題ができる限り，IQの算出は可能である．

表5 国立精研式スクリーニング・テスト

検査日：　　年　月　日　曜日
氏名：　　　　　　　　　男・女　　　　検査者：

問題（正答または採点方法）	回答	正○，誤×
あなたの生年月日を教えてください． （採点は，年と月日を別々に行う．年号は採点しない．）	年	
	月　日	
今日は，何月何日ですか． （採点は，月と日を別々に行う）	月	
	日	
昨日は何曜日でしたか．	曜日	
5月5日は何の日ですか． （子供の日，端午の節句，男子の節句，菖蒲の節句）		
成人の日はいつですか．（1月15日）※		
信号が何色の時に道路を渡りますか．（青）		
あなたの生年月日を教えてください． （採点は，年と月日を別々に行う．年号は採点しない．）		
母の姉を，一般に何と呼びますか．（伯母）		
妹の娘を，一般に何と呼びますか．（姪）		
太陽は，どの方角から昇ってきますか．（東）		
西から風が吹くと，風船はどの方角へ飛んでいきますか．（東）		
北を向いた時，右手はどの方角を指しますか．（東）		
これから文章を読みます．読み終わった後，『はい』と言ったら，私の読んだ通りに繰り返してください．（ゆっくり読む） 『みんなで　力を合わせて　綱を　引きます』 （一字でも間違ったら誤り）		
18 たす 19 はいくつですか．（37）		
32 ひく 16 はいくつですか．（16）		
これから数字を言います．『はい』と言ったら，すぐ繰り返してください． （ゆっくり読む）　　　　（順唱）　3-6-4-8		
また数字を言いますが，今度は『はい』と言ったら，逆の方向から言ってください．	(1) 9-2	
	(2) 2-4-6	
	(3) 7-1-6-5	
	得点（○の数）	

※原文ママ

の言葉を提示し，それらがどのように似ているか答える），知識（一般的な知識に関する質問に対して口頭で回答する），理解（日常的な問題の解決や社会的なルールに関する質問に対して，その理由を答える），算数（算数の文章題を暗算で答える），数唱（一連の読み上げられた数字を，復唱（逆唱）する））を，動作性IQは非言語的な下位検査（絵画配列（完成すると物語になるような一連の絵カードを順番に並べ替える），絵画完成（一部分が欠けた絵の中から，その欠けた部分を指摘する），積木模様（赤と白からなる立方体の積み木を使った積木課題），行列推理（レーヴン色彩マトリックス検査に類似した非言語的な推理課題），符号（数字と対になった記号を書き写す），記号探し（一連の記号の中から見本と同じ記号があるか否か判断させる））を合算したもの

表6 Frontal Assessment Battery（FAB）[7]（邦訳）

1　類似（概念化）		
"どういう風にこれらは似ていますか？" ・バナナとミカン 　完全な間違え"似ていない"や，部分的な間違え"両方とも皮がある"の場合，"バナナとミカンは両方とも…"と正答を言う．この場合は0点で，以下に進む． ・机と椅子 ・チューリップ，バラ，キク 　カテゴリー反応［果物，家具，花］のみ点数を配点．	□ 3つ正答 □ 2つ正答 □ 1つ正答 □ 正答なし	3点 2点 1点 0点
2　単語の流暢性（精神的流暢性）		
"「さ」で始まることばをできるだけたくさん言ってください．ただし，人の名前や固有名詞は除いてください" 　初めの5秒以内に患者から反応がない場合，"例えば「さとう」がありますよね．もし患者が10秒間，止まっていたら「さ」で始まることばでしたらなんでもよいですよ"と促す．制限時間は60秒．単語の繰り返し，単語の変化形［靴・靴屋さん］，人の名前，固有名詞は正答とは数えない．	□ 10単語以上 □ 6-9単語 □ 3-5単語 □ 3単語未満	3点 2点 1点 0点
3　系列動作（プログラミング）		
"私がすることをよく見ていてください" 　検査者は患者の前に座り，左手で3回，ルリアの系列［拳–斜め–掌］を実施する．"今度はあなたの右手で私についてやってください．その後，一人でやってください"検査者は系列を患者と3回実施し，そして，"今度は一人でやってください"．	□ 一人で系列を連続して6回できた □ 一人で少なくとも系列を連続して3回以上できた □ 一人ではできないが，検査者と一緒に連続して3回できた □ 検査者と一緒であっても連続して系列ができない	3点 2点 1点 0点
4　競合した教示（妨害されやすさ）		
"私が1回叩いたら，2回叩いてください" 　患者が教示を理解しているかどうか確認するために，1-1-1を実施する．"私が2回叩いたら，1回叩いてください"．患者が教示を理解していることを確認するために，3試行行う：2-2-2．検査者は次のように実施する． 　1-1-2-1-2-2-2-1-1-2	□ 誤りなし □ 1-2個の誤り □ 3個以上の誤り □ 少なくとも4つ以上連続して検査者の通りに叩く	3点 2点 1点 0点
5　Go-No Go（抑制の制御）		
"私が1回叩いたら1回叩いてください" 　患者が教示を理解していることを確認するために，系列を3試行実施する：1-1-1．"私が2回叩いたら，叩かないでください"．患者が教示を理解していることを確認するために，3試行実施する：2-2-2．検査者は次のように実施する． 　1-1-2-1-2-2-2-1-1-2	□ 誤りなし □ 1-2個の誤り □ 3個以上の誤り □ 少なくとも4つ以上連続して検査者の通りに叩く	3点 2点 1点 0点
6　把握行動（環境からの自律性）		
"私の手を握らないでください" 　検査者は患者の目の前に座る．患者の掌を上に向けて膝の上に置かせる．患者を見たり，患者に言ったりせずに，検査者は手を患者の手に近づけ，患者が自発的にそれを握るか調べる．もし患者が手を握った場合には，"今度は私の手を握らないでくださいね"と言ってから再度繰り返す．	□ 患者は検査者の手を握らない □ 患者は躊躇し，どうするべきか尋ねる □ 患者は躊躇なく，手を握る． □ しないように言った後でも患者は検査者の手を握る	3点 2点 1点 0点
	合計	点

である．したがって失語症状を示す左半球病変の患者では言語性IQの低下を示し，構成障害等を示す右半球病変の患者では動作性IQの低下を示す．なお全検査IQ（ないしは単にIQともいう）は言語性IQと動作性IQをあわせた総合的な指標であるが，すべての結果が平均化されるため数値だけの判断には注意を要する．WAIS-Rと同様に，WAIS-Ⅲにおいても簡易実施法が存在し，2種類から7種類の下位検査を実施することによって全検査IQを推定することが可能である[11]．

コース立方体組み合わせテスト[12]，ベントン視覚記銘検査[13]，日本版レーヴン色彩マトリックス検査[14]等もマニュアルのうえでは知能を評価・算出することが可能であるが，実際にはそれぞれ異なった能力を反映している．

3. 記憶検査

記憶機能を総合的に把握する検査としてWMS-R記憶検査[15]とリバーミード行動記憶検査[16]がある．WMS-Rは，ウェクスラー知能検査と同様に100±15で結果が算出されるため，WAIS-Rとあわせて実施されることが多く，視覚性記憶や言語性記憶等記憶障害の特徴を表現することにも優れているが，施行時間が長く，患者への負担も大きい検査である．指標は次の5つで表される．

① 言語性記憶：言語性対連合（2つの単語を組み合わせて覚える）と論理的記憶（物語の記憶）の2つの下位検査が含まれる．ともに言語的な素材を短期的に覚えることが求められる検査である．
② 視覚性記憶：図形の記憶（図形の再認），視覚性対連合（無意味図形と色を組み合わせて覚える），視覚性再生（図形の再生）の3つの下位検査が含まれる．それぞれ視覚的に提示された素材を短期的に覚えることが求められる検査である．
③ 一般的記憶：言語性記憶と視覚性記憶を総合した指標である．
④ 注意／集中力：精神統制（逆算や，足し算の繰り返し），数唱，視覚性記憶範囲（ブロックに触れた順番を覚える）の3つの下位検査が含まれ，即時記憶（短期記憶）の能力を反映している．
⑤ 遅延再生：言語性記憶や視覚性記憶で学習された内容をおよそ30分後に再生させた時の成績である．

WMS-Rに比較し，リバーミード行動記憶検査は，日常場面にそった形で検査を行うため患者の負担が少なく，また等価な課題が4セット準備されているため，複数回実施して病状の変化や回復の程度を把握することも可能である．そのためリハビリテーション領域で利用されることが多い検査でもある．

WMS-Rやリバーミード行動記憶検査のように包括的に記憶機能を評価する検査の他，特定の記憶機能を評価する検査がある．言語性記憶の検査としては三宅式記銘力検査[*5]やAuditory Verbal Learning Test（AVLT）が，視覚性記憶の検査としては，ベントン視覚記銘検査[13]やレイ複雑図形検査（Rey-Osterrieth Complex Figure Test：ROCFT）が知られている．AVLTとROCFTは欧米では一般的な記憶検査であるが，わが国では市販されていない．ハンドブック[17,18]等に刺激の例や採点方法が示されているので参照されたい．

4. 言語検査

本邦ではWAB失語症検査日本語版[19]と標準失語症検査（SLTA）[20]が構造化された言語機能の検査である．WAB失語症検査は，自発話，話し言葉の理解，復唱，呼称，読み，書字，行為，構成の8つの大項目と38の下位検査で構成されている．大項目の具体的な内容は次の通りである．

① 自発話：発話数や発話の流暢性等を評価する．
② 話し言葉の理解：「あなたは男ですか？」のようなYes/Noで答えられる質問から，「窓を指さしてから，ドアを指さしてください」のような複数の命令からなる質問で評価する．
③ 復唱：「バナナ」等の短い単語から「新しい甘酒を5本のひょうたんに入れなさい」

等の長い文章を聴かせて，それを繰り返させることで評価する．
④ 呼称：物品呼称（目の前にある物の名前を言う），語想起（一定時間内に単語を列挙する），質問への回答等で評価する．
⑤ 読み：文字や単語の読み，文章理解，文字と物品の対応能力等で評価する．
⑥ 書字：文字や単語の書き取り，写字，絵を見てその状況を列挙させることで評価する．
⑦ 行為：上肢や顔面を用いた行為の検査である．

WAB失語症検査では，下位検査の得点パターンから失語症のタイプ分けが可能である．オリジナルの版では，8タイプに分類されていたが，日本語版では4タイプ（全失語，ブローカ失語，ウェルニッケ失語，健忘失語）の分類基準が示されている．言語障害の重症度の尺度としてAQを算出し，最高（正常）100として表記される．

SLTAはリハビリテーション計画のための症状の把握が主たる目的の検査で，聴く，話す，読む，書く，計算，の5つの大項目と26の下位検査で構成され，結果のプロフィールが標準値と−1標準偏差の値が示され，項目ごとの低下の程度を把握することが可能である．

5．遂行機能（前頭葉機能／注意機能）検査

遂行機能検査として代表的なものにウィスコンシン・カード分類検査（Wisconsin Card Sorting Test（WCST）[21]）がある．色・数・形で分類されるカードを用いて，検査者が暗黙裏に提示した基準を見出せるか，途中で変更した基準に対応できるかを評価する課題である．なお，本邦で用いられることが多い慶応版[22]では，あらかじめ分類の基準を教示してしまうが，欧米で一般的に用いられている版では，そのような教示をせず，患者自身が分類の基準を見出すことも課題として求められている．

WCSTにおける被験者の誤反応にはいくつかのパターンがある．検査者が誤りを指摘しても，それを修正することができず，誤りを繰り返すことが保続反応であるが，さらに区分され，直前に完成したカテゴリーへの反応にこだわるミルナー型の保続と，誤りを指摘されてもそれを修正できずに誤りを継続するネルソン型の保続に分けられる．

遂行機能障害症候群の行動検査（behavioural assessment of dysexecutive syndrome：BADS）[23]は，以下に示す6つの下位検査と2つの質問紙から構成され，遂行機能を日常的な視点で評価することが可能である．
① 規則変換カード検査：赤と黒で提示されるカードに対して，2種類のルールで反応することが求められ，ルールの変更に対する保続傾向や精神的な柔軟性を評価する．
② 行為計画検査：チューブの中からコルクを取り出すという実践的な場面で，行為を計画しそれを実行する能力を評価する．
③ 鍵探し検査：「野原で落とした鍵を探す」という設定で，それに対する問題解決力を評価する．
④ 時間判断課題：「犬の寿命は？」等の質問から構成され，一般常識に基づいて判断する能力を評価する．
⑤ 動物園地図検査：動物園の中を一定のルールで回るという状況において，自らルートを設定する条件と，設定されたルートにそって移動する条件から構成され，行為を計画したり実践したりする能力を評価する．
⑥ 修正6要素検査：3種類の課題（絵の呼称，計算，口述）をルールに基づいて時間内に都合よく配分することが求められ，時間管理能力を評価する検査である．

この他に，仮名ひろいテスト[24]やトレイル・メーキング・テスト（Trail Making Test：TMT），ストループ・テスト，一定のペースで行う聴覚性の逐次加算課題（Paced Auditory Serial Addition Task（PASAT）），単語の流暢性検査等も簡便に前頭葉機能や注意障害を評価する検査として用いられているが，トレイル・メーキング・テストやストループ・テストは本邦では市販されていないためハンドブック[25]等を参照されたい．なお，PASATは標準注意検査法（Clinical Assessment for Attention：CAT）[26]の下位検査に含まれ，単語の流暢性検査はHDS

−R[2] や FAB[7] にも含まれている．

おわりに

心理検査は患者が持つ顕在的・潜在的な状態を暴くという意味では侵襲的な検査であることを念頭に置いておくべきである．特に検査の意図がわかりにくい検査では，検査者に対する不信感を抱きやすく，その後の検査に支障をきたすこともある．したがって検査を実施するに当たっては，遠回りかもしれないが，すぐに検査を開始せず，ラポール（信頼関係）を形成することがなによりも大切である．

心理検査はまた，単なるデータ収集にとどまらず，患者やその家族に対する教育的な意味合いもある．例えば病識の低下がある患者であれば，検査で生じた失敗が病識の向上に結びつくこともあるし，検査場面に患者の家族を同席させることで，家庭では気づかない患者の様子を知るきっかけともなる．したがって，検査を実施するだけではなく，振り返り等を通じて，患者や家族に対するフォローを行うことも大切である．

（緑川　晶）

文献

1) 大橋正洋：一般用語になりつつある高次脳機能障害．失語症研究，22（3）：194-199，2002．
2) 加藤伸司，他：改訂長谷川式簡易知能評価スケール（HDS-R）の作成．老年精神医学雑誌，2（11）：1339-1347，1991．
3) 森悦郎，三谷洋子，山鳥重：神経疾患患者における日本語版 Mini-Mental State テストの有用性．神経心理学，1（2）：82-90，1985．
4) 杉下守弘：MMSE-J 精神状態短時間検査，日本文化科学社，2012．
5) 本間昭・他：Alzheimer's Disease Assessment Scale（ADAS）日本版の作成．老年精神医学雑誌，3（6）：647-655，1992．
6) 大塚俊男・他：痴呆スクリーニング・テストの開発．精神医学，29（4）：395-402，1987．
7) Dubois, B., et al., The FAB：a Frontal Assessment Battery at bedside. *Neurology*, 55（11）：1621-1626, 2000.
8) 中村淳子，他著，杉原隆，杉原一昭・監修：田中教育研究所（編集），田研出版，2003．
9) 品川不二郎，他：日本版 WAIS-R 成人知能検査法，日本文化科学社，1990．
10) 日本版 WAIS-Ⅲ 刊行委員会，藤田和弘，他：WAIS-Ⅲ成人知能検査法，日本文化科学社，2006．
11) 大六一志：簡易実施法．日本版 WAIS-Ⅲの解釈事例と臨床研究 In：藤田和弘，前川久男，大六一志，山中克夫・編，日本文化科学社，2011，pp. 183-195．
12) 大脇義一：コース立方体組み合わせテスト使用手引き，三京房，1959．
13) 高橋剛夫：改訂版視覚記銘検査使用手引，三京房，1966．
14) 杉下守弘，山崎久美子：日本版レーヴン色彩マトリックス検査手引，日本文化科学社，1993．
15) 杉下守弘：日本版ウェクスラー記憶検査法（WMS-R），日本文化科学社，2001．
16) 綿森淑子・他：日本版リバーミード行動記憶検査（RBMT），千葉テストセンター，2002．
17) Lezak, M. D.：Neuropsychological assessment 3rd edition, Oxford：Oxford University Press, 1995.
18) 大竹浩也，藤井俊勝：記憶障害の評価．In：神経心理学評価ハンドブック（田川皓一，編），西村書店，2004，pp. 129-140．
19) WAB 失語症検査（日本語版）作製委員会：WAB 失語症検査（日本語版），医学書院，1986．
20) 日本高次脳機能障害学会（旧失語症学会）Brain-FunctionTest 委員会：標準失語症検査（Standard Language Test of Aphasia：SLTA），新興医学出版社，1997．
21) Heaton, R. K., et al.：Wisconsin Card Sorting Test Manual, Psychological Assessment Resources, 1993.
22) 鹿島晴雄，加藤元一郎：Wisconsin Card Sorting Test（Keio Version）（KWCST），脳と精神の医学，6：209-216，1995．
23) 鹿島晴雄：遂行機能障害症候群の行動評価（BADS 日本版），新興医学出版社，2003．
24) 今村陽子：臨床高次脳機能評価マニュアル 2000, 2 ed，新興医学出版社，2000．
25) 田川皓一（編）：神経心理学評価ハンドブック．西村書店，2004．
26) 日本高次脳機能障害学会（旧日本失語症学会）Brain-FunctionTest 委員会注意・意欲評価法作製小委員会：標準注意検査法（CAT：Clinical Assessment for Attention），新興医学出版社，2006．
27) 長野友里：頭部外傷による障害．In：高次脳機能障害マエストロシリーズ③リハビリテーション評価（鈴木孝治・他編），医歯薬出版，2006，pp. 115-122．

第3章 神経内科学で必要な検査・評価とは

5. 障害評価

「リハビリテーション評価」とは

　リハビリテーション（以下リハ）はその語源によるように，身体的にも心理的にも社会的にも「人間」として復権することを目標とする．この場合，完全に元通りになることは少なく，往々にして身体的な後遺障害や高次脳機能障害が残ったり，それらが回復しても仕事を中断したことにより，その後の経済状態を始めとする社会的な状況に影響が残る場合もあり得る．実際の診療場面では患者が達成できると思われる目標を設定する必要があり，目標設定にあたって情報を収集し，分析することを「リハビリテーション評価」と呼ぶ．この場合，評価の対象は「障害」であり，機能障害，能力低下，社会的不利の3項目にわたって把握することが重要となる．評価はしばしば，リハの治療判定のためにも用いられ，また評価するだけでなく，患者のゴール設定に生かされなければならないとされる．ここでは「リハビリテーション評価」の具体的項目について，運動機能や感覚系に関するもの，高次脳機能に関するもの，ADL（日常生活動作）に関するものについて述べる．

運動機能や感覚系評価

　運動機能，感覚系に関するものには，関節可動域（ROM），徒手筋力検査（MMT），痙性片麻痺の機能テスト（Brunnstrom片麻痺機能テスト（表1），上田の片麻痺機能テスト等），痙縮の評価のためのmodified Ashworth scale（表2），疼痛評価のためのVAS(visual analogue scale)等がある．これらのスケールを用いた評価の他に神経学的所見や歩行障害，感覚障害の分類等による評価を行うことも必要である．

高次脳機能評価

　高次脳機能に関するものとしては，知能や認知機能を評価するものとして，WAIS-Ⅲ（Wechsler Adult Intelligence Scale-Ⅲ，ウェクスラー成人知能検査），コース立方体組み合わせテスト，Raven色彩マトリックス検査（図1），MMSE（Mini-Mental State Examination）（表3），HDS-R（長谷川式簡易知能評価スケール）等がある．言語に関する障害を評価するものとして，構音障害は発話の明瞭度，自然度で評価する方法が用いられてきたが，近年は標準ディサースリア検査も用いられる．構音障害の分類としては，錐体路性，錐体外路性，小脳性，末梢性，筋性に分類することができる．失語症は標準失語症検査

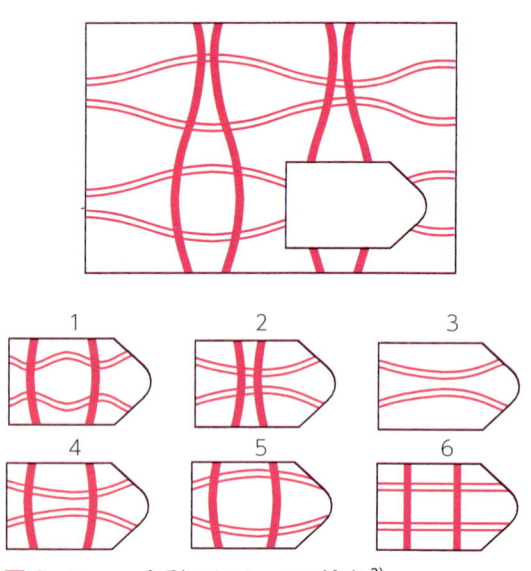

図1　Raven色彩マトリックス検査[3]

表1　片麻痺機能テスト（ブルンストロームの回復段階）[1]

a. 上肢（肩，肘）	
stage Ⅰ	随意運動なし（弛緩用）
stage Ⅱ	基本的共同運動またはその要素の最初の出現．痙縮の発現期
stage Ⅲ	基本的共同運動またはその要素を随意的に起こしうる．痙縮は強くなり，最強となる
stage Ⅳ	痙縮は減少し始め，基本的共同運動から逸脱した運動が出現する ①手を腰の後ろに動かせる ②上肢を前方水平位にあげられる（肘は伸展位で） ③肘90°屈曲位で，前腕の回内・回外ができる
stage Ⅴ	基本的共同運動から独立した運動がほとんど可能．痙縮はさらに減少する ①上肢を横水平位まであげられる（肘伸展，前腕回内位で） ②上肢を屈曲して頭上まであげられる（肘伸展位で） ③肘伸展位での前腕の回内・回外ができる
stage Ⅵ	分離運動が自由に可能である．協調運動がほとんど正常にできる．痙縮はほとんど消失する
b. 手指	
stage Ⅰ	弛緩性
stage Ⅱ	指屈曲が随意的にわずかに可能か，またはほとんど不可能な状態
stage Ⅲ	指の集団屈曲が可能．鉤形にぎりをするが，離すことはできない 指伸展は随意的にはできないが，反射による進展は可能なこともある
stage Ⅳ	横つまみが可能で，母指の動きにより離すことも可能．指伸展はなかば随意的に，わずかに可能
stage Ⅴ	対向つまみ palmar prehension ができる．円筒にぎり，球にぎり等が可能（ぎこちないが，ある程度実用性がある） 指の集団伸展が可能（しかしその範囲はまちまちである）
stage Ⅵ	すべてのつまみ方が可能となり，上手にできる．随意的な指伸展が全可動域にわたって可能．指の分離運動も可能である．しかし健側より多少拙劣
c. 体幹と下肢	
stage Ⅰ	随意運動なし（弛緩期）
stage Ⅱ	下肢の随意運動がわずかに可能
stage Ⅲ	座位や立位で股，膝，足関節の屈曲が可能
stage Ⅳ	座位で足を床上に滑らせながら，膝屈曲90°以上可能 座位でかかとを床につけたまま，足関節の背屈が可能
stage Ⅴ	立位で股関節を伸展したまま，膝関節の屈曲が可能 立位で患側足部を少し前方に出し，膝関節を伸展したまま，足関節の背屈が可能
stage Ⅵ	立位で股関節の外転が，骨盤挙上による外転角度以上に可能 座位で内側，外側のハムストリングの交互収縮により，下腿の内旋・外旋が可能 （足関節の内がえし・外がえしを伴う）

表2　modified Ashworth scale[2]

グレード	
0	筋緊張の増加なし
1	罹患部位を伸展や屈曲したとき，可動域の終わりに引っ掛かるような感じやわずかの抵抗感を呈する軽度の筋緊張の増加
1+	可動域の1/2以下の範囲で引っ掛かるような感じのあとわずかの抵抗感を呈する軽度の筋緊張の増加
2	緊張はより増加し可動域ほとんどを通して認められるが，罹患部位は容易に動かすことはできる
3	緊張の著しい増加で他動的に動かすことが困難
4	罹患部位は屈曲や伸展を行っても固く動きがない状態

表3 Mini-Mental State[4)]

	質問内容	回答	得点
1（5点）	今年は何年ですか． いまの季節は何ですか． 今日は何曜日ですか． 今日は何月何日ですか．	年 曜日 月　日	
2（5点）	ここは何県ですか． ここは何市ですか． ここは何病院ですか． ここは何階ですか． ここは何地方ですか． （例：関東地方）	県 市 階	
3（3点）	物品名3個（相互に無関係） 検者は物の名前を1秒間に1個ずつ言う，その後，被検者に繰り返させる． 正答1個につき1点を与える．3個すべて言うまで繰り返す（6回まで） 何回繰り返したかを記せ　　　回		
4（5点）	100から順に7を引く（5回まで），あるいは「フジノヤマ」を逆唱させる．		
5（3点）	3で提示した物品名を再度復唱させる．		
6（2点）	（時計を見せながら）これは何ですか． （鉛筆を見せながら）これは何ですか．		
7（1点）	次の文章を繰り返す． 「みんなで，力を合わせて綱をひきます」		
8（3点）	（3段階の命令） 「右手にこの紙を持ってください」 「それを半分に折りたたんでください」 「机の上に置いてください」		
9（1点）	（次の文章を読んで，その指示に従ってください） 「眼を閉じなさい」		
10（1点）	（なにか文章を書いてください）		
11（1点）	（次の図形を書いてください）		
		合計得点	

表4 標準失語症検査の構成[5)]

検査領域	下位検査	項目数
Ⅰ．聴く	1. 単語の理解	10
	2. 短文の理解	10
	3. 口頭命令に従う	10
	4. 仮名の理解	10
Ⅱ．話す	5. 呼称	20
	6. 単語の復唱	10
	7. 動作説明	10
	8. まんがの説明	1
	9. 文の復唱	5
	10. 語の列挙	−
	11. 漢字単語の音読	5
	12. 仮名1文字の音読	10
	13. 仮名単語の音読	5
	14. 短文の音読	5
Ⅲ．読む	15. 漢字単語の理解	10
	16. 仮名単語の理解	10
	17. 短文の理解	10
	18. 書字命令に従う	10
Ⅳ．書く	19. 漢字単語の書字	5
	20. 仮名単語の書字	5
	21. まんがの説明	1
	22. 仮名1文字の書取	10
	23. 漢字単語の書取	5
	24. 仮名単語の書取	5
	25. 短文の書取	5
Ⅴ．計算	26. 計算	20

（注）① 10．「語の列挙」には上限はないが，今回の350人のデータでは最高得点は失語症者，非失語症者それぞれ15語，23語である
② 下位検査番号は実施順でもある

(SLTA：Standard Language Test of Aphasia)（表4）やWAB（Western Aphasia Battery）失語症検査で評価を行う．これらの結果も合わせて，運動性，感覚性，伝導性等の失語症の分類が可能となる．失認のうち，半側空間無視の評価にはBIT行動性無視検査が用いられることが多いが視覚失認には標準高次視知覚検査（VPTA：Visual Perception Test for

表5 標準高次動作性検査の構成[6]

大項目	小項目
1. 顔面動作	1. 舌を出す 2. 舌打ち 3. 咳
2. 物品を使う顔面動作	火を吹き消す
3. 上肢（片手）慣習的動作	1. 軍隊の敬礼　　　　（右） 2. おいでおいで　　　（右） 3. じゃんけんのチョキ（右） 4. 軍隊の敬礼　　　　（左） 5. おいでおいで　　　（左） 5. じゃんけんのチョキ（左）
4. 上肢（片手）手指構成模倣	1. ルリアのあご手 2. ⅠⅢⅣ指輪（ring） 3. ⅠⅤ指輪（ring）（移送）
5. 上肢（両手）客体のない動作	1. 8の字 2. 蝶 3. グーパー交互テスト
6. 上肢（片手）連続的動作	ルリアの屈曲指輪と伸展こぶし
7. 上肢・着衣動作	着る
8. 上肢・物品を使う動作	1. 歯を磨くまね　　　（右） 2. 髪をとかすまね　　（右） 3. 鋸で木を切るまね　（右） 4. 金槌で釘を打つまね（右） 5. 歯を磨くまね　　　（左） 6. 髪をとかすまね　　（左） 7. 鋸で木を切るまね　（左） 8. 金槌で釘を打つまね（左）
(1) 上肢・物品を使う動作（物品なし）	
(2) 上肢・物品を使う動作（物品なし）	1. 歯を磨く　　　　　（右） 2. 櫛で髪をとかす　　（右） 3. 鋸で板を切る　　　（右） 4. 金槌で釘を打つ　　（右） 5. 歯を磨く　　　　　（左） 6. 櫛で髪をとかす　　（左） 7. 鋸で板を切る　　　（左） 8. 金槌で釘を打つ　　（左）
9. 上肢・系列的動作	1. お茶を入れて飲む 2. ローソクに火をつける
10. 下肢・物品を使う動作	1. ボールをける　　　（右） 2. ボールをける　　　（左）
11. 上肢・描画（自発）	1. 三角をかく 2. 日の丸旗をかく
12. 上肢・描画（模倣）	1. 2.
13. 積木テスト	

表6 バーテルインデックス（Barthel index）[7]

	介助	自立
1. 食事（食物を刻んであげるとき＝介助）	5	10
2. 車椅子からベッドへ移る，戻る（ベッド上の起き上りを含む）	5〜10	15
3. 整容（洗顔，髪の櫛入，髭剃り，歯磨き）	0	5
4. トイレの出入（衣服の着脱，拭く，水を流す）	5	10
5. 入浴（一人で）	0	5
6. 水平面の歩行（歩行不能なら車椅子移動）	10	15
7. 階段昇降	5	10
8. 更衣（靴ひも結び，ファスナー操作を含む）	5	10
9. 大便禁制	5	10
10. 尿禁制	5	10

Agnosia）を用いる．検査バッテリーはとりたてて作られていないが，相貌失認，街並み失認等は顔貌や街並みに限局した失認で特有の症状を呈する．失行は標準高次動作性検査（SPTA：Standard Processing Test of Action）（**表5**）を用いる．症状の内容から，肢節運動失行，観念運動性失行，観念性失行，構成失行，着衣失行に分類されることが多い．

ADL評価

以上のことは主に機能障害を評価するうえで重要な情報となるが，次のステップとしてはその結果，どういう能力が障害されているか，とりわけ，日常生活にどう支障があるかについての評価が必要となる．日常生活動作（ADL）の評価はその患者のリハのゴールを考えるうえでとても重要な評価項目である．具体的な評価項目は食事，整容，更衣，排泄，入浴，移動動作等を評価することが多いが，Barthel index（**表6**）は10項目にわたって，「できるADL」を評価し，100点満点で表示する方法で，簡便な評価法として広く用いられている．FIM（Functional Independence Measure）（**表7**）は運動項目13項目，認

表7 機能的自立度評価法 Functional Independence Measure (FIM)：慶大訳[8]

レベル		介助者
	7 完全自立（時間、安全性） 6 修正自立（補助具使用）	介助者なし
	部分介助 　5 監視 　4 最小介助（患者自身：75%以上） 　3 中等度介助（50%以上） 完全介助 　2 最大介助（25%以上） 　1 全介助（25%未満）	介助者あり

	入院	退院	フォローアップ
セルフケア 　A. 食事 　B. 整容 　C. 入浴 　D. 更衣（上半身） 　E. 更衣（下半身） 　F. トイレ			
排泄コントロール 　G. 排尿 　H. 排便			
移乗 　I. ベッド，椅子⇄車椅子 　J. トイレ 　K. 風呂，シャワー			
移動 　L. 歩行，車椅子　歩／車 　M. 階段			
コミュニケーション 　N. 理解　聴／視 　O. 表出　言／非			
社会的認知 　P. 社会的交流 　Q. 問題解決 　R. 記憶			
合　計			

注：検査不能の場合はレベル1とする．

知項目5項目にわたり，7段階で「しているADL」を評価する．評価項目が多く，評価技術も要するが，認知項目も含まれており，より客観的にADLの状況を把握できることより，急速に普及した評価法である．これらのスケールを用いることにより，ADLの自立度を客観的に把握できたり，リハの治療効果を判定することが一定可能である．

（宮澤由美）

文　献

1) Brunnstrom S：Movement therapy in hemiplegia：a neurophysiological approach. Harper & Row, 1970.（佐久間穣爾・他訳：片麻痺の運動療法．医歯薬出版，1974）
2) Bohannon RW, Smith MB：Interrater reliability of a modified Ashworth scale of muscle spasticity. Phys Ther, **67**(2)：206-207, 1987.
3) Raven JC：Coloured Progressive Matrices. Oxford Psycologists Press, 1949.
4) Folstein MF, Folstein SE, McHugh PR；"Minimental State". A practical method for grading the cognitive state of patients for the clinician. Journal of Psychiatric Research, 12：189-198, 1975.
5) 日本失語症学会・編：標準失語症検査マニュアル．新興医学出版社，1997.
6) 日本失語症学会・編：標準高次動作性検査．失語症を中心として．新興医学出版社，1997.
7) Mahoney FI, Barthel DW：Functional evaluation：the Barthel Index. Maryland State Med J, **14**：61-65, 1965.
8) 千野　直一（監訳）：FIM：医学的リハビリテーションのための統一データセット利用の手引き．原著第3版，慶応義塾大学医学部リハビリテーション科，1991.

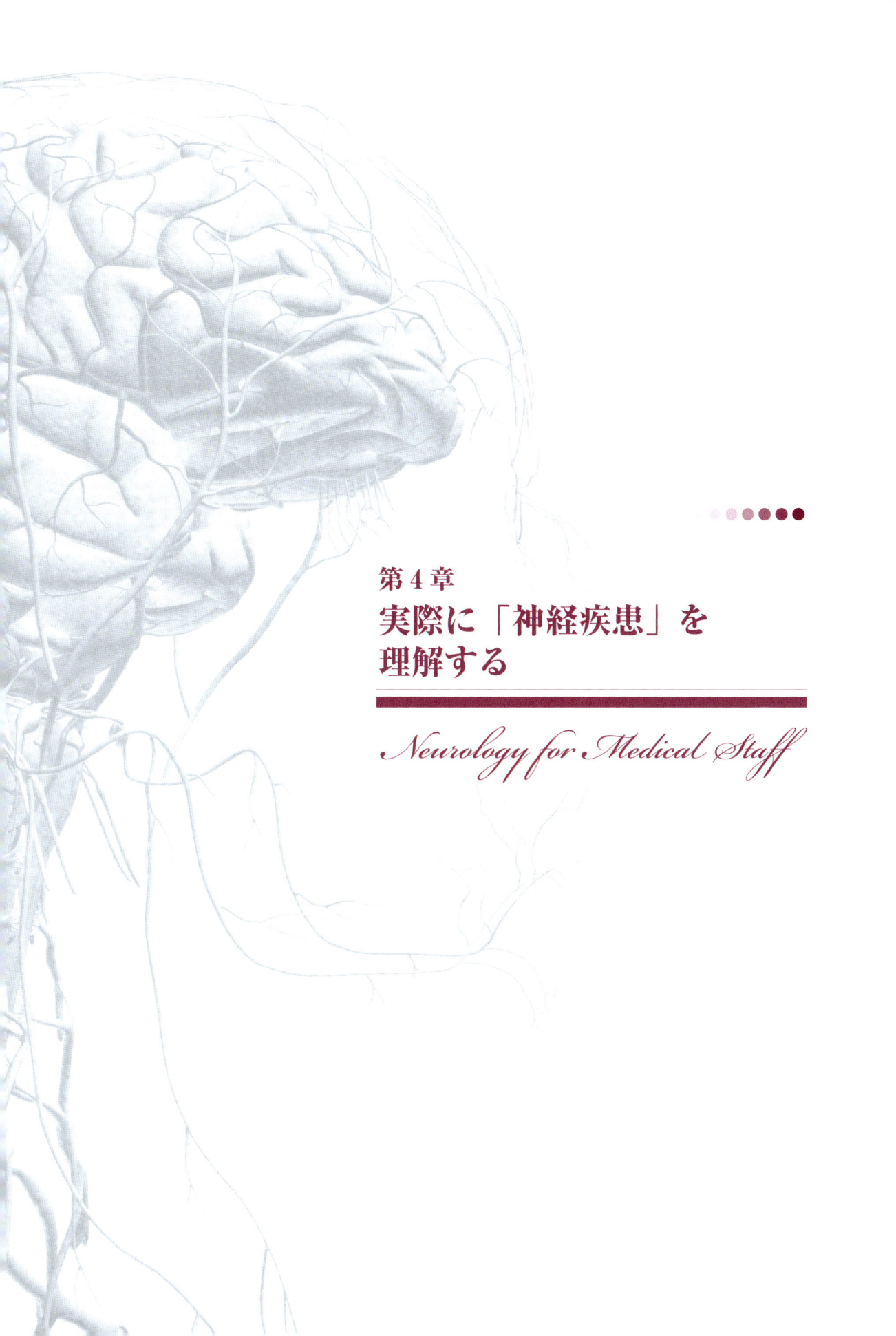

第4章
実際に「神経疾患」を理解する

Neurology for Medical Staff

第4章 実際に「神経疾患」を理解する

1. 脳血管障害

脳血管障害とは，脳の血管異常（閉塞，破綻，血流異常等）により引き起こされる疾患の総称である（表1）．そのうち急性に起こるものを脳卒中と呼び，現在日本人の死亡原因の第3位に位置するmajorな疾患である．脳卒中は脳梗塞，脳出血，くも膜下出血に分類されるが，なかでも脳梗塞・一過性脳虚血発作（TIA）等の虚血性脳卒中は脳卒中全体の80%を占める．

本稿では神経内科領域で診療する頻度の高い虚血性脳血管障害（脳梗塞）について主に述べる．

表1 NINDS（National Institute of Neurological Diseases and Stroke：国立神経疾患・脳卒中研究所）による脳血管障害の分類[1]

A. 無症候性	4) 脳梗塞
B. 局所性脳機能障害	a) 発症機序
1. 一過性脳虚血発作	(1) 血栓性
a. 頸動脈系	(2) 塞栓性
b. 椎骨脳底動脈系	(3) 血行力学性
c. 両者	b) 臨床的病型
d. 部位不明	(1) アテローム血栓性
e. TIAの疑い	(2) 心原性脳塞栓
2. 脳卒中	(3) ラクナ梗塞
a. 経過	(4) その他
1) 改善	c) 部位別
2) 増悪	(1) 内頸動脈
3) 不変	(2) 中大脳動脈
b. 脳卒中病型	(3) 前大脳動脈
1) 脳出血	(4) 椎骨脳底動脈系
2) くも膜下出血	a 椎骨動脈
3) 動静脈奇形による頭蓋内出血	b 脳底動脈
	c 後大脳動脈
	C. 血管性認知症
	D. 高血圧性脳症

症例1　アテローム血栓性脳梗塞患者の経過とポイント

　72歳男性．糖尿病，高脂血症で近医通院中であった．某日15時頃，昼寝をし目覚めた際に❶，左手の脱力感を自覚したが様子をみていた．その日はそのまま就寝し，次の日起床した時には左足にも力が入りづらくなっていた❷．徐々に左手と左足の脱力が進行し，歩行もままならなくなったため，同日夕方総合病院を受診した．

　受診時の所見では，左顔面，左上下肢の不全麻痺を認め，脳CTでは右放線冠部の径3cmを超える低吸収域を認めた．脳MRIの評価では右レンズ核線条体動脈領域の梗塞巣（図1）であった．脳血管MRAでは右中大脳動脈水平部の高度狭窄❸を認めた．

　入院後直ちに，アルガトロバン❹，低分子デキストラン❺の点滴療法を開始した．また，入院日のうちに嚥下障害がないことを確認❻し，アスピリン200mg/日，クロピドグレル75mg/日❼の内服を開始した．また，血糖を毎食前に測定し管理した❽．入院時は自立歩行は困難であったため車いす移動とし❾，院内リハビリテーション（以下，リハ）とともに離床を進めた．入院後は症状の進行はなく，3週間後に回復期リハ病院へ転院した．

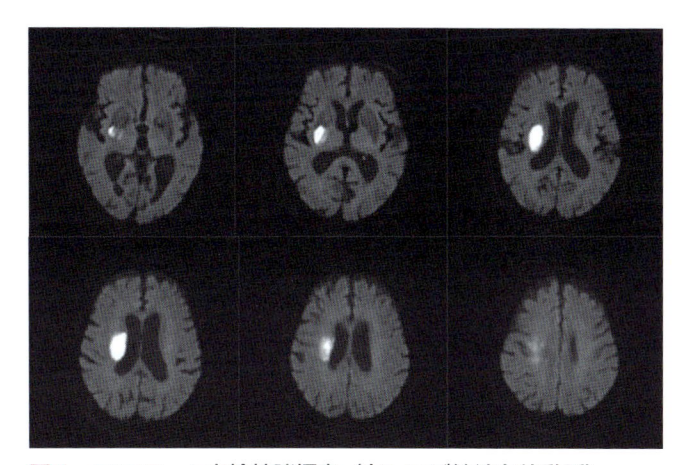

図1　アテローム血栓性脳梗塞（右レンズ核線条体動脈）

━━ ポイントの解説 ━━

❶ 起床時発症が多く，このように日中昼寝をした後に発症することもあり得る．

❷ 階段状進行はアテローム血栓性脳梗塞に特徴的な病歴である．

❸ 主幹動脈に50%以上の狭窄があれば，アテローム血栓性脳梗塞と定義上も診断できる．MRAでは形態的な評価が可能だが，機能的評価として経頭蓋エコーも有用である（図2）．

❹ 発症48時間以内で病変最大径が1.5cmを超すような脳梗塞（心原性脳塞栓症を除く）には，選択的トロンビン阻害薬のアルガトロバンが推奨される．

❺ 低分子デキストランのような血漿増加薬による血液希釈療法は，進行性の経過をとるものや血行力学的機序によるアテローム血栓性脳梗塞によい適応である．

❻ 構音障害，顔面麻痺等がある脳梗塞患者では，必ず嚥下障害の有無を確認して経口摂取が可能かどうか判断し，栄養・内服方法を決定する必要がある．嚥下障害のある患者に不用意に経口摂取をさせれば，誤嚥による窒息や肺炎のおそれがあるからである．嚥下評価の方法には，水飲み試験やSSPT（Simple Swallowing Provocation Test，簡易嚥下誘発試験）等がある．

❼ 進行性のアテローム血栓性脳梗塞では，このように内服の抗血小板薬を複数併用することもある．ただし，アスピリン＋クロピドグレルの併用は，脳梗塞慢性期（3か月以降）にはかえって出血のリスクを高めるという臨床データもあるため，慢性期には単剤にする等再検討が必要である．

❽ 糖尿病のない患者でも，脳梗塞急性期の高血糖は予後不良の因子である．入院時高血糖があった患者，糖尿病の既往がある患者については必ず血糖チェックを行い管理する必要がある．

❾ 「脳梗塞は絶対安静」というのは間違いであり，積極的に離床を進める．ただし，起立性低血圧があったり，頸動脈に高度狭窄があり血行力学機序が疑われる場合等には，急性期に症状が悪

化することがあるので血圧チェック等をしながら慎重に離床していく必要がある．

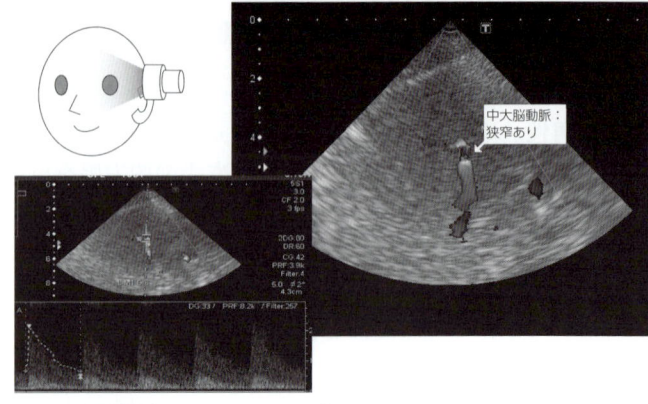

図2 経頭蓋エコー　左：ドプラモード　右：カラーモード

ポイントの解説

❶心原性脳塞栓症の発症様式は，「日中活動時」「突然」起こることが特徴である．

❷右上肢麻痺の症状である．脳梗塞では四肢の近位筋よりも遠位筋が強く障害されることが多い．

❸右顔面麻痺の症状である．脳梗塞のような中枢性顔面麻痺では，顔面の下半分の麻痺が強いのが特徴である．

❹「呂律が回らない」のみの構音障害は白質の障害でも起こり得るが，このように「思っていることが言葉にできない」または「言葉を聞いても理解できない」症状は失語症状であり，大脳皮質の障害で起こるため，区別が必要である．

❺拡散強調画像で高信号になっていない部分はまだ組織壊死に至っていないことが示唆される．MRA等の血管評価で血流が途絶えているにもかかわらず，拡散強調画像でその灌流域が高信号を認めない時は，アルテプラーゼをはじめとする再開通療法のよい適応である．

❻出血している患者（頭蓋内出血，消化管出血，尿路出血，後腹膜出血，喀血），出血をきたしやすい患者（脳出血の既往，3か月以内の脳梗塞・頭蓋内手術の既往，21日以内の消化管出血や尿路出血の既往，14日以内の生検・大手術の既往等）をはじめとする禁忌項目が決められている．

症例2　心原性塞栓症，アルテプラーゼ療法施行例の経過とポイント

　68歳の女性．心房細動・高血圧にて近医に通院中であり，バイアスピリンと降圧薬を処方されていた．某日，家族と食事中に，突然❶右手に力が入らなくなり箸を取り落とした❷．目撃していた家族によると，右の口唇の端が下がり❸，汁物がこぼれていたという．また何かを訴える様子であったが，「あー，うー」という声しか出ず❹，何を言っているのか聞き取れなかった．椅子から立たせようとしたところ右足にも力が入らないことに気づき，救急要請した．

　発症時より1時間40分後に病院に搬送された時のバイタルは血圧168/78，脈拍82回／分で不整であり，症状は変わらず，運動性失語・顔面を含む右上下肢完全麻痺を認め，NIH Stroke Scaleにて10点であった．脳CT上出血はなく，MRI拡散強調画像でも明らかな高信号は認めなかったが，脳血管MRAにて左中大脳動脈の閉塞を認めた❺．脳出血の既往他，禁忌事項❻を認めず，発症から2時間30分でアルテプラーゼの静注を開始した．1時間後，アルテプラーゼ投与終了時には，自分の名前や日付が言えるようになっており，右上肢はやや回内するものの挙上が可能，右下肢も膝立てが可能となった❼．同日，脳卒中ケア病棟に入院し，ベッド上安静とし血圧管理した❽．18時間後には症状はほぼ消失し，36時間後に一般病棟に移動した．

　治療翌日の脳CTでは，左基底核の一部に低吸収域を認めたが出血は伴っていなかったため，再発予防を目的にヘパリンの点滴を開始，同時にワルファリンの内服も開始した❾．入院時より心房細動があり，経胸壁心エコーでは血栓を認めなかったが，経食道心エコーで左心耳内に血栓を認めた❿．

PT-INR が 2.0 〜 3.0 の範囲に調整でき，フォローの経食道心エコーで血栓が消失したことを確認した段階で退院とした．

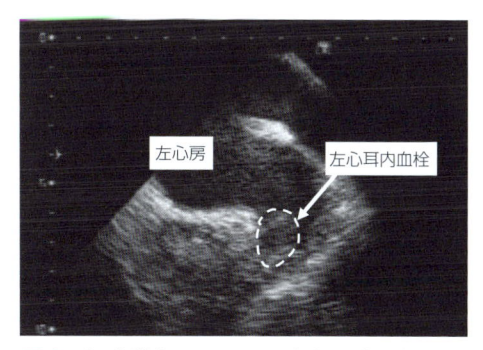

図3 経食道心エコー図：左心耳内血栓

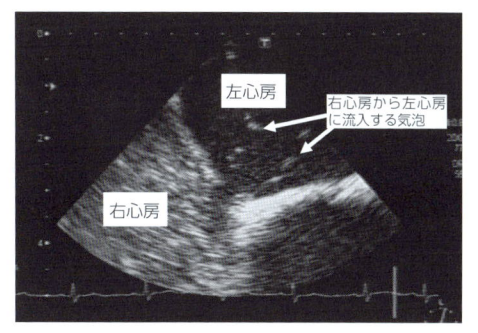

図4 経食道心エコー：コントラストエコー法による右左シャント検索

❼アルテプラーゼを静注してから症状が回復するまでの時間は，1時間以内が最も多いが，24時間以内に回復する場合もある．24時間を過ぎると回復の可能性は低くなってくる．

❽原則として，アルテプラーゼ静注後36時間は集中治療の行える病棟での厳密な管理が定められている．血圧は収縮期血圧180mmHg以下，拡張期血圧105mmHg以下に保つようにする．また，経鼻胃管・膀胱カテーテル等の挿入は出血を誘発する危険があるため，なるべく24時間後以降にする．

❾心原性脳塞栓症に対する抗凝固薬は急性期の再発予防を目的としており，内服のワルファリンが治療域に達するまで点滴のヘパリンを投与するのが一般的である．出血性合併症に十分注意する必要がある．

❿経食道心エコーは，経胸壁心エコーで観察することのできない左心耳内（図3）や大動脈弓（大動脈原性塞栓症の項を参照）の観察に優れている．また，コントラストエコー法（気泡を含んだ生理食塩水を超音波造影剤として用いる）を併用することで卵円孔等のシャント性塞栓源心疾患（図4）を検出することも可能である．ただし上部消化管内視鏡のように食道に機器を挿入するため，侵襲的であり全例に行えるわけではない．

系統講義

1．脳梗塞

　脳梗塞とは，脳血管の血流障害によりその灌流領域の脳組織が虚血に陥り，壊死した状態をいう．結果，脳の障害領域に一致した機能障害を起こす．発生機序には，①血栓性機序（血管壁自体の動脈硬化により血栓が形成され，その部分が閉塞するもの）・②塞栓性機序（心臓側からの塞栓物質により血管が閉塞するもの）・③血行力学性機序（血管の狭窄・あるいは閉塞を背景に，心臓の拍出量低下や血圧低下に伴い虚血をきたすもの）の3種類がある．

　また，病因や危険因子等により，①ラクナ梗塞，②アテローム血栓性脳梗塞，③心原性脳塞栓症，④その他の脳梗塞，に分類される．わが国ではアテローム血栓性梗塞と心原性塞栓症が増加傾向にあり，現在ではほぼ3病型が同じ割合となっている．病型分類が重要なのは，病型により適切な急性期治療・再発予防が異なるからである．発症機序，危険因子，検査結果より超急性期から病型を推測し，適切な治療を行うことが脳梗塞の進展予防，再発予防に重要である（図5）．

1）脳梗塞の診断

　脳梗塞では局所的な神経症候を伴うことが多く，症状は障害部位により様々である．また，意識障害を伴うことも多く，まず緊急性の高いバイ

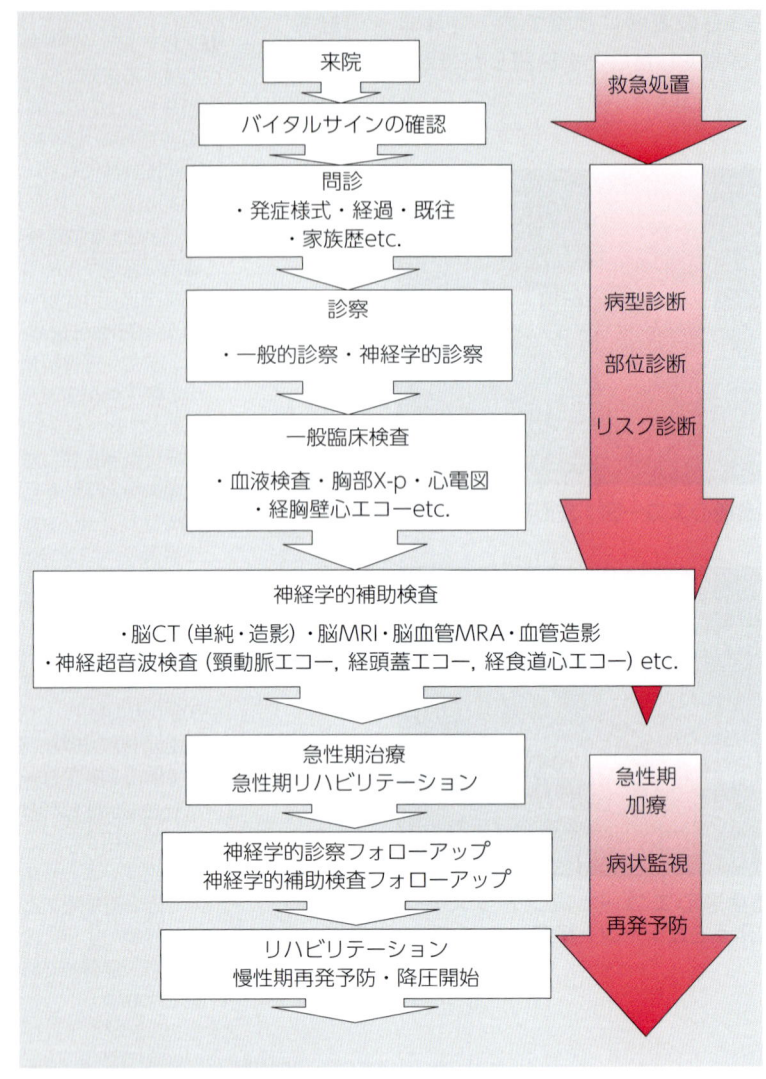

```
          来院
            ↓
     バイタルサインの確認
            ↓
          問診                        救急処置
     ・発症様式・経過・既往
       ・家族歴 etc.
            ↓                        病型診断
          診察
     ・一般的診察・神経学的診察          部位診断
            ↓
        一般臨床検査                   リスク診断
     ・血液検査・胸部X-p・心電図
       ・経胸壁エコー etc.
            ↓
       神経学的補助検査
 ・脳CT（単純・造影）・脳MRI・脳血管MRA・血管造影
 ・神経超音波検査（頸動脈エコー，経頭蓋エコー，経食道心エコー）etc.
            ↓
        急性期治療
      急性期リハビリテーション           急性期
            ↓                         加療
    神経学的診察フォローアップ
    神経学的補助検査フォローアップ        病状監視
            ↓
       リハビリテーション               再発予防
     慢性期再発予防・降圧開始
```

図5　脳梗塞診断・治療の流れ

タルの異常や意識障害の状態を診察し，その後詳細な所見をとり局所診断を行う．しかし，脳卒中の初期診療では患者の状態が切迫している場合や超急性期治療の評価を要する場合が多く，できるだけ迅速な診察や重症度の判断が必要となる．そのため，脳卒中が疑われる患者の診療では，Japan Coma Scale（JCS）や Glasgow Coma Scale（GCS）で意識障害の程度を判定し，National Institutes of Health Stroke Scale（NIHSS）（**表2**）を用いて脳卒中の診察や重症度の判定を行うのが一般的である．NIHSS は比較的簡便で，メディカルスタッフでも施行可能なスコアであり，スタッフが共通した指標で経時的な症状変化を把握するためにも有用である．また，超急性期脳梗塞に対する血栓溶解療法や血管内治療の施行基準には NIHSS が用いられている．ただし，NIHSS は簡略化された検査であるので，麻痺に関しては MMT（manual muscle testing）等を併用し，時間に余裕ができればさらに詳細に診察することが望ましい．

2）脳梗塞のための検査

急性期に病型を決定するために，施行される検査には次のようなものがある．

表2 National Institutes of Health Stroke Scale（NIHSS）[2]（一部改変）

項目	スコア	検査法・解説
1a. 意識水準	0＝完全覚醒　1＝簡単な刺激で覚醒 2＝繰り返し，強い刺激で覚醒　3＝無反応	
1b. 意識レベル（質問）	0＝2問とも正答 1＝1問正答　2＝2問とも誤答	「今月の月名」および「年齢」を尋ねる．
1c. 意識レベル（従命）	0＝両方可 1＝片方可 2＝両方不可	「開眼と閉眼」および「手を握る・開く」を指示する．失語症例では，パントマイムにより指示する．麻痺がある時は健側で評価する．
2. 最良の注視	0＝正常 1＝部分的注視麻痺 2＝完全注視麻痺	左右への眼球運動（追視）を指示する．従命不能例では，頭位変換眼球反射（人形の目現象）により評価する．
3. 視野	0＝視野欠損なし　1＝部分的半盲 2＝完全半盲 3＝両側性半盲	片眼ずつ対座法により，四分視野を評価する．言語応答できない例では，視覚刺激に対する反応や指出しにより評価する．
4. 顔面麻痺	0＝正常　1＝軽度の麻痺 2＝部分的麻痺　3＝完全麻痺	閉眼，口唇の運動を指示し顔面筋麻痺を評価する．
5. 上肢の運動（左）	0＝下垂なし（10秒間保持可） 1＝10秒以内に下垂 2＝重力に抗して動きがみられる 3＝重力に抗して動かない 4＝全く動きがみられない	10秒数える間，腕を挙上させる（座位90°，臥位45°）．麻痺例では，健常肢から検査する．失語症例では，パントマイム等により指示する．痛み刺激は用いない．
上肢の運動（右）	同上	
6. 下肢の運動（左）	0＝下垂なし（5秒間保持可能） 1＝5秒以内に下垂 2＝重力に抗する動きがみられる 3＝重力に抗して動かない 4＝全く動きがみられない	5秒数える間，下肢を挙上させる（臥位30°）．麻痺例では，健常肢から検査する．失語症例では，パントマイム等により指示する．意識障害例では，痛み刺激に対する反応から推定する．
下肢の運動（右）	同上	
7. 運動失調	0＝なし　1＝1肢　2＝2肢	指鼻指試験，膝踵試験で評価する．
8. 感覚	0＝障害なし 1＝軽度〜中等度　2＝重度	四肢に痛み刺激を与えて評価する．無反応の場合は重度とする．
9. 失語	0＝正常　1＝軽度〜中等度 2＝重度　3＝無言または全失語	患者の反応から答えを推定できない場合は重度とする．
10. 構音障害	0＝正常　1＝軽度〜中等度　2＝重度	失語を認める場合は重度とする．
11. 消去現象と注意障害	0＝異常なし 1＝1つの感覚様式に対する半側不注意 2＝2つ以上の感覚様式に対する半側不注意	半側空間無視，身体失認，消去現象等で評価する．

CT・MRI→脳実質の障害部位，頭蓋内血管の検査
頸部血管エコー→頸部血管の形態的・機能的検査（図6）
経胸壁心エコー→塞栓源心疾患の形態的評価
心電図・24時間心電図→心疾患の評価

さらに詳細な検査として，経食道心エコー，経頭蓋エコー，血管造影検査等がある．

3）脳梗塞の治療

脳梗塞の治療に関して，わが国では2009年に日本脳卒中学会を中心とした脳卒中合同ガイドライン委員会により脳卒中治療ガイドライン[2]が更新・発表され，利用されている．

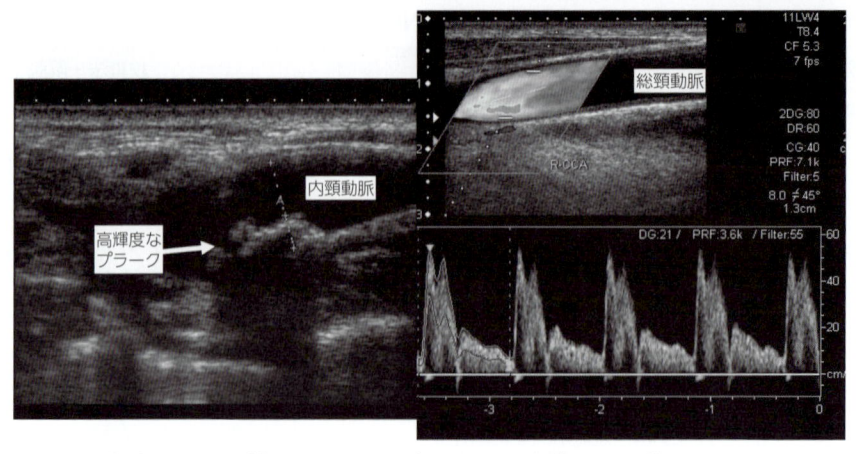

図6　頸動脈エコー図（左：Bモード，右：カラードプラモード）

病型を問わず，急性期の一般的管理として呼吸・血圧・糖代謝，嚥下を含む栄養の管理が必要である．

（1）血圧管理

脳卒中急性期では，虚血を増悪させないために，高血圧脳症・くも膜下出血が強く疑われる場合以外は診断が確定するまで積極的降圧は行わない．ガイドラインでは，収縮期血圧＞220mmHgまたは拡張期血圧＞120mmHgの高血圧が持続する場合や，大動脈解離・急性心筋梗塞・心不全・腎不全等を合併している場合に限り，慎重な降圧療法が推奨されるとしている．一方，著しい低血圧（ショック）は輸液，昇圧薬等で速やかに是正すべきである．

（2）離床・安静度

脳梗塞発症後，症状の増悪を最小限にとどめ，廃用性の萎縮を防ぐために，適切な安静期間の設定と可能な限り早期の離床・リハが重要となる．

一般に脳卒中患者の超急性期には安易に頭部を挙上しない．正常時，脳血流は基本的に血圧の変動に関係なく一定の血流を保っているが，脳梗塞急性期はその自動調節能が障害され，血圧の著明な低下が脳血流の減少につながり，症状増悪を招くおそれがあるからである．頸部血管や脳血管の高度狭窄がないか，頭部挙上による血圧の低下がないかを確認しながら，慎重に離床をすすめていく必要がある．近年は，離床のタイミングや検査の進め方が医療スタッフ・患者のどちらにもわかりやすいよう，クリティカルパス（図7）を用いた脳梗塞診療が広まっている．

（3）薬物治療

発症から3時間以内に治療可能な虚血性脳血管障害の患者に対しては，1996年米国で認可されたアルテプラーゼ静注療法が2005年10月以降，わが国でも臨床試験を経て認可され，推奨されている．日本独自の使用量としてアルテプラーゼ0.6mg/kgの静注療法が保険適応されている．ただしアルテプラーゼは出血性合併症を増加させるため，厳密に治療決定のための除外項目，慎重投与項目が定められている．また，来院時の症候が中等症以下で，CT上広範な梗塞巣を認めず，発症から6時間以内の中大脳動脈塞栓性閉塞に限っては，ウロキナーゼを用いた経動脈的局所血栓溶解療法もガイドラインで推奨されている．発症後3時間を経過した脳梗塞では，抗凝固療法，抗血小板療法等を用いた再発／増悪予防の治療が中心となる（図8，表3）．

リハについての詳細は別項に譲るが，廃用性萎縮を防ぎ早期離床を目指すため，発症直後直ちに病状に合わせたリハを開始するべきである．

4）脳梗塞の分類

（1）ラクナ梗塞

a. 定義：動脈硬化の危険因子を有し，CT/MRI上の1穿通動脈領域（大脳深部や小脳や脳幹）の径1.5cm未満の脳梗塞．

b. 発症機序：ラクナ（小窩）とは"小さな空洞"の意味である．1本の穿通枝の閉塞により，その支配領域が虚血に陥る．高血圧の合併が背景

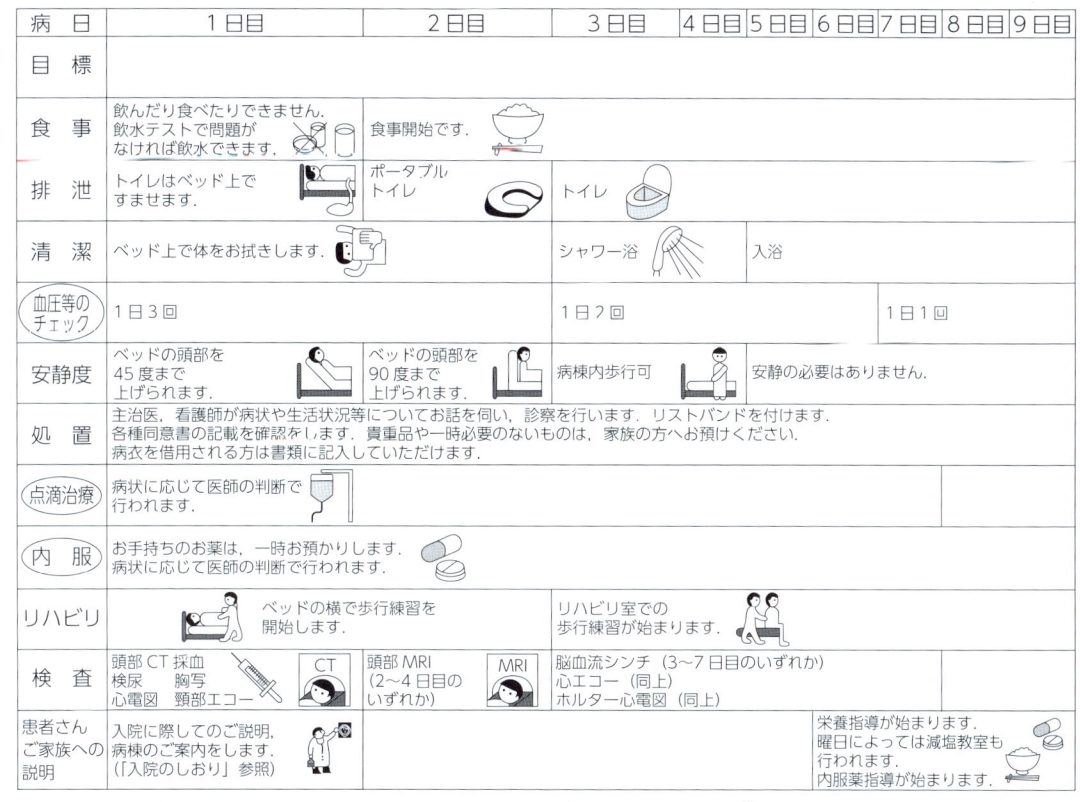

図7 九州大学病院における軽症脳梗塞クリティカルパス（患者説明用）[3]

にあり，細い血管の脂肪硝子変性や微小粥腫による血栓性機序，微小な塞栓子による塞栓性機序がある（図9）．

c．症状：閉塞した穿通枝の場所により症状は様々である．1ヶ所であると範囲が小さいため，無症候性のこともある．典型的な症状として，純粋運動性片麻痺（放線冠，内包等），純粋感覚性発作（視床），不全片麻痺と小脳失調（橋，放線冠等）があり，古典的ラクナ症候群と呼ばれている．

d．治療：急性期はエダラボン，オザグレル，アスピリンで治療する．慢性期再発予防の上で最も重要なのは血圧管理である．動脈硬化性変化をきたした細い血管は虚血のみならず出血のリスクも高く，血圧を適正に保つことが重要である．近年，血管内皮保護作用を持ち出血性合併症が少ないことが示されつつあるシロスタゾールが，ラクナ梗塞に対してアスピリンよりも有用であることを示唆するデータもある．

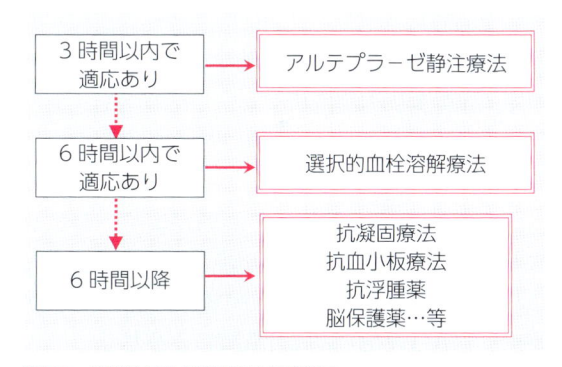

図8 脳梗塞急性期加療の選択

（2）アテローム血栓性脳梗塞

a．定義：動脈硬化の危険因子を有し，同側の主幹脳動脈に有意な動脈病変（頸動脈の50％以上の狭窄または閉塞，または頭蓋内血管狭窄）を有する1.5cm以上の皮質，小脳，脳幹あるいは皮質下梗塞．

b．発症機序：アテローム硬化によりプラーク（血管壁の隆起性病変）に形成された血栓が直接血管を閉塞する血栓性機序，主幹動脈の不安定プ

表3 脳梗塞の薬物治療

		ラクナ梗塞	アテローム血栓性脳梗塞	心原性脳塞栓症
超急性期加療（発症3時間以内）		アルテプラーゼ静注療法		
急性期加療	神経保護薬（エダラボン）	発症後24時間以内に使用（grade B）		
	抗凝固薬	適応なし	アルガトロバン（発症48時間以内，grade B）進行性の場合ヘパリンを使用してもよい（grade C1）	再発予防としてヘパリンを使っても良い（発症24時間以降，梗塞内出血がない場合）
	抗血小板薬	オザグレルナトリウム 160mg/日（発症5日以内，grade B）アスピリン 160〜300mg/日（48時間以内，grade A）		適応なし
	抗浮腫薬	適応なし	病巣の大きさに応じて使用（grade B）	
	血漿増加薬（デキストラン等）	適応なし	使用しても良い（grade C1）	適応なし
慢性期再発予防	抗凝固薬	適応なし	適応なし	ワルファリン（grade A）PT-INR 2.0〜3.0（高齢者では1.6〜2.6）に調整
	抗血小板薬	アスピリン 75〜150mg/日，クロピドグレル 75mg/日（grade A）シロスタゾール 200mg/日，チクロピジン 200mg/日（grade B）場合によってはこれらを複数組み合わせて使用		アスピリン（ワルファリン禁忌例のみ，grade B）
	降圧薬，抗脂質薬等	リスクに応じて使用		

ラークの断片やプラーク上に形成された血栓が塞栓物質となり遠位側の末梢血管を閉塞する塞栓性機序，主幹動脈の高度狭窄ないし閉塞下で，血圧低下や灌流不全のために虚血を生じる血行力学性機序がある．

c．症状：ラクナ梗塞より範囲が広く，時に高次脳機能障害等の皮質症状を伴う．起床時に発見されること，動揺性・進行性の経過をとることが多く，TIA（後記）の先行も時にみられる．

d．治療：急性期には，アルガトロバン，内服抗血小板薬（場合によっては複数併用），血漿増加剤を使用する．プラークの進展予防，安定化が重要であり，スタチン製剤も有用である．狭窄部位によっては，頸動脈内膜剥離術，血管形成術，ステント留置術等の外科的・経皮的治療が再発予防に有効である．

(3) 心原性脳塞栓症

a．定義：症状が突発完成型で，塞栓源となり得る心疾患（心房細動，心内血栓，洞不全症候群，亜急性期心筋梗塞，感染性心内膜炎等）（図10）

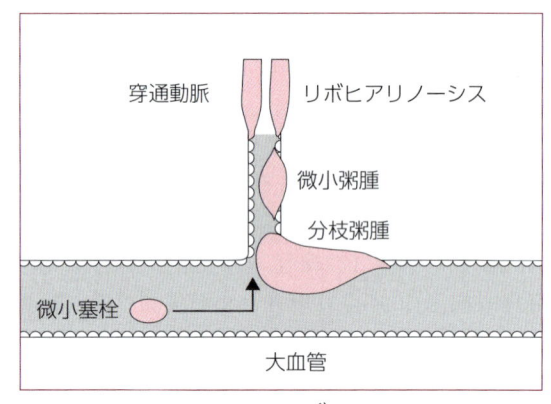

図9 ラクナ梗塞の発生機序[4]

を有する脳梗塞．

b．発症機序：何らかの原因で心内血栓を形成してそれが塞栓子となり，脳塞栓症に進展する．塞栓源となり得る心疾患では非弁膜症性心房細動が最も多い．まれに脂肪塞栓，空気塞栓，腫瘍性塞栓等も塞栓子になり得る．

c．症状：症状は日中突発完成型が多い．内頸動脈領域，中大脳動脈領域等広範囲に栄養してい

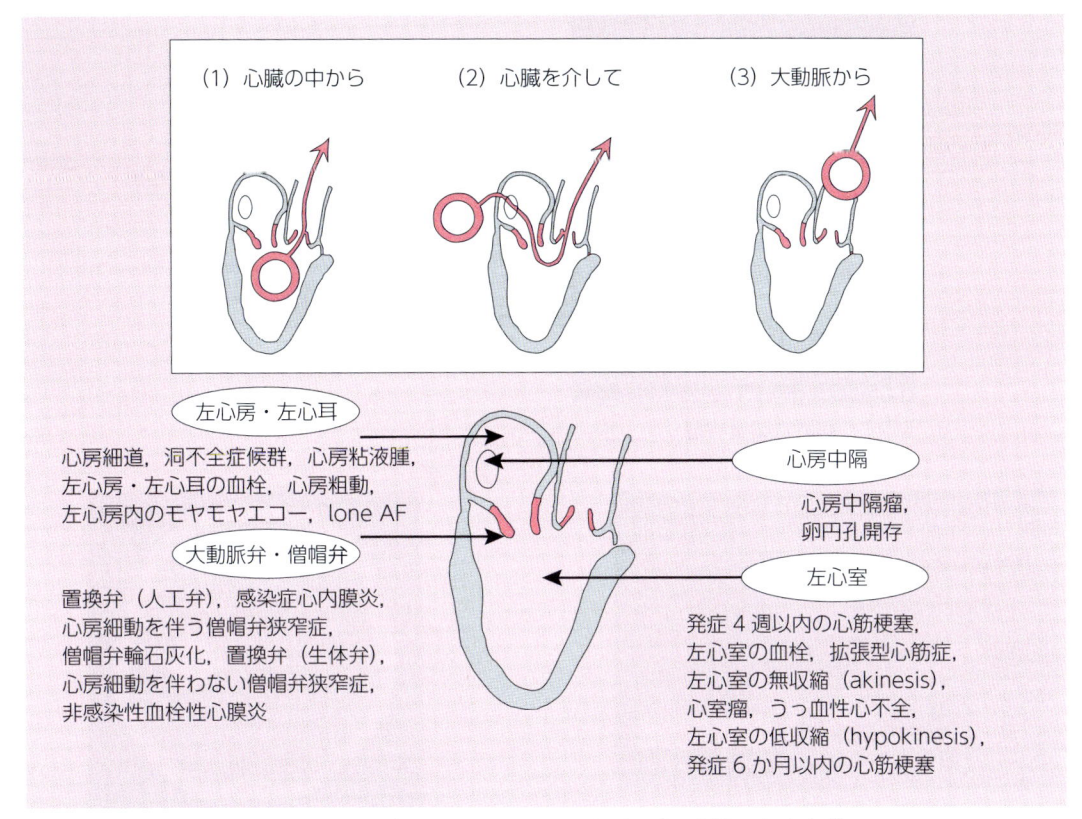

図10 脳への塞栓源の分類，および TOAST 研究の基準に基づく塞栓源心疾患[5]

る血管の閉塞により，皮質を含む広範な部位が障害されることが多い（図7）．内頸動脈系では失語・失行・半側空間無視等の皮質症状を伴うことが多く，椎骨脳底動脈系では小脳症状，意識障害や呼吸障害を起こすこともある．またこれらの2ヶ所以上の血管支配域に同時に塞栓症を生じることもある．

d．治療：急性期は厳密な呼吸管理・循環管理が必要となることも多い．完成してしまった心原性脳塞栓症については，急性期は血圧管理・抗浮腫薬等による全身管理が主となる．慢性期再発予防は禁忌でない限り抗凝固薬が選択される．今まで経口抗凝固薬はビタミンK拮抗薬であるワルファリンしかなかったが，至適治療用量域が狭くモニタリングのもとに使用する必要があること，ビタミンKを多く含む食物の摂取制限があること等，やや使用勝手のよくない点があった．最近，それらの欠点を改善した直接トロンビン阻害薬，間接Xa阻害薬，直接Xa阻害薬等の開発が進められ，その一部は本邦でも使用できるようになっている（ダビガトラン，リバロキサバン等：2012年5月現在）．

（4）その他の脳梗塞

a．大動脈原性脳塞栓症：大動脈弓部のアテローム硬化性病変からの塞栓子による脳塞栓症である．経食道心エコー（図12），造影3D-CT等が診断に有用である．急性期加療はアテローム血栓性脳梗塞に準じることが多いが，再発予防にワルファリンが有効か，アスピリン等の抗血小板薬が有効かは無作為対照化試験が進行中であるが，まだ明確なエビデンスはない．

b．脳動脈解離：動脈壁が破綻し，裂けた動脈壁の間に血液が流入し，血管腔と解離腔に分かれる病態である．動脈外壁に破綻が及び血管外に出血すれば，くも膜下出血となるが，解離腔が血管腔を圧迫し末梢の血流を妨げれば脳梗塞となる．若年者の脳梗塞のうち10〜12％を占めるとの報告があり，若年者の脳梗塞の原因として念頭に置くべき疾患である．わが国では頭蓋内椎骨動脈の発症が多い．

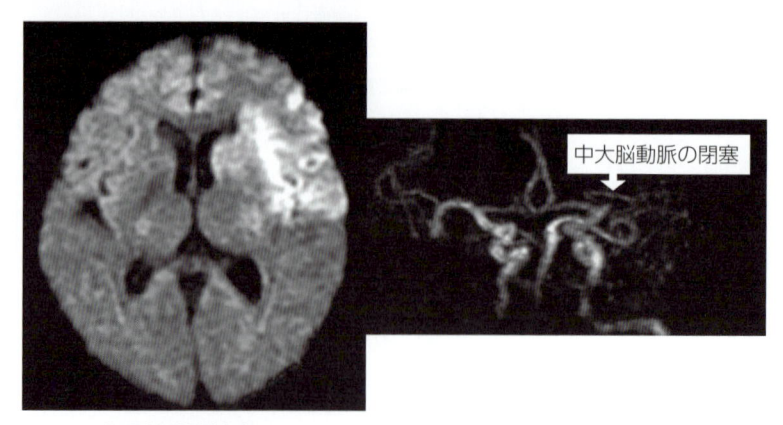

図11　心原性脳塞栓症（中大脳動脈の閉塞）

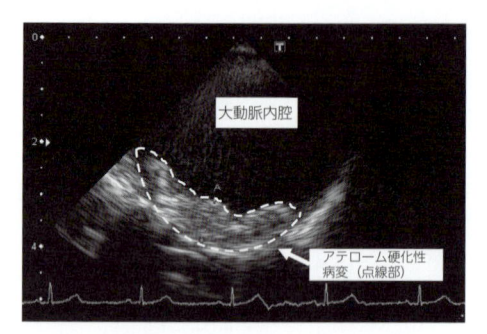

図12　経食道心エコー図：大動脈弓部（大動脈内腔／アテローム硬化性病変（点線部））

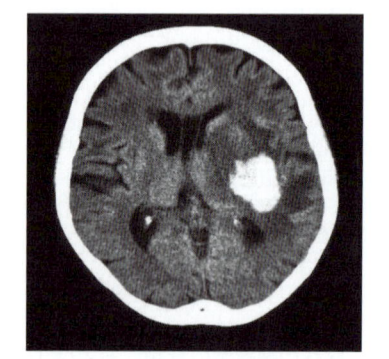

図13　脳出血（左被殻出血）

2. 一過性脳虚血発作

一過性脳虚血発作（transient ischemic attacks：TIA）とは，一過性の脳虚血により出現する神経症候であり，短時間で消失するものを指す．TIAの患者は，受診時は無症状のことが多く軽視されがちであるが，15〜20％は発症後90日以内に脳梗塞に移行し，さらにその半数は発症後48時間以内に脳梗塞に移行する．脳梗塞発症を未然に予防するために，24時間以内に脳梗塞急性期に準じて入院による加療を行うべきである．脳梗塞と同様，危険因子や発症様式から病型を診断し，各病型に適した急性期治療・慢性期予防を行う．

3. 脳出血

何らかの原因で脳血管が破綻し，脳実質内に出血し血腫が神経細胞を圧迫することにより神経症候を起こす病態である．脳腫瘍，脳血管奇形等の基礎疾患を背景に起こすものを症候性脳出血，そうでないものを特発性脳出血と分類する．特発性脳出血のほとんどは高血圧が原因の高血圧性脳出血と考えられている．

近年，高齢者の非高血圧性脳出血の原因として，脳アミロイド血管症が注目されている．その原因は脳の小動脈にアミロイドと呼ばれる物質が沈着することで，脳葉型といわれる皮質や皮質下出血を繰り返し起こしやすいのが特徴である．

1）診断

意識状態，神経学的症候の見方は脳梗塞の項と同様である．画像検査で有用なものは脳単純（図13）・造影CT（3D-CTA）であり，出血の部位の特定・血管描出による出血源の検索を行う．

2）治療

急性期の呼吸・循環・代謝管理とともに，出血の部位・大きさに応じて内科的／外科的治療を選択する．意識障害がないか軽度の場合は，内科的（保存的）加療が選択される．被殻・小脳・皮質

下出血で意識障害の増悪がみられる場合，二次的な脳実質障害を軽減する意味での外科的療法が考慮される．開頭血腫除去術，定位血腫吸引術等が行われる．再発予防としての血圧管理では，特に拡張期血圧を 75 ～ 90mmHg 以下にコントロールすることが勧められている．

4. くも膜下出血

くも膜下腔に出血を起こした病態であればすべてくも膜下出血と呼び，原因は多岐にわたるが，最も頻度の高いものは脳動脈瘤の破裂である．

「今まで経験したことのない，頭を殴られるような頭痛」を訴える患者の場合，まずくも膜下出血を疑わなければならない．しかし，軽微な出血の場合は悪心・嘔吐のみの場合もあり注意を要する．重症であれば突然の意識障害で発症することもある．

1）診断

迅速かつ有用な検査は脳 CT，造影 3D-CTA である．脳 CT ではペンタゴンといわれる特徴的な所見（鞍上槽の星形の出血）が有名であるが，出血部位によっては必ずしもその所見を示すわけではない．脳出血を併発する例もある．出血後 5 日以上経過したくも膜下出血では，脳 CT で検出できない場合もあり，その場合は腰椎穿刺による髄液性状の検査が有用である．キサントクロミーや血性髄液を呈する．

2）治療

再出血の予防・脳血管攣縮に対する治療・水頭症に対する治療を中心に行う．循環や呼吸の管理とともに，脳浮腫に対する治療を要することもある．

（栗城綾子）

文　献

1) National Institute of Neurological Disorders and Stroke：Classification of cerebrovascular disease Ⅲ．*Stroke*, 21：637-676, 1990.
2) 篠原幸人，小川　彰，鈴木則宏・他編：脳卒中治療ガイドライン 2009．協和企画，2009.
3) 岡田　靖編：脳卒中クリティカルパスと医療連携．脳卒中急性期の全身管理部分パス（鴨打正浩），メディカルレビュー社，2005, p.105.
4) 小林祥泰監：脳卒中ナビゲーター．ラクナ梗塞（棚橋紀夫）．メディカルレビュー社，2002, p.129.
5) 山口武典監：心原性脳塞栓症．心臓の評価（豊田一則），医学書院，2003, pp.124-137.
6) Shinohara Y, Katayama Y, Uchiyama S, et al：Cilostazol for prevention of secondary stroke (CSPS 2)：an aspirin-controlled, double-blind, randomised non-inferiority trial. *Lancet Neurol*, 9（10）：959-68, 2010.
7) Zavala JA, Amarrenco P, Davis SM, et al：Aortic arch Atheroma. *Int J Stroke*, 1：74-80, 2006.
8) 藤岡祐介，真野智生，荒木　周・他：若年発症脳梗塞の臨床特徴─当院における検討─．脳卒中，31：15-22, 2009.
9) 望月俊明，石松伸一：若年性脳梗塞の実態と診療における問題点─当院における若年性（50 歳以下）脳梗塞 26 例の検討─．脳卒中，31：217-221, 2009.

第4章 実際に「神経疾患」を理解する

2. 認知症

「認知症」という言葉を聞いた時，どのような状態のことを頭に思い浮かべるだろうか？　多くの人は「もの忘れ」という症状を思い浮かべるであろう．それは部分的には正しいが，正確ではない．「認知症」を正しく理解し，適切な対応や治療を心がけることが今後のますますの高齢化に重要であろう．

症例　ある認知症患者の経過とポイント

来院時72歳の女性．67歳の時に夫と死別してからは独居．子どもは2人いるが，いずれも独立して他県に住んでおり，半年に一度会う程度であった．患者が71歳時の12月中旬，子どもたち2人が「正月に会いに行く」と患者に電話で連絡したが，年末までに患者から「いつ来るのか」との確認の電話が2回あった❶．また，実際に正月に訪問すると，それまでの正月には多くのお節料理が用意されていたが，その年に限っては品数が少なく，味も以前と違う気がした❷ものの，患者の様子に特に変わった点はみられなかったため，2人はそのまま帰宅した．同年のゴールデンウィークに再度長男が訪れた際に，ふと冷蔵庫を開けると納豆が何個も入っており❸，中には賞味期限の切れたものもあった．長男が「どうしてこんなに多くの納豆を買ったのか？」と問うたものの，患者からは「あると何かと安心だから…」❹との返事があり，長男も患者が以前から納豆が好物であることを思い出し，それ以上は深く質問せずに帰宅した．患者が72歳になった同年冬，子どもたち2人が事前（1週間前）に患者に連絡をして患者宅に訪問すると，患者は驚いた顔をして，「どうしたの？」と言い，約束を忘れていた❺様子であった．「1週間前に電話して，今日来ると言ったでしょ？」と確認すると，「でもやっぱり当日の朝に電話がなければ驚くわよ…」❻と話していた．子どもたちが家の中を見回すと，雑然と物が置かれており，患者が以前はきれい好きであったことを考えると明らかに様子が変わっていた❼ため，認知症の可能性を考えてもの忘れ外来を患者・子ども2人で受診した．

初診時，患者は医師の質問に対して「私は何ともないのに，子どもたちが大騒ぎをしてね…．すみませんねぇ．」等の発

ポイントの解説

❶ 2回電話があったということは，近時記憶障害の存在を示唆している可能性がある．

❷ 認知機能の一つである実行機能（様々なことを計画・立案して実行する機能）の障害の可能性がある．

❸ 「前回の買い物で何を買ったのか」，「いま冷蔵庫の中には何が入っているのか」を忘れてしまったがための症状と考えられる．

❹ アルツハイマー型認知症では言い繕いが目立つ．この言い繕いにより会話自体は成立するので，深く追求しなければ患者の認知機能障害に気づかない場合も多い．

❺ 1週間前の約束事を忘れている．近時記憶障害の存在を示唆する．

❻ ❸と同様に言い繕いと考えられる．

❼ 「部屋の整理整頓ができなくなる」という症状も，認知症でよく認められる症状である．

言があり，病識は認めなかった❽．また，Mini-Mental State Examination（MMSE）❾にて認知機能の評価を行った際には「そんな質問を急にされてもわからない」との言い繕いや，「どうだったかしらね」と子どもたちの方に顔を向ける head turning sign❿ が頻繁に認められた．MMSE の結果は 19 点であり，認知症圏内であった．

後日施行した脳 MRI では両側の海馬に萎縮⓫を認め，脳血流シンチグラフィー（SPECT）では両側の頭頂葉の血流低下，SPECT の 3D-SSP 解析では帯状回後部・楔前部にも血流低下⓬を認めた．

これらの結果より，アルツハイマー型認知症と診断．コリンエステラーゼ阻害薬の一つである塩酸ドネペジルの投与を 3mg/day より開始した．その後副作用の出現も認められなかったため 5mg/day に増量．これを維持量としてしばらく経過をみることとした．その後の MMSE の経過は，投薬開始 1 か月後は 20 点とわずかに改善．半年後は 19 点と認知機能の目立った悪化は認めなかったものの，投薬開始 1 年後には MMSE が 14 点と悪化．これまでは自分で買い物に出かけていたが，意欲の減退から買い物にあまり出かけなくなり，料理も自分では作らなくなったため，週に 1 度は子どもたちが料理を持って患者宅に訪問．患者は「冷蔵庫に入れられた料理を電子レンジで温めて食べる」という食生活を送るようになっていた．これを機に塩酸ドネペジルは 10mg/day に増量．増量後，意欲はやや改善．料理はできなかったが，週に何日かは買い物に出かけることができるようになり，出来合いの惣菜を買ってきて自分で温めて食べることができるようになったため，子どもたちの介護負担は大きく減少した．

❽認知症の患者の多くは病識を持たない．
❾認知機能障害の有無を簡便に調べる検査である．30 点満点で，23 点以下の場合には認知機能障害が存在する可能性があると判断する．改訂長谷川式簡易知能評価スケール（HDS-R）と並んで，頻用される検査である．
❿質問に対する答えを求めて家族の方に顔を向ける「head turning sign」はアルツハイマー型認知症でよく認められる所見である．
⓫ MRI での海馬の萎縮はアルツハイマー型認知症の代表的画像所見である．
⓬ SPECT では側頭葉，頭頂連合野の血流低下が代表的所見であるが，近年 3D-SSP 解析の普及等により帯状回後部や楔前部の血流低下もきたすことが判明した．

系統講義

1. 認知症の概念と定義

「認知症」とは，「脳の器質的な障害によって，記憶力や判断力，実行能力や会話能力等，いったん発達した知的機能が持続的に障害されて，社会生活に支障をきたすような状態」と言い表すことができる．「持続的に障害」と述べているのは数時間～数週間で症状が変化する「せん妄」と区別をするため，「社会生活に支障をきたす」と述べているのは，いわゆる加齢による認知機能低下を除外するためであり，加齢による認知機能低下では社会生活に支障をきたすことは少ない．

ICD-10（International Classification of Disease 10th revision）での認知症の診断基準は**表 1** のようになっている．

この表からもわかるように，記憶障害は診断基準の一つに含まれるが，それだけでは認知症と診断できず，上記のようなその他の要素を満たさねばならないのである．

表1　認知症の診断基準

A）次の2項目が存在
①日常的に支障をきたす記憶障害 ②認知機能障害（判断力・思考力・一般情報処理能力）
B）意識障害はない
C）次の1項以上を認める
①情緒的不安定性　②易刺激性　③積極性低下　④無関心　⑤社会行動における粗雑さ
D）A項の症状から明らかに6か月以上存在して確定診断される

表2　認知症の原因疾患

1位　アルツハイマー型認知症
2位　血管性認知症
3位　レヴィ小体関連認知症 　　　（認知症を伴うパーキンソン病・レヴィ小体型認知症）
4位　前頭側頭型認知症

2．認知症の疫学

　世間一般に最もよく知られた認知症の原因疾患といえばアルツハイマー型認知症ではないだろうか．2009年にWadaらが島根県隠岐郡海士町で行った認知症の疫学調査[1]では，認知症患者のうち63%程度がアルツハイマー型認知症と診断されており，最多であった．この調査での原因疾患を頻度の高い順に列挙すると，**表2**のような結果となる．

　この順位は同調査が行われた地域に限らず，その他の地域でも同様の結果になるものと考えられている．

　また，わが国の認知症の患者数は，2005年が約205万人であったが，2012年の段階で462万人に急増していたことがわかっている．

　ここから先は，上記にあげた各認知症原因疾患について解説していく．

3．アルツハイマー型認知症（Alzheimer's disease：AD）

1）疾患概略

　本疾患の特徴は以下のようにまとめられる．
①認知症を引き起こす原因疾患として最多
②発症は40〜90歳と幅が広い（多くは65歳以上）
③初期症状は近時記憶障害が主体
④中期になると，言語障害・遂行機能障害等が顕在化し，妄想・徘徊等のBPSD（behavioural and psychological symptoms of dementia）が目立つようになる
⑤末期には臥床状態となり，発症約10年程度で死亡する

　発病初期の段階では，礼節もよく，質問に対してもうまい言い訳をしながら返答するため，認知症の存在に気付かれないこともしばしばである．病識は欠如していることが多いが，初期には病識が保たれる（「忘れっぽい」と自覚している）人もいる．

2）症状

　緩徐な発症と持続的な認知機能の低下を特徴とする．主な症状は記憶障害で，それに引き続きその他の認知領域の障害（失語・失行[※1]・失認[※2]・実行機能障害等）が出現してくる．一般に65歳以下での比較的若齢で発症した場合には進行が早いとされる．発症初期には局所神経症状は認めないが，進行とともに歩行障害やパーキンソニズム，10%程度には痙攣発作を認める．

※1：失行とは行為・動作に特化した高次脳機能障害で，リープマンは「運動執行器官に異常がないにもかかわらず，目的にそって運動を遂行できない状態」と定義している．

※2：失認とは後天的な脳の器質的障害に基づく認知の障害であり，①要素的感覚の障害，②知能の低下，③注意の障害，④失語による呼称障害，⑤刺激に関する知識不足，のいずれにも帰することのできない対象認識の障害と定義されている．

3）病因

　発病の原因としては，脳内にアミロイドβ蛋白・リン酸化タウ[※]が異常蓄積することにより，脳神経細胞が機能異常を引き起こすためであるとされている．発病の危険因子としては，①疾患感受性遺伝子のアポリポ蛋白E（ApoE）の遺伝子多型$\varepsilon 4$の保持，②高血圧や糖尿病等の血管危険因子の保持，③加齢，等があげられる．

（※：タウ蛋白とは，細胞骨格の一つである微小管結合蛋白のことを指し，これがリン酸化すると不溶性となり，

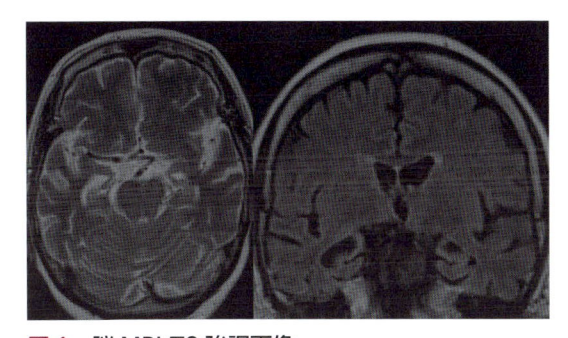

図1 脳MRI T2強調画像
海馬を中心とした側頭葉内側面の萎縮が目立つ

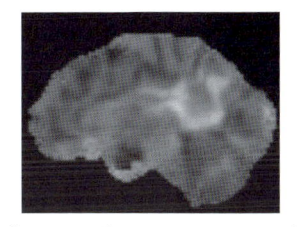

図2 脳血流シンチグラフィー 3D-SSP 解析
帯状回後部から楔前部にかけての血流低下が目立つ

細胞内に蓄積されて毒性を発揮する）

4) 病理

大脳皮質や海馬を中心に神経細胞の脱落がみられ，アミロイドβ蛋白が細胞外に沈着する老人斑，細胞内に蓄積するアルツハイマー神経原線維変化等も認められる．

5) 画像所見

(1) 形態画像

脳MRI，CT：側頭葉内側面（海馬等）を中心とした脳萎縮を呈する（図1）．

(2) 機能画像

脳血流シンチグラフィー：両側側頭頭頂連合野，帯状回後部，楔前部の血流が低下する（図2）．

6) 治療

治療はADの中核症状と周辺症状（BPSD）に対しての治療に大別される．中核症状とは記憶障害と，失語・失行・失認・遂行機能等の高次脳機能障害による症状を指し，周辺症状とは認知症に伴う行動異常および精神症状のことを指す．

(1) 中核症状に対する治療

a．アセチルコリンエステラーゼ阻害薬：アセチルコリンは脳全体の活動性を上昇させることにより記憶や学習に関与する物質であるといわれている．したがって，アセチルコリンの分泌が阻害されると脳全体の活動性が低下する．本剤を投与すると，脳内のアセチルコリンの量が増加し，脳全体を活性化することができる．これにより中核症状の症状改善や進行抑制を図る薬剤である．アリセプト®，レミニール®，イクセロン®パッチ，リバスタッチ®パッチが本薬剤に該当する．

b．NMDA受容体拮抗薬：ADの原因の一つに，記憶・学習に関与する興奮性神経伝達物質のグルタミン酸の過剰分泌があげられる．本剤はグルタミン酸受容体の一つであるNMDA受容体をブロックすることにより，細胞の過剰興奮による神経細胞死を防ぎ，また記憶の増強の妨げになる電気的ノイズを取り除く作用がある．効果はアセチルコリンエステラーゼ阻害薬に匹敵するとされる．メマリー®が本薬剤に該当する．

(2) 周辺症状（BPSD）に対する治療

周辺症状の出現はADに限ったものではなく，その他の認知症にも認められる．その内容には様々なものがあり，主な症状としては不眠・抑うつ・徘徊・興奮・幻覚・妄想等である．周辺症状に対する治療は非薬物治療と薬物治療に大別され，まずは非薬物治療を行うことが推奨される．

a．非薬物治療：例えば，過度な認知症患者への叱責は，患者を抑うつ状態にさせたり，逆に興奮状態へ誘導してしまうこともある．このような状況では介護者が支持的な態度で患者に接するだけで症状が軽快することがある．また不眠症状も患者の昼夜逆転に起因していることが多く，日中になるべく起きていてもらうだけで改善することも多い．主介護者（家族等）がそのような対応が困難な場合には，デイサービスの利用等を推奨するのも有効な対策である．

b．薬物治療：非薬物治療を行っても周辺症状が治まらない場合，または非薬物治療の導入自体が困難である場合には薬物治療を行う．

主な使用薬剤としては，錐体外路系の副作用が比較的少ない非定型抗精神病薬が使用されるケースが多いが，抗精神病薬に過剰に反応するレヴィ小体型認知症や程度の軽い興奮症状等には抑肝散も用いられる．

しかし治療に際しては，2005年には米国食品

医薬局より非定型抗精神病薬を認知症患者に使用することにより生命予後が悪化する可能性についての警告が出ていることも覚えておかねばならない．

周辺症状の治療に用いられる主な薬とその薬効を表3にまとめる．

4. 血管性認知症（vascular dementia：VaD）

1）疾患概略

血管性認知症（vascular dementia；VaD）とは，脳卒中による脳障害の結果として生じた認知症のことである．VaD は NINDS-AIREN（National institute of Neurological Disorders and Stroke/Association Internationale pour la Recherché et l'Enseignment en Neurosciences）等により診断基準が定められており，認知機能障害が脳卒中に関連して起こっているのかを判断する材料としては，表4の2項のどちらかを満たす必要があるとしている．

2）症状

AD では記憶障害が症状の主体となり，緩徐な進行を呈することが特徴であった．一方で VaD の場合は急速な発症や，階段状の進行を呈することが多く，不定愁訴や抑うつ，局所脳神経症状といった記憶障害以外の症状が主体となることが多い．

3）病因

脳血管障害の発症が本症の発症原因となる．したがって，高血圧・糖尿病・高脂血症等の生活習慣病や，喫煙等の嗜好，CADASIL・CARASIL 等の特殊な遺伝性血管性白質脳症も病因となり得る．

4）病態

上述のように VaD は脳卒中が原因で引き起こされる認知症であるが，脳卒中のタイプにより表5のような分類がなされている．

この中で，皮質下性脳血管性認知症である多発性のラクナ梗塞症例やビンスワンガー病による認知症の場合には，明確な脳卒中発作を伴わずに緩徐に認知症症状が進行する例も多くみられ，表4にあげたような診断条件を満たさないこともある．単に VaD といってもその病態は多彩である．

5）画像所見

（1）形態画像

脳 MRI，CT：表5にあげたような病巣に対応した部分に脳梗塞・脳出血による画像所見を呈する．

（2）機能画像

脳血流シンチグラフィー：脳卒中病巣に対応した部分またはその周囲に及ぶ脳血流低下や，遠隔部位の血流低下をきたすこともある．

6）治療

まずは脳血管障害の再発予防が重要である（脳梗塞では抗血小板薬，抗凝固薬等の使用．脳出血では厳格な血圧管理等）．

中核症状の治療にはアルツハイマー型認知症と同様にアセチルコリンエステラーゼ阻害薬を用い

表3 主な周辺症状治療薬

分類	効能・注意点
抗精神病薬	定型・非定型に分類される．非定型抗精神病薬は錐体外路症状や遅発性ジスキネジア等の副作用を出しにくい
抗うつ薬	抑うつ症状は比較的多くの症例に認められる．SSRI が第1選択となることが多い
抗不安薬	検査や外科治療等ストレスがかかる出来事の2〜3時間前に不安に対する予防薬として用いる．副作用として過鎮静，せん妄，転倒等を引き起こすため定期的服用は望ましくない
睡眠導入薬	長時間作用型の薬剤は，夜間覚醒時や起床時の転倒を誘発することも多く，なるべく短時間作用型の薬剤の使用が推奨される
抗てんかん薬	一部の抗てんかん薬には気分安定作用があり，感情の起伏の激しい症例，暴力行為を伴うような症例に有効
抑肝散	焦燥や緊張，幻視，妄想，不安と広範な症状に効果がある．他剤に比べ副作用が少なく用いやすい

表4 「脳血管障害に関連した認知症」と判断するための診断条件

①脳卒中が発症してから3か月以内に認知症が起こる
②認知機能は，突然に悪化，あるいは動揺しながら階段状に悪化する

表5 NINDS-AIREN 診断基準による血管性認知症の分類

①多発梗塞性認知症（皮質性脳血管性認知症）
②小血管病変による認知症（皮質下性脳血管性認知症）
　a）多発ラクナ梗塞性認知症
　b）ビンスワンガー病
③認知機能の維持に重要な領域の限局性梗塞による認知症
　a）皮質性（角回症候群，後大脳動脈領域梗塞，前大脳動脈領域梗塞，中大脳動脈領域梗塞）
　b）皮質下性（視床性認知症，basal forebrain）
④低灌流性脳血管性認知症
⑤脳出血性認知症
⑥その他（遺伝性等）

表6 DLB の診断基準[2]（一部抜粋）

中心的症状（DLB の診断に必須の症状）
認知症がある（顕著な記憶障害は初期では明らかでなくとも進行すると明らかとなる）

中核的症状（2つを満たせば診断確実，1つでは疑い）
①覚醒レベルの顕著な変動を伴う動揺性の認知機能
②具体的で詳細な内容の繰り返し出現する幻視
③パーキンソン症状

示唆的特徴
① REM 睡眠行動異常
②抗精神病薬に対する強い感受性
③ PET 検査で大脳基底核でのドパミントランスポーター取り込み低下

ることもあるが，本邦では VaD に対するドネペジルの使用は保険適応外であり，注意が必要である．

周辺症状（BPSD）に対する治療は基本的に AD での治療方法と変わりはない．

5. レヴィ小体型認知症（dementia with Lewy body：DLB）

1）疾患概略

レヴィ小体型認知症の特徴は以下のようにまとめられる．

①認知症を引き起こす原因疾患の第3位
②特有な幻視を中心とする視覚認知障害
③パーキンソン症状を伴うことが多い

上記の中でもとりわけ特徴的なのは幻視であろう．患者家族からは「居もしない人と話していることがある」「来るはずのない人が『さっき来ていた』と言う」等の訴えがあることが多い．

2005年に改訂された DLB の診断基準は表6のようになっている．

2）症状

幻視を中心とする視覚性認知障害や，それに基づく妄想が起こりやすいのが特徴である．また，しばしばパーキンソン症状を伴い，詳細な病歴が聴取できていない場合等ではパーキンソン病として加療されていることも少なくない．また，覚醒度の変動が著しい（非常にしっかりとした対応ができる時間もあれば，ずっと寝ているような時もある）点も特徴的で，特に初期の DLB には目立つことが多い．抗精神病薬に過剰に反応することも多く，少量の使用によってもパーキンソニズムの悪化や，意識障害を呈することもあり注意を要する．

その他の症状としては顕著な自律神経失調症状（頑固な便秘，神経因性膀胱，起立性低血圧等）や，うつの合併，REM 睡眠行動異常症（その他の症状に先行して現れることが多く，REM 睡眠中に大声をあげたり，暴力的行動をとる等の異常行動がみられる）等があげられる．

3）病理・病態

中枢神経系（大脳皮質，扁桃体，マイネルト基底核，黒質，青斑核，縫線核，迷走神経背側核等）に多数のレヴィ小体が出現すること，またそれに伴う神経細胞脱落によって特徴づけられる．

マイネルト基底核（アセチルコリンの起始核）の神経細胞脱落によりアセチルコリン系の障害が発生し，認知機能障害が発生．また黒質の神経脱落によりドパミン分泌が低下し，パーキンソン症状が出現するのが本疾患の病態である．

4）画像所見

（1）形態画像

脳 MRI：目立った異常はあげられない．AD に比較すると側頭葉内側面の萎縮は軽度．

（2）機能画像

脳血流シンチグラフィー：後頭葉の脳血流低下が特徴的（図3）．

^{123}I-MIBG 心筋シンチグラフィー：本検査は心臓の交感神経機能の評価に用いられるものである．パーキンソン病や DLB 等のレヴィ小体病は

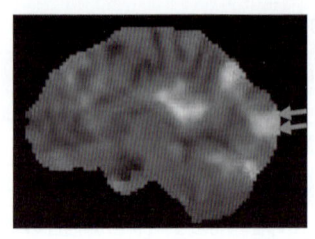

図3 脳血流シンチグラフィー 3D-SSP 解析
後頭部に血流低下が目立っていることがわかる

本検査にて異常を呈することが知られており，その他の認知症との鑑別に有用である．

5) 治療

病態の部分でも述べたように，本疾患もAD同様にアセチルコリンの分泌低下が生じている．したがって認知機能の改善にコリンエステラーゼ阻害薬（ChEIs）が有効となる（ただし現時点では保険適応外）．また，同薬は周辺症状（BPSD）も改善させると報告されている[3]．また，周辺症状に対しての治療効果がChEIsだけでは不十分だったり副作用のため使用が困難なケースでは，錐体外路系の副作用が少ない非定型抗精神病薬の使用が推奨されるが，DLBではこれら薬剤に対して過剰反応するケースがあるので，少量から慎重に増量していくことが肝要である．BPSDの症状がそれほど強くない場合には，漢方薬の抑肝散も治療効果があると報告されている．この薬剤には過剰反応というリスクがないため，安全に使用が可能である．

パーキンソン症状を認める症例ではレボドパ製剤の使用も検討される．しかし一般的にDLBはパーキンソン病に比べるとレボドパの効果が低く，同剤の使用によって精神症状が悪化することもあるので，使用に際しては注意が必要である．

6. 前頭側頭型認知症 (frontotemporal dementia：FTD)

1) 疾患概略

前頭葉・側頭葉の脳萎縮によって引き起こされる前頭側頭葉変性症（frontotemporallober degeneration：FTLD）の中で，著明な人格変化・行動障害を特徴とする臨床症候群のことを指す．万引きや盗食等の反社会的行動をとり，社会生活上問題となることもある．FTLDに含まれるその他の病態としては，進行性非流暢性失語（progressive non-fluent aphasia：PA），意味性認知症（semantic dementia：SD）等が含まれる．疫学的には若年性認知症の中で2～3番目に多い疾患とされており，頻度的には若年性認知症の中で15%程度[4]，認知症全体の中では約2%と報告されている[5]．また，欧米ではFTLDの30～50%に家族性を認めるが，本邦ではほとんどが孤発である．

(1) FTDの診断基準

中核的症状（以下の5項目すべてが必要）
　潜在性に発症し，徐々に進行する
　早期からの社会的対人行動の低下
　早期からの自己の行動の統制の障害
　早期からの情意鈍麻
　早期からの病識の欠如
支持的症状としての行動異常
　自己の衛生と身なりの悪化
　思考の硬直化と柔軟性の障害
　注意の転動性亢進と持続性の低下
　口唇傾向と食行動の変化
　保続的，常同的行動
　使用行動（目の前に物があると指示がなくても勝手に使ってしまう）

2) 症状

FTDではADと異なり，ある程度症状が進行するまでは基本的日常生活動作自体には問題が生じない．しかし脱抑制的行動や精神症状が前景に出ることにより，正常な社会生活を営むのが困難となることが多い．最も頻度の高い初発症状としては「自発性の低下」「常同行動」であり，「脱抑制」「易刺激性」「周囲に対する無関心」等もみられる．その他の症状としては，病識欠如，感情・情動変化，食行動変化（食欲亢進，甘い物ばかり食べる等），言語症状（前頭葉機能の低下を反映し，換語困難や失名辞，重度の症例では自発語の減少や復唱困難等も出現する）等がある．

3) 病理

前頭側頭葉の限局性萎縮と大脳白質のグリオーシスおよび変性領域におけるピック球（嗜銀性神経細胞内封入体）と腫脹神経細胞（ピック細胞）

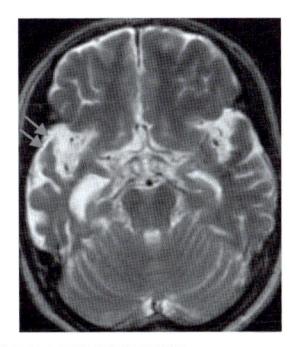

図4 脳MRI T2強調画像
矢印の部分にknife edge atrophyを認める

の出現を特徴とする．

4）画像所見
（1）形態画像
脳MRI：脳の前方部の限局性葉性萎縮を認める．萎縮の影響で脳回が尖って見えることからknife edge atrophyと呼ばれることもある（図4）．

（2）機能画像
脳血流シンチ：形態画像での萎縮部位より広範囲に，前頭葉・側頭葉を中心に血流低下が認められる．

5）治療
根治的な治療方法はない．しかし最近になり，脱抑制・抑うつ・自発性低下・炭水化物の過食・強迫症状等に対してSSRIが有効であるとの報告がなされている[6]．

本疾患では薬物的治療ではなく，作業療法等で一工夫することにより，介護負担の軽減を図ることができる．具体的には「FTD患者の常同性を利用して新しい生活習慣を患者に作り出し，患者がその作業療法に没頭することにより，介護に携わる時間を減らす」等の方法が考えられる．

（稗田宗太郎）

文献

1) Wada-Isoe K, Uemura Y, Suto Y, Doi K, Imamura K, Hayashi A, Kitayama M, Watanabe Y, Adachi Y, Nakashima K. Prevalence of dementia in the rural island town of Ama-cho, Japan. *Neuroepidemiology*, **32**（2）：101-6, 2009.
2) Mckeith IG et al. Diagnosis and management of dementia with Lewy bodies：third report of the DLB consortium. *Neurology*, **65**：1863-1872, 2005.
3) Mori S, Mori E, Iseki E, et al. Efficacy and safety of donepezil in patients with dementia with Lewy bodies：preliminary findings from an open-label study. Psychiatry *Clin Neurosci*, **60**：190-195, 2006.
4) Ratnavalli E, Brayne C, Dawson K, et al. The prevalence of frontotemporal dementia. *Neurology*, **58**：1615-1622, 2002.
5) Gass J, Cannon A, Mackenzie R, et al. Mutations in progranulin are a major cause of ubiquitin-positive frontotemporal lober degeneration. *Hum Mol Genet*, **15**：2988-3001, 2006.
6) Swartz JR, Miller BL, Lesser IM, et al. Frontotemporal dementia；treatment response to serotonin selective reuptake inhibitors. *J Clin Psychiatry*, **58**：212-216, 1997.

第4章 実際に「神経疾患」を理解する

3. 脳腫瘍・頭部外傷

メディカルスタッフにとって重要な脳神経外科疾患として、脳腫瘍と頭部外傷について解説した。脳腫瘍は頭蓋内から発生する原発性脳腫瘍と脳外悪性腫瘍からの転移性脳腫瘍に分かれる。脳原発の腫瘍は良性と悪性からなり、悪性腫瘍は脳外のものと同様に命に関わるもので、根治はきわめて困難である。しかし良性腫瘍は原則として手術による全摘出で完治する。脳腫瘍の発症年齢、頻度、局在、症状について詳述した。

頭部外傷は軽微なものから重症のものまであるが、脳損傷の著しいものでは救命が困難で、例え救命できても、重い後遺症を残すものがある。

いずれも病気の本態を理解し画像診断にも精通していることが、メディカルスタッフの使命完遂のためには必須である。

脳腫瘍

ポイントの解説

❶半側空間無視または視野障害が考えられ、この症例では半側空間無視であった。

❷腫瘍による頭蓋内圧亢進の症状である。睡眠中は臥位になり呼吸抑制のため血中炭酸ガス濃度が上昇し、血管が拡張して頭蓋内圧が高くなる。さらにもともと腫瘍による頭蓋内圧亢進があるため、さらに頭蓋内圧が高くなり、頭痛と嘔吐を招来する。目が覚めて座位や立位になって呼吸も改善すると頭痛は軽快する。

❸MRIによる腫瘍の描出は水分増加のためにT1強調像にて等〜低信号、T2強調像にて高信号を原則とする。

❹白質中心の手指状のT1低信号、T2高信号は脳浮腫の特徴である。

❺脳表に接して腫瘍全体が均一に増強されるのは髄膜腫のMRI増強像における特徴である。

症例1 ある良性腫瘍患者（40歳代、女性）の経過とポイント

6か月前から自家用車運転中、道路左側に駐車中の車によくぶつかるようになった❶。1か月前から睡眠中に頭痛で目が覚め、嘔吐をすることがあった❷。脳神経外科を受診。意識は清明で、手足の運動麻痺や感覚低下はない。視力や視野障害もないが、線分抹消試験において左半側空間無視を認めた。MRIのT1強調画像（図1左）にて右側頭葉から頭頂葉にかけてほぼ等信号の占拠性病変を認め、T2強調画像にて同部は高信号で❸、その周辺は浮腫を思わす手指状の高信号を呈している❹（図1右）。

MRIのGd（ガドリニウム）造影像で左側頭葉から頭頂葉の占拠性病変は均一に増強される（図2）。以上の結果から良性腫瘍（髄膜腫）が考えられる❺。

開頭摘出術を施行して、後遺症なく全摘出された。半側空間無視も徐々に改善し、2か月後には消失した。

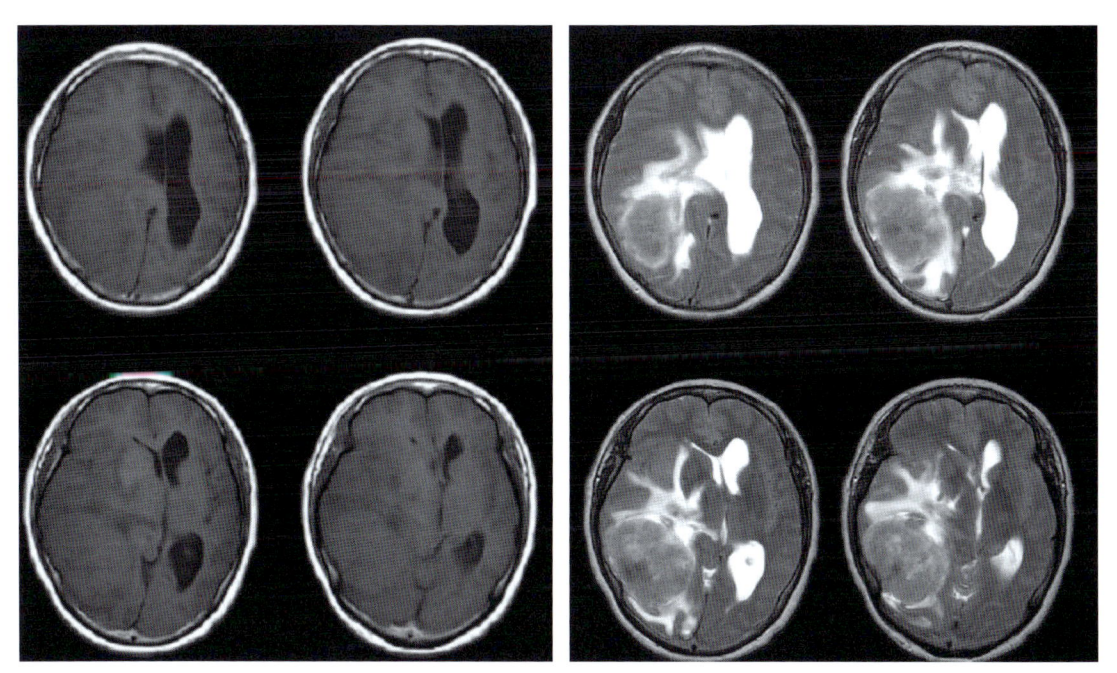

図1 MRIのT1強調画像（左）とT2強調画像（右）

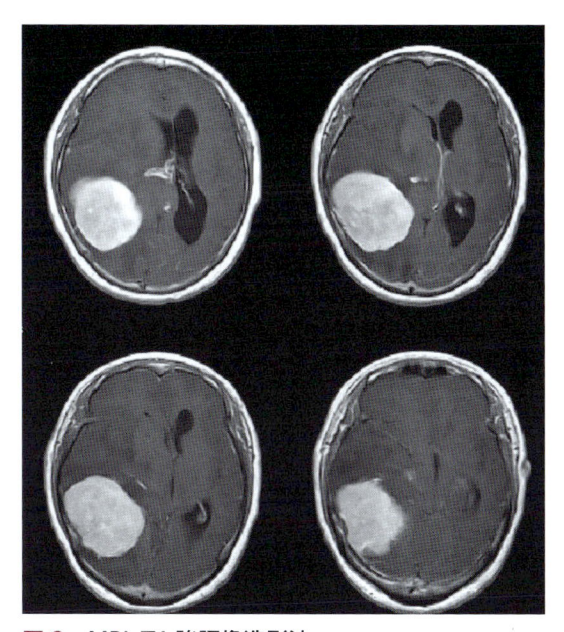

図2 MRI T1強調像造影法

系統講義

1. 概論

1) 脳腫瘍の分類
頭蓋内組織から発生するものを原発性脳腫瘍と呼び，頭蓋外組織から発生するものを転移性脳腫瘍と呼ぶ．

（1）原発性脳腫瘍
由来する頭蓋内組織により，原発性脳腫瘍は分類される．
もとになる脳組織と脳腫瘍の種類と頻度を図3に示す．

脳組織	腫瘍
a) 神経細胞	腫瘍はできない（神経細胞腫瘍はまれ）
b) グリア組織	
星細胞	星細胞腫
	神経膠芽腫
乏突起膠細胞	乏突起細胞腫
脳室上衣	脳室上衣腫
脈絡叢	脈絡叢乳頭腫
c) 血管壁	血管芽腫
d) くも膜・硬膜	髄膜腫
e) 神経鞘	神経鞘腫
f) 下垂体	下垂体腺腫

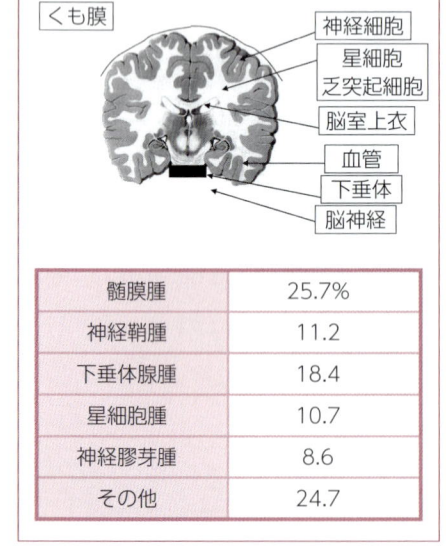

髄膜腫	25.7%
神経鞘腫	11.2
下垂体腺腫	18.4
星細胞腫	10.7
神経膠芽腫	8.6
その他	24.7

図3　脳組織と脳腫瘍の種類，頻度

2) 発生頻度
原発性脳腫瘍　10～15人/10万人/年
　　　　　　　12.67/100000/年
　　　　　　　男11.99　女13.46（1989～1993）
男：女＝48：52
男に多いもの　神経膠腫
女に多いもの　髄膜腫，神経鞘腫
脳腫瘍の年齢分布を図4に示す．

3) 脳腫瘍の症状
脳腫瘍の症状は緩徐に進行する．

（1）一般症候と症状
頭蓋内圧亢進症候
　a) 頭痛
　　朝の頭痛：頭痛で目が覚める．
　立位より臥位で脳圧が上がり，睡眠による呼吸抑制で血中炭酸ガス濃度が高くなって脳血管が拡張しさらに脳圧は高くなる．もともと脳腫瘍があると睡眠中の脳圧亢進によって頭痛が発生する．睡眠中に頭痛が発生して覚醒し，立位になる活動をすることで頭痛が消失する．
　b) 嘔吐
　　頭蓋内圧亢進→第4脳室底部の刺激→嘔吐
　c) うっ血乳頭（図5）
　　頭蓋内圧亢進→静脈灌流障害→乳頭うっ血
　d) 外転神経麻痺
　　頭蓋底を長く走るため，脳圧の影響を受ける．局所徴候としての意味はない．

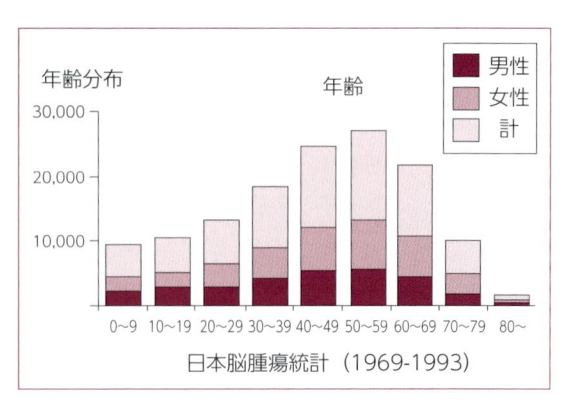

図4　主な脳腫瘍の年齢分布
日本脳腫瘍統計（1969-1993）

e) 徐脈
　頭蓋内圧亢進に伴い血圧上昇と徐脈をきたすことをクッシング現象と呼ぶ.
f) 意識障害
　脳圧亢進→テントヘルニア（図6）
　テントヘルニア tentorial herniation
　意識障害：瞳孔左右不同 anisocoria
　片麻痺 hemiparesis
g) 痙攣発作 convulsion
　脳腫瘍における痙攣の特徴：テント上腫瘍に多い（約30％），良性腫瘍に多い，大発作性が最も多い.

（2）局所徴候と症状
腫瘍の局在に応じた症状が出現する.
大脳皮質
　前頭葉：運動麻痺＝片麻痺，失語症（Broca野）運動性失語症，人格変化　自発性の欠落　脱抑制，共同視麻痺
　頭頂葉：知覚鈍麻，失書，失認，失計算　左右失認＝ゲルストマン症候群（優位半球），半側空間無視（劣位半球），着衣失行（劣位半球），観念失行，観念運動失行，肢節運動失行（優位半球）
　後頭葉：視野障害（同名半盲）
　側頭葉：感覚性失語症，記憶障害，視野障害；上1/4盲
　小脳：半球→測定障害，拮抗運動障害，虫部→躯幹失調

4）画像診断
（1）CT, MRI
a. 脳室の圧排，脳溝の消失
b. CT（図7）
　高吸収域（白）→石灰化→良性（石灰沈着まで時間が必要），CT低吸収域（黒）浮腫.
c. MRI（図8）
　T1強調像；低信号（黒），T2強調像；高信号（白）
　増強効果少ない→良性（血液脳関門破綻の血管が少ない），均一の増強→良性（中心壊死がない），リング状増強→悪性（中心壊死）.

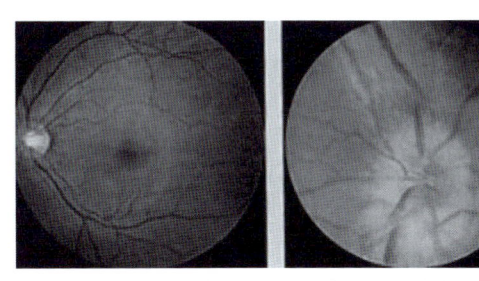

図5　うっ血乳頭（左：正常，右：うっ血乳頭）

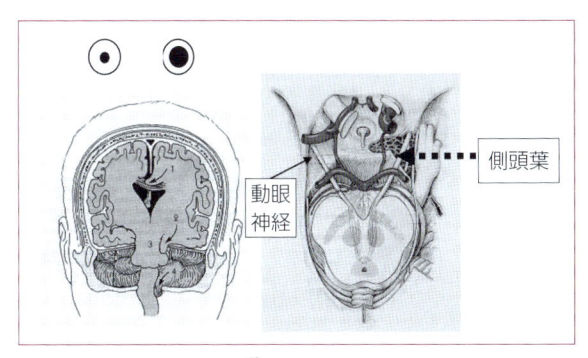

図6　テントヘルニア[2]

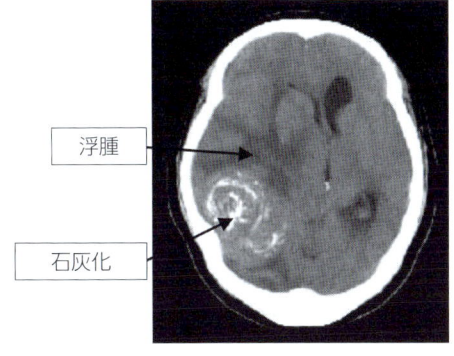

図7　CT

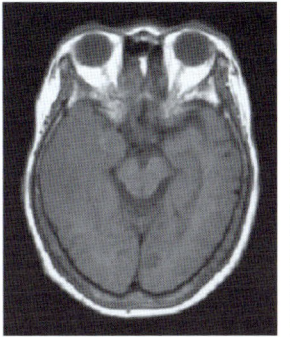

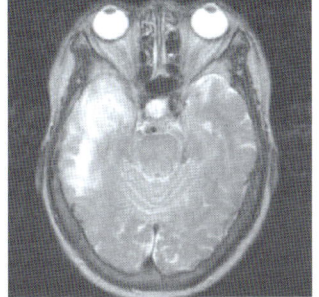

図8　T1強調像（左）とT2強調像（右）

(2) 浮腫

悪性腫瘍，周囲の浮腫強い．

2. 神経膠腫　グリオーマ

1) グリオーマ総論

各種神経膠細胞から発生する脳腫瘍で原発性脳腫瘍の代表である．

(1) 発生と分類（表1）

(2) 頻度

全脳腫瘍の約30％を占める．

グリオーマの頻度

星細胞腫→30％，退形成性星細胞腫→16％，神経膠芽腫→29％，稀突起神経膠腫→6％，上衣腫→6％，髄芽腫→7％．

(3) 好発年齢（図9）

神経膠芽腫は高齢者に，髄芽腫は小児に好発する．

(4) 好発部位

腫瘍の種類と好発部位は，大脳→星細胞腫，稀突起神経膠腫，退形成性星細胞腫，膠芽腫，脳室周囲→上衣腫，脈絡叢乳頭腫，小脳→髄芽腫，である．

2) グリオーマ各論

(1) 星細胞腫 astrocytoma

星細胞から発生する良性のグリオーマで，35～45歳に好発し，グリオーマの5～25％を占める．

a. 好発部位

大脳90％，その他10％（視床，中脳，橋）．

b. 症状

痙攣65％，頭蓋内圧亢進40％，精神症状15％．

c. 画像所見

CT：低または等吸収域，浮腫（－），造影効果（－）．

MRI（図10）：T1低信号，T2 高信号，造影効果CE（－）．

d. 治療

外科的治療で全摘出できれば完治する．

再発予防のための放射線治療，化学療法の必要性については議論のあるところ．

(2) 退形成性星細胞腫

星細胞腫の悪性のもの．平均年齢は45歳で大脳半球に好発する．

a. 症状

痙攣50％，頭蓋内圧亢進40％，精神症状15～20％，症状発現まで16か月を要す．

b. 画像所見

CT（図11）：低または等吸収域，浮腫（＋）造影効果（＋）．

表1　発生と分類

発生部位	分類	
★星細胞	星細胞腫	良性
	退形成性星細胞腫	一部悪性
	神経膠芽腫	悪性
★稀突起神経膠	稀突起神経膠腫	多くは良性
★脳室上皮	上衣腫	多くは良性
★脈絡叢	脈絡叢乳頭腫	多くは良性
★胎児性腫瘍	髄芽腫	悪性

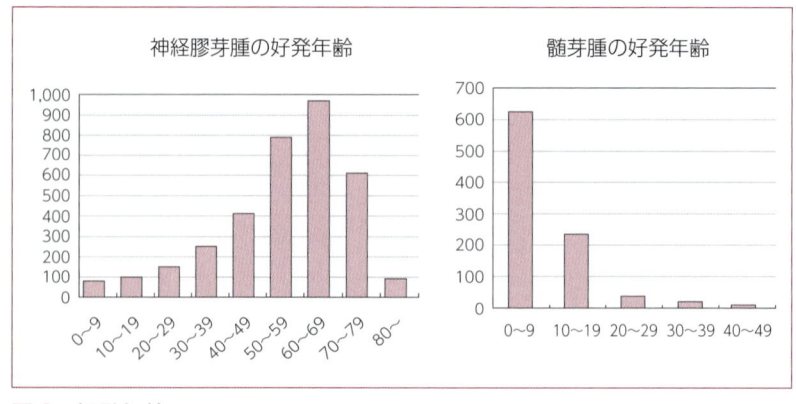

図9　好発年齢

MRI：T1　低信号，T2　高信号，造影効果（＋）．

c．治療

外科的治療，術後放射線治療＋化学療法．

（3）神経膠芽腫

原発性脳腫瘍の中で最も予後の悪いもの．

a．頻度

全脳腫瘍の10％，グリオーマの45〜50％，好発年齢は50〜60歳，性差は男性にやや多い．

b．好発部位

中枢神経系どこにでも発生する可能性があるが大脳半球に好発する．

c．画像所見

X線CT：低または等吸収域，浮腫（＋＋＋）造影効果（＋），リング状＝中心壊死．

MRI（図12）

T1　低信号，T2　高信号，浮腫（＋＋＋）造影効果（＋＋＋），リング状．

d．治療

①外科的切除——全摘出が望ましい

②化学療法

テモゾロミド（アルキル化剤の一種で分子量が小さく血液脳関門を通過する）の有効性が科学的に証明されている．

③放射線治療

ガンマナイフは無効．

e．予後

脳腫瘍中最も予後が悪い．手術による前摘出＋放射線照射＋化学療法がbest．5年生存率は10〜20％程度（図13）．

3．髄膜腫

成人原発性脳腫瘍の代表で基本的に良性である．

1）定義

くも膜細胞由来の腫瘍で腫瘍自身は脳実質の外でくも膜の外で成長する．

2）頻度

全頭蓋内腫瘍の約15％，原発性腫瘍の約20％を占める．

年齢分布（図14）は，40〜50歳代にピークがあり，中年女性に好発する．

3）好発部位

くも膜顆粒の多い部位に好発する　静脈洞周辺

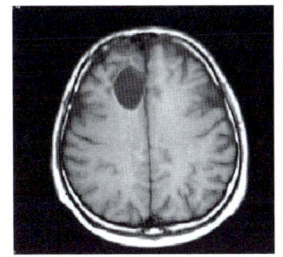

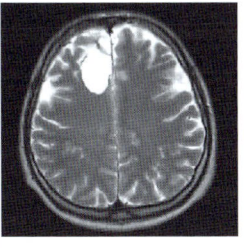

図10　MRI

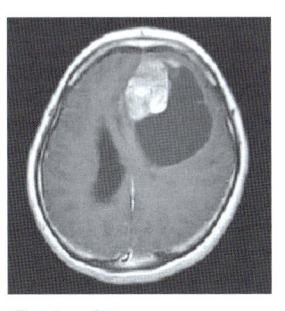

図11　CT

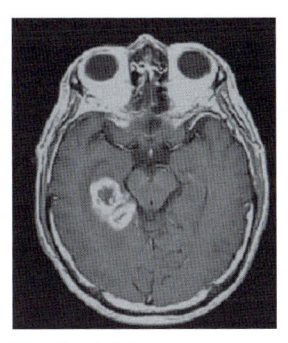

図12　MRI

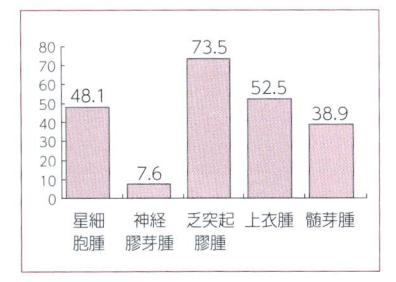

図13　グリオーマ5年生存率

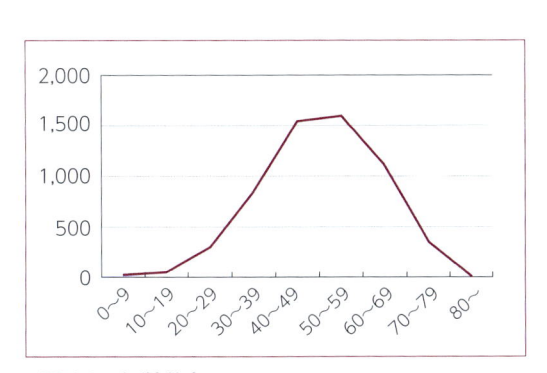

図14　年齢分布

に好発する（表2）．

4）病理
肉眼所見は，硬膜に付着，境界明瞭，割面均一で悪性腫瘍でみられる壊死はない．

5）補助診断
（1）頭蓋単純写（図15）
石灰化，骨肥厚，血管溝が拡大している．
（2）CTスキャン（表3，図16）
（3）MRI（表4，図17）
（4）脳血管撮影（図18）
硬膜動脈からの栄養：腫瘍陰影．

6）治療
5年生存率は80〜90%．外科的治療が原則．化学療法，放射線療法は無効．ガンマナイフの効果については議論のあるところ．手術で全摘出できれば完治．

4．小脳橋角部腫瘍

1）小脳橋角部の解剖

2）小脳橋角部腫瘍の頻度
全脳腫瘍の7.6%を占める．第8神経にできる神経鞘腫が最も多く，つぎに髄膜腫が発生する（表5）．

3）小脳橋角部腫瘍の症状
前庭神経から発生するが初発症状は蝸牛神経に

表3

単純CT	高または等吸収
造影CT	均一に増強
周囲の浮腫	軽度

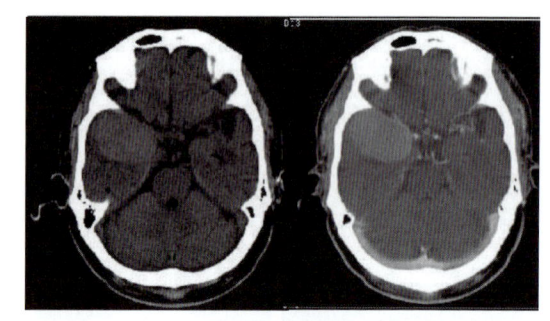

図16 CTスキャン（左：単純，右：造影）

表4

T1強調像	低または等信号
T2強調像	等または高信号
CE	均一に増強，硬膜の増強 dural tail sign

表2 好発部位

1）頭蓋円蓋部	31.6%	2）蝶形骨縁	12.3
3）傍矢状洞部	10.4	4）大脳鎌	9.9
5）鞍結節部	9.1	6）嗅窩部	4.7
7）テント部	7.8	8）後頭蓋窩	5.6

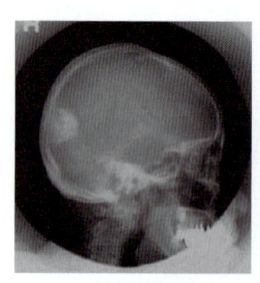

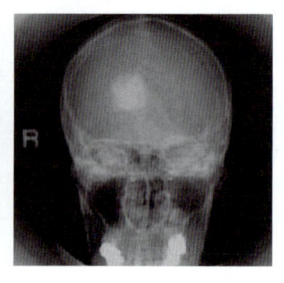

図15 頭蓋単純写

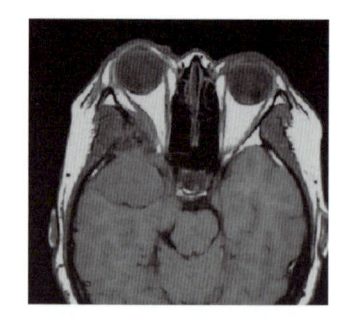

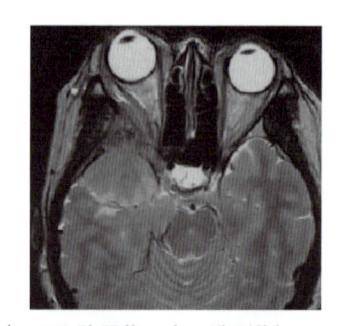

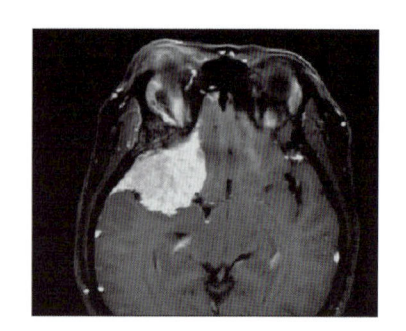

図17 MRI（左：T1強調像，中央：T2強調像，右：造影像）

よる難聴である．その後，顔面神経や三叉神経を圧迫して症状が出る．
 a）難聴：蝸牛神経
 b）味覚障害，顔面のゆがみ：顔面神経
 c）顔面知覚障害：三叉神経
 d）ふらつき：前庭神経または小脳
 e）頭痛，嘔吐：頭蓋内圧亢進

4）聴神経鞘腫の症状
 （1）難聴
 電話が聞き取りにくい．語音弁別能の低下．初発症状のことが多い．
 （2）顔面神経麻痺
 顔面の非対称，味覚障害，涙分泌障害，角膜反射消失．初発症状であることはまれ．
 （3）顔面知覚障害
 顔面のしびれ疼痛，角膜反射障害．
 （4）小脳症状
 躯幹失調，測定障害，筋緊張低下．
 （5）脳幹障害
 嚥下障害，四肢麻痺．
 （6）頭蓋内圧亢進
 頭痛，嘔吐．

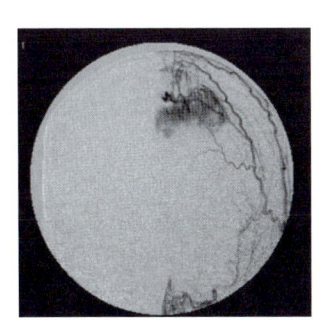

図18 脳血管撮影（前後像）

表5 小脳橋角部腫瘍の頻度

神経鞘腫　neurinoma	1,751 (80.1%)
髄膜腫　meningioma	220 (10.1%)
類上皮腫　epidermoid	74 (3.4%)
フォンレックリングハウゼン病	39 (1.8%)
神経膠腫　astrocytoma	14 (0.6%)
神経膠芽腫　glioblastoma	6 (0.2%)
その他	81 (3.7%)

5）補助診断
 （1）眼振
 ブルンス眼振：一方向に大打性，反対方向に小打性のものをブルンスの眼振と呼ぶ．大打性を示す側に腫瘍が存在する．
 （2）聴性脳幹誘発反応 Auditory Brain-stem Evoked Response（ABR）
 音を耳に200回聞かせて脳波をとる．正常であれば，聴覚伝導路に一致した順に波がみられる（図19）が，本疾患では障害部位の波が減弱する．
 （3）画像診断
 a．X線CT（図20）
 内耳道の拡大がみられ，増強効果のある腫瘍が観察される．
 b．MRI（図21）
 左小脳橋角部にT1強調像でやや低信号，増強効果を受ける腫瘍がある．

6）治療
 外科的治療，ガンマナイフ等の治療法がある．

7）予後
 悪性の神経膠芽腫が最も不良で，良性の神経鞘腫や髄膜腫は良好である．

5．転移性脳腫瘍

1）頻度
 脳腫瘍全国統計（1969～1981）によると，原発性は31,309（人口10万あたり年間10人），転移性は4,818（原発性脳腫瘍の15.4％，全頭蓋内腫瘍の13.3％，全悪性腫瘍の19％，剖検で24％，4～5人に1人）である．

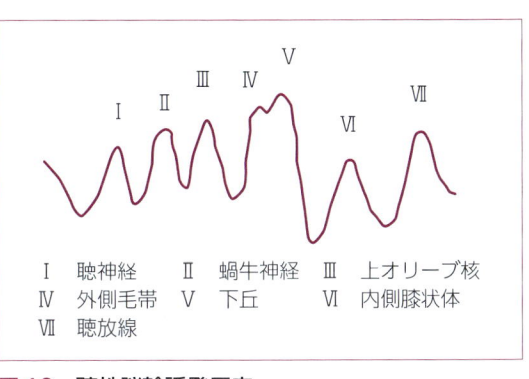

Ⅰ　聴神経　　Ⅱ　蝸牛神経　　Ⅲ　上オリーブ核
Ⅳ　外側毛帯　Ⅴ　下丘　　　　Ⅵ　内側膝状体
Ⅶ　聴放線

図19 聴性脳幹誘発反応

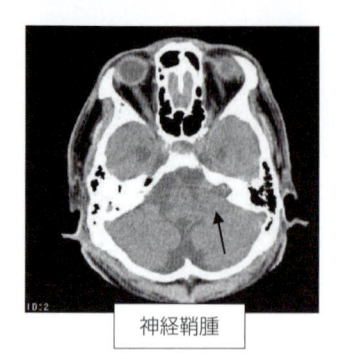

図20　X線CT（神経鞘腫）

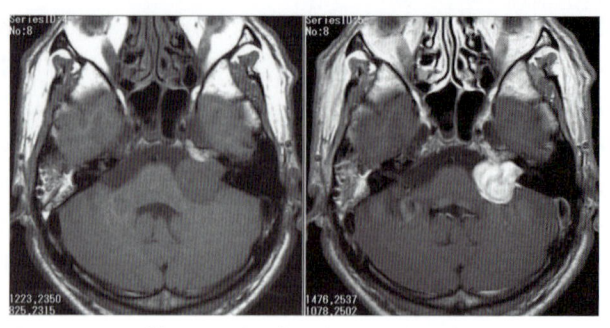

図21　MRI（左：T1強調像，右：T1強調造影）

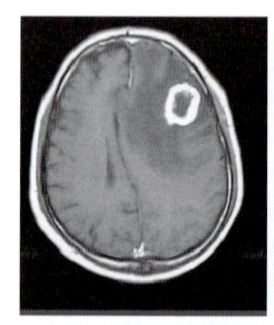

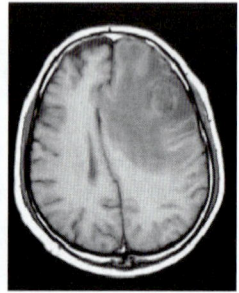

図22　X線CT（左：造影，右：単純）

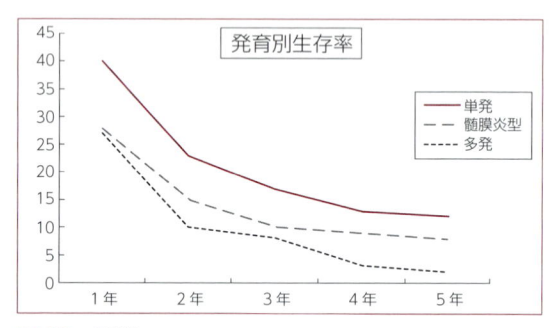

図23　予後

年々増加の傾向（脳腫瘍全国統計1983）にあり，男性に多い（脳腫瘍全国統計1983）．

（1）原発巣（脳腫瘍全国統計1983）
肺：2,135（50.3％），乳房：470（11.1％），胃：221（5.2％），頭頸部：186（4.4％），腎：182（4.3％），直腸：173（4.1％），子宮：159（3.7％），その他：177（4.2％）．

（2）小児
　白血病：35％，神経芽腫：25％，硬膜神経膠腫：18％，肉腫：16％．

2）癌の転移性形成機構
　血管への浸潤→遊走→塞栓→生着→生育．

3）転移経路
　a）血行性：ほとんどが血行性，脳にはリンパ系がない．
　b）直接伸展：耳鼻咽頭腫瘍→頭蓋底．

4）転移数，場所
　単発：63.8％
　多発：31.4％
　髄膜炎型：4.8％
　前頭葉：20.7％，頭頂葉：20.2％，後頭葉：8.0％，小脳半球：8.0％，側頭葉：7.6％，頭蓋底：5.2％．

5）診断
　（1）症状
　共通する特徴は，①急速な進行←悪性腫瘍，②頭痛←ICP亢進，③精神症状である．
　（2）転移部位による症状
　「1．概論，3）（2）局所徴候と症状」（153ページ）を参照．
　（3）補助診断
　X線CT（図22）：単純等～低吸収域，造影CECT（++）均一またはリング状，多発性，周囲の浮腫強い，境界鮮明円形．
　MRI：T1強調画像　低信号域　low intensity area，T2強調画像　高信号域　high intensity + peritumoral edema，その他線CTと同じ．

6）治療
　a．手術：手術は容易，しかし手術適応が問題．
　b．放射線療法：手術適応のない例，術後照射，ガンマナイフが有効で2～3週で腫瘍は消失．
　c．化学療法：原発癌の治療法に準じる．
　d．ステロイド：浮腫の軽減により劇的な症状の改善をみることがある．

7）予後（図23）

頭部外傷

症例2 外傷による頭部外傷（20歳代，男性）の経過とポイント

　単車運転中に乗用車と正面衝突．直後から応答がなく❶，嘔吐を繰り返した．ただちに脳神経外科に搬送．意識は半昏睡，瞳孔左右不同はない❷．痛み刺激で手足を動かし，運動麻痺は認めない．CTスキャン上，両側前頭葉と側頭葉に点状の高吸収域と低吸収域を認める❸．手術適応はなく，脳圧下降剤の投与で治療し，2週間で意識は清明となった．1年後，意欲低下，易怒性を後遺症として遺している❹．

ポイントの解説

❶ 脳挫傷は受傷直後から意識障害がある．
❷ 瞳孔左右不同は一側大脳半球に占拠性病変があり，テントヘルニアによる動眼神経麻痺が原因である．本例は両側性の病変のため，瞳孔の左右不同はみられない．
❸ CTスキャン上，両側前頭葉と側頭葉に脳挫傷の像をみるのは，後頭部打撲による対側損傷を示唆している（図24）．
❹ 両側前頭葉障害による，外傷による高次脳機能障害で，最近，行政的にどのような支援を行うのか社会的課題となっている．

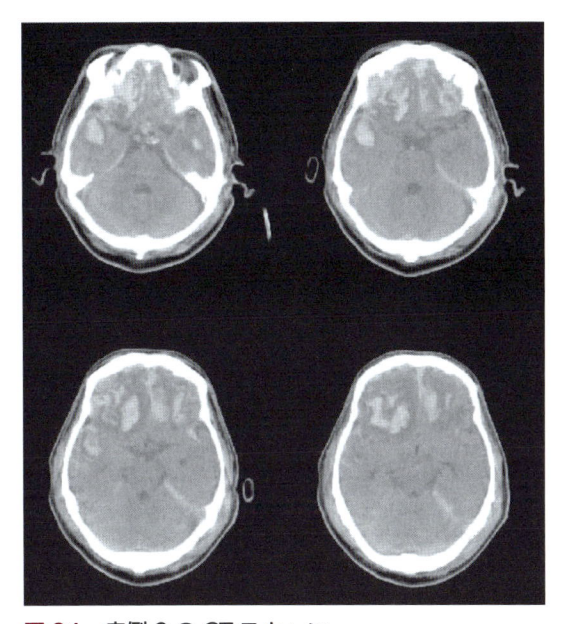

図24　症例2のCTスキャン

系統講義

1. 頭部外傷の分類（表6）

1）頭蓋骨損傷
　頭蓋円蓋部骨折，頭蓋底骨折を図25に示す．

2）局所損傷
　硬膜下血腫，硬膜外血腫を図26に示す．

2. 頭部外傷の診断

　意識の推移，局所症状，画像（CT）で総合的に診断する．

1）意識状態の推移

表6　頭部外傷（1984）の分類

1) 頭蓋骨損傷
　　頭蓋円蓋部骨折
　　頭蓋底骨折
2) 局所損傷
　　硬膜外血腫
　　硬膜下血腫
　　脳挫傷
　　脳内血腫
3) びまん性損傷
　　軽微脳震盪（のうしんとう）
　　古典的脳震盪
　　びまん性軸索損傷

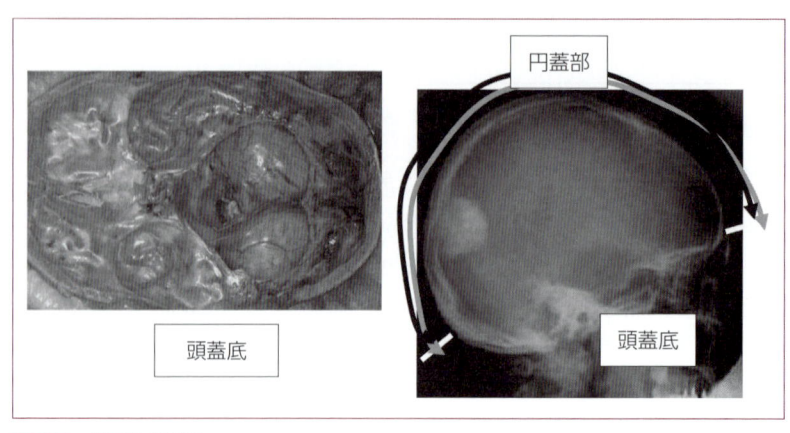

図25 頭蓋骨損傷

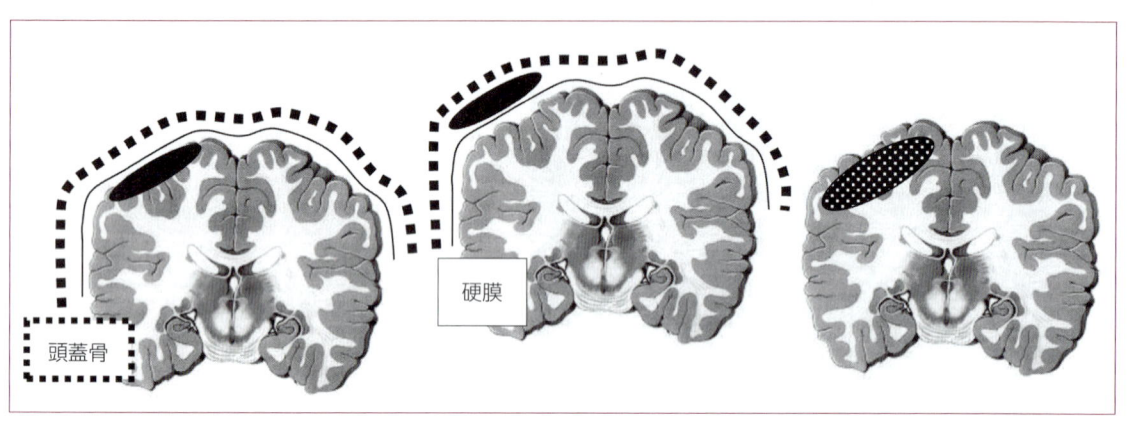

図26 硬膜下血腫と硬膜外血腫

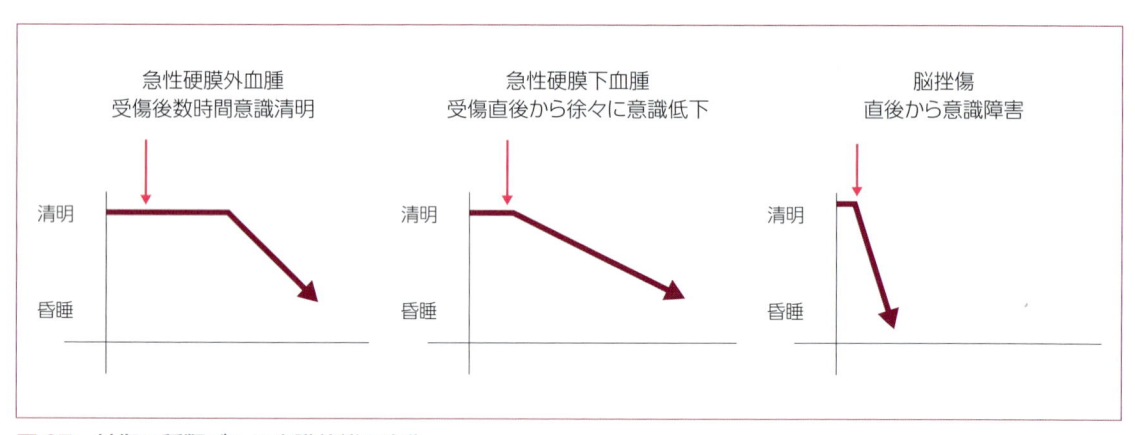

図27 外傷の種類ごとの意識状態の変化

意識の移り変わりでどのような外傷かが判断できる（図27）．

2）瞳孔
頭痛，嘔吐→意識レベルの低下→瞳孔左右不同，片麻痺．

脳圧亢進→テントヘルニア→動眼神経麻痺→瞳孔散大（図28）．

3）脳局所症状
脳幹の障害：意識障害，脳幹反射の消失（対光反射，咳反射，人形の目現象），呼吸障害．

4）補助診断
X線CT：血腫は直後から高吸収域（白）．

頭部 X 線撮影：頭蓋骨骨折．

3. 頭部外傷各論

1）頭蓋骨骨折

（1）線状骨折
急性硬膜下血腫の原因となる．これのみでは手術の対象とならない←頭蓋骨は全体として動く．

（2）陥没骨折
頭蓋骨の柔らかい小児に多く発生する．1cm 以上陥没しているものは手術による整復術が必要．脳が損傷されない限り症状はない．

（3）頭蓋底骨折
脳神経の損傷．

2）急性頭蓋内血腫

（1）急性硬膜外血腫
頭蓋骨骨折に伴う中硬膜動脈の破綻が原因．受傷直後に意識障害はないが，血腫増大に伴い意識が低下する（意識清明期）．頭蓋骨骨折→中硬膜動脈の破綻→硬膜外血腫．

受傷直後意識障害はない←脳は傷ついていない
↓
血腫出現→血腫増大→頭蓋内圧亢進，頭痛，嘔吐→テントヘルニア，意識障害，瞳孔左右不同，片麻痺．

CT スキャン：凸レンズ型の高吸収域←硬膜と頭蓋骨は癒着が強く血腫が広がらない（図29）．

治療：開頭血腫除去術，適切な時期に緊急手術をすれば後遺症なし．

（2）急性硬膜下血腫
脳挫傷→脳の表面の血管損傷→硬膜下に血腫．脳挫傷を伴うため受傷直後から徐々に意識は低下する．

小児：畳の上で転倒→急性硬膜下血腫→意識消失，嘔吐，痙攣，貧血，橋静脈の破綻が原因．

CT スキャン：三日月型高吸収域．

治療：開頭血腫除去と外減圧術．

予後不良：脳挫傷で脳が損傷されているため．

（3）脳挫傷
直線加速度による脳損傷で以下の2種類がある．

a. 直撃損傷（クーインジャリー）：打撲部位に発生する脳損傷．

b. 対側損傷（コントレクーインジャリー）：打撲と対側に発生する脳損傷，前頭葉，側頭葉に多い，直後から意識障害．

CT スキャン（図30）：点状の高吸収域と低吸収域の混在，高吸収域＝出血　低吸収域＝挫傷脳．

治療：脳圧下降剤，開頭外減圧術．

予後：きわめて不良．

（4）びまん性軸索損傷
頭部の急速な回転に伴う角加速度衝撃による脳損傷．脳の広範囲に軸索が損傷される．軸索の多

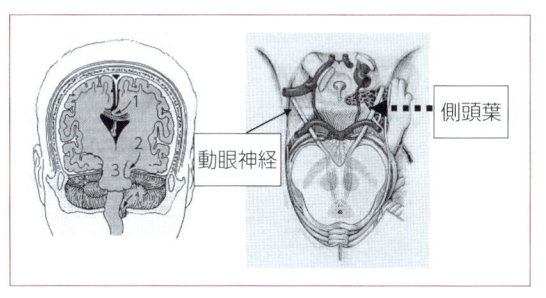

図28　動眼神経麻痺[2)]

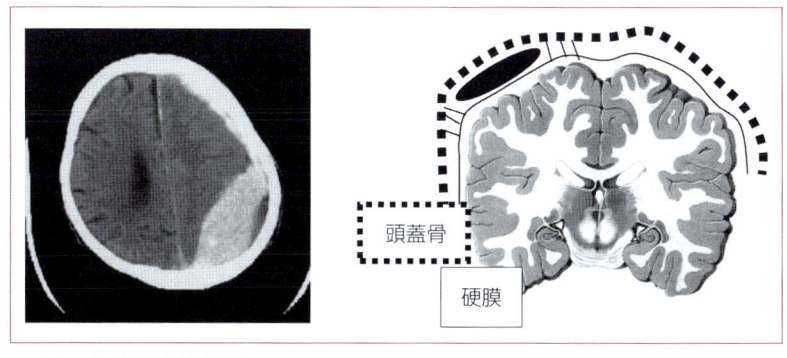

図29　急性硬膜外血腫

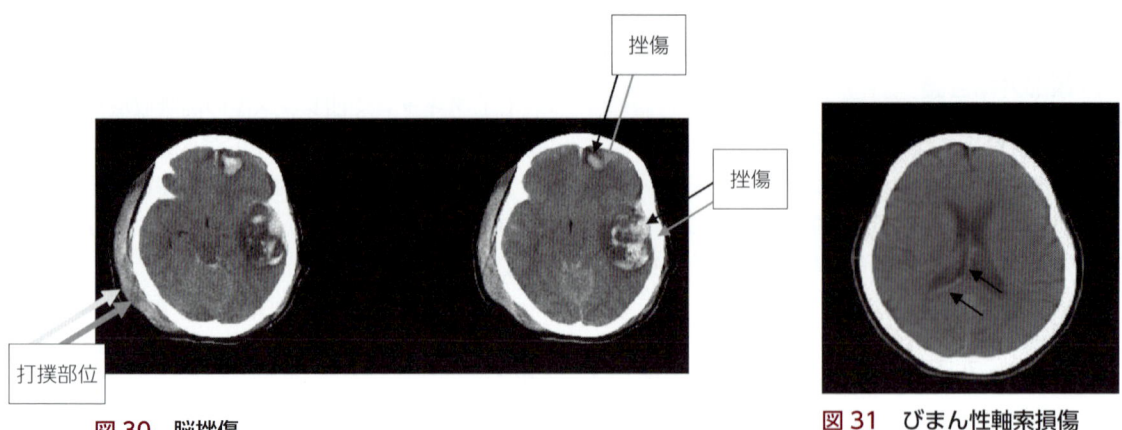

図30　脳挫傷

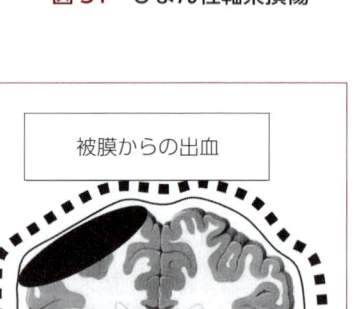

図31　びまん性軸索損傷

図32　遅れて血腫が形成される機序

い白質の損傷＝小出血．

CT スキャン（図31）：意識障害が強いのに白質の小出血しかみられない．小出血の部は白質，脳梁，中脳背側部等．

予後：意識障害の強いものは最も予後不良．重症の後遺症を残すことが多い．

（5）慢性硬膜下血腫

高齢，男性大量飲酒の習慣のある人に多い．

軽微な外傷後2～3か月後に認知症，歩行障害，片麻痺等を示す．

遅れて血腫が形成される機序を図32に示す．

CT スキャン：高，等，低吸収と様々（図33）．

治療：穿頭（頭蓋骨に小さな穴をあける）により血腫除去．血腫は流動性．

予後：きわめて良好．術後症状は劇的に改善する．

頭部外傷による死因：頭蓋内血腫＋脳挫傷（50％），脳幹損傷（23％），脳挫傷（大脳，小脳）（14％），頭蓋内血腫（10％），開放性外傷による大出血（3％）．

5．頭部外傷後遺症

1）脳神経損傷

頭部外傷により脳神経は容易に損傷されて後遺症となりえる．骨折を伴う場合もあるが伴わない場合もある．嗅神経，視神経，顔面神経や聴神経損傷が多いとされている．それぞれの神経損傷と特徴的な症状を記す．

Ⅰ　嗅神経　嗅覚脱失

Ⅱ　視神経　視神経管の骨折　視覚低下

Ⅲ，Ⅳ，Ⅵ　動眼，滑車，外転神経　眼球運動障害

Ⅴ　三叉神経　顔面の知覚消失

Ⅶ　顔面神経　側頭骨骨折に伴う　顔面の非対

受傷当日

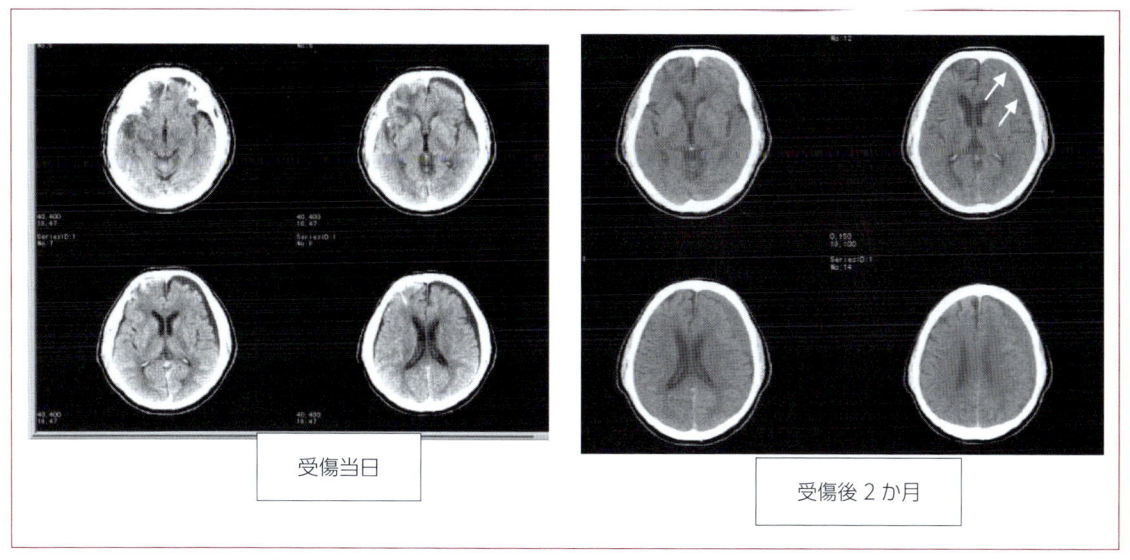

受傷後 2 か月

図 33 慢性硬膜下血腫

表 7　診断基準

①発作はまさにてんかんである．
②受傷前に発作がない．
③てんかんを起こす疾患を持たない．
④外傷は重い．
⑤受傷後あまり時間がたっていない（10 年以上経過したものは外傷が原因とはいえない）．
⑥脳波所見と脳損傷部位が一致する．

称　鰐涙症 crocodile tear syndrome
　Ⅷ　聴神経　難聴，めまい
　Ⅸ，Ⅹ，ⅩⅠ　頸静脈孔の骨折　嚥下困難　嗄声

2）外傷性てんかん

外傷後に発生するてんかんを総称する．表 7 の診断基準が提唱されている．

脳挫傷，頭蓋内血腫に伴うことが多い．
発作型は全般発作が最も多いといわれている．
てんかんを生じやすい脳損傷部位は前頭葉＞側頭葉＞後頭葉の順である．
外傷性てんかんの分類は，

早期てんかん（受傷 1 週間以内，1 回きりで外傷性てんかんに含めない）と晩期てんかん（受傷 1 週以後に発症したもの）に分けられる．

早期てんかんの 10～30％ は晩期てんかんになる．

治療：薬物治療　抵抗を示すことが多い．
手術：てんかん源が判明すれば摘除する．側頭葉てんかんに比較して成績は落ちる．

3）高次脳機能障害

外傷性脳損傷の部位に応じた後遺症を残す．
前頭葉：意欲低下，無欲状，脱抑制，片麻痺，失語（優位側）
頭頂葉：感覚低下，失認，失行
後頭葉：視野障害
側頭葉：失語（優位側），記憶障害

（板倉　徹）

■　文　献　■

1) 太田富雄・松谷雅生（編）：脳神経外科学，金芳堂，2000．
2) Peter Duus, 半田　肇（監訳）：神経局在診断，文光堂，1998．

> **ピットフォール**

認知リハビリテーションこぼれ話—認知リハビリテーション研究会の歴史といま—

　認知リハビリテーション研究会（慶應義塾大学精神神経科　神経心理研究室主催）は1995年に発足した．それ以前からわが国においては神経心理学研究発表の場所として，日本神経心理学会，日本失語症学会（現　日本高次脳機能障害学会）があり活発な発表と討論があった．しかし日々蓄積される神経心理研究の成果を基盤としながら，さらに具体的に各症例に対する認知リハビリテーション的介入を論議する場所が必要であった．高次脳機能障害を有する症例，あるいは多数例を対象とし，有効な認知リハビリテーションを考え実施した結果を考察し報告する場所を作ることを目的として本研究会は立ち上げられ継続してきた（2012年現在，会員数約250名，代表世話人　鹿島晴雄）．1995年より1998年（第1〜第8回）までは年2回の頻度で，会場は東京都リハビリテーション病院にて開催されていた．1999年（第9回）からは，年1回の開催となり，開催場所も慶應義塾大学病院と固定となり現在に至っている．発表された研究報告を掲載した研究会誌は1999年までは非売品であった．しかし2000年以降は「認知リハビリテーション2000」等の書名にて毎年発刊，販売されている．ちなみに現在でも医学図書コーナーないしネット販売等で入手可能である．過去の貴重な研究報告を手にとってみていただきたい．

　研究発表1年後の雑誌掲載というシステムは，発表を口演のみで放置せずに，貴重な研究を文字として残す意味を若手研究者，医療従事者が「意識する」よい機会と考える．これまでの認知リハビリテーション研究会は，研究者自身の「研究に対する認知リハビリテーション的役割」も担ってきたように研究への登竜門のようでもあった．2009年以降は，さらに掲載論文の質的向上をめざし会誌システムが変更された．発表された原稿は，学会誌同様に査読を経て原著論文として判断されるようになった．年1回のMOOK形式も「認知リハビリテーション2009」から雑誌の体裁をとるようになった．現在，掲載論文はオンライン購読もできるようになり，他雑誌のようにHP上（http://reha.cognition.jp/）から随時読むことができる．

　本研究会のもうひとつの特徴として一般発表演題と別に「特別講演」「教育講演」演題のプログラムが企画される．これらの講演は臨床研究に特化せずに，脳研究の最前線で様々な方法でアプローチされている研究者のトピックスの研究を聴くことができる貴重な機会である．こちらも雑誌に原則的に掲載され上記HP上で読むことができる．

　このように本研究会は，若手研究者や医療従事者が，新しい認知リハビリテーションを研究し登竜門として発表する機会であり，それと同時に，国際的に，活躍される研究者がダイナミックなアプローチで最前線の成果を伝えあう機会でもあり，両者が同じフロアや雑誌内で交差しあう場でもある．このような相互刺激こそ認知リハビリテーション的アプローチなのかもしれない．認知リハビリテーションはひとりの治療者では決して成り立たない．患者本人とその家族，看護者，介護者，医療従事者が，一つの集団になって多刺激により患者への治療的還元をこころみる活動といえる．例えれば舞台上で表現される過去の美しい音楽や演劇を，歴史をくだってさらに，うまく演出し表出しなければ享受できないような類いの集団活動である．ヒトの生物的属性からも最も重要度の高い活動とも捉えられる．

　認知リハビリテーション研究会発足から17年（2012年現在）．われわれはその意味をますます深く考えていく時期を迎えている．

（穴水幸子）

第4章 実際に「神経疾患」を理解する

4. 中枢神経感染症

　中枢神経感染症には，脳炎，髄膜炎，脊髄炎と幅広い臨床型があり，病原としてウイルス，細菌，真菌，結核菌，原虫等があげられる．経過は大きく急性，亜急性，慢性に分けられる．臨床症候は，脳炎，髄膜炎，脊髄炎に対応した発熱，意識障害，痙攣，巣症状，髄膜刺激徴候等が出現する．ガイドラインを参考に，腰椎穿刺結果の評価，病原の推定および特定，代表的中枢神経感染症に対する診断・治療へのアプローチ，合併症について実症例を提示し解説する．

症例1　細菌性髄膜脳炎に硬膜下膿瘍を合併した60歳男性例の経過とポイント

　入院約1か月前より虫歯に対し歯科治療が始まった．3日前から❶持続的な全体の拍動性頭痛❷と38℃台の発熱❸を認めた．右上下肢の脱力❹，会話の内容がおかしい❺ことに家人が気づき当科を受診した．既往歴に特記事項はない．飲酒は1日に日本酒2合，ビール350ml の飲酒歴❻があった．

　診察時の体温38.6℃で発疹はなく，一般身体所見には特に異常はみられなかった．

　GCSは14/15❼で，項部硬直を認めた❽．脳神経系に明らかな異常はなく，腱反射は右上下肢で亢進，バビンスキー徴候は右で陽性であった．右上下肢でMRC（medical research counsil）4/5程度の軽度運動麻痺❾を認めた．

1）検査所見

　白血球18,200/μl（好中球は90％），CRP12.78mg/dl❿，赤沈55mm/1時間値血液培養，髄液培養検査ともに *Streptcoccus milleri* が検出⓫．

　腰椎穿刺：外観は軽度白濁，初圧270mmH$_2$O，細胞数1953/mm^3（多形核球86％単核球14％）蛋白135mg/dl，糖25mg/dl（同時血糖118mg/dl）⓬．

2）画像所見

　頭部造影MRI画像（図1）⓭．

ポイントの解説

❶急性発症の経過であるため，細菌性もしくは，ウイルス性を疑う．

❷髄膜炎における頭痛の特徴は，持続的かつ体位変換での改善を認めない，頭全体の拍動性頭痛である．

❸頭痛に加えて発熱を認めれば髄膜炎を疑う．

❹髄膜炎では運動麻痺等の巣症状はみられないため，脳実質への炎症波及もしくは，膿瘍形成が考えられる．

❺意識障害を合併していることからも脳実質の障害がある．

❻多飲酒による免疫能低下，易感染のハイリスク患者として対処する．

❼Glasgow coma scale（GCS）：意識清明は15点，最重症の昏睡は3点．この患者はごく軽度の意識障害を有する．

❽項部硬直は髄膜刺激徴候の一つであり，髄膜炎やくも膜下出血でみられる．

❾神経学的所見として腱反射の亢進，バビンスキー徴候，運動麻痺は，錐体路徴候であり，すなわち，上位運動ニューロン障害を示唆する．

❿好中球優位の炎症反応増加とCRPの高値がみられ，細菌性感染の所見を呈している．

⓫*Streptcoccus milleri* が血液・髄液培養から検出され，これが起因菌であ

る．この菌は，口腔内常在菌であるため，通常は，感染を起こさない．この患者の感染経路は，多量飲酒による免疫能低下を背景に，歯科治療部位から侵入したと思われる．

⓬ 正常者および各種髄膜炎の初診時典型的髄液所見を表に示す（表1）．外観は軽度白濁，髄圧の上昇，多形核球優位な細胞数増多，蛋白増加，糖低下から，細菌性髄膜炎と診断する．

⓭ 頭部 MRI 拡散強調画像（図1-A）では，膿瘍が著明な高信号域として認められる（△）．図1-B において，左大脳鎌下の膿瘍が明瞭に描出されている（→）．この病巣が今回の右上下肢脱力の原因と思われる．一般に，大脳半球間裂に膿瘍が生じた際，両下肢麻痺を呈することがあり，留意しておくべきである．T1 造影強調画像（図1-C, D）では，膿瘍が，環状に増強される（⇧）．

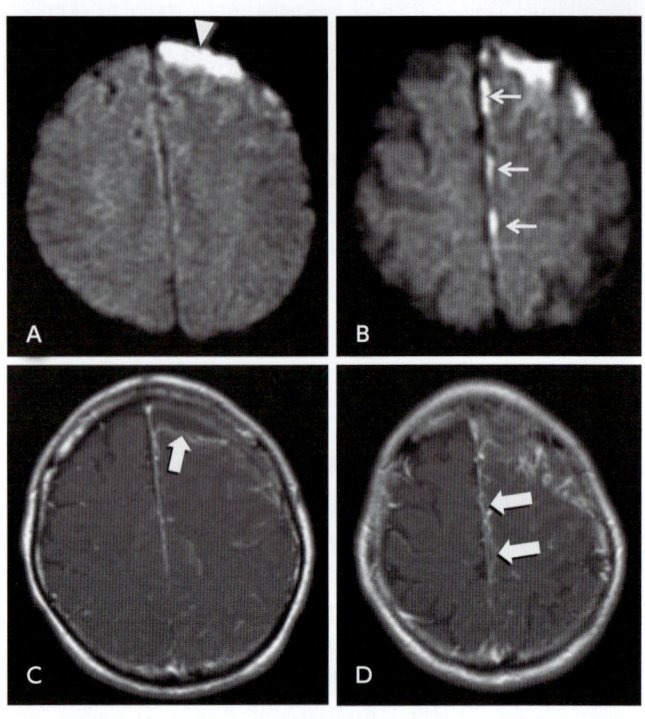

図1 頭部 MRI　上段：拡散強調画像　下段：T1 造影強調画像

表1 正常者および各種髄膜脳炎患者の初診時典型的髄液所見

	正常	ウイルス性	細菌性	結核性	真菌性
初圧（cmH$_2$O）	10〜18	正常/上昇	上昇	上昇	上昇
外観	透明	透明/赤色	混濁	混濁/黄色	透明/混濁
細胞数（/μl^3）	<5	5〜1,000	100〜50,000	25〜500	0〜1,000
優位な細胞種	単核	多核/単核	多核	単核	単核
蛋白（mg/dl）	<45	50〜100	>100	100〜500	20〜500
糖（CSF/血清）	>0.6	正常	減少	減少	減少
診断		PCR	グラム染色，培養，抗原，PCR	ADA, IGRA, 塗抹，培養，PCR	塗抹，培養，抗原，PCR

CSF：cerebrospinal fluid

ポイントの解説

⓮ 幻覚症状であり，脳実質障害を示唆する．

⓯ 幻覚，異常言動の後に急速に進行した意識障害を呈している．これは単純ヘルペス脳炎の典型的臨床経過である．

症例2　単純ヘルペス脳炎を呈した61歳男性例の経過とポイント

生来健康であり，既往歴にも特記することはない．朝から全身倦怠感があり39℃台の発熱があった．「カーテンに何か付いている．」⓮と言っていた．翌日，近医を受診し，総合感冒薬を処方され，37℃台まで解熱したが，前日と同様な異常言動は続いていた．

会社に出勤した後，行方不明となり，他人の車の中で寝ているところを警察に保護された．発見時，傾眠傾向⓯であり，

家族に連れられて救急外来を受診．

受診時には意識障害（JCSで2〜20，場所についての見当識が明らかに障害されている），髄膜刺激徴候⑯がみられた．

1）検査所見

白血球 10,400/μl，CRP3.2mg/dl，肝機能，腎機能正常，電解質異常なし．血液培養，髄液培養検査ともに陰性．

腰椎穿刺：外観は水様透明，初圧 220mmH₂O，細胞数 231/μl（多形核球20％ 単核球80％），蛋白 121mg/dl，糖 42mg/dl（同時血糖 106mg/dl）⑰．

2）画像所見

頭部 MRI 画像（図2）⑱．

⑯髄膜炎やくも膜下出血症例でみられる重要な神経徴候である．
⑰正常者および各種髄膜脳炎患者の初診時典型的髄液所見を表に示す（表1）．髄圧の上昇，単核球優位な細胞数増多，蛋白増加，糖の軽度低下を認める．髄液所見からは起因菌の鑑別は困難であり，臨床経過も含め，総合的に診断する．
⑱画像所見は右側頭葉内側を中心とする辺縁系に出血を含む浮腫性の病変を認める（△）．単純ヘルペス脳炎では，MRI にて側頭葉に非対称性の異常がみられることが多い．

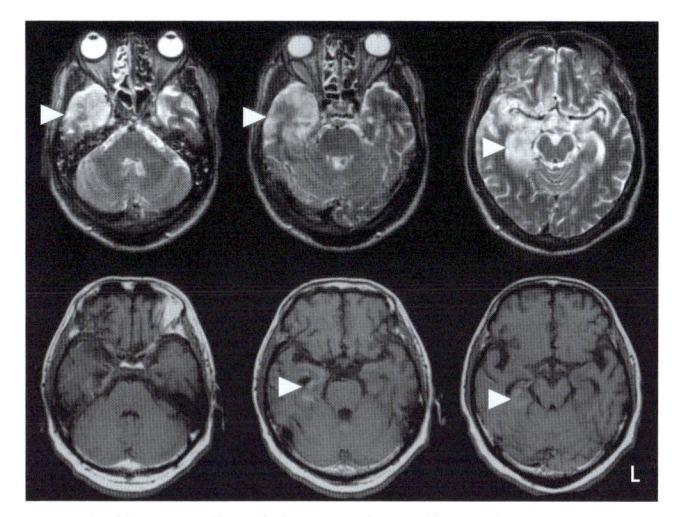

図2 頭部 MRI 画像　上段：T2 強調画像　下段：FLAIR 画像

系統講義

1．腰椎穿刺結果の評価[1]

髄液の観察は，細胞変性が始まる前の採取後60分以内に開始されるべきである．

中枢神経感染症では，細菌，ウイルス，真菌，結核の初期診断が特に重要となる．

これらの疾患を鑑別するためには，髄液所見の理解は必須である（表1）．

代表的な髄液検査項目とその評価方法，注意点について解説する．

1）髄液圧

正常は 100±50mmH₂O．頭蓋内占拠性病変，髄膜炎，脳炎で上昇する．

2）性状

正常は水様透明．陳旧性出血，高蛋白（200mg/dl 以上），単純ヘルペス脳炎（30％程度の症例），著明な黄疸でキサントクロミーとなり，くも膜下出血では血性となる．細胞数が著しく増加し，200μl になると日光微塵，400μl 以上では混濁がみられる．

3）細胞数

正常では単核球（リンパ球，単球）が5個/μl（=15/3μl）以下であり，多形核球の存在は病的とされる．赤血球数も必ず算定する．

細菌性では，細胞増多の程度が強く，多形核球優位である．一般的にウイルス性，結核性，真菌性の場合は単核球優位の細胞増多がみられるが，ウイルス性の初期では髄液細胞増多が多形核球優位であることがまれではなく，この時には細菌性との鑑別が必要となる．しかし，ウイルス性の場合，翌日再検した髄液では通常リンパ球優位に変わっている．

4）蛋白

総蛋白量の正常値は 30 ± 15 mg/dl．炎症性疾患，腫瘍，髄液の通過障害をきたす疾患で上昇する．

5）糖

正常は 55 ± 15 mg/dl（同時血糖の 1/2 〜 2/3）であり，細菌性，真菌性，結核性では低下する．ウイルス性では通常正常である．いずれの疾患かを鑑別するためには，常に血糖値を同時に測定し，これと比較することが重要となる．高濃度ブドウ糖静注による検討結果では，髄液糖の上昇は 1 時間半程度遅れるとされており，髄液糖の評価が厳密に求められる時には，4 時間以上の絶食の後，髄液と同時採血する必要がある．

2．細菌性髄膜炎の症状

成人および高齢者細菌性髄膜炎の臨床症状を示す（表2）．典型的な症状と徴候は，発熱，頭痛，嘔吐，羞明，項部硬直，傾眠，錯乱，昏睡である．発熱，項部硬直，意識障害を髄膜炎の 3 徴というが，これら 3 徴がすべてそろうのは髄膜炎患者全体の 2/3 以下とされている．

表2　成人および高齢者細菌性髄膜炎の臨床症状

成人	高齢者
発熱	発熱
頭痛	頭痛
羞明	項部硬直
項部硬直	錯乱あるいは昏睡
傾眠，錯乱，昏睡	痙攣
痙攣	
局所脳症状	
悪心，嘔吐	

3．細菌性髄膜炎に対する，抗生物質による薬物療法[2]

図3 にフローチャートを，表3 に抗生物質の投与量と投与方法を示す．わが国の成人での細菌性髄膜炎の起因菌は肺炎球菌が最も多く，次いでブドウ球菌である．最近では，ペニシリン・セファロスポリン耐性肺炎球菌が増えてきており，また，高齢者では，グラム陰性菌や MRSA，リステリアによる髄膜炎も増加しつつある点を考慮した薬剤選択が必要になっている．

他臓器感染症に比べ薬剤の標準使用量が多いのは，髄液移行を考慮して髄液中濃度を確保するためである．原則として投与量は変更せず，全身の炎症所見の正常化，髄液所見の正常化を確認後，さらに 1 週間投与を継続して終了とする．

いずれの場合にも抗生物質の投与の 10 〜 20 分前または，同時に副腎皮質ステロイドであるデキサメタゾンを 0.15 mg/kg・6 時間ごとで 2 〜 4 日間の投与が推奨されている．

細菌成分から放出されるエンドトキシンやペプチドグリカンから，炎症性サイトカインが誘導され，脳浮腫や頭蓋内圧亢進，脳血管障害，神経細胞障害を引き起こし，後遺障害や死亡転帰の原因になると考えられている．副腎皮質ステロイドは，炎症性サイトカイン，プロスタグランジン，血小板活性化因子等の産生を抑制し，後遺障害を軽減することが期待されるためである．ただし，すでに抗生物質が投与されている場合，副腎皮質ステロイドが予後を改善する根拠はなく，使用は推奨されない．

4．細菌性髄膜炎の合併症

脳神経障害，血管炎，硬膜下膿瘍，脳静脈洞血栓症，低 Na 血症，痙攣発作，水頭症があげられる．経過中に発生した脳神経障害は，特に聴神経がおかされて感音性難聴が生じることが多い．抗利尿ホルモン分泌異常症候群（SIADH）の結果として低 Na 血症が生じることもある．20 〜 40％の患者で痙攣発作が起こる．

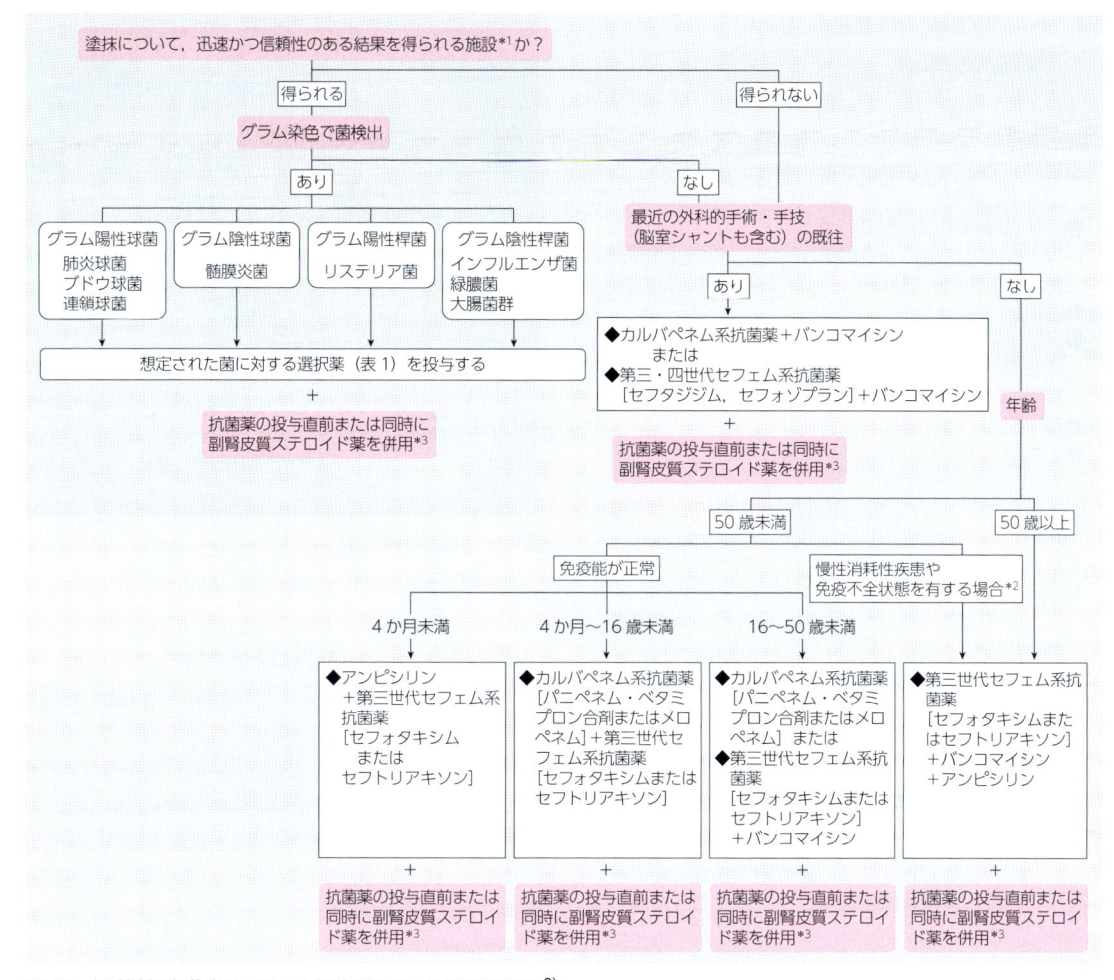

図3 細菌性髄膜炎における初期治療の標準的選択[2)]

表3 抗生物質の投与量と投与方法

	成人量
カルベニン®（パニペネム・ベタミプロン合剤）	1.0g/回，6時間ごと
メロペン®（メロペネム）	2.0g/回，8時間ごと
セフォタックス®（セフォタキシム）	2.0g/回，4〜6時間ごと
ロセフィン®（セフトリアキソン）	2.0g/回，12時間ごと
バンコマイシン®（塩酸バンコマイシン）	500〜750mg/回，6時間ごと
ビクシリン®（アンピシリン）	2.0g/回，4時間ごと
モダシン®（セフタジジム）	2.0g/回，8時間ごと
ファーストシン®（セフォゾプラン）	2.0g/回，6〜8時間ごと

5．単純ヘルペス脳炎の診断[3)]

　異常行動と頭痛を生じ，先進国で発生する孤発性のウイルス性脳炎では最も一般的な疾患であり，かつ急速に進行し重症化することも多い．

　単純ヘルペス脳炎の成人例の病態は，三叉神経節等に潜伏しているウイルスが再活性化し，逆行性に神経を上行し，脳炎を引き起こすと考えられている．

　成人の単純ヘルペス脳炎，口唇ヘルペスはほぼすべて，HSV-1によるものであり，HSVは脳実質（特に側頭葉）に侵入し，出血性の壊死を引き起こす（**図4**：マクロ写真）．

　ガイドラインによる単純ヘルペス脳炎の診断基準を示す（**表4**）．単純ヘルペス脳炎と他の原因による脳炎との鑑別を可能にする特異的前駆症状

表4 ヘルペス脳炎の診断基準（成人）[3]

1. 脳炎を示唆する症状・症候を呈する

①炎症症状：頭痛，発熱，倦怠感
②神経所見
- 髄膜刺激症状（頭痛，悪心・嘔吐，項部硬直，ケルニッヒ徴候）
- 急性意識障害（覚醒度の低下，幻覚・妄想，錯乱等の意識の変容）：亜急性の人格変化や見当識障害で発症するものもある
- 痙攣
- 局在徴候：失語症，聴覚失認や幻聴等の聴覚障害，味覚障害，嗅覚障害，記銘障害，運動麻痺，視野障害，異常運動等
- ミオクローヌス等の不随意運動
- その他：自律神経障害，脳神経麻痺，抗利尿ホルモン分泌異常症候群等

2. 神経学的検査

① CT，MRI：側頭葉，前頭葉（主として側頭葉内側面，前頭葉眼窩，島回皮質，角回）等に病変を検出する
②脳波：ほぼ全例で異常を認める．局在性の異常が多くみられるが，周期性一側てんかん型放電（PLEDs）は約30％の症例でみられるにすぎない
③髄液：通常，髄液圧の上昇，リンパ球優位の細胞増多，蛋白の上昇を示す．糖濃度は正常であることが多い．また赤血球やキサントクロミーを認める場合もある

3. ウイルス学的検査所見（確定診断）

①髄液を用いたPCR法でHSV-DNAが検出されること．ただし陰性であっても診断を否定するものではない．特に，治療開始後は陰性化する可能性が高いので，治療前の髄液の検査を行うことが望ましい
②髄液単純ヘルペスウイルス（HSV）抗体価の経時的かつ有意な上昇[※1]，または，髄腔内抗体産生を示唆する所見[※2]がみられること
③髄液からのウイルス分離はまれである

上記の1，2から単純ヘルペス脳炎を疑う症例を「疑い例」，3のウイルス学的に確定診断された症例を「確定例」とする

[※1]：CF，NT等での2段階希釈法による表示抗体価の2管以上の上昇を有意の上昇とする
[※2]：血清／髄液抗体比≧20　または
抗体価指数＝（髄液抗体／血清抗体）÷（髄液アルブミン／血清アルブミン）≧2

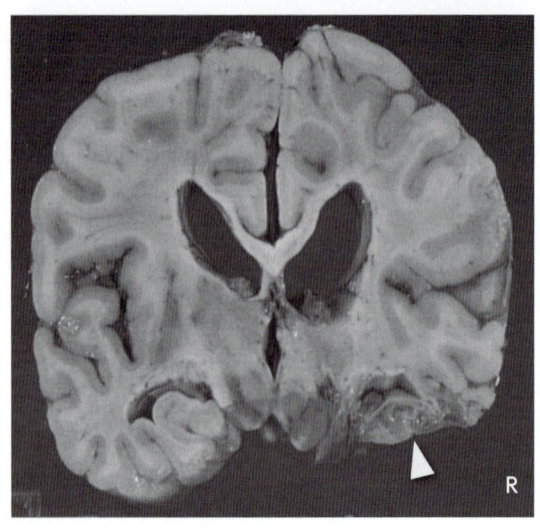

図4　大脳肉眼写真
（汐田総合病院内科　石原健司先生より提供）

表5　単純ヘルペス脳炎の治療方針[3]

1. 一般療法：気道の確保，栄養維持，二次感染の予防
2. 抗ヘルペスウイルス薬の早期投与
3. 痙攣発作，脳浮腫の治療
4. その他

ゾビラックス®の投与にあたっては，脳症，急性腎不全等の副作用に注意する

や病像はなく，側頭葉内側に好発する性質から，精神症状が前景に立ち，他の症状が目立たないこともある．

髄液は，髄圧は通常上昇しており，約30％にキサントクロミーがみられる．単核球優位の細胞数増加（5～500μl）蛋白量の中等度増加（100mg/dl前後），糖は正常または，わずかに低値を示す．確定診断は髄液を用いたPCR法でHSV-DNAが検出されることである．

6. 単純ヘルペス脳炎の薬物療法[3]

初期治療はアシクロビルの静脈内投与である．
2005年日本神経感染症学会によるガイドラインの治療指針を示す（**表5**）．

単純ヘルペス脳炎の治療は，「疑い例」の段階で，十分量の抗ウイルス薬投与を開始する．アシクロビル（Acyclovir：Acv）投与量は10mg/kg/回，1日3回（8時間ごと），14日間，副作用軽減のため1回1時間以上かけて投与する．アシクロビル不応例ではビダラビン（adenine-arabinoside：ara-A）の使用が推奨されている．

アシクロビルの使用により，19～28％へと減少したが，死亡と高度後遺症を含めた転帰不良率は約30～50％と未だ高く，正常な社会生活への復帰も約半数程度である．

7. 単純ヘルペス脳炎の合併症

記憶障害，集中力の低下，怒りっぽさ，情緒不安定および抑うつが持続．

先にも述べたが，単純ヘルペス脳炎に伴う合併症発生率と死亡率は未だにかなり高い．

(加藤大貴)

文献

1) 大川　聡，他：臨床神経科学，28：263-266, 2010.
2) 細菌性髄膜炎の診療ガイドライン作成委員会：臨床神経，47：243-306, 2007.
3) 日本神経感染症学会：ヘルペス脳炎のガイドライン. *Neuroinfection*, 10：78-87, 2005.

ピットフォール

画像診断と病理診断

認知症の臨床診断において画像診断の果たす役割は大きいが，画像所見に引きずられてしまうと正しい診断から離れてしまうこともある．前頭側頭葉変性症の診断基準でも，画像所見は「支持的な特徴」という項目の一つに過ぎない．次のような症例[1]はどうだろうか？

症例は死亡時67歳の男性．55歳頃に同じことを繰り返して話す，家の絵を描けない，という症状で発症した．その後，意欲低下が進行し介護施設に入所したが，徘徊，譫妄，不眠，多動，介護拒否が強く，施設での対応が困難と判断された．精神科の病院に入院したが，暴力行為や自己中心的な行動が目立った．63歳時より筆者らが診察の機会を得たが，頭部MRIにて両側前頭側頭葉の萎縮がみられ（図），反響言語，同語反復，病的把握等の症状と併せて，前頭側頭型認知症と診断した．しかし病理学的診断は，レヴィ小体型認知症であった．

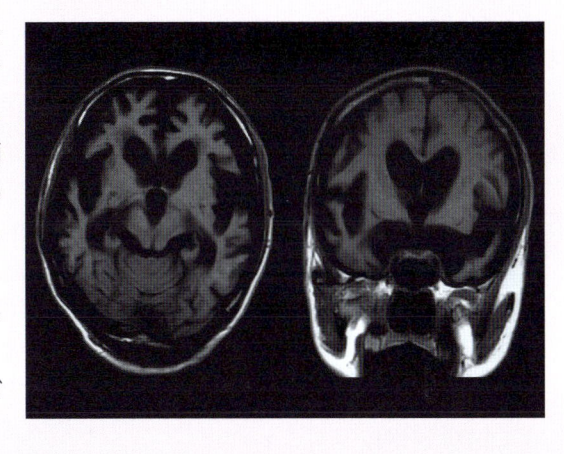

前頭側頭型認知症の初発症状は性格変化（社会性の欠如）および行動異常（常同行動，わが道を行く行動）である．本例ではパーキンソン症状や変動する認知機能障害，レム睡眠行動異常症等のエピソードは確認されておらず，レヴィ小体型認知症としても非典型的であるが，後方視的に考えると，病初期に性格変化や行動異常症状が前景に立っていたとは言い難く，臨床診断が画像所見による影響を受けていたものと思われる．

(石原健司)

文献

1) 石原健司・他：前頭側頭葉萎縮を呈したLewy小体型認知症剖検例．神経心理学，27：64-70, 2011.

第4章 実際に「神経疾患」を理解する

5. パーキンソン病

　パーキンソン病は，中脳黒質等のドパミン作動性神経の変性により，4大徴候（振戦，筋強剛，無動，姿勢保持障害）をはじめとする運動症状の他，自律神経障害等の非運動症状を呈し，緩徐に進行する神経変性疾患である．主な治療法は不足するドパミン作用を補う薬物治療であるが，症状の進行に合わせて治療法も変えていくことが必要である．

ポイントの解説

❶パーキンソン病は身体の片側の症状から発症することが特徴であるが，この症例では右である．
❷初発症状は右手が動作をしていない時に震える現象で，静止時振戦と呼ばれる．パーキンソン病に特徴的である．
❸右手の動きが滑らかでなく動きにくいことがうかがえる．
❹小字症と呼ばれる現象である．
❺2000年10月には右上肢だけの症状であったが，この段階で右下肢に進展している．症状の重症度は，身体の片側の症状であるのでH and Y重症度分類（表1）ではⅠ度である．
❻パーキンソン病の振戦は，他の原因による振戦よりも遅い4〜6Hz程度である．
❼歯車様の筋強剛を呈している．
❽自律神経障害の一つである顔面皮脂分泌の亢進がみられている．
❾パーキンソン病では，一般的な頭部画像所見では異常を認めない．異常を認めた場合には，他の疾患を考慮する必要がある．
❿プラミペキソールは，治療薬ドパミンアゴニストのうち非麦角系の1種である（表3（177ページ参照））．パーキンソン病患者の脳で不足しているドパミンの受容体を刺激することにより症状改善を図る薬剤である．
⓫パーキンソン病は，発症と経過，身体所

症例　あるパーキンソン病患者（男性）の経過とポイント

　2000年10月（65歳）頃，自宅で椅子に座りテレビで映画を見ていた際，肘掛に置いた自分の右手❶が震えていること❷に気付いたが，生活上の障害は無く経過をみた．
　2001年3月（66歳），ペンで手紙を書いていた時に，右手が滑らかに動かず途中で止まってしまい❸，書いているうちに字が小さくなっていった❹ため，神経内科を受診した．初診時，右上肢と右下肢に震えがみられ❺，震えは1秒間に5回位であること❻，医師が本人の両上肢を屈伸した時に右肘と右手首が固くてガクガクと引っかかること❼，顔が脂ぎっていること❽を指摘され，頭部MRI検査では特に異常所見は無いと言われた❾．診察の結果，パーキンソン病が疑われ治療薬としてプラミペキソール❿を処方され，右上下肢の震えはおさまった．治療薬が著効することから，再診日にパーキンソン病と診断された⓫．
　2001年10月（66歳）頃から，左手も震えるようになり⓬，プラミペキソールを増量され，左手の震えもおさまった．

表1　Hoehn and Yahr 重症度分類

Ⅰ度	体の片側にのみ症状がある 歩行障害は無い
Ⅱ度	体の両側に症状がある 歩行障害はなく，立ち直り反射もある
Ⅲ度	歩行障害があり，姿勢保持障害がある
Ⅳ度	起立や歩行はできるが，介助を要する 他の日常生活動作は部分介助
Ⅴ度	独力では移動できず，寝たきりである

2004年頃（69歳）から歩行が遅くなり❸、駅で通行人と肩が触れた際に転倒した❹。その後の受診日に、プラミペキソールだけでは治療が不十分になったと言われ、新たにレボドパが処方され、歩行が楽になった❺。また、リハビリテーションの方法も教わり、家で実践する習慣をつけた❻。また、便秘が気になるようになり、下剤を用いるようになった❼。

　2007年（72歳）に夜間睡眠時に「わー，助けてくれ」と奇声とともに両手を伸ばすしぐさが何度か妻に目撃されたが、翌朝本人は何も覚えていなかった❽。そのことを受診日に医師に伝えるとクロナゼパムが処方され、その後はみられなくなった。

　2008年頃（73歳）から、ベッドから起き上がる際になかなか体を起こせず❾、柵につかまって何とか座位になり、いったん休憩した後起立し足を踏み出すことは何とか可能だが非常に遅く、転びやすく⓴介助が必要となった㉑ため、転倒防止のために車いすで移動するようになった。

　2009年頃（74歳）から、プラミペキソールとレボドパを朝昼夕の内服後の約3時間は体を動かせるが、それを過ぎると次の時間の内服までは体を動かせなくなった㉒。そのため、レボドパを日中3時間おきに1日に6回内服するとともに、薬の効果を延長する薬として、エンタカポンと塩酸セレギリン㉓が順次追加され、1日を通して何とか体が動くようになった。

　2010年（75歳）には薬の効いている時間がさらに短くなり、薬物の投与調整が行われたが十分な効果が得られなくなったため、薬物療法以外に手術治療も医師から勧められた㉔。

見、治療薬に反応がよいこと、画像所見等で他の疾患が考えにくいこと等により診断する。
⓬この段階で発症した側と反対側に進行を認める。両側に症状が出たので、H and Y 重症度分類はⅡ度になった。
⓭動作緩慢の症状である。
⓮姿勢が崩れた時に立ち直る反射が起きない現象である姿勢保持障害が出現した。それにより、H and Y 重症度分類（表1）はⅢ度になった。
⓯発症初期の治療開始にあたり、おおむね70～75歳以下ではドパミンアゴニストから開始し、効果が不十分な時はレボドパを加える。レボドパはパーキンソン病患者の脳内で欠乏しているドパミンそのものを補う薬剤である。
⓰リハビリテーションも日常生活動作の維持のために重要である。
⓱自律神経障害の一つとして便秘もよくみられる。
⓲この現象は、睡眠中に見ている夢の内容に基づいた言動がみられるレム睡眠期行動異常症で、パーキンソン病の非運動症状のひとつである。
⓳動作緩慢症状がさらに悪化し、自発的な動作が減少しじっとして動かなくなることである無動を呈している状態である。
⓴姿勢保持障害も悪化している。
㉑自力で何とか歩けるが介助が必要な状態は、H and Y 重症度分類はⅣ度である。
㉒内服した薬効の持続時間が短縮する現象である wearing-off 現象が出現した。
㉓wearing-off 現象の治療に1日量を多くの回数に分けて内服することや COMT 阻害薬と MAO 阻害薬の投与が行われた。
㉔症状の日内変動が薬物でコントロールできない場合、手術療法も考慮される。

系統講義

1. パーキンソン病の疫学

　性差はなく、50～70歳代に発症することが多い。有病率は人口10万人当たり100～140人程度で、高齢化を背景に増加傾向にある。

2. パーキンソン病の原因と病理

　中脳黒質等のドパミン作動性神経細胞の変性が

パーキンソン病の病態の中核である．病理所見では黒質のドパミン作動性神経の変性脱落を反映し，黒質のメラニン色素の淡明化が肉眼的に認められる（図1上段）．また，中脳黒質以外にも脳神経系の各所にも障害が及ぶ．病理組織学的には障害された部位の神経細胞内にレヴィ小体（図1下段）が出現し，その中にはα-シヌクレインが蓄積している．

また，大多数のパーキンソン病患者は孤発性であるが，一部は遺伝性要因による家族性パーキンソン病であり，その原因遺伝子が同定されつつある．

3．パーキンソン病の症状

パーキンソン病の症状には，運動症状と非運動症状がある．

1）運動症状

パーキンソン病の運動症状は，4大徴候（振戦，筋強剛，無動，姿勢保持障害）等，様々な症状や特徴を有する．これらの運動症状を総合してパーキンソニズムと呼ばれる．また，運動症状は発症初期には身体の片側にみられ，進行に伴い両側へ進行する．運動症状の程度について，Hoehn and Yahrの重症度分類（表1）がよく用いられている．

（1）振戦

振戦はその出現部位の静止時に出現する静止時振戦が特徴的であり，その速度は4～6Hz程度である．また，静止時振戦は四肢のみならず口唇，下顎，舌にもみられることがある．手指にみられる静止時振戦は，母指と示・中指を擦り合わせるような振戦で丸薬丸め様といわれる．歩行時に観察しやすい．

（2）筋強剛

筋強剛は，検者が他動的に被検者の関節を動かす時に抵抗として感じられる筋緊張の増大である．筋強剛には，検者が感じる抵抗が断続的でガクガクと歯車を回すような筋強剛（歯車様筋強剛）と鉛管を曲げるような一様な抵抗を感じる筋強剛（鉛管様筋強剛）がある．

（3）無動・動作緩慢

無動は，自発的な動作が減少して動かなくなることである．パーキンソン病患者は，麻痺がないにもかかわらず動作の速度や振幅が低下し，動作緩慢を呈し，やがて無動に至る．動作緩慢と無動はあらゆる日常生活動作に生じる．表情が硬く変

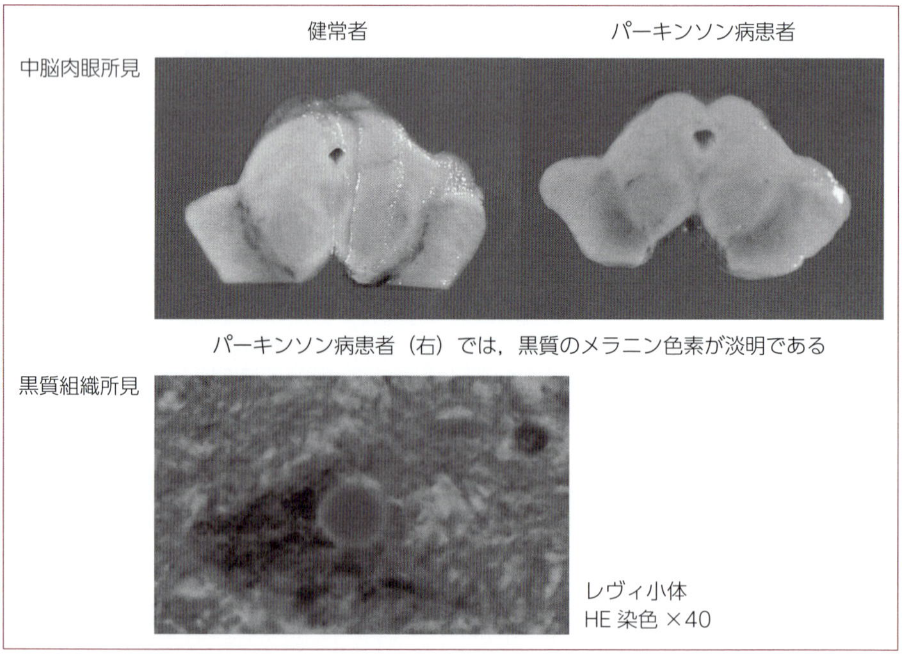

図1　パーキンソン病の病理所見（汐田総合病院内科　石原健司先生より提供）

中脳肉眼所見／健常者／パーキンソン病患者／パーキンソン病患者（右）では，黒質のメラニン色素が淡明である／黒質組織所見／レヴィ小体　HE染色×40

化に乏しいこと(仮面様顔貌)，瞬目が少ないこと，書字を続けているとだんだん字が小さくなること(小字症)，発声は小声で単調であること，自動的な唾液の飲み込みができなくなり唾液が口から外に流れる流涎も無動や動作緩慢の症状である．

（4）姿勢保持障害

姿勢保持は，外から押される等して姿勢が崩れた時に姿勢を立て直してバランスをとる反射である．障害により，体を押された時に足がスタスタと加速するように出てしまう突進現象や転倒が出現する．

（5）姿勢・歩行の障害

パーキンソン病の姿勢の特徴として，首は前方に傾げ，亀背で，肘関節，股関節，膝関節が屈曲位をとった前傾姿勢がある．歩行は歩幅が小さく(小刻み歩行)，すり足，手の振りが少なく，歩行速度も遅い．いったん歩き始めると前方に加速していくこと(加速歩行)もある．また，歩行開始時にはなかなか足が前に踏み出せないすくみ足もみられる．しかし，すくみ足は，音でリズムをつけることや地面に歩行の目印になる線をつける等の刺激により改善し，足が容易に踏み出せるようになること(kinésie paradoxale：矛盾性運動)もある．

2) 非運動症状

パーキンソン病は運動症状以外にも様々な非運動症状を呈する．

（1）自律神経障害

便秘，起立性低血圧，発汗障害，皮脂分泌が亢進した脂顔，排尿障害(主に頻尿)等がみられる．

（2）睡眠障害

入眠困難，夜間覚醒，日中の過眠，レム睡眠期行動異常症(REM-sleep behavior disorder：RBD)等がみられる．RBDは睡眠中に見ている夢の内容に基づいた言動が実際に患者の発声や四肢の動きに現れる現象である．

（3）感覚障害

嗅覚障害や身体各所の痛み等がみられる．嗅覚障害は，患者本人も自覚しないうちにパーキンソン病を発症する前から出現していることが多い．慢性期には腰痛を伴うことが多い．

（4）うつと感情の障害

うつ，アパシー(無感情)，アンヘドニア(無快楽症)等を呈することがある．アパシーは通常であれば感情が動かされる刺激対象に反応を示さないことであり，アンヘドニアは通常であれば興味や楽しみを見出せるような対象があってもそれを求めることもなく，楽しみや喜びも感じないことである．

（5）dopamine dysregulation syndrome

病的賭博，性行動の亢進，病的な買い物や浪費，強迫的な薬剤使用や過食等の行動異常を指す．薬剤（ドパミンアゴニストやレボドパ）の使用が発症の契機になることが多い．

（6）認知機能障害

以前はパーキンソン病に知的機能障害は伴わないといわれていたが，近年では認知機能障害を伴う場合もあると考えられている．パーキンソン病の認知機能障害は，思考の柔軟性の低下，問題解決能力の障害，言語流暢性障害，視空間認知障害等が特徴的である．他人の表情からその人の感情を類推すること等の対人関係を築くことに必要な認知機能の障害も指摘されている．

4. パーキンソン病の鑑別疾患

パーキンソン病に類似の症状を呈し鑑別を要する疾患には，他の原因の影響による二次性パーキンソン症候群やパーキンソン病類似の運動症状を呈する他の変性疾患がある（表2）．発症や経過，既往歴，既内服薬，神経学的所見，画像所見等の情報を総合的に診断する．レボドパによく反応することもパーキンソン病であることを示唆する経過である．

5. パーキンソン病の検査所見

現在のところ，パーキンソン病に特異的な検査所見は無い．血液所見や一般的な頭部CT，MRI等の脳画像検査は，他の疾患を除外する目的で行われる．パーキンソン病等の病理学的にレヴィ小体が認められる疾患では，心筋MIBGシンチで取り込みが低下することが鑑別疾患に有用である．ただし，レヴィ小体を認めない一部の家族性パーキンソン病では，心筋MIBGシンチでの取

表2　パーキンソン病の鑑別疾患

1. 二次性パーキンソニズム
薬剤性パーキンソニズム 　　ドパミン受容体遮断薬 　　　　フェノチアジン系薬物（クロルプロマジン　レボメプロマジン等） 　　　　ブチロフェノン系薬物（ハロペリドール，ブロムペリドール等） 　　　　ベンザマイド誘導体（スルピリド，チアプリド等） 　　　　非定型抗精神病薬（リスペリドン，オランザピン，クエチアピン等） 　　バルプロ酸 脳血管性パーキンソニズム 中毒性パーキンソニズム 　　マンガン，一酸化炭素，シアン，MPTP，メタノール，N-ヘキサン，二硫化炭素　等 脳炎後パーキンソニズム 場所占拠性病変によるパーキンソニズム 　　慢性硬膜下血腫，脳腫瘍，正常圧水頭症，外傷後
2. 変性疾患
1）α-シヌクレイン関連の変性疾患（α-synucleinopathy） 　　他系統萎縮症 　　　MSA-P（線条体黒質変性症） 　　　MSA-C（オリーブ橋小脳萎縮症） 　　　Shy-Drager症候群 　　レヴィ小体型認知症 2）tau関連の変性疾患（tauopathy） 　　進行性核上性麻痺 　　皮質基底核変性症 　　前頭側頭型認知症 　　淡蒼球黒質ルイ体萎縮症 　　17番染色体に連鎖する前頭側頭型認知症・パーキンソニズム 3）その他の変性疾患 　　遺伝性脊髄小脳変性症 　　遺伝性パーキンソニズム 　　ハンチントン病 　　アルツハイマー病 4）代謝性疾患 　　リピドーシス（GM1ガングリオシドーシス等） 　　ウィルソン病 　　ハラーフォルデン・シュパッツ病

り込み低下は認めない．

6. パーキンソン病の治療

現在のところ，パーキンソン病に対する治療は薬物療法とリハビリテーションが主体である．

1）パーキンソン病の薬物治療

表3に示すとおり，各作用機序の薬剤が用いられている．薬物療法の基本的な考え方は，脳内で不足しているドパミン作用を補うこととドパミン作用が弱くなるために相対的に作用が強まるコリン作用を抑制することである．なお，抗パーキンソン病薬は急激な投与量の増減を避け，漸増・漸減により投与しなければならない．

（1）レボドパ

最も基本的な薬物はレボドパである．脳内で不足しているドパミンは血液脳関門を通過しないため，前駆体のレボドパを投与する．レボドパは脳内に移行後にドパミンに変換され薬効を示す．

（2）ドパミンアゴニスト

作用機序はドパミン受容体を直接刺激することである．ドパミンアゴニストは，その化学構造式から麦角系と非麦角系に分類されている（表3）．近年，麦角型ドパミンアゴニストの心臓弁膜症の副作用が明らかになったため，非麦角系ドパミン

表3　抗パーキンソン病薬の種類

薬理機序	薬品名
ドパミン製剤	レボドパ レボドパ・カルビドパ合剤[※1] レボドパ・ベンゼラジド合剤[※1]
ドパミンアゴニスト	麦角系 ブロモクリプチン, ペルゴリド, カベルゴリン 非麦角系 プラミペキソール, ロピニロール
ドパミン遊離促進薬	アマンタジン
抗コリン薬	トリヘキシフェニジル, ピペリデン等
MAO阻害薬	塩酸セレギリン
COMT阻害薬	エンタカポン
ノルアドレナリン前駆物質	ドロキシドパ
抗てんかん薬[※2]	ゾニサミド

※1　レボドパは脳内へ移行する前にdopa decarboxylase (DC) 等により末梢で代謝されると，脳へ移行するレボドパが減少する．その予防のため現在用いられているレボドパ製剤の多くは，DC阻害薬（カルビドパ，ベンゼラジド）との合剤である．

※2　てんかんを合併したパーキンソン病患者に抗てんかん薬であるゾニサミドを投与したところ，パーキンソン病症状が改善したことが報告され，治験を経て抗パーキンソン病薬として認可された．作用機序はまだ解明されていない．

アゴニストが主に用いられている．

(3) 長期薬物治療の問題点

レボドパはパーキンソン病の治療において最も有効な薬剤である．しかし，パーキンソン病治療に発症早期からレボドパを用いると，ドパミンアゴニストで治療した場合に比べ，治療開始数年後にwearing-off現象等の症状の日内変動がより多く出現する．wearing-off現象はレボドパ内服後の薬効持続時間が短縮する現象で，内服後に血中濃度の増加に合わせて症状が改善 (on) するものの，一定時間後に血中濃度が下がると薬効が切れ症状増悪 (off) をきたす現象である．

(4) 発症早期の薬物療法（レボドパとドパミンアゴニストの使い分け）

wearing-off現象等の運動合併症は，パーキンソン病の治療にレボドパを単独で使用されている患者に多くみられる．そのため，パーキンソン病治療ガイドライン（日本神経学会，2002年）では，おおむね70～75歳以下で認知症や精神症状がない患者には，ドパミンアゴニストから投与を始め，その効果が不十分な場合にレボドパを補助的に加えることが推奨された．

(5) wearing-off現象の治療

wearing-off現象の治療には，レボドパの血中濃度をより長い時間にわたり有効血中濃度に保つためにレボドパ1日量を多くの回数に分けて内服することや次項に示すMAO阻害薬およびCOMT阻害薬を用いること，ドパミン受容体を持続して刺激するためにドパミンアゴニストを追加・増量すること等が行われる．

(6) MAO阻害薬およびCOMT阻害薬

wearing-off現象等の症状の日内変動の治療薬として，MAO阻害薬，COMT阻害薬が使用されるようになった．MAO (monoamine oxidase) とCOMT (catechol-O-methyl transferase) は，**図2**に示すようにレボドパやドパミンの代謝に関わる酵素である．これらの投与によりレボドパやドパミンの代謝が抑制され，脳内に移行するレボドパおよび脳内ドパミンが増加し，脳内ドパミンの寿命が延長する．その結果，症状の日内変動の改善効果を示す．

(7) 非運動症状の薬物療法

a. 睡眠障害：睡眠障害には，昼夜のリズムをつけ，必要に応じて睡眠薬を併用することで対処する．しかし，夜間頻尿，ドパミンアゴニストによる眠気や突発的睡眠，うつ等他の原因によって睡眠障害を起こしている場合には，その原因に対する治療を要することがある．RBDにはクロナゼパムの有効性が報告されている．

b. 感覚障害：感覚障害には，運動症状をコントロールすることが有効である場合がある．痛みが強い時には，鎮痛剤を用いることもある．

c. うつと感情の障害：うつには運動症状を治療することが有効である場合もあるが，それでも改善しない場合には三環系抗うつ薬やSSRIを用いる．また，プラミペキソールがうつ，アパシー，アンヘドニアに有効との報告もある．

d. dopamine dysregulation syndrome：dopa-

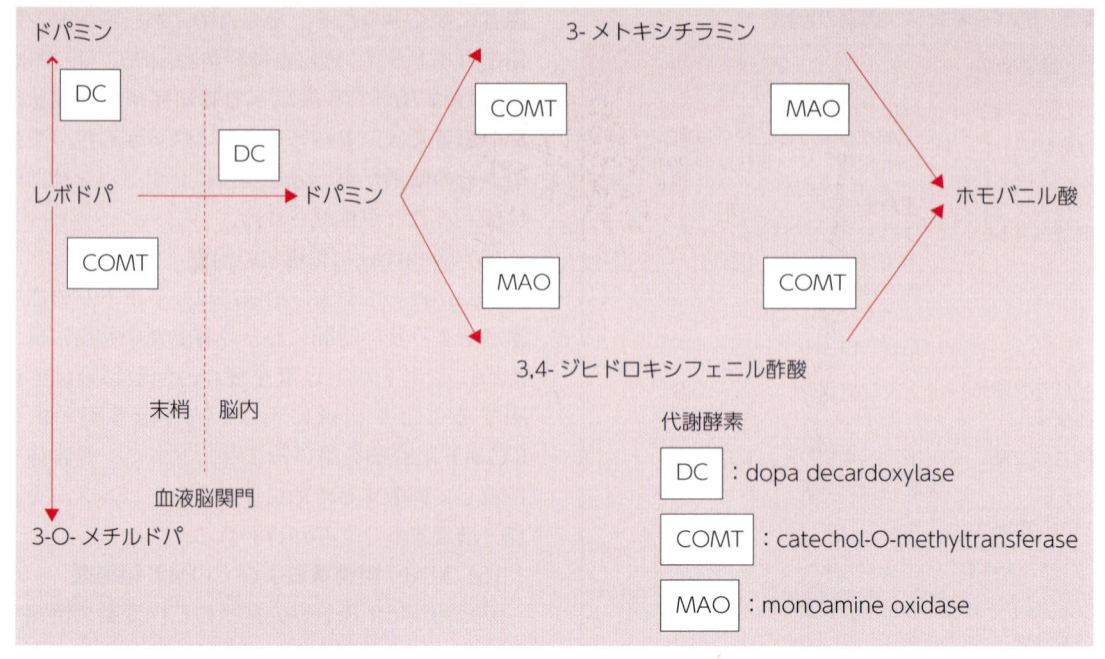

図2　レボドパとドパミンの代謝経路

mine dysregulation syndromeはドパミン作動薬で誘発される場合がある．発症した場合，誘因になった薬剤は減量し，運動症状の治療には誘因薬以外の薬剤を用いる．難治の場合，非定型抗精神病薬（クエチアピン）を用いる場合もある．

　e．認知機能障害：認知機能障害には抗コリンエステラーゼ剤である塩酸ドネペジルが有効である場合がある．一方，運動症状に対して投与される抗コリン薬が認知症の悪化を招く場合やドパミン作動薬が幻覚，妄想等の悪化を招く場合もあり注意を要する．

　f．その他の非運動症状：その他の非運動症状に対しても，その症状への対症療法を行う．例えば，起立性低血圧に対しては昇圧剤，便秘に対しては下剤が用いられる．

2）パーキンソン病の外科治療

薬物療法による治療効果が減弱した場合に外科治療が考慮される．侵襲を伴うために慎重な適応判断が必要である．現在，淡蒼球内節破壊術や視床下核への深部脳刺激術が多く行われている．その適応は薬物療法を十分試みたものの効果が得られない不随意運動やwearing-off現象等の症状の日内変動である．

3）パーキンソン病のリハビリテーション

パーキンソン病の治療には，薬物治療や外科治療だけではなく，リハビリテーションも必要である．動作が不自由であることで体を動かさないでいると，廃用による二次的な運動機能の低下を招く．リハビリテーションを行うことで症状の改善，廃用の予防をはじめ患者の治療意欲を引き出すことにもつながる．詳細は第5章に譲る．

7．パーキンソン病の予後

パーキンソン病の予後は治療薬の開発により改善した．パーキンソン病患者の死因は，嚥下障害による誤嚥性肺炎，認知症併発後や臥床生活となった後の身体機能低下による感染症（肺炎や尿路感染）が多く，転倒による外傷も臥床生活をまねき予後を悪化させる．

（村上秀友）

■　文　献　■

1) 横地正之：パーキンソン病の運動症状とは．内科，**107**（5）：778-786，2011.
2) 三輪英人：パーキンソン病の非運動症状とは．内科，**107**（5）：787-792，2011.
3) 今井壽正：パーキンソン病の鑑別はどう進めるか．内科，**107**（5）：801-807，2011.

4)「パーキンソン病治療ガイドライン」作成委員会編：パーキンソン病治療ガイドライン．医学書院，2011.

> **ピットフォール**

パーキンソン病と表情

　パーキンソン病（PD）患者が表情に乏しくなることはよく知られている．いわゆる仮面様顔貌である．この症状の有無は見た目ですぐ判断することができる．一方，PD患者は自分の表情表出だけでなく，他人の表情の読み取りに困難をきたすことがある．この症状は顔を合わせただけではわからない．

　ヒトの情動は，喜び・悲しみ・恐怖・怒り・嫌悪・驚きの6種類に大別することができる．これらの情動を表情から読み取ることができるか調べると，PD患者は嫌悪や恐怖といったネガティブな表情の認知が健常者と比べて低下することがわかっている．さらに，PD患者は表情からだけではなく，声の調子（プロソディ）や音楽といった聴覚的な刺激から情動を感じとることも困難になる場合があるという．ある研究によれば，このような情動認知の問題は，PD患者の約6割に生じると報告されている．

　また近年注目されているPDの認知機能障害の一つに，「心の理論」能力があげられる．「心の理論」とは，他人の気持ちや考えていること等の心理状態を推測する能力である．自閉症では「心の理論」が著しく障害され，自分と相手の頭の中の考えを別のものとして考えることが難しかったり，視線等の限られた情報から相手の感情を読み取ることに困難が生じることが知られている．PD患者では，自閉症のように明らかなコミュニケーションの問題を引き起こすような重篤な症状は現れないものの，健常者と比べて「心の理論」課題の成績が低下することがわかってきた．

　お互いの気持ちを想像しあうことは，良好なコミュニケーションの基礎である．言葉には出さない感情を，表情や態度から推測して相手の意図や気持ちを探ることはよくあるのではないだろうか．PD患者の一部では，そのような非言語的なコミュニケーションに利用できる手がかりが少なくなっている可能性がある．PD患者と接する側が，患者自身が発する情報（表情表出）が減っていることだけでなく，自分自身の発する情報が伝わりにくくなっている可能性を考慮しつつ対応することが診療・リハビリ・日常場面を通して重要かもしれない．

〈鶴谷奈津子〉

文献

1) Kawamura M, Koyama S：Social cognitive impairment in Parkinson's disease. *Journal of Neurology*, 254：49-53, 2007.
2) Bodden ME, Dodel R, Kalbe E：Theory of Mind in Parkinson's Disease and related Basal Ganglia disorders：A systematic review. *Movement Disorders*, 25：13-27, 2010.

… 第4章 実際に「神経疾患」を理解する

6. パーキンソニズム・不随意運動症

　前項ではパーキンソン病について触れたが，本章ではその症状であるパーキンソニズムと不随意運動症について紹介する．

　パーキンソニズムとは前項で記載したとおり，安静時振戦，無動・寡動・動作緩慢，姿勢反射障害，筋固縮の主要4徴候に加え，四肢体幹の異常屈曲位，すくみ足の6徴を述べることが多い．これらはすべて同時にみられるわけではなく，臨床経過の中で，一部のみ表出する症例も少なくない．最後まで典型的なパーキンソニズムを呈さないパーキンソン病も存在するため，診察の際に現在どんな症状が起こっているのかを把握することが重要である．パーキンソニズムを呈する疾患をすべてパーキンソン症候群と称し，特発性パーキンソン病も遺伝性パーキンソン病も，二次性パーキンソン病等もすべて，これに含まれる．

　不随意運動とは自分の意思によらずに生じる運動の総称で，それによる運動障害を呈した状態のことをいう．ここに記載したもの以外にもたくさんの不随意運動が存在するが，あえてここでは大まかなもののみをあげる（表1）．

　運動障害は，"動きすぎる"運動過多（hyperkinesia）と"動かなすぎる"運動過少（hypokinesia）に二分される（表2）．これは随意または自動運動が過剰もしくは過少になっている状態と考え，後述するバリスム・アテトーゼ・チック等は運動過剰状態，パーキンソニズム等でみられる無動等は運動過少状態にあるといえる．むろんパーキンソン病でみられるような振戦は運動過多であり，過多と過少の両者が混在している状態もあり得る．

表1　不随意運動の分類

1. 振戦	4. バリスム
静止時振戦	5. ジストニア
姿勢時振戦	6. ミオクローヌス
動作時振戦	7. チック
企図振戦	8. スパズム
2. アテトーゼ	9. 筋痙攣
3. 舞踏症	10. ジスキネジア

表2　運動過少と運動過多[1]（一部改変）

運動過少（hypokinesia）	運動過多（hyperkinesia）
パーキンソニズム	振戦（tremor）
無動（akinesia）	ジストニア（dystonia）
動作緩慢（bradykinesia）	舞踏病（chorea）
筋固縮（rigidity）	ミオクローヌス（myoclonus）
すくみ（freezing）	チック（tic）
カタプレキシー（cataplexy）	バリスム（ballism）
カタトニー（catonia）	アテトーゼ（athetosis）

症例1　本態性振戦患者の経過とポイント

主訴）手の震え
現病歴）60歳頃より両上肢の震えを自覚していた．緊張すると増悪し❶，特にクレジットカードのサインの際には字が読めないほど震えてしまうことがあった❷．日常生活で大きな支障をきたさなかったため，5年ほど経過をみていたが，徐々にひどくなってきたので，65歳の時に近くの内科医を受診した．パーキンソン病の疑いで，大学病院の神経内科を紹介された．
既往歴）50代後半から高血圧あり．
家族歴）父と父方の伯父が震えている❸．
嗜好）喫煙なし．飲酒は機会飲酒程度，飲酒時には震えは気にならない❹．
経過）明らかな固縮や安静時振戦がなく，また振戦の周期が8〜10Hz程度であり，飲酒で軽快しているエピソードから，本態性振戦を疑った．頭部MRIでは明らかな異常所見を認めなかった．高血圧も合併していることより，アロチノロール10mgの投与を行ったところ，振戦は改善した．しかし，さらに2年後の67歳頃には投薬効果の減弱を実感したため，プロプラノロール，クロナゼパム等も最大限に併用したが，あまり効果が得られなかった．日常的に食器も持てなくなってきたため，現在薬物治療に抵抗性のある本態性振戦として，視床Vim核に対する深部脳刺激療法❺を検討している．

ポイントの解説

❶精神負荷で増悪する．
❷知らない人の前，初めてのお店に行くとひどくなる．

❸家族歴があることがある．
❹飲酒や鎮静剤で軽快することがある．

❺手術適応には，1．片側性あるいは非対称性の激しい振戦，2．振戦により著しい機能障害が存在，3．β遮断薬その他の薬剤を最大限に使用しても改善が得られない，等があげられる．

症例2　糖尿病性舞踏病患者の経過とポイント

主訴）左上下肢が動いてしまう．
既往歴）70代の頃に耐糖能異常を指摘されたことあり．
家族歴）特記なし．
嗜好）喫煙・飲酒なし，甘味が好き．
現病歴）77歳の女性に，突然左上下肢のくねるような動きが出現した．不随意運動が数日継続したため，大学病院の総合窓口で神経内科を受診するよう勧められた．
経過）左上下肢に非律動的な不随意運動を認め，短く，早く，屈伸，回内・回外運動を繰り返していた❶．筋緊張は低下，一見落ち着きがないように見える動きで，舞踏病と診断した．睡眠時には消失していた❷．
　採血時の随時血糖値は456mg/dl，HbA1c12.6%と高値を認め，糖毒性の除去のため，強化インスリン治療を開始した．2日後に不随意運動は消失したため，糖尿病性舞踏病と診断した．頭部MRIのT1強調画像では右被殻外縁にスリッ

ポイントの解説

❶舞踏病様運動である．

❷ほとんどの不随意運動症は睡眠時に消失し，感情的な刺激で増強する．

ポイントの解説

❸画像所見は可逆性のことが多い．

❶原因薬剤として有名である．代表的な商品名はプリンペラン®
❷舞踏病様でもあり，アテトーゼ様でもある．

❸薬剤性パーキンソニズムは歯車様固縮よりは鉛管様固縮を呈する場合が多い．

❹軽度の心筋 MIBG の取り込み低下は年齢・心臓疾患・糖尿病等でも起こりうるので，各施設の基準値を設けて参照する必要がある．

❺薬剤性パーキンソニズムがきっかけで，特発性パーキンソン病になることもある．

ト状の高信号域を認め，SWI画像では同部位に低信号域を認めた❸．以後，糖尿病の調整の経過中に一度も不随意運動は出現していない．

症例3 薬剤性パーキンソニズム患者の経過とポイント

主訴）歩行障害．
既往歴）72歳より認知症で近医不定期通院中，投薬なし．
家族歴）特記なし．
嗜好）喫煙・飲酒なし．
現病歴）72歳女性が感冒様症状があり，近医内科で総合感冒薬と胃腸薬を処方された．その後，胃部不快感が持続していたため，メトクロプラミド❶とファモチジンを処方されていた．3か月後に全体の落ち着きのなさ，左肩から手先まで大きく動かすような動きが出現❷．大学病院を受診し，神経内科病棟にパーキンソン病疑いで入院した．
経過）診察時，意識清明で，筋緊張は上肢下肢の左右ともに鉛管様❸，安静時振戦はみられなかった．体幹と左上肢に舞踏病様の不随意運動を認めた．指タップ運動・手首の回内回外運動にも異常はみられなかった．起立性低血圧・膀胱直腸障害もなく，仮面様顔貌もみられなかった．歩行は小刻みで腕ふりが少なく，年齢以上の前傾姿勢がみられた．頭部MRIには明らかな異常所見はなく，心筋MIBGでは軽度の脱神経所見を認めた❹．発症が数か月前であることより，薬剤性パーキンソニズムを念頭に置いて，持参していたメトクロプラミドとファモチジンを中止し，経過をみたところ，中止して14日目より徐々に上下肢の鉛管様固縮と不随意運動が改善してきた❺．

　原因薬剤により純粋な薬剤性パーキンソニズムを呈する場合もあるが，元来あった軽いパーキンソン病が原因薬剤の投与により，明るみに出ることもある．本症例のように心筋MIBGで軽度の脱神経所見を呈する場合には，比較的パーキンソニズムが出現しやすい状況下にあったことも考えられる．心筋MIBGで脱神経所見がみられる患者にはパーキンソニズムの原因となるような薬剤は慎重に投与すべきである．

系統講義（何を，どう診たらよいのか）

　不随意運動を診察する際に，ポイントを絞って観察すると，一見乱雑な動きの中から不随意運動症の疾患，または病態が浮かんでくる．

①性質：どのような不随意運動か
②速さ：素早いか，ゆったりしているか
③部位：どこの部位が動いているか，あるいは

動いていないか
④振幅：大きいか，小さいか，周期で測れればその数値も
⑤強さ：激しい動きか，弱々しい動きか
⑥持続：連続的に動いているか，中断・間欠的な動きか
⑦規則性：律動的か，不規則か

以上に気をつけて観察すれば，おおよそのものに当てはまることが多い．ただし，前述のとおり，病態によっては多種の不随意運動症が合併することもあり，判定が困難である症例も少なくない．

1．振戦（tremor）

1）定義
身体の一部または全体に不随意に生じる素早い，常同的かつ律動的な反復運動

2）責任部位
大脳皮質，視床運動核，淡蒼球内節，小脳等

3）代表疾患
パーキンソン病，本態性振戦等，どの部位に，どのような状態で震えているか注意して観察する．振幅は粗大か，微細か，周期は計測すると何Hz程度等を評価する．低頻度（4Hz≧），中頻度（4～7Hz），高頻度（7Hz≦）と分けるとよい．直線を引かせたり，字を書いてもらうといっそう顕著にわかることが多い．

4）分類
　a．静止時振戦：静止時にみられ，動作をすることにより減少する．振戦の周期は4～6Hzで，規則的な振戦である．パーキンソン病で最もよくみられるが，その他の進行性核上麻痺や線条体黒質変性症でもみられることがある．治療はレボドパが最も有効であるが，それ以外にもドパミンアゴニスト（プラミペキソール等）を併用する例もある．近年はゾニサミドが振戦に有効といわれている．また，古来より抗コリン薬が使用されてきた．その副作用から現在は敬遠される傾向があるが，効果は未だに健在である．薬物に抵抗性な場合は深部脳刺激術（視床下核，淡蒼球内節）を考慮する．

[鑑別（ポイント）]
　まれにパーキンソン病の振戦が本態性振戦と見分けが困難な時があるが，姿勢時では本態性振戦が直ちに振戦が開始されるのに対して，パーキンソン病等の振戦は6～9秒程度かかるといわれている．この振戦の潜時の有無が鑑別に有用なことがある（re-emergent tremor）．

　b．姿勢時振戦：安静にしている際には出現せず，ある特定の肢位をとると出現する振戦．抗重力肢位をとると出現することが多い．振戦の周期はかなり幅があり（5～12Hz），あまり周期だけ見ていても，参考にならない．本態性振戦や，甲状腺機能亢進症や生理的振戦等が属する．β遮断薬が有効で，アロチノロール10～30mg/日から開始する．近年ゾニサミドが有効である報告も出てきている．

　c．動作時振戦：随意運動を行う時に運動の開始直後から生じるやや不規則な振戦で，動作終了時には消失する．一見，協調運動障害のようにみえるが，終末時振戦とは区別される．

　d．企図振戦：動作時に生じる振戦で，3～6Hzの周期を持つ．目標物に向かうにつれて増強し，達した後も姿勢を変えない限り振戦は持続する．小脳性振戦に特徴的な所見であり，指鼻指試験で診察するとよい．薬物治療に効果は乏しく，視床Vim核の定位的破壊術が有効である．

2．アテトーシス（アテトーゼ）

1）定義
四肢遠位部にみられる持続の長い，緩徐な筋緊張の変動とされる．固定した肢位をとることが困難で，くねらせるような運動が特徴的である．

2）責任部位
尾状核や被殻等の基底核

3）代表疾患
脳性麻痺（アテトーゼ型），脳血管障害，ウィルソン病，ハラーフォルデン・シュパッツ病等．舞踏運動との区別が困難な症例は舞踏アテトーシス（アテトーゼ）と呼ばれる．

4）治療
ダントロレン，トリヘキシフェニジル，ジアゼパム等．薬物治療が効果的でない場合は，定位的視床（VL核）破壊との併用を行う．

3．舞踏病（chorea）

1）定義
顔面・四肢・体幹に及ぶ全身性の非律動的で振幅の大きな，粗大な不随意運動．

比較的早い，なめらかな運動である．病状の進行に伴い，抑制が困難になってくる．睡眠で抑制される．

2）責任部位
尾状核，被殻等の基底核，視床下核，中脳被蓋等．

3）代表疾患
ハンチントン舞踏病，老人性舞踏病，妊娠舞踏病．

4）分類
一次性舞踏病（ハンチントン病，歯状核赤核淡蒼球ルイ体萎縮症，老人性舞踏病）．

[ハンチントン病]
1872年にハンチントンが発表したロングアイランドの家系で，男女差なく中年以降に発症する粗大な不随意運動症が報告されている．全身の衰弱と認知症状が終末像と記載されている．本邦では100万に2〜5人と少ない．発症は30代が多いが，10％程度の若年発症もあり，父型遺伝子の表面促進現象とされる．頭部MRI画像では形態的に尾状核の萎縮がみられる．対症療法が中心で，現段階では明らかな根本治療法はない．

二次性舞踏病（代謝性舞踏病，中毒性，血管障害性，腫瘍性，外傷性等）．

5）治療
ハロペリドールやペルフェナジンが有効だが副作用の発現も多い．テトラベナジンが有効ともいわれている．

4．バリズム（ballism）

1）病態
上肢あるいは下肢を振り回すような，激しく動かす不随意運動症．肢軸に対し，回旋性に同じ動きを繰り返すが，律動性はない．原則的には片側に生じるが，両側に生じることもある．一定時間持続して自然に消失することが多い．覚醒時はほとんど休みなく続き，深い睡眠時にのみ一時中止する．

2）責任部位
視床下核，視床下核—淡蒼球路．

3）代表疾患
脳出血，脳炎，多発性硬化症，抗てんかん薬中毒等．

4）治療
ハロペリドール，クロルプロマジン，チアプリド，バルプロ酸等の内服に抵抗するようなら，定位的視床（VL核）破壊術や，脳深部刺激術が著効することが多い．

5．ジストニア（ジストニー）

1）定義
持続的な筋緊張によりしばしば捻転性または反復性の運動や異常姿勢をきたす病態．

中枢神経系の障害によって起因し，骨格筋の持続のやや長い収縮で生じる症候で，ジストニア姿勢とジストニア運動からなる．ジストニア姿勢は異常収縮の結果としての異常姿勢・異常肢位で，ジストニア運動は異常収縮によるゆっくりとした運動である（日本神経学会の正式用語はジストニーである）．

2）責任部位
基底核，視床，視床下核等．

3）代表疾患
全身型と局所型がある．全身型ジストニーの典型例として捻転性ジストニア，特殊な局所型ジストニーとして，痙性斜頸，眼瞼痙攣，書痙等がある．メージュ症候群は特発性の両側の眼瞼痙攣と口顎ジストニーを合併したものである．

4）分類
遺伝性ジストニア…DYT1からDYT20までの型がある（瀬川病はDYT5）．

孤発性ジストニア，頸部ジストニア，斜頸といわれ，胸鎖乳突筋の不随意収縮によるもの．10万人中2.86人．

頸部周辺の筋攣縮によって持続性に頸の回旋，傾斜，屈曲，伸展が起こる．筋肥大を伴い，胸鎖乳突筋の左右差や，肩の姿勢の偏倚を伴うことがある．

顔面ジストニア（メージュ症候群）．

両側の正中部顔面・眼輪筋の眼窩部・眼瞼部・涙嚢部・鼻根筋等閉瞼筋全体の同期した不随意攣縮．50歳代以降の女性にやや多い．眼瞼痙攣もこれに含まれ，重症になると開眼困難になる．

[鑑別（ポイント）]

開眼失行との鑑別は閉瞼筋の収縮はみられず，前頭筋の収縮と眉毛の挙上のみみられるのに対して，眼瞼痙攣では閉瞼の筋収縮が活発になる．また眼瞼痙攣の重症度にJankovic分類がよく用いられる．

書痙（writer's cramp）：書字を開始しようとすると，上肢がこわばり手関節の屈曲等の異常肢位が加わり，書字速度の低下・稚拙，重症例では書字不可能になってしまう．30～40歳代の成人発症が多く，特発性と心因性がある．職業性ジストニアに含まれる．

5）治療

小児若年者にはレボドパの投与を試み，抗コリン薬も使用してみる．全身性であれば，抗コリン薬，テトラベナジン，筋弛緩剤，無効であればバクロフェンの髄内注入を試みる．外科的な手法による淡蒼球内節への脳深部刺激も検討される．眼瞼痙攣等の局所性の場合には，クロナゼパム等の内服以外にも，ボツリヌス毒素の注射に効果があるとされる．

6. ミオクローヌス（myoclonus）

1）定義

中枢神経系の機能異常による突然の電撃的な，四肢体幹顔面等を生じる意識消失を伴わない不随意運動症とされる．持続性のきわめて短時間の筋不随意収縮による不随意運動症で，協働筋・拮抗筋に同時に収縮が起こることが多く，そのため大きな関節運動を生じることはない．

2）責任部位

大脳皮質，脳幹，小脳歯状核，脊髄等多種．

3）代表疾患

てんかん，クロイツフェルト・ヤコブ病，脊髄小脳変性症等多彩．

4）分類

症候学的に基づいたもの，神経生理学的なもの，原因別と各種ある．ここでは症候学的なものをあげる．表3は病因によるミオクローヌスの分類である．

　a．反射性ミオクローヌス：体性感覚，視覚，聴覚等の刺激により誘発されるもの．視覚・聴覚由来のものはすべて全身性ミオクローヌスである．

　b．動作時ミオクローヌス：運動や姿勢保持等の能動的な筋収縮により起こされる．運動時に生じるために運動障害を起こしやすい．

　c．陰性ミオクローヌス：能動的な筋収縮の瞬間的な中断を呈する．Asterixisや姿勢の中断をみることができる．

Asterixisとは

固定姿勢保持困難のことで，手関節のasterixisは"羽ばたき振戦"と同義とされることが多いが，振戦とは異なり，周期性はみられないので分けるべきである．

　d．自発性ミオクローヌス：夜間ミオクローヌス，代謝性脳症，クロイツフェルト・ヤコブ病がある．

　e．律動性ミオクローヌス：睡眠中にみられる．多くは1～4Hzと多種にわたる．軟口蓋ミオクローヌスや脊髄性ミオクローヌスが含まれる．

5）治療

てんかん性ミオクローヌスであれば，各脳波に基づいた抗てんかん薬を，眼球クローヌス・ミオクローヌスであればACTHや副腎皮質ステロイドを，その他のミオクローヌスはクロナゼパムやジアゼパムを使用することが多い．

7. チック（tic）

1）定義

単一筋または複数筋の群に起こる，短時間の，素早い反復する無目的にみえる常同的な運動．

2）代表疾患

ジルドラトゥレット症候群：2～13歳の若年発症で，突然始まる素早い運動性チック，反響言語や汚言を含む不随意発声，状況により症状が変動する等の症状がみられる症候群である．3対1で，男性に多い．他に注意欠陥多動障害（ADHD）や強迫神経症等行動情緒異常症を伴うことが多い．

表3 病因によるミオクローヌスの分類[3]（一部改変）

1. てんかん性ミオクローヌス	5. 中毒性疾患
1. 点頭てんかん 2. レンノックス症候群 3. 小発作 4. その他のてんかん	1. CO中毒後遺症 2. レボドパ 3. 有機水銀 4. リチウム 5. 臭化メチル 6. ビスマス
2. 炎症性疾患	6. 血管障害
1. クロイツフェルト・ヤコブ病（CJD） 2. 亜急性硬化性全脳炎（SSPE） 3. その他のウイルス性脳炎 4. 急性散在性脳脊髄炎 encephalomyelitis（ADEM） 5. 眼球クローヌス・ミオクローヌス症候群 6. 神経ベーチェット病 7. 脳マラリア	1. 脳梗塞 2. 脳出血 3. 血管炎 4. 海綿状血管腫
3. 代謝性疾患	7. 脳腫瘍
1. ウィルソン病 2. 尿毒症 3. ランス・アダムス症候群 4. リピドーシス 　　G_{M1}ガングリオシドーシス 　　G_{M2}ガングリオシドーシス 　　ゴーシェ病（若年・成人型） 　　セロイドリポフスチン症 　　シアリドーシス 5. 赤色ぼろ線維・ミオクローヌスてんかん症候群（MERRF） 6. ラフォラ病（家族性ミオクローヌスてんかん） 7. 橋中心髄鞘崩壊症	8. 外傷性疾患
	9. 多発性硬化症
	10. 生理的ミオクローヌス
	1. Sleep jerk 2. 夜間ミオクローヌス
4. 変性疾患	11. 脊髄性ミオクローヌス
1. 本態性ミオクローヌス 2. ハンチントン病 3. 歯状核赤核淡蒼球ルイ体萎縮症 4. 大脳基底核変性症 5. 進行性核上性麻痺 6. OPCA 7. 多発性パラミオクローヌス 8. Jerking stiff person症候群 9. PKAN 10. 変形性筋ジストニア 11. アルパース病 12. 結節性硬化症	1. 脊髄梗塞 2. 腫瘍 3. 動静脈奇形 4. 外傷 5. 変形性頸椎症 6. 椎間板ヘルニア 7. 脊髄空洞症 8. 脊髄炎 9. 運動ニューロン疾患 10. 腰椎麻酔

3）分類

運動性チックと発声チックに分類されるが，性状により単純チック・複雑チック，または出現期間により一過性チック・慢性チックにも分けることがある．

4）治療

精神療法，重症例はフェルナジンやハロペリドール，リスペリドン等の薬物療法を併用することがある．

8. スパズム（spasm）

1）定義

断続的にある一定の持続時間を持った，異常な筋収縮状態．

2）代表疾患

破傷風によるテタヌス，低 Ca 血症によるテタニー，片側顔面痙攣．

3）治療

各疾患の治療に準ずる．顔面痙攣にはボツリヌス毒素によるボトックス療法が効果的である．顔面神経と血管走行との関連が明らかであればJanetta 術を行うこともある．

9. 筋痙攣（muscle cramp）

1）定義

制御できない筋の短縮と，筋の硬直を伴う激しい痛み．

2）代表疾患

本態性筋痙攣，神経原性疾患（運動ニューロン疾患），電解質異常，妊娠等．

3）治療

受動伸展することで痙攣している筋は治まる．繰り返す場合は原疾患の治療を行う．

10. ジスキネジア（dyskinesia）

1）定義

舞踏運動，ジストニア，振戦，バリズム，アテトーゼ，チック，ミオクローヌス等の状態が組み合わせて起こっている状態．

2）代表疾患

薬剤性パーキンソニズム

3）分類

a．遅発性ジスキネジア：向精神病薬を長期にわたり内服していると，ドパミン D2 受容体が遮断され，ジスキネジアを呈するようになる．ハロペリドールやフルフェナジン等が多い．その他にドパミン受容体遮断薬として，メトクロプラミド・アモキサンピン・プロメタジン等も症状を起こすことがあるので，注意が必要である．

b．発作性ジスキネジア：ジスキネジアの中でも，抗痙攣薬に良好な反応があり，症状に先行して異常感覚があること，家族歴があることから，てんかんの一種とされてきたが，脳波異常もなく，錐体外路症状の不随意運動症を呈することから，現在はてんかんの範疇には入っていない．

①分類
 a．発作性運動誘発性ジスキネジア
 b．発作性非運動誘発性ジスキネジア
 c．発作性労作誘発性ジスキネジア
 d．発作性睡眠誘発性ジスキネジア

②治療

各種の抗痙攣薬が有効である．

（井上　学）

文　献

1) 梶　龍兒：不髄意運動の診かた．不随意運動の診断と治療，診断と治療社，2006，p.31-53．
2) Jan kovic J, Schwartz KS, Ondow：Re-emergent tremor of Parkinson's disease. *J Neurol Neurosurg Psychiatry*, **67**：646-50, 1999.
3) 近藤智善：神経内科ハンドブック，第4版，医学書院，2010, p.319．

第4章 実際に「神経疾患」を理解する

7. てんかん

　てんかん発作は，脳の過剰な異常電気活動が本態である．脳の異常電気活動を来たす部位によって，発作型は異なり種々の発作症状を来たす．てんかん発作の代表的な発作型は全身痙攣発作であるが，多くの発作型があり意識減損が主体で痙攣の無いてんかん発作もある．

ポイントの解説

❶てんかん発作の誘因には，睡眠不足，アルコール摂取，ストレス等がある．
❷外傷，舌咬，尿失禁はてんかん発作ではみられるが，非てんかん性心因発作では通常ない症状である．本例のようにてんかん発作の診断が容易である場合が実際には多いが，非てんかん性心因発作がてんかんと誤診され，長期間抗てんかん薬で治療されていることがあるので，てんかんの診断は慎重に行う．
❸発作後の症状もてんかんの診断には重要である．頭痛，筋痛，健忘等の症状は失神との鑑別に役立つ．
❹てんかんの診断に最も重要な検査は脳波である．てんかん患者では，1回の脳波検査で約70％の患者でてんかん性放電が確認できる．てんかん性放電は正常者ではほとんど認められない，てんかん患者に特有の所見である．てんかん性放電には，棘波（spike，スパイク），鋭波（sharp wave，シャープウエイブ），棘徐波複合（spike and wave complexes，スパイクアンドウエイブコンプレックス）等がある．多棘徐波複合は，棘波が2回以上繰り返して出現するパターンである．
❺若年ミオクロニーてんかんはヤンツ（Janz）症候群とも呼ばれ，全般てんかんの代表的なてんかん症候群である．通常は，てんかん以外の精神・神

症例1　全身痙攣発作患者（女性）の経過とポイント

　生来健康であった．高校2年生の期末テストの準備で前日は4時間の睡眠であった❶．朝食後，突然「うー」といううめき声をあげた後，眼球が上転し四肢をつっぱり，続いて四肢をがくがくと痙攣する約1分間の意識を失う痙攣発作を来たした．発作時に転倒して，後頭に擦過傷がある．痙攣発作時に舌側面の咬傷と尿失禁を来たしている．家族が救急車を呼び，救急病院に入院した❷．発作10分後位から，もうろうとしているが応答は可能となった．本人は朝食を食べたことは覚えているが，救急車で運ばれたことは覚えておらず，気がついたら病院のベッドだったと言っている．発作後の頭痛と筋肉痛がある❸．

　てんかん発作の診断には，具体的に目撃者からの情報をカルテに記載することが重要である．本例では，てんかん性の発声があり全般性の強直相（四肢のつっぱり）から間代相（がくがくと痙攣）に移行した，強直間代発作であることが病歴からほぼ診断できる．てんかん発作と失神発作はしばしば混同される．失神発作でも数秒から10秒程度の短い痙攣を伴うことがあり注意を要する．失神発作では，痙攣はあっても短くその後は四肢はだらんとしており，体位の維持は不能で倒れてしまう．

　搬入時の頭部CTおよび血液検査では異常がなかった．脳波検査では，全般性多棘徐波複合を認めた．入院後に病歴を聴取すると，中学1年頃から朝歯磨きをする時に手が震えたり，朝食時に手がピクンとして味噌汁をこぼしたり，箸を飛ばしてしまうことがしばしばあったという．

　病歴および脳波所見（図1）❹をもとに，若年ミオクロニー

てんかんと診断された❺．抗てんかん薬としてバルプロ酸が開始された❻．バルプロ酸 1,200mg を徐放剤で 1 日 1 回の内服で発作は完全に抑制され，6 年経過した．体重は治療中に約 10kg 増加した❼．

23 歳時に結婚して，挙児を希望して主治医に相談した．抗てんかん薬による新生児への奇形と神経系の発達を考慮して，内服薬をラモトリギン 300mg/day に変更した．発作や再発はなく，無事男児を出産した❽．授乳中も抗てんかん薬を継続している❾．

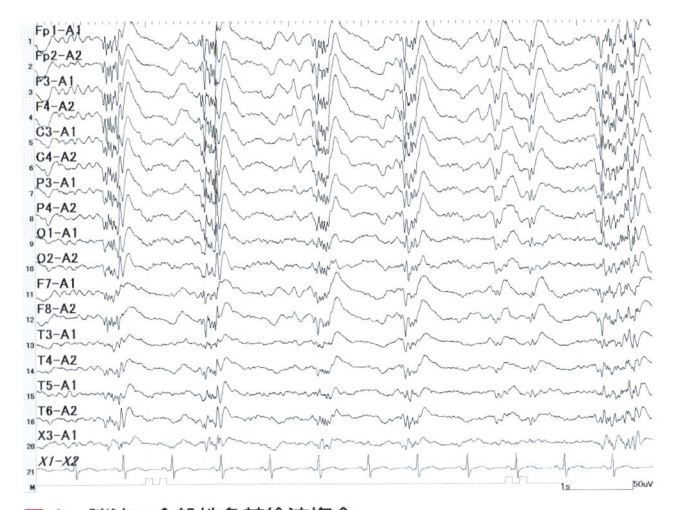

図 1　脳波：全般性多棘徐波複合
発作間欠期の脳波で，全般性の多棘波と複合した徐波を認める

経症状はない．発症は 12～18 歳で，ミオクロニー発作と強直間代発作を主症状とする．てんかん発作型の一つであるミオクロニー発作は，主に上肢に生じピクンとした素速い動き（痙攣）である．本人は，震え，ピクツキといった訴えをする．患者はてんかんの症状とは思っていないことも多く，ピクンとした震えのような症状がないか具体的に問診しないと，自分から訴えないことも多い．全般性強直間代発作が生じて初めて病院受診することが多い．

❻抗てんかん薬は，全般発作に対してはバルプロ酸を最初に選択すべきである．

❼バルプロ酸の副作用の一つに体重増加がある．抗てんかん薬は長期にわたって内服するので，長期連用による副作用にも注意する必要がある．

❽抗てんかん薬の催奇形性等，妊娠中の母親の内服による副作用には注意が必要である．妊娠中に抗てんかん薬を中止できる母親は少ない．抗てんかん薬を中止すると発作が再発するばかりではなく，発作で妊娠の維持ができなくなり，てんかん発作重積状態の危険がある．バルプロ酸は二分脊椎等の中枢神経奇形と新生児の知的機能低下（IQ の低下）が知られており，可能であれば妊娠中は避けるべきである．ラモトリギンは比較的催奇形性が低いとされており，妊娠可能年齢女性には考慮すべき薬物である．

❾抗てんかん薬の内服中は大部分で授乳が可能である．一部の抗てんかん薬（フェノバール等）では新生児の分解能力が低いので注意して，授乳する．

症例 2　前兆のある意識減損発作患者の経過とポイント

現在 25 歳の女性．1 歳から 5 歳にかけて，熱性痙攣を約 10 回来たした❶．痙攣は 1 分間くらいで，発熱してから数時間以内にみられた．一度は約 30 分間痙攣が止まらず，救急搬送され抗痙攣薬ジアゼパムの注射で痙攣が終息した．この時発作後 1 日間は右片麻痺がみられた．

10 歳頃から，前に見たことのある風景が突然勝手に頭のなかに 10 秒間位浮かんでくると言うようになった❷．しば

===== ポイントの解説 =====

❶熱性痙攣は日本人の約 8％が経験するとされており，比較的頻度の高い痙攣である．半数近くは 1 回のみの発作である．1～5 歳の児にみられ，38.5 度以上の発熱時にみられ，約 1 分間の全身痙攣発作である．これらは単純型熱性痙攣といわれる．複雑型熱性痙攣は，持続時間が数分間より長い，半身痙攣等焦点性発作の要素がある，

らくすると，この自覚症状の後に意識減損を来たすようになった．意識減損発作は2～3分間の持続時間で，発作中に呼びかけても返事はしない❸．口をもぐもぐと動かしたり，喉をならしたりしている．衣服や周りの物を意味もなく触っている．発作直後は15分間位，意識はほぼ回復しているのではあるが，普段よりボーとした様子である．このような意識減損発作があるため病院受診し，てんかんと診断された．抗てんかん薬であるバルプロ酸が処方されたが，意識減損発作は週に1回位の頻度でみられていた．15歳時に，他病院を受診した．脳波検査でてんかん波があり側頭葉てんかんと診断され，抗てんかん薬をカルバマゼピンに変更したところ，発作は消失した❹．

しかし，19歳頃から再び風景の見える前兆と意識減損発作が出現するようになった．運転中に発作が生じ車をガードレールにぶつけた．カルバマゼピンにトピラマートを追加したが発作は週に1回位出現した．その後，ガバペンチン，クロバザム，ラモトリギンを投与されたが，発作が消失することはなかった．経過中4回の全身痙攣発作を来たしている❺．

25歳時に大学病院のてんかん専門外来に紹介受診した．抗てんかん薬治療で発作が難治で経過していることから，てんかん外科手術治療の適応を検査することになった．入院して，長時間ビデオ脳波モニター検査を受けた❻．この検査では，頭皮上の脳波電極をつけた状態で24時間持続して脳波とビデオを記録する．検査の結果，発作間欠期に左側頭部に棘波（spike，スパイク）が頻発していた（図2）．5日間の

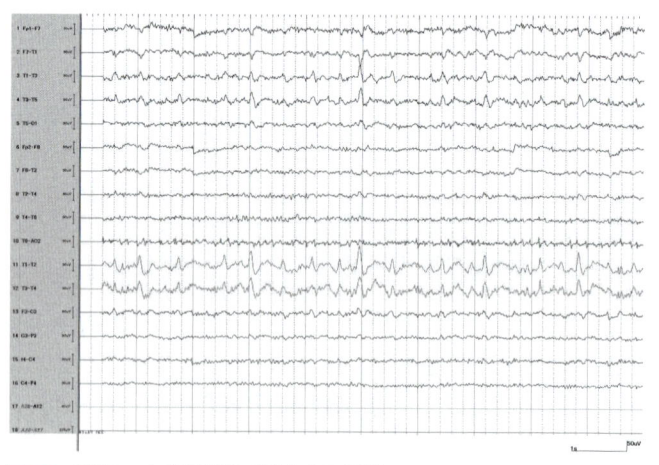

図2 脳波：左側頭部に頻発する鋭波
発作間欠期の脳波である．左前側頭部電極で鋭波が向かい合った波形（位相逆転）を示しており，このてんかん性放電の焦点は左前側頭部であることがわかる

発作後のトッド麻痺をきたす，のうちどれかがある発作である．複雑型熱性痙攣はその後のてんかん発症リスクが高い．本例も，30分以上続く痙攣（痙攣重積状態）と発作後の片麻痺（トッド麻痺）を認めており，複雑型熱性痙攣である．また，海馬硬化症を伴う難治性側頭葉てんかんでは，半数以上に熱性痙攣の病歴がある．

❷てんかん発作には特有の前兆（auraアウラ）がある．これらの前兆は患者が意識を消失する前に感じるので，前兆と呼称されるが，実際には脳の局所でてんかん発作が始まっているのを患者本人が感じているものである．したがって神経生理学的には，前兆は発作症状に他ならない．つまり意識のある状態の部分てんかん発作（単純部分発作）である．前兆は発作が起始する脳領域によって症状が決まっている．側頭葉では，既視感，恐怖感，上腹部不快感，言葉がわからない失語症等が，後頭葉では，光や幻視，頭頂葉では電気が走るようなしびれ感等が特徴的な前兆である．持続時間は10秒間程度と短いことが多い．

❸2～3分間の意識減損発作で自動症を来たしているので，複雑部分発作と診断できる．既視感の前兆があるので側頭葉てんかんとほぼ診断できる病歴である．複雑部分発作の80%以上は側頭葉てんかんである．前頭葉起始の複雑部分発作は，持続時間が短い，発作が頻発する，自動症が激しい運動症状を呈する等の特徴がある．

❹てんかん治療の基本は抗てんかん薬である．てんかんの70～80%は発作型に合った抗てんかん薬を内服することにより発作は寛解（完全消失）し，通常の日常生活が可能となる．焦点性発作（部分発作）の第一選択薬はカルバマゼピン，全般発作の第一選択薬はバルプロ酸である．本例では，焦点発作にバルプロ酸が投与され治療効果が十分でなかったが，第一選択薬のカルバマゼピンに変更することによって発作が数年間ではあるが寛解した．

❺内側側頭葉てんかんは，抗てんかん薬治療抵抗性てんかんの代表的なてんかん症候群である．典型例では，複雑型熱性痙攣があり，小学生から思春期頃

記録中に意識減損発作は4回記録された．発作時の症状は，既視感（déjà vu, デジャブ）から始まる複雑部分発作であった．発作時には左上肢を意味もなく動かす自動症と口部自動症がみられた．発作中には右手のジストニア肢位が認められた．発作時脳波では，左側頭部から起始する律動性てんかん放電がみられた（図3）．この検査結果から，左内側側頭葉てんかん，複雑部分発作と診断された．ビデオ脳波検査の結果，発作の電気的活動は左側頭葉にあることが証明された．

頭部 MRI 画像検査では，左海馬が T1 強調画像では萎縮しており，T2 強調画像，FLAIR 画像では高信号となっており，海馬硬化症を支持する所見であった（図4）．頭部イオマゼニル SPECT 検査では左側頭部内側（海馬領域）の集積低下所見を認めた．頭部 FDG-PET 検査では，左側頭葉の糖代謝低下を認めた（図5）．WADA テストでは，言語は左半球優位，記憶は右半球優位と判定された．神経心理検査では，知的機能は正常範囲内であったが，記憶機能検査では言語性記憶低下が認められた[7]．

上記の検査結果から，左選択的海馬扁桃体切除手術の適応と判断された．手術所見は術前の予測通り，病理学的にも左海馬硬化症が認められた．手術後後遺症はなく，術後3年経過しているが発作の再発はなく抗てんかん薬を減量している[8]．

に前兆のある複雑部分発作を来たし一時的に抗てんかん薬で発作が軽減するが，思春期から20歳前頃に抗てんかん薬治療抵抗性となる（難治化）．脳波で側頭部にてんかん放電があり，MRI で海馬硬化症の所見がある．側頭葉手術（海馬切除）で80～90％の患者の発作が寛解する．

❻長時間ビデオ脳波モニター検査は，てんかん外科治療の術前検査およびてんかんと他の発作との鑑別の目的で行われる．長時間記録するので，発作間欠期のてんかん放電の補足に優れる．発作時の脳波を記録することによって，発作起始部位を明らかにすることができる．非てんかん性発作では，発作時にてんかん性放電が認められないことから，てんかんではないことが確定診断できる．

❼難治てんかんの術前検査では，脳波に加えて，形態画像，機能画像検査でてんかん原性領域を判断するために検査を行う．

❽本例のように，内側側頭葉てんかんでは薬物治療抵抗例が多いが手術で80～90％が発作寛解に至るてんかん症候群である．本邦では年間約2,000人のてんかん手術が必要とされているが，実際の手術数は年間約400例であり，さらなるてんかん外科の普及が望まれている．

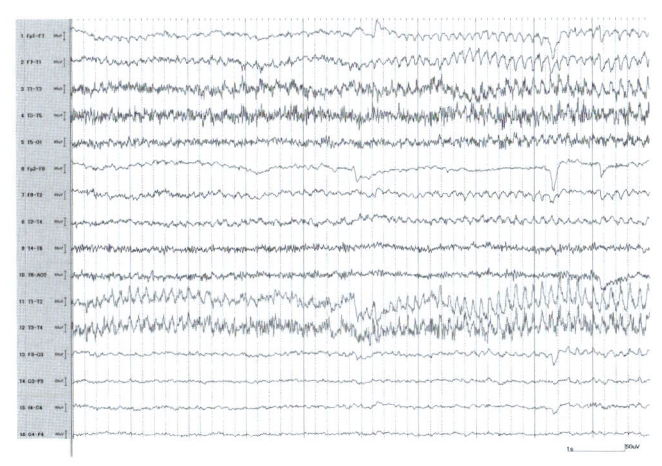

図3　発作時脳波：左側頭部律動性てんかん放電
複雑部分発作時の脳波である

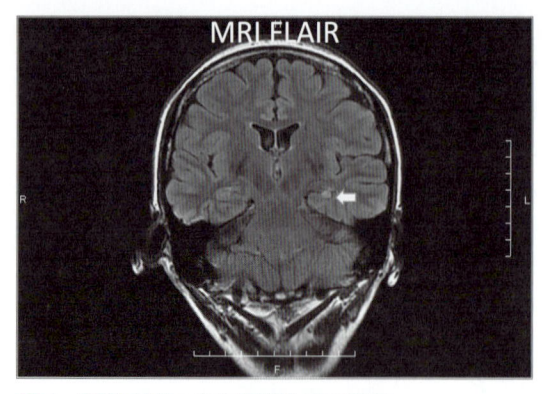

図4 頭部MRI：左海馬硬化症の所見
頭部MRIのFLAIR画像を示す．矢印で示した左海馬は萎縮し高信号を呈しており，海馬硬化症を支持する所見である．てんかん治療手術で切除した海馬は病理学的に海馬硬化症が確認された

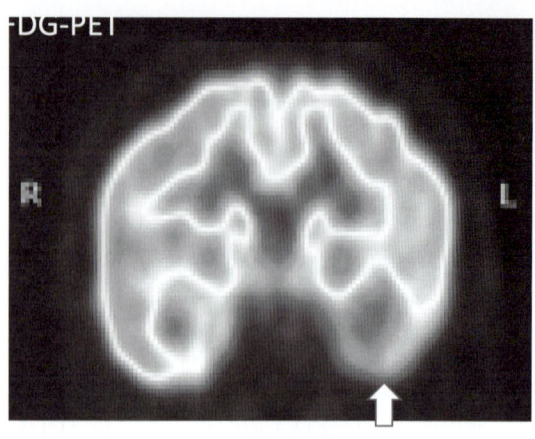

図5 頭部FDG-PET：左側頭葉糖代謝低下
頭部FDG-PETの冠状断を示す．左側頭葉に糖代謝低下所見がはっきりと認められている．特に側頭葉内側である海馬領域は糖代謝低下が著しい．発作間欠期に同部位が機能低下を来たし糖の利用が低下していることを示す．軽度であるが前頭頭頂部にも糖代謝は対側より低下しており，機能的な低下所見はてんかん原性部位である海馬以外にも認められる

系統講義

1．てんかんの定義・分類

てんかん (epilepsy，エピレプシー) は，てんかん発作（seizure，シージャ）を繰り返して起こす慢性の疾患である．てんかん発作は，一過性の脳の異常な過剰放電により一過性の症状（発作）が発現するものと定義される．てんかん発作の異常放電をわかりやすく例えると，脳神経回路の一時的な電気的乱れ，回路のショート，あるいは電気の嵐といった表現がなされている．てんかんは，何らかの原因により脳がてんかん発作を起こしやすい状態になっている慢性疾患という定義になっている．

痙攣とてんかんは同義語ではない．痙攣は筋肉の不随意な運動症状を指す用語であり，全身痙攣は代表的なてんかん発作症状であるが，痙攣のすべてが慢性のてんかんによるものではない．電解質異常，代謝異常，脳炎等の急性期に，てんかん発作をしばしば来たす．この場合のてんかん発作は，急性症候性てんかん発作（急性反応発作，誘発性発作）であり，原因がなくなると発作も消失するので，慢性疾患のてんかんとは区別されている．

てんかんの分類を**表1**，**表2**に示す．

2．てんかんの疫学

てんかんの有病率は，各国ほぼ同じとされており，0.5～1％である．発展途上国では，感染（寄生虫を含む）や外傷等のためやや有病率が高い．世界で約4～5千万人の患者が存在するとされている．日本では0.8％の有病率であり，患者数約100万人である．てんかん発症はすべての年齢でみられるが，小児・思春期と高齢者での発症率が高い．小児のてんかんでは，発作型として痙攣発作になることが多いが，成人のてんかん発作で最も多い発作型は，複雑部分発作である．

3．てんかんの原因

てんかんの病因をあげると，脳腫瘍，脳血管障害，皮質形成異常，先天性障害，外傷，低酸素脳症，感染，周産期障害を初めとして多岐にわたる．これらの脳の特定される器質病変によるてんかんが症候性てんかんである．てんかん発作以外に明らかな症状がなく，症候性となる原因がない場合

表1　てんかん発作型分類（国際抗てんかん連盟 ILAE1981）

てんかん発作型分類			例
部分（焦点）発作	単純部分発作	運動発作	一側上（下）肢の痙攣，半身の痙攣
		感覚発作	一側上（下）肢の電気の走るようなしびれ感 変なにおい，味，一側視野の光
		精神発作	既視感（デジャブー），恐怖感
		自律神経発作	上腹部不快感，吐き気，動悸
	複雑部分発作	単純部分発作で始まる	前兆のある意識減損，自動症，ジストニア肢位
		最初から意識減損をきたす	前兆のない意識減損
	部分発作の二次性全般化発作		全身痙攣（部分発作が先行）
全般発作	欠神発作		2〜10秒間の意識減損
	ミオクロニー発作		四肢のピクンとした短い痙攣
	強直間代発作		1分間位の強直から間代に移行する痙攣
	強直発作		四肢を突っ張る痙攣
	間代発作		四肢のがくがくとした痙攣
	脱力発作		四肢の力が突然抜けて転倒する
分類不能	新生児発作，点頭てんかん他		

てんかん発作型分類は国際抗てんかん連盟 ILAE1981 の分類を示した．例には，代表的な発作の例を記載した

表2　てんかん4大類型と代表的なてんかん症候群の例

てんかん類型	てんかん症候群（例）	寛解率	治療方針
特発性部分てんかん	小児良性ローランド溝てんかん パナイヨトポラス症候群 小児良性後頭葉てんかん	ほぼ100％自然寛解 ほぼ100％自然寛解 ほぼ100％自然寛解	必要ならば CBZ
特発性全般てんかん	小児欠神てんかん 若年性ミオクロニーてんかん 覚醒時大発作てんかん	大部分が自然寛解 薬剤で寛解 80％以上 薬剤で寛解 80％以上	VPA が第一選択
症候性部分てんかん	前頭葉てんかん 内側側頭葉てんかん	薬剤で寛解 30〜70％ 薬剤で寛解 10〜30％	CBZ が主な第一選択
症候性全般てんかん	ウェスト症候群 レンノックスガストー症候群	薬剤で寛解 10〜20％ 薬剤で寛解 10〜20％	多剤併用療法

CBZ，カルバマゼピン；VPA，バルプロ酸

が特発性てんかんである．

　分子生物学の進歩により，特発性と考えられていたてんかんの遺伝子異常が明らかにされている．これらの遺伝子異常の多くが神経のイオンチャネルに存在するため，これらのてんかんはチャネル病と捉えることができる．遺伝性てんかんは，てんかんの約1割程度と考えられている．

4．てんかんの治療

　抗てんかん薬は，脳の神経細胞の過剰な電気活動を抑制することにより，てんかん発作を治療する効果がある．抗てんかん薬は，脳神経細胞の電気活動を担っているイオンチャネルや神経伝達物質に作用する．抗てんかん薬治療は，脳内に一定濃度の抗てんかん薬が存在することによって，てんかん発作を生じにくい状態に神経回路を保つと

いうことである.

抗てんかん薬は，発作型に合った効果が最も期待できる薬剤で治療するのが原則である．長期にわたって内服するので，副作用のプロフィールも薬剤選択時には考慮する．焦点（部分）発作の治療はカルバマゼピンが基本であり，第一選択薬とされている．全般発作では，バルプロ酸が第一選択薬である．妊娠可能年齢女性では，ラモトリギンも考慮する（表3）．

抗てんかん薬治療抵抗性である場合，つまり2年以上治療しても2か月に1回以上の発作がある場合，てんかん外科治療が可能かどうか，外科治療経験のある施設もしくは専門医に紹介して判断を依頼する．近年てんかん外科の進歩により，特に側頭葉てんかんでは80％以上の患者で発作寛解が得られるようになっている．

5. 抗てんかん薬服用上の注意点と副作用

抗てんかん薬の副作用は，過敏反応，用量依存性，長期連用によるものの3つに分けるとわかりやすい．過敏反応には，皮疹，発熱，血球減少，肝障害等があり，服用開始直後から2か月以内に生じやすい．めまい，ふらつき，ボーっとする，眠気等の副作用は多くが用量依存性であるので，減量により対処する．長期連用による副作用に，肥満，体重減少，歯肉腫脹，骨粗鬆症，脱毛，多毛等があるので，注意が必要である．

6. 日常生活での指導

毎日決められた通りに，きちんと薬を服用することが大切である．飲み忘れた時，吐いてしまった時等にどう対処するか事前に説明しておく．抗てんかん薬治療によって，多くの人で発作が完全に抑制されて普通の生活に支障がなくなることを説明する．規則正しい生活，睡眠不足を避ける等のことも発作の再発予防には大切である．入浴や危険な業務についても注意事項を説明する．

意識を失うてんかん発作では，2年以上発作が寛解していないと運転免許は許可されない．道路交通法について患者にもアドバイスする．

表3　主な抗てんかん薬

薬品名	商品名	有効性		特徴
		部分発作	全般発作	
カルバマゼピン	テグレトール	○		部分発作の第一選択薬
バルプロ酸	デパケン®, セレニカ®		○	全般発作の第一選択薬
フェニトイン	アレビアチン, ヒダントール	○	○	古くからある抗てんかん薬 注射薬がある
トピラマート	トピナ	○	○	抗てんかん作用が強い．やせ，うつ等の副作用に注意
ラモトリギン	ラミクタール	○	○	皮疹等の副作用に注意．催奇形性が少ない
レベチラセタム	イーケプラ	○	○	他剤との相互作用がない
ガバペンチン	ガバペン	○		部分発作にのみ有効，他剤との相互作用がない
ゾニサミド	エクセグラン	○	○	精神的な副作用に注意
クロバザム	マイスタン	○	○	眠気があるが，半減期が長い
フェノバルビタール	フェノバール	○	○	安価で半減期が長い．眠気の副作用が多い
エトサクシミド	ザロンチン		○	欠神発作にのみ有効
クロナゼパム	リボトリール	○	○	ミオクロニー発作に有効

7. てんかん発作重積状態

てんかん発作が連続して生じ,終息する傾向がない状態を,てんかん発作重積状態という.てんかん重積状態には,痙攣性と非痙攣性がある.痙攣性の全般性強直間代発作重積状態は,生命の危険のある救急治療を要する状態である.救急治療のABCとともに迅速にジアゼパムの注射で初期治療を行う.

〔赤松直樹〕

文　献

1) 兼本浩祐:てんかん学ハンドブック,第2版,医学書院,2006.
2) 赤松直樹,辻　貞俊:症状からアプローチするプライマリケア 痙攣.日本医師会雑誌,**140**:S177-S180,2011.
3) 赤松直樹,辻　貞俊:神経内科の病気のすべて 機能性疾患 てんかんの分類と診断・治療.からだの科学,**265**:204-207,2010.

第4章 実際に「神経疾患」を理解する

8. 頭痛・めまい

　頭痛は命に関わらないが日常生活に支障をきたす1次性頭痛と，脳に器質病変があり命に関わる危険な2次性頭痛に大きく分類される[1]（表1）．

　頭痛診療において最も重視すべきは問診である．詳細な問診によって痛みの部位，性状，時間的経過を把握し，1次性と2次性の頭痛を鑑別する．

　緊急性を要する頭痛の特徴として，急性発症，進行性，随伴神経症候があげられる．

　特に注意が必要な頭痛は，1分以内にピークに到達する頭痛（雷鳴頭痛）であり，その痛みの程度にかかわらず，脳血管に起因している可能性が高く，速やかな対応を必要とする．

ポイントの解説

❶頭痛が出現した状況の把握が疾患の推定に役立つことが多い．頭位回旋時に出現した頭痛では脳血管解離，頭位変換時では頸部脊髄硬膜内外の出血や頸椎疾患，外傷後は外傷性くも膜下出血，いきみに伴った頭痛はキアリ奇形，副鼻腔炎等が考えられる．

❷くも膜下出血の際にみられる頭痛は，「バットで頭を殴られたような激しい痛み」，「かつて経験したことのない頭痛」等と表現されることが多いが，痛みの程度には個人差があるため必ずしも訴えが強いとは限らない．頭痛診断において重要なのは，痛みの程度ではなく，発症経過である．いつ頭痛が出現したか？ 患者自身がはっきりとした日時を記憶している頭痛は2次性頭痛の可能性が高い．中でも脳血管障害（くも膜下出血，血管解離等）の可能性が第一にあげられる．

❸頭全体なのか，左右差はあるのか，前頭部，側頭部，頭頂部，後頸部，眼の奥等，痛みの部位と病巣は近接していることが多い．しかし，遠隔部位の放散痛もあるので，参考までにとどめておく．

❹痛みの性状は，拍動性，非拍動性に大きく分類する．患者によっては具体的

症例1　くも膜下出血患者（70歳男性）の経過とポイント

　2010年10月初旬の夕食時に❶，突然❷，後頸部を中心に頭部全体に広がる❸頭重感❹と嘔気❺を自覚したため，当科を受診した．既往歴に数年前から高血圧症を指摘されていたが放置していた❻．嗜好歴に喫煙（20本/日）がある❼．

　診察時に一般身体所見に異常はみられなかったが，BP

表1　頭痛のグループ

第1部：一次性頭痛
1. 片頭痛
2. 緊張型頭痛
3. 群発頭痛およびその他の三叉神経・自律神経性頭痛
4. その他の一次性頭痛
第2部：二次性頭痛
5. 頭頸部外傷による頭痛
6. 頭頸部血管障害による頭痛
7. 非血管性頭蓋内疾患による頭痛
8. 物質またはその離脱による頭痛
9. 感染症による頭痛
10. ホメオスタシスの障害による頭痛
11. 頭部の構成組織の障害に起因する頭痛あるいは顔面痛
12. 精神疾患による頭痛
第3部：頭部神経痛，中枢性・一次性顔面およびその他の頭痛
13. 頭部神経痛および中枢性顔面痛
14. その他の頭痛，頭部神経痛，中枢性あるいは原発性顔面痛

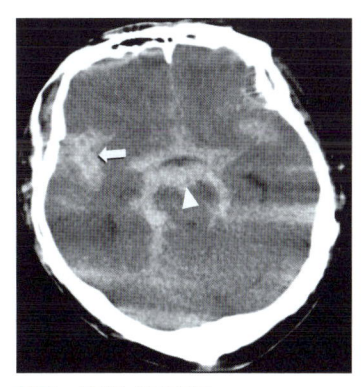

図1 頭部CT所見
脳槽内（△），シルビウス裂（⇨）に高吸収域を認める

176/102mmHgと血圧上昇❽を認めた．意識は清明であり，神経学的診察上，運動麻痺，感覚障害はみられなかったが，項部硬直を認めた❾．

1）画像所見
頭部CT画像（図1）❿．

な問診が必要である．拍動性の場合には，脈に合わせたような，「ズキンズキン，ドキンドキン，ガンガン」非拍動性の場合には，頭全体に「はちまきをきつく巻いているような，きついヘルメットをかぶせられているような痛み」等と表現すると患者はわかりやすい．
痛みの程度は，個人差があるため鑑別には役に立たない．

❺随伴症状として，吐き気，めまい，運動麻痺，しびれ，発熱を伴っている場合には器質的神経疾患を疑って神経学的診察，画像検査，血液検査（必要に応じて脳脊髄液検査）を速やかに施行する．

❻未治療の高血圧症が背景にあるため，動脈硬化に起因した脳血管障害を念頭に置く．

❼喫煙は動脈硬化危険因子である．

❽脳血管障害の患者では普段より血圧が上昇していることが多い．

❾くも膜下出血では頭痛の訴えの後に意識障害を呈し救急搬送される症例が多い．しかし，意識清明で，独歩にて来院する症例もみられ，このような患者では運動麻痺等の巣症状を合併していることは少ない．項部硬直は髄膜刺激徴候であり，くも膜下出血，髄膜炎症例でみられる．

❿頭部CT上，脳槽内（△），シルビウス裂（⇨）に高吸収域を認め，くも膜下出血の所見である．

症例2　めまいを主訴に発症したワレンベルク症候群の経過とポイント

75歳女性．早朝6時に目が覚めると，部屋が回転しているように感じた⓫．嘔吐し，ふらつきのため，座っていることも立つことも困難な状態であった．様子をみていたが，ふらつきが改善せず，食事摂取が困難であったため救急外来を受診した．耳鳴，難聴，耳閉塞感は認めなかった⓬．既往歴として数年前から高血圧を指摘されていたが，未加療であった⓭．

受診時，血圧172/90mmHg，脈拍78回/分・整．神経学的診察上，意識清明，右ホルネル症候群⓮，右水平性注視性眼振⓯，右カーテン徴候陽性⓰，明らかな構音障害がみら

ポイントの解説

⓫回転性のめまいである．めまいの診察では，末梢性めまいと中枢性めまいを鑑別することが重要である．

⓬蝸牛症状（耳鳴・難聴・耳閉塞感）を有する症例では，末梢性めまいである可能性が高い．

⓭動脈硬化の危険因子を有し，脳血管障害を念頭に置く．

⓮ホルネル症候群では病側の縮瞳と眼裂の狭小化，眼球陥凹，顔面の発汗減少と皮膚温上昇を伴う．原因は，視床下部から脳幹，胸髄，交感神経幹，上顎神経，散瞳筋に至る交感神経路の障害

でみられる．
⑮眼振とは，急速な眼球運動である．次にもとの位置に戻るように緩徐な眼球運動が繰り返される．小脳，迷路機能の障害で生じる．
⑯カーテン徴候は一側の舌咽神経および迷走神経障害で生じる．患者が「アッ」と声を出す時に，咽頭後壁がカーテンを引くように健側へ引かれる．
⑰舌咽神経および迷走神経障害で生じる．
⑱脳幹障害による感覚障害では，触覚は保たれ，温痛覚のみが障害される解離性感覚障害が特徴的である．特に，ワレンベルク症候群では，交叉性の解離性感覚障害を呈する．
⑲協調運動を制御するのは同側の小脳である．この患者の病変は右側の脳幹もしくは小脳に存在すると推測される．
⑳右延髄背外側に梗塞巣を認める（△）．

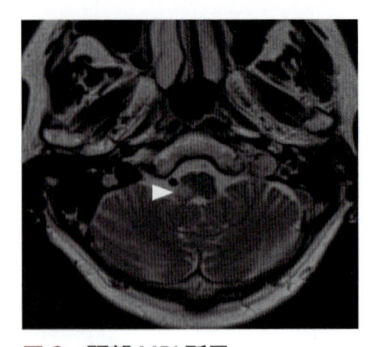

図2 頭部MRI所見
T2強調画像にて右延髄背外側に梗塞巣を認める（△）

れた⑰．運動麻痺はなく，右顔面と左上下肢の感覚鈍麻を認め⑱，右半身に小脳性運動失調がみられた⑲．

1）検査所見
血液検査所見に異常なし．

2）画像所見
頭部MRI画像（図2）⑳．

系統講義［頭痛］

1．頭痛のメカニズム

脳実質には痛みの受容体が存在しない．頭部で痛みの受容体が存在するのは脳血管（硬膜血管，椎骨脳底，内頸動脈等の比較的太い血管）骨膜であり，脳実質内占拠性病変によって，大脳鎌，小脳テント，静脈洞，頭蓋窩の疼痛感受性構造が圧迫もしくは牽引を受けて痛みを生じる（表2）．

2．緊急性を要する頭痛の特徴と疾患

脳血管障害

1）くも膜下出血
「突然バットで頭を殴られたような激しい痛み」と表現されることが多い．
神経学的診察上，異常を呈さないこともあるため，悪心や嘔吐，血圧上昇を伴う際には，速やかに頭部CT検査を施行する．発症から48時間以内では，患者の95％でCT上の出血所見がみられる．しかし，7日目には50％となり，10日目にはほとんどみられなくなる．出血が確認できない症例では，腰椎穿刺を行い，キサントクロミーを呈していないか調べる必要がある．キサントクロミーはくも膜下出血発症後4時間頃からみられるとされているが，確実に所見を把握するためには，赤血球の分解される時間を考慮し，12時間以上経過してから行うべきとされる．

2）脳血管解離
解離部位周辺の局所的な痛みとして出現することが多い．
Canadian Stroke Consortiumの報告では，椎骨脳底動脈系の解離では85％，内頸動脈解離でも59％で何らかの頭頸部の痛みがあったとされている[2]．
近年，椎骨動脈解離が，特に中年男性を中心に増加傾向にある．頭痛の特徴は，一側の後頭部から後頸部にかけて神経痛様の痛みが1～2週間持続する．ゴルフのスイングや転倒の際の外傷後に続発するものが大多数を占める中，局所神経徴候を有さない，頭痛のみで経過する動脈解離例の報告が散見され[3]，注意を要する．単純CT検査

表2 頭蓋内の痛覚を感受する組織と感受しない組織

痛覚を感受する組織	痛覚を感受しない組織
頭皮，筋膜，骨膜 硬膜動脈，側頭動脈 頭蓋内静脈洞および流入静脈 大脳鎌，頭蓋窩硬膜 軟膜・くも膜（脳底動脈近傍のみ） 脳動静脈 副鼻腔　眼窩	頭蓋骨（一部骨膜を除く） 円蓋部硬膜（テント下） 円蓋部軟膜・くも膜 円蓋部皮質動静脈 中頭蓋下底部硬膜 くも膜顆粒 下矢状静脈洞 脳実質 脈絡叢

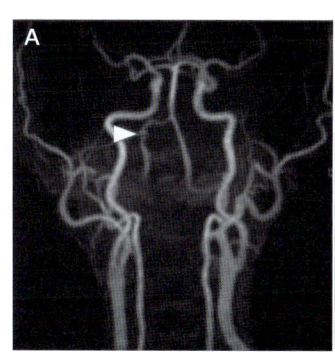

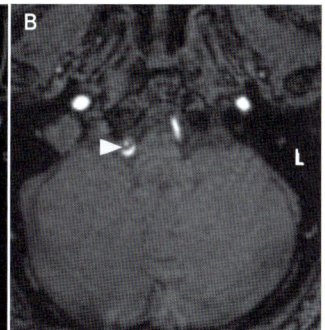

図3　頭部単純 MRA 所見
右椎骨動脈解離所見（A）．横断画像（B）では，偽腔（解離腔）と真腔を認める

では，診断が困難なことも多く，動脈解離が否定できない症例においては，頭部単純 MRA（図3）もしくは，造影 3DCTA で精査することが望ましい．

3）脳梗塞

一般的に頭痛を訴えることは少ない．脳実質には痛みの受容体が存在しないためである．しかし，後大脳動脈，椎骨脳底動脈領域の脳梗塞では，頭痛を伴うことがあるため，視野障害，軽微な感覚障害，運動失調等，局所神経徴候を注意深く評価しなければならない．

一方，脳出血では，頭痛，局所神経徴候を合併することが多い．

出血の際の頭痛は，急速な頭蓋内圧の上昇によって発生すると考えられる．

髄膜炎

頭痛に加え発熱を認めれば髄膜炎を積極的に疑う．頭痛は，持続的かつ体位変換での改善を認めない，頭全体の拍動性頭痛が特徴である．悪心，嘔吐，羞明，複視を随伴することもあり，これらの情報は診断に役立つ．髄膜刺激徴候は，陽性の際には診断に有用であるが，陰性の症例も存在するため，参考程度にとどめ，髄液検査にて確定診断する．

局所神経徴候，意識障害，痙攣を伴う症例では単純ヘルペス脳炎，細菌性髄膜炎，脳膿瘍，硬膜下膿瘍の可能性を考える必要がある．

脳腫瘍

腫瘍の mass effect により脳圧が亢進し，硬膜や血管の牽引等の機序によって頭痛をきたす．早朝起床時に最も強く自覚する頭痛が有名であるが，実際には多くはない．頭痛の特徴は，腫瘍の増大に伴い持続性の痛みへと進行し，緩徐ではあるが，確実に増悪していく．テント上病変では前頭部，テント下病変では後頭部を中心に頭痛がみられやすく，ヴァルサルヴァ手技（咳，くしゃみ，しゃがむ等の体位変換）にて頭痛は増強する．

脳腫瘍の中では，髄膜腫が早期から頭痛をきた

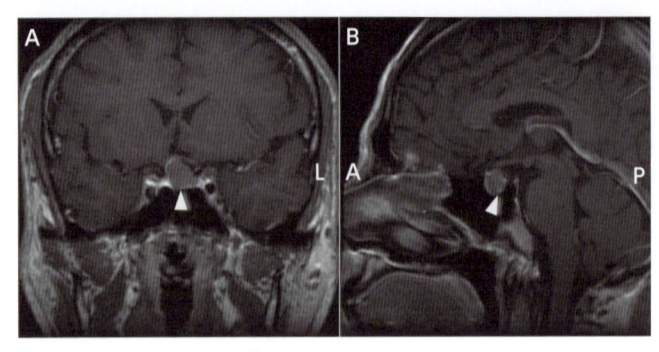

図4 脳下垂体 MRI 画像
A：冠状断 T1 強調造影画像．膨張した脳下垂体が視神経交叉を軽度圧排（△）
B：矢状断 T1 強調造影画像．ラトケ囊胞の圧迫により下垂体後葉が圧排（△）

すことが多い．

　下垂体卒中（下垂体腺腫の出血または梗塞，ラトケ囊胞），においても強い頭痛を呈する．通常は急性発症し，くも膜下出血や髄膜炎に類似しているが，無痛性に進行する症例もある．主な症状は，頭痛と視覚障害（視力低下や両耳側半盲）である（**図4**）．

系統講義［めまい］[4)]

1. めまいのメカニズム

　体が動かされると，前庭系，視覚系，体性感覚系の3つのシステムを介してその情報が中枢神経系に伝えられる．一方，中枢神経系では運動に伴う求心性入力を予測しており，これら3つの入力系の相互間，あるいは中枢における予測との解離があると，めまいを生じる．

2. めまいの性状

　めまいには大きく分けて，自己あるいは周囲が動いていると感じる錯覚，すなわち「グルグル回る」回転性めまい（vertigo）と「雲の上をふわふわ歩いているような」動揺性・浮動性めまい（dizziness），「気が遠くなる」失神感（presyncopal dizziness）の3つのタイプがある．

3. 末梢性めまいと中枢性めまいの鑑別

　めまいの原因は，前庭系の異常に伴う末梢性めまいと脳幹，小脳に由来する中枢性めまいに区別する．鑑別のポイントは，めまいの性状，耳症状の有無，意識障害を含む局所神経徴候の有無，中枢疾患を伴いやすい合併症の有無である[5)]（**表3**）．

4. 中枢性めまい（脳卒中によるめまい）の特徴

　中枢性めまい，特に脳血管障害によるめまいを見逃さないためのポイントは，めまいをきたす脳卒中の特徴を知ることである．めまいが症状の前景となる脳卒中は，多くの場合，脳幹もしくは小脳の梗塞，出血である．

　脳幹には，平衡感覚を司る中枢経路と，眼球運動，四肢の運動・感覚の経路が狭い範囲内に存在する．そのため，脳幹障害では，障害範囲の大きさにかかわらず，運動障害，感覚障害，眼球運動障害，構音障害等の多彩な神経徴候をきたし，めまいはこうした神経徴候の一部分症状として出現する場合が多い．つまり，脳幹障害によるめまいの患者では，四肢や顔面の動きにくさやしびれ，ものが二重に見える，呂律が回りにくい等の症状を伴うことが多い．

表3 末梢性と中枢性のめまいの鑑別点

	末梢性	中枢性
めまいの性状	多くは回転性	動揺性，浮動性
難聴，耳鳴，耳閉塞感	ときに伴う	伴わない
意識障害	なし	ときに伴う
局所神経徴候	なし	しばしば伴う
注視性眼振	まれ	ときに注視方向性
吐き気，嘔吐	しばしば伴う	しばしば伴う
背景疾患	なし	動脈硬化危険因子 心房細動

一方，小脳障害では四肢の運動失調，構音障害をきたすのみで，運動麻痺，感覚障害は伴わない．特に，小脳下部の障害では，めまいのみを訴えることもあり，末梢性との鑑別が困難な症例も少なくない．このようなケースにおいて，臨床では，画像検査で病巣を確認するまでは，脳卒中として対応することが多い．

5. 末梢性めまいの特徴

めまい以外の神経徴候を伴わないのが特徴である．

また，蝸牛症状（耳鳴・難聴・耳閉塞感）の有無は末梢性めまいの診断に役立つ．

これは，めまいと同時に，片側の蝸牛症状を伴う時は，内耳に原因がある場合が多いからである．

末梢性めまいの大部分を占める良性発作性頭位めまい症の典型例を提示する．

医師「どのようなめまいでしたか？」
患者「ぐるぐる回るめまいです」
医師「めまいはどのくらい続きましたか？」
患者「数日間続き，何回も吐きました」
医師「実際にぐるぐる回っていた時間はどのくらいですか？」
患者「1分以内です．頭を動かさなければめまいは出ません」
医師「めまい以外に手足が動かしづらい，しびれる，呂律が回りにくい，ものが二重に見える等の症状はありますか？」
患者「ありません」

メニエール病や前庭神経炎では，頭位や体位にかかわらず，回転性めまいを訴える．

局所神経徴候を伴っていないことも，末梢性めまいの特徴の一つである．

おおまかなめまいの持続時間として，良性発作性頭位めまい症は1分以内，メニエール病は数時間，前庭神経炎では数日間回転性めまいが持続する．

（加藤大貴）

文献

1) Internatuional Classification of Headache Disorders 2nd Edition (ICHD-Ⅱ) Cephalalgia, 24 (suppl 1)：1-160, 2004（日本語訳 日本頭痛学会新国際頭痛分類普及委員会．国際頭痛分類第2版日本語版．日本頭痛学会誌，**31**：1-188, 2004）．
2) Norris J：Cervical arterial dissection. Advances in Neurology：Ischemic stroke, Lippincott Williams & Wilkins：119-125, 2003.
3) Buyle M, et al.：Headach as only symptom in multiple cervical artery dissection. *Headache*, **41**：509, 2001.
4) 日本神経治療学会治療指針作成委員会：標準的神経治療：めまい，神経治療，**28**：183-212, 2011.
5) 高橋正紘：めまい．*Medical Practice*, **18**：337-341, 2001.

第4章 実際に「神経疾患」を理解する

9. 脊髄小脳変性症

脊髄小脳変性症（spinocerebellar degeneration：SCD）は脊髄・小脳の変性により運動失調を主体として様々な症状を呈する疾患群である（表1）．遺伝性と孤発性に分類され，本邦ではその割合は3：7と孤発性が大半を占める．また家族性痙性対麻痺が脊髄の変性疾患としてSCDに分類される．孤発性は変性が小脳に限局した皮質性小脳萎縮症（cortical cerebellar atrophy：CCA）と，変性が小脳，大脳基底核，自律神経系と多岐にわたる多系統萎縮症（multiple system atrophy：MSA）に分類される．SCDの分類は非常に複雑で，遺伝性SCDは多岐にわたり，わが国でも確認されていないものもあることから本稿では主にわが国で比較的よくみられる代表的な疾患を中心に述べる．

ポイントの解説1

❶ 反復発作性のめまいのエピソードはSCA6にみられることがある．

❷ 手の震えは運動失調による企図振戦（Intention tremor）で随意運動時にみられる．パーキンソン病の静止時振戦とは異なる．

❸ 歩行時のふらつきは初発症状であることが多い．歩行失調を疑うエピソードである．

❹ 構音障害を呈している．

❺ 両親や兄弟等の血縁者に同様の症状があれば，遺伝性疾患を疑う．

❻ アルコールの多飲は小脳失調の鑑別として重要である．

症例1　ある遺伝性脊髄小脳変性症患者（男性）の経過とポイント

39歳頃より物が縦に二重に見えるようになり，めまい❶を自覚するようになった．めまいは2，3時間持続し，ほぼ毎日出現していた．それから徐々に物が三重，四重に見えるようになり静止している物が動いて見えるようになった．45歳頃よりコーヒーを入れている時に手が震え❷，たびたびこぼすようになった．同時期より歩行時のふらつき❸を自覚するようになったため神経内科を受診し，精査の結果脊髄小脳変性症と診断された．49歳時より自立歩行が困難となり，杖を用いるようになった．50歳頃より発話が不明瞭❹になった．51歳頃より外出時には車いすを用いるようになった．

父親❺は50代より手の震え，呂律困難が出現し，杖がなくては歩行できなかった．兄❺も同様の症状がみられる．アルコール❻の多飲歴はなく，他に特記すべき既往はない．

表1　脊髄小脳変性症の分類

1. 遺伝性脊髄小脳変性症
   SCA，DRPLA　常染色体優性遺伝
   フリードライヒ失調症　常染色体劣性遺伝
   家族性痙性対麻痺　常染色体優性遺伝　等
2. 孤発性脊髄小脳変性症
   多系統萎縮症
   皮質性小脳萎縮症

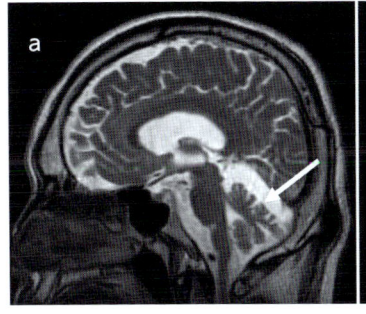

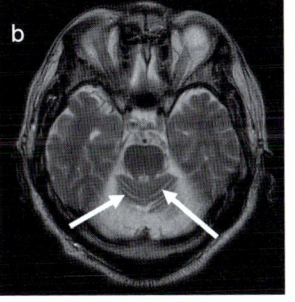

図1 SCAのMRI画像
図1a. 小脳上葉に萎縮を認める（矢印）．b. 小脳皮質が萎縮し，溝が深くなっている（矢印）

神経学的所見は下向きの垂直性眼振，四肢・体幹の運動失調，小脳性構音障害を認めた．筋力低下，病的反射はなく，四肢の腱反射はやや低下していた．歩行は不能であった．

画像所見は脳MRIで小脳の萎縮を認めるが，脳幹は比較的保たれていた．また脳幹，基底核に異常信号は認めなかった（図1）．

症例2　ある孤発性脊髄小脳変性症患者（女性）の経過とポイント

75歳頃より歩行が遅いことを娘から指摘されるようになった．しかし歩行時のふらつきは認めなかった．同年の秋頃より歩行時にふらつく❶ようになり杖を使うようになった．また同時期より舌がもつれる❷ようになり，字をうまく書けなくなった❸．また夜間眼が覚めてトイレに行こうとするが間に合わず失禁する❹ことがたびたび起こるようになった．76歳時に神経内科を紹介受診し，精査目的で入院した．

神経学的所見は，眼振はなく，四肢・体幹の運動失調，失調性歩行，運動失調性構音障害を認めた．筋力低下や病的反射はなく，四肢の腱反射は正常であった．筋強剛，不随意運動は認めなかった．自律神経症候として起立性低血圧を認めた．

画像所見は脳MRIではT1強調画像矢状断で橋底部，小脳の萎縮を認め，T2強調画像水平断で橋に十字サイン❺を認めた（図2）．脳血流シンチでは著明な小脳の血流低下を認めた．

入院後経過：神経学的には小脳性運動失調が主体で，パーキンソニズムは明らかではなかったが，排尿障害，起立性低血圧と自律神経障害を認めた．脳MRIでの十字サイン等から臨床的にMSA-Cと診断した．症状の進行が速かったことから傍腫瘍症候群の可能性も考え，悪性腫瘍のスクリーニングを行ったが異常はみられなかった．排尿障害は頻尿，切迫

――― ポイントの解説2 ―――

❶ MSA-Cの初発症状として下肢の失調から始まることが多い．
❷ 構音障害を呈している．
❸ 上肢の失調を呈している．書字は失調をみるのに鋭敏な指標となる．
❹ 排尿障害はMSAの重要な自律神経症候である．

❺ 十字サインはMSAに特徴的な所見である．

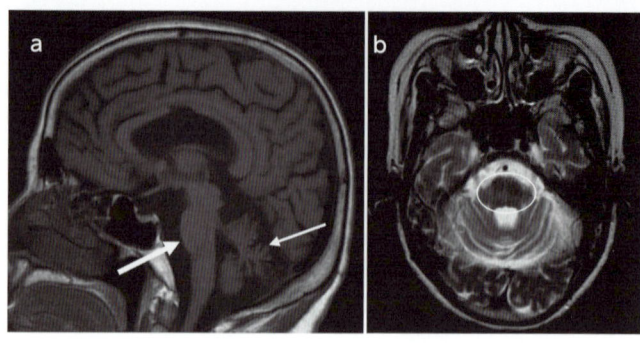

図2　MSAのMRI画像
図2a．T1強調画像矢状断で橋底部（太矢印），小脳の萎縮（矢印）を認め，b．T2強調画像水平断で橋に十字サイン（楕円）を認める

性尿失禁がみられ，泌尿器科にてウラピジル（エブランチル）が開始された．起立性低血圧については自覚症状なく，経過観察することとなり退院した．

系統講義

1. 疫学

遺伝性SCDの9割は常染色体優性遺伝で，原因遺伝子が特定されたものは脊髄小脳萎縮症（spinocerebellar atrophy：SCA）でナンバリングされている（一部疾患を除く）．そのほとんどがCAGリピートに代表されるトリプレットリピート病（ポリグルタミン病）である．本邦で多い遺伝性SCDとしてマシャド・ジョセフ病（別名：SCA3），歯状核赤核淡蒼球ルイ体萎縮症（dentato-rubro-pallido-luysian atrophy：DRPLA），SCA6があげられる．遺伝性SCDを病変部位別に分類したものを**表2**に示す．

孤発性SCDのうちCCAが約3割で，残りがMSAである．MSAは小脳性運動失調を主徴とするオリーブ橋小脳萎縮症（olivopontocerebellar atrophy：OPCA），パーキンソニズムを主徴とする線条体黒質変性症（striatonigral degeneration：SND），自律神経障害を主徴とするシャイ・ドレーガー症候群（SDS）の3疾患が病理学的に同一の特徴を有することが明らかとなり，これらを包括する概念としてMSAが提唱された．MSAは小脳症状が前景に立つMSA-Cとパーキンソニズムが前景に立つMSA-Pの2つに分類される．本邦ではMSA-CとMSA-Pの割合は7：3とMSA-Cが多い．

2. 病理

遺伝性SCDは小脳，脊髄やその入出力系，基底核に変性があり，その病変分布は疾患によって異なる．例えばSCA3はルイ体，淡蒼球や黒質，小脳求心系の脊髄小脳路，小脳遠心系の小脳歯状核が障害される．また脊髄（特に胸髄）に萎縮が強いのが特徴とされる．DRPLAは歯状核，上小脳脚，赤核からなる小脳遠心系の障害を認めるが，小脳皮質の障害は伴わず，脳幹被蓋部の萎縮が特徴的である．SCA6は小脳虫部と前葉のプルキンエ細胞が高度に障害され，小脳皮質の障害が特徴である．

MSAは橋と小脳の変性を特徴とし，オリゴデンドログリアの中に嗜銀性封入体（glial cytoplastic inclusion：GCI）が認められる．脊髄下行路である錐体路が保たれる一方，小脳への求心系である橋小脳路の障害により橋の横走線維が脱落し，MRIでの特徴である橋底部の萎縮と十字サインが形成される．

表2 遺伝性脊髄小脳変性症の分類（代表的な疾患のみを示す）

病型	遺伝性SCD（代表的な疾患）	病変部位
小脳型	SCA1, SCA2, SCA7	脳幹, 小脳皮質, 小脳求心系
脳幹・大脳基底核型	マシャド・ジョセフ病（SCA3）DRPLA	脳幹, 大脳基底核, 小脳遠心系
脊髄型	家族性痙性対麻痺	脊髄

3. 病態生理

脊髄小脳変性症は脊髄, 小脳ならびに大脳基底核の変性とその連絡路の障害によりきたすため, その症状発現のメカニズムは小脳, 脊髄, 大脳基底核の回路, 機能を理解することが必要である. 小脳, 脊髄, 大脳基底核, 大脳皮質と運動の調節について図3に示す.

小脳は脊髄や前庭系からの感覚情報を統合し（小脳求心系）, その情報を大脳皮質にフィードバックする（小脳遠心系）ことで姿勢や随意運動の調節を行っている. 入出力系の障害により運動失調をきたす.

脊髄は大脳皮質から運動の出力情報（下行路：錐体路）, 末梢からの感覚情報の入力情報（上行路：脊髄視床路, 脊髄小脳路等）を伝える. 下行路の障害により錐体路障害（痙性, 麻痺）を生じる. 上行路の障害（運動系では脊髄小脳路）により深部感覚障害, 感覚性運動失調が生じる.

大脳基底核は線条体, 淡蒼球, 黒質, 視床下核からなり, 大脳皮質と連携し運動の調節を行っている. 運動を促進する系の直接経路と運動を抑制する間接経路が相互に作用し, 運動の調節を行っている. 大脳基底核の障害はこの直接経路と間接経路のバランスが崩れることで, 様々な運動障害が生じる. 直接経路が異常に亢進すると舞踏病, アテトーシス（アテトーゼ）等の不随意運動を生じ, 間接経路が異常に亢進すると動作緩慢, 無動といったパーキンソン病様の運動障害が生じる. 脊髄小脳変性症では以上に述べた障害の組み合わせで疾患により多彩な症状をきたす. 症状の詳細は以下に述べる.

4. 症状

a. 小脳症状：脊髄小脳変性症の多くは歩行時のふらつき等の下肢の運動失調が初発症状であることが多い. 他に不明瞭な発話や, とぎれとぎれで, ゆっくり, 不規則な発話（断綴性言語）を特徴とする小脳性運動失調性構音障害や眼振も高い頻度でみられる. 特にSCA6ではめまいや動揺視の訴えが多い.

b. 錐体路徴候：遺伝性SCD, 孤発性SCDのいずれも四肢腱反射亢進や痙性, 病的反射（バビンスキー徴候）がみられることがある.

c. 眼症状：遺伝性SCDではSCA1, SCA2, マシャド・ジョセフ病（SCA3）でみられるびっくり眼が有名である.

d. 脊髄障害：遺伝性SCDやMSAで脊髄前角細胞の障害により四肢の筋萎縮を呈する場合がある.

e. 不随意運動：四肢のミオクローヌスやジストニア（ジストニー）は遺伝性SCDではマシャド・ジョセフ病に, 孤発性SCDではMSAで報告されている.

f. 自律神経障害：MSAでは発症早期から起立性低血圧, 便秘, 排尿障害が出現する. 起立性低血圧は失神の原因となるので注意を要する.

呼吸障害：MSAでは声帯麻痺による気道狭窄が高い頻度でみられ, 夜間の高いびきが病期の進行とともにみられる. さらに進行すると嗄声や吸気性喘鳴が出現する. 睡眠時無呼吸症候群は舌根沈下等で上気道が閉塞する閉塞性障害と進行例では中枢性睡眠時無呼吸症候群の病態も呈する.

5. 鑑別疾患

脊髄小脳変性症の鑑別疾患を表3に示す. 第一にアルコールやビタミン欠乏, 薬剤等除外が重要である. 亜急性に進行する場合は傍腫瘍症候群を疑って, 悪性腫瘍のスクリーニング検査を行う. 孤発性脊髄小脳変性症の中ではMSA-CとCCA

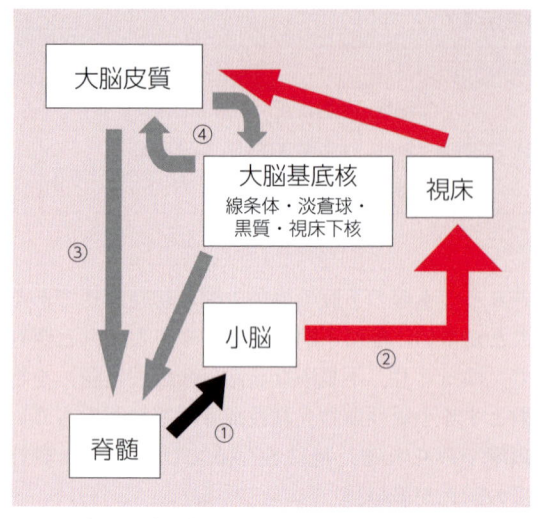

図3　小脳・大脳基底核と運動の制御系
① 感覚情報（固有感覚）の伝達：脊髄小脳路
② 小脳皮質から大脳皮質へのフィードバック（小脳遠心系）：歯状核赤核路・小脳視床路
③ 運動情報の伝達：錐体路
④ 大脳基底核回路：直接経路（運動の促進）・間接経路（運動の抑制）

表3　脊髄小脳変性症の鑑別疾患

1. 小脳腫瘍，奇形（ダンディ・ウォーカー症候群）
2. 中毒　アルコール
    重金属（有機水銀，鉛）
    有機溶媒（トルエン，酢酸エチル等）
3. 薬剤（抗てんかん薬，リチウム，抗がん剤等）
4. 内分泌異常（甲状腺機能低下）
5. ビタミン欠乏症（ビタミン B_{12}，ビタミン E）
6. 脱髄疾患（ADEM，MS 等）
7. 傍腫瘍症候群（自己抗体　抗 Yo, Hu, Ri 抗体等）
8. 炎症（小脳炎等）

との鑑別が問題となるが，MSA-C は CCA と比較して症状の進行が早く，経過中に筋強剛や振戦等のパーキンソニズムや起立性低血圧の症状が出現することが特徴である．

6. 検査所見

a．画像検査：脳 MRI での T1 強調画像での小脳・脳幹の萎縮，信号異常が特徴的である．小脳のみ萎縮する場合と，小脳および脳幹が萎縮する場合がある．小脳のみ萎縮をきたすものとして SCA1，SCA2，SCA6，CCA が，小脳と脳幹に萎縮をきたすものとしてマシャド・ジョセフ病，DRPLA，MSA があげられる．また MSA では基底核（被殻）の萎縮がみられる場合がある．T2 強調画像での信号異常も診断に重要である．信号異常をきたす部位として橋，被核が重要である．橋の十字サイン（図2b）は MSA に特徴的なサインだが，マシャド・ジョセフ病でもみられる．また MSA では被核外側に線状の異常信号を認めることがある．

b．自律神経機能検査：MSA の自律神経障害の評価のため以下の検査が行われる．

c．起立試験：安静臥位で血圧，脈拍を測定し，起立時の血圧，脈拍を測定する．起立時に収縮期圧 30mmHg 以上，拡張期圧 15mmHg 以上の低下があれば起立性低血圧と診断する．起立性低血圧では血圧低下だけでなく，血圧低下時の脈拍上昇（反射性頻脈）の低下もみられる．

d．心電図：安静仰臥位にて連続 100 心拍での R 波の間隔を計測し，その変動係数（CVR-R：%）をみる．CVR-R の低下は副交感神経機能異常の指標となる．

e．内分泌検査：自律神経障害があると血中ノルアドレナリンの値が臥位で低値，立位で上昇するが，自律神経障害が高度になると立位でも上昇しなくなる．

7. 治療

1）薬物療法

（1）運動失調に対する治療

a．酒石酸プロチレリン（ヒルトニン），タルチレリン（セレジスト）：酒石酸プロチレリンは小脳失調に対して初めて有効性が示された薬剤である．注射薬で半減期が短いため，長期投与が困難である．一方，後に開発されたタルチレリンは経口投与できる薬剤であり，二重盲検試験でプラセボと比較して小脳症状の改善が示されている．

b．抗てんかん薬：近年，抗てんかん薬が小脳性運動失調の治療薬として注目されている．海外の報告で脊髄小脳変性症にギャバペンチンを 4 週間投与したところ，小脳性運動失調の有意な改善を認めたとされている．わが国でも SCA6 患者に対し，ギャバペンチンを投与したところ運動失調の改善を認めたとの報告[7]がある．またマ

シャド・ジョセフ病（SCA3）に対し，ラモトリジンを投与したところ歩行の安定性が改善したとの報告[8]がある．

（2）パーキンソニズムに対する治療

MSAではパーキンソニズムがみられるが，パーキンソン病と同様にレボドパ合剤やアゴニストが用いられる．

（3）自律神経症状に対する治療

MSAでは自律神経症状として起立性低血圧と排尿障害が高頻度でみられる．起立性低血圧には自覚症状に応じて，ドロキシドパ（ドプス）やミドドリン（メトリジン），フルドロコルチゾン（フロリネフ）が用いられる．またこれら薬剤を投与されている患者は臥位での血圧が非常に上昇している（臥位高血圧）場合があるので注意を要する．

（4）不随意運動に対する治療

マシャド・ジョセフ病（SCA3）やDRPLAにみられる不随意運動にはクロナゼパムが用いられる．ジストニアにはトリヘキシフェニジル（アーテン）やボツリヌス治療等も適応となる．

2）呼吸障害に対する治療

声帯外転麻痺による気道狭窄や閉塞性睡眠時無呼吸症候群に対しては非侵襲的陽圧換気法（noninvasive positive pressure ventilation：NPPV）や気管切開術が適応となるが，いずれも突然死を防ぐものではない．

3）磁気刺激療法

経頭蓋磁気刺激（transcranial magnetic stimulation：TMS）は，急激に磁場を変化させ頭蓋内に弱い電流を起こし，神経細胞を興奮させる非侵襲的な方法である．脳梗塞，パーキンソン病等様々な神経疾患に対し治療への応用が試みられている．SCDに対しては多数例での検討でTMSにより歩行機能の改善が報告されており，今後の臨床での実用化が期待されている．

8. 予後

1）遺伝性SCD

一般的に進行が緩徐であり，生命予後や機能予後も良好とされている．しかし一部の疾患では予後不良例がある．マシャド・ジョセフ病は若年発症で進行性の錐体路・錐体外路障害をきたす症例では予後は不良とされている．DRPLAも若年発症の症例ではてんかん，ミオクローヌス，認知機能障害等の症状を合併し，予後は不良である．

2）孤発性SCD

MSAは遺伝性脊髄小脳変性症と比較して進行が早い．発症後約5年の経過で独歩可能な症例は遺伝性SCDが70％以上であるのに対し，MSAは約33％と非常に少なく機能予後は不良である．また睡眠時無呼吸や声帯外転麻痺による呼吸障害は突然死をきたすことが知られており，生命予後に関わる．MSA21例を対象とした研究では発症から平均7年で気管切開を必要とするような呼吸障害が出現し，気管切開から死亡までの平均期間は約2.5年と生命予後も不良である．

（武田景敏）

■ 文　献 ■

1) Gazulla, J., Errea, J. M., Benavente, I. et al：Treatment of ataxia in cortical cerebellar atrophy with the GABAergic drug gabapentin. A preliminary study. *Eur Neurol*, **52**（1）：7-11, 2004.

2) Nakamura, K., Yoshida, K., Miyazaki, D. et al：Spinocerebellar ataxia type 6（SCA6）：clinical pilot trial with gabapentin. *J Neurol Sci*, **278**（1-2）：107-111, 2009.

3) Liu, C. S., Hsu, H. M., Cheng, W. L. et al：Clinical and molecular events in patients with Machado-Joseph disease under lamotrigine therapy. *Acta Neurol Scand*, **111**（6）：385-390, 2005.

4) Shiga, Y., Tsuda, T., Itoyama, Y. et al：Transcranial magnetic stimulation alleviates truncal ataxia in spinocerebellar degeneration. *J Neurol Neurosurg Psychiatry*, **72**（1）：124-126, 2002.

5) Tsuji, S., Onodera, O., Goto, J. et al. Sporadic ataxias in Japan a population-based epidemiological study. *Cerebellum*, **7**（2）：1891-97, 2008.

6) 栗崎博司：多系統萎縮症の生命予後—生存期間と気管切開の有無．臨床神経，**39**：503-507, 1999.

7) Nakamura, K., Yoshida, K., Miyazaki, D., et al：Spinocerebellar ataxia type 6（SCA 6）：clinicad pilot trial with gabapentin. *J Neurol sci*, **278**（1-2）：107-11, 2009.

8) LinCS, HsuHM, Cheug WL, et al：Clinical and molecular events in patients with Machado-Joseph disease under lamotrigine therapy. *Acta Neurol Scand*, **111**（6）：385-90, 2005.

> **ピットフォール**

認知症の食行動異常

　食べたことを忘れて，際限なく食べたがる患者．工夫を凝らした喉越しの良い食べ物を，何とか数口飲み込んで，それで終わりの患者．様々な生活を送ってきた人が，それぞれ異なる認知症になる．そして在宅や施設といった環境の中で，実に多様な食の問題を表す．そのような認知症における食行動異常に対して，脳の働きから考えることもアプローチの一つである（表）．

表　食行動に影響する認知症の症状

アルツハイマー病	血管性認知症	レヴィ小体型認知症	前頭側頭葉変性症
記憶障害	嚥下障害	覚醒度の変動	過食
嗅覚障害	運動麻痺	幻視	甘党
失行	感覚障害	自律神経障害	常同性
視覚性失認	無感情	嚥下障害	わが道を行く行動

　アルツハイマー病では，記憶障害ばかりでなく，嗅覚障害が初期からみられる．また，失行が生じると，明らかな運動麻痺はなくても，箸やスプーンを適切に使うことが難しくなる．また，視力や視野に問題がなくても，視覚性失認により，見えているものが食物だとわからないことがある．

　多発性脳梗塞等の血管性認知症では，運動麻痺や感覚障害に加えて，嚥下障害による誤嚥が大きな問題となる．また，脳梗塞後の無感情（アパシー）により，食事が進まないこともある．

　レヴィ小体型認知症では，注意や覚醒度の日内変動があるため，覚醒度の高い時間帯に食事を提供できると良い．幻視や被害的な妄想があれば，安全な食事であることの説明が必要な場合がある．また，自律神経障害もしばしば生じるため，便秘や起立性低血圧による食思不振にも十分に注意したい．

　そして，前頭側頭葉変性症（特に前頭側頭型認知症）は，行動異常が大きな問題になり得る認知症である．前頭葉という人間の理性や判断，行動の指令を司る部位や，情動に関わる領域が障害されるため，特徴的な食行動がみられる．止まるところを知らない過食は，肥満から二次的な医学的問題を引き起こす．甘い菓子や，スパイスの効いたもの，しかも特定の食品ばかり食べ続ける場合もある．そのような食行動異常の背景には，常同性や，わが道を行く行動といった症状もある．

　様々な食行動の問題は，進行性の疾患である認知症において，解決しがたい点も多い．しかし次善の対処を考えていくことで，患者への理解が深まっていく．

〈杉本あずさ〉

第4章 実際に「神経疾患」を理解する

10. 運動ニューロン疾患

　運動ニューロン疾患（motor neuron disease：MND）は，随意運動の中心経路となる上位運動ニューロン（錐体路）あるいは下位運動ニューロン（脊髄前角細胞あるいは脳幹運動神経核）が選択的かつ系統的に障害される変性疾患の総称であり，筋萎縮，筋力低下が臨床像の前景となる．MNDのうち最も頻度の高い代表的疾患は筋萎縮性側索硬化症（amyotrophic lateral sclerosis：ALS）である．

症例　左上肢の脱力で発症したALS患者の経過とポイント

　2007年4月（67歳），転倒により左上腕骨を骨折した頃から左上肢の力が入りにくい❶ことを自覚するようになった．2008年7月頃には右上肢の力も入りにくい❷ことを自覚するようになった．両上肢の筋肉がピクピクする❸ことも気になり始め，これは次第に前胸部に広がっていった．2009年1月頃には数百mの歩行でも疲れるようになり，下肢の衰えを自覚するようになった❹．体重は半年間で8kg程減少した❺．

　2009年1月（69歳），精査のため入院した．神経学的所見を診察すると，両上肢には明らかな筋力低下と筋萎縮❻がみられ，下肢には軽度の筋力低下が認められた．また，四肢および前胸部に筋肉の攣縮❼が観察された．腱反射は四肢で軽度亢進❽しており，打鍵器の柄で足底をこすると母指は背屈❾した．眼球運動障害，感覚障害，膀胱直腸障害は観察されなかった❿．血液・尿・髄液検査，脳および脊髄MRIを施行したが異常はなかった⓫．末梢神経伝導検査⓬では伝導遅延はなかったが，筋電図検査⓭では広範囲の筋で脱神経電位を認めた．ALSと診断し，患者および家族に現在の病状，疾患の特徴，根本的治療が難しい旨，予測される臨床経過⓮，進行を遅延させる可能性がある薬剤投与⓯，特定疾患⓰の申請等について説明を行った．

　退院後，四肢の脱力が進行するとともに構音障害や嚥下障害⓱もみられるようになった．2009年7月頃からは食事を飲み込むことができなくなり，再入院した．患者および家族と相談のうえ，内視鏡的胃瘻造設⓲を行った．自力歩行はか

ポイントの解説

❶ ALSでは一側上肢の脱力を初発症状とすることが多く，上肢から発症するタイプを上肢型等と呼ぶことがある．

❷ ALSの症状は限局した部位から全身へと進行する．

❸ 筋線維束性収縮と呼ばれる筋の攣縮を示唆する病歴である．正常でもみられるが，ALSにおける下位運動ニューロン障害を示唆する重要な所見である．

❹ 症状の下肢への進展が伺われる．

❺ ALSでは筋肉量の急激な減少により顕著な体重減少をきたす．

❻ 筋力低下は上位および下位運動ニューロンいずれの障害でも起こるが，筋萎縮は下位運動ニューロン障害に起因する．

❼ 病歴にもあった筋線維束性収縮であり，下位運動ニューロン障害の徴候である．

❽ 腱反射の亢進は上位運動ニューロン障害の徴候である．

❾ バビンスキー徴候と呼ばれる病的反射であり，❽とともに上位運動ニューロン障害の徴候である．これに加え，前記の下位運動ニューロン障害の併存はALSを示唆する重要な所見である．

❿ ALSの陰性徴候と呼ばれるものである．

⓫ ALSでは血液・尿・髄液検査は通常正常であり，変性神経を通常の画像検

ろうじて可能であり，呼吸苦⑲の訴えはなかったが，肺活量⑳は軽度低下していた．人工呼吸器装着㉑についての意思を確認することとした．

⑫ ALS における神経伝導検査は正常のことが多い．
⑬ ALS では筋電図検査における広範囲な神経原性変化が特徴である（所見の詳細については系統講義を参照のこと）．
⑭ ALS の病状進行は早く，典型例では2〜3年で呼吸筋麻痺に至る．
⑮ グルタミン酸抑制薬が使用可能であるが，臨床的な効果は満足できるものではない．
⑯ ALS は厚生労働省が実施する難治性疾患克服研究事業の臨床調査研究分野の対象に指定された疾患であり，患者自己負担分の一部または全部について国と都道府県による公的な助成（公費負担医療）を受けることができる．
⑰ 脳幹下部に存在する下位運動ニューロンが障害された場合，構音障害や嚥下障害といった球麻痺症状を呈する．ここに至る上位運動ニューロンの障害による類似症状は偽性球麻痺と呼ばれる．ALS では両者とも起こり得る．
⑱ 球麻痺あるいは偽性球麻痺により経口摂取が不能となった場合，経管栄養の実施が考慮される．内視鏡を用いて腹壁から胃に管を通す胃瘻造設が可能である．
⑲ 呼吸筋麻痺が進行すると呼吸困難が出現する．
⑳ ALS における呼吸筋麻痺は致命的であり，肺活量の測定は呼吸筋麻痺の早期検出に重要である．
㉑ 人工呼吸器の装着により延命が可能となるが，侵襲的人工呼吸器を装着した場合には離脱することは困難であり，実施には患者の意思を十分に尊重する必要がある．

系統講義

1．MND と ALS の概念

　随意運動の中心経路となる上位運動ニューロン（錐体路）あるいは下位運動ニューロン（脊髄前角細胞あるいは脳幹運動神経核）が選択的かつ系統的に障害される疾患群の総称が MND である．発症年齢，家族性・遺伝性の有無，病変の範囲等によって複数の亜型が存在し，多様な疾患が含ま

れているが，中心となる症状は筋萎縮と筋力低下である．このうち，最も頻度の高い代表的 MND は，上位および下位運動ニューロンともに障害される ALS である．

2. 筋萎縮性側索硬化症　amyotrophic lateral sclerosis（ALS）

1）概念

上位および下位運動ニューロンが系統的に変性する疾患である．病名は，臨床像である筋萎縮と病理学的特徴である脊髄側索（皮質脊髄路，錐体路）の変性硬化を意味している．脊髄側索の変性所見（図1-A）は大脳皮質運動野から下向する上位運動ニューロンの変性脱落を反映するものであり，脊髄前角には下位運動ニューロンの変性脱落も認められる．このような基本的病理像に加え，変性神経細胞にはブニナ小体（図1-B），レヴィ小体様ヒアリン様封入体等，種々の封入体が認められる．近年，封入体の構成蛋白の一部が同定されてきており，発症メカニズム解明の糸口として注目されている．

2）疫学

本症の有病率は人口10万人に2～7人であり，青年期以降，特に中高年での発症が一般的である．通常は孤発性であり病因については不明であるが，5～10%は家族性である（家族性 ALS）．家族性 ALS の約20%は第21番染色体長腕に存在する superoxide dismutase 1（SOD-1）の遺伝子変異を有することが示されているが，近年種々の遺伝子変異が同定されてきている．

3）臨床像

上位および下位運動ニューロン障害に起因する症状が出現するが，いずれの障害においても筋力低下が出現し，患者の主訴となることが多い．一方，上位運動ニューロン障害では筋緊張亢進（痙縮），腱反射亢進，病的反射等を伴い，下位運動ニューロン障害では筋萎縮（図2），筋線維束性収縮，筋緊張低下，腱反射低下（あるいは消失）を伴うことが特徴である．ただし，上位および下位運動ニューロン障害の併存により，症状は複雑となり，両者のバランスにより症状は異なってくる．また，障害レベル，すなわち，脳幹，頸髄，

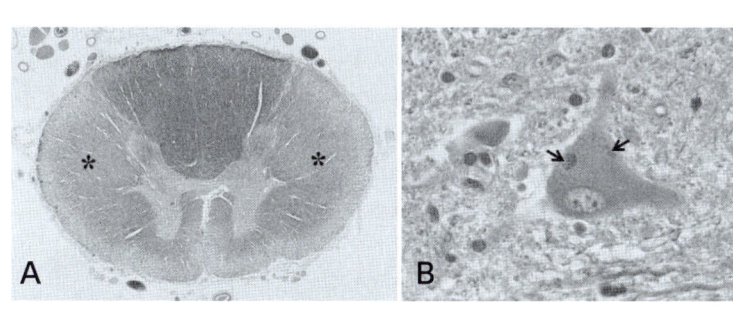

図1　ALS の病理所見
A：錐体路を含む脊髄前側索の染色性低下（＊）を認める（クリュヴァー・バレラ染色）．B：前角細胞内のブニナ小体（→）を認める（ヘマトキシリン・エオジン染色）

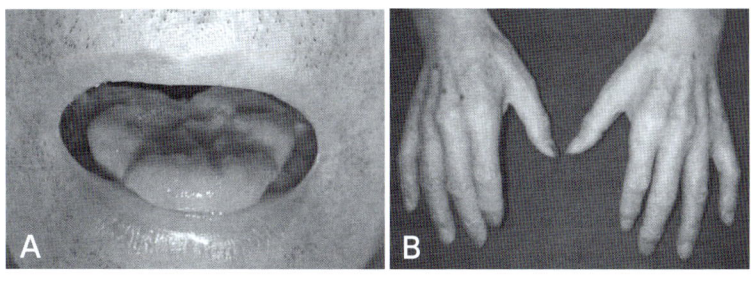

図2　ALS 患者の筋萎縮
A：舌の筋萎縮，B：手背の背側骨間筋の筋萎縮

胸髄，腰髄の各レベルによっても症状の内容が異なってくる（図3）．典型的には上肢から発症することが多いが（上肢型），初発部位は様々である．下肢から発症する場合や（下肢型），頭頸部，特に延髄支配領域の障害による構音・嚥下障害といった球麻痺症状で発症する場合もある（球麻痺型）．まれに，呼吸筋麻痺で発症する場合もある（呼吸筋麻痺型）．また，下位運動ニューロン障害が主体（脊髄性進行性筋萎縮症），上位運動ニューロン障害が主体（原発性側索硬化症），脳神経障害が主体（進行性球麻痺）といった分類もある．一方，感覚障害，自律神経障害，小脳性運動失調等，運動ニューロン障害以外の症候は認められず，眼球運動が末期まで保たれることが特徴である（ALSの陰性徴候）．また，最後まで認知機能は保たれると考えられてきたが，近年認知症を伴うALSが注目されている（詳細は他稿を参照のこと）．

4）検査所見

一般的な血液・尿検査，生化学的検査等に異常を認めないが，他疾患の除外のために必要である．診断に最も有用なのは，電気生理学的検査である．神経伝導速度は通常正常であるが，運動神経の軸索変性を反映し，複合筋活動電位の低下が認められることがある．筋電図所見では，線維自発電位，陽性棘波等の脱神経電位，高振幅・長持続時間の多巣性運動単位電位等の神経再支配所見，干渉波の減少といった神経原性変化を認める（図4）．これらの所見は下位運動ニューロン障害を反映す

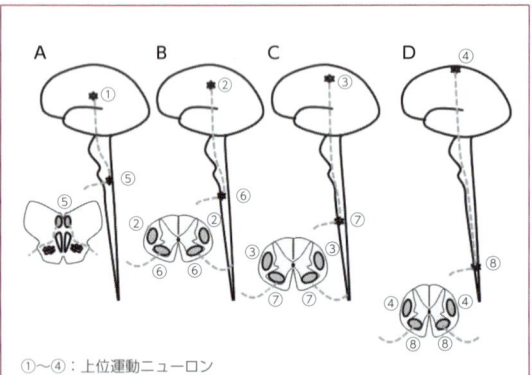

図3 障害レベルと臨床所見

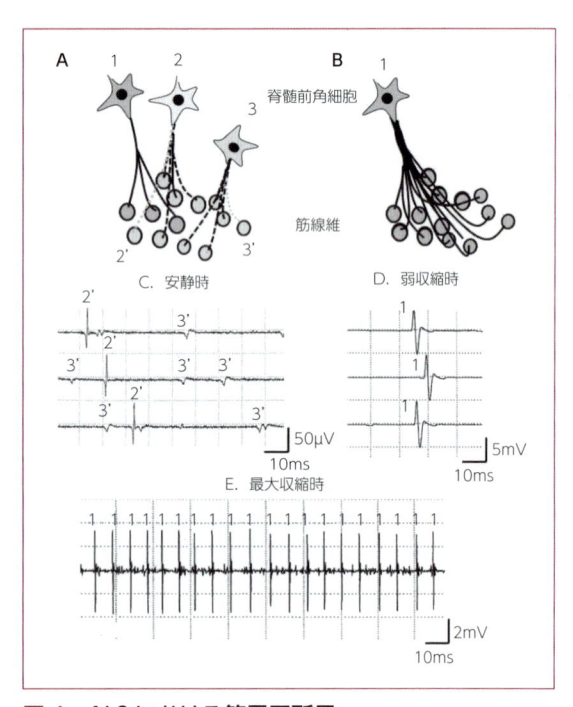

図4 ALSにおける筋電図所見

A：ある脊髄前角細胞（1〜3）はそれぞれ複数の筋線維を支配し，運動単位を構成している．図における運動単位は3つである．B：一部の脊髄前核細胞（A-2，3）が変性脱落すると，その支配下にある筋線維は残存する脊髄前核細胞（A-1）に再支配されることとなり，運動単位数は減少する．C：変性脱落した神経細胞（A-2，3）の支配下にある筋線維（2'，3'）が脱神経状態となると，安静状態の筋に自発放電（2'：線維自発電位，3'：陽性棘波）がみられるようになる．D：脱神経状態にある筋線維がやがて残存神経（A-1）に再支配されると，運動単位の規模が大きくなる（B-1）．このため，筋活動時の運動単位（1）の電位は振幅が大きくなり，持続時間も長くなる．E．筋収縮を最大限にしても動員されるのは残存する運動単位（1）の電位に限定される（運動単位電位数の減少）

る所見である．通常，脳CT，MRI等の形態画像では異常を認めないが，錐体路の変性が異常信号を呈することがある．大脳皮質磁気刺激により上位運動ニューロン障害を検出することも診断の参考となる．

5）予後・治療

経過は進行性であり，生命予後は球麻痺や呼吸筋麻痺により左右される．人工呼吸器等の延命措置を行わない自然経過では発症後2～3年で死に至る．非侵襲的人口呼吸の適応も考慮されるが，早期の呼吸機能障害に限定される．一方，気管切開と人工呼吸器装着により，10年以上の生存例もあるが，肺炎等の合併症が常に問題となる．また，嚥下障害による経口摂取不能例においては胃瘻造設等による経管栄養が考慮される．いずれも，患者の意思を十分に尊重して実施する必要がある．現在，特異的な治療法はなく，グルタミン酸抑制薬であるリルゾール®が使用されるが，臨床的に満足できる効果は得られないのが現状である．現在，種々の臨床治験が進行中である．

3. その他のMND

[脊髄性進行性筋萎縮症 progressive spinal muscular atrophy（SMA）]

1）概念

主に下位運動ニューロンである脊髄前角細胞が変性する疾患であり，常染色体劣性遺伝形式をとる．四肢の筋萎縮・筋力低下が主症状となるが，発症年齢によりI～III型に分類される．発症年齢順に，I型（SMA-1：ウェルドニッヒ・ホフマン病），II型（SMA-2：intermediate type），III型（SMA-3：クーゲルベルク・ウェランダー病）に分類されている．近年複数の責任遺伝子が同定されている．

2）臨床像

I型は最も重症で，妊娠後期の胎動低下や生後6か月以内の運動機能低下で診断される．II型は2歳までに症状が明らかとなり，多くのものは15か月までに診断される．呼吸はI，II型とも横隔膜呼吸をする．III型は18か月から思春期にかけて発症することが多い．臨床症状は比較的軽く，生命予後は良好である．

3）治療

特異的な治療は確立されておらず，対症療法が中心となる．

[球脊髄性筋萎縮症 spinal and bulbar muscular atrophy（SBMA）/ケネディ・オルター・ソン病]

1）概念

伴性劣性遺伝を示す脊髄性筋萎縮症の一型であり，発症年齢は成人期30～60歳代のことが多い．有病率は人口10万人あたり1～2人程度である．経過は緩徐進行性である．X染色体上にあるアンドロゲン受容体遺伝子の第1エクソン内翻訳部位にある三塩基配列（CAG）リピートの異常延長による．CAGはグルタミン酸に翻訳されることから，このような疾患はポリグルタミン病と総称される．

2）臨床像

下位運動ニューロン障害による筋萎縮が主要症状であり，舌萎縮，筋線維束性収縮，構音障害，嚥下障害等の球麻痺症状，顔面筋や四肢近位筋の障害が目立つ．その他，手指振戦（姿勢時），女性化乳房，不妊等を伴うことが多い．緩徐進行性の経過をとり，通常60歳頃まで日常生活は自立している．知能，精神には異常はない．血清CK値は軽度上昇する．その他，肝機能障害，耐糖能異常，高脂血症等の合併もしばしば認められる．

3）治療

治療法は確立していないが，男性ホルモン抑制（LHRHアナログ：酢酸リュープロレリン）療法の臨床治験が進められている．呼吸管理を含めた対症療法が重要となる．

[若年性一側上肢筋萎縮症（平山病）]

孤発性で，若年成人（15～25歳）に好発し，一側上肢遠位に限局した非進行性の筋力低下と筋萎縮を呈する．筋萎縮は小手筋と前腕に限局し，緩徐に進行しつつ，2～3年で通常進行は停止する．頸髄前屈により第6頸椎体レベルを中心に脊髄硬膜管の後壁が前方に移動し，下部頸髄が椎体に押し付けられるとともに，前脊髄動脈を圧迫するため，脊髄前角が虚血に至り変性脱落すると考えられている．

[ポリオ後遅発性進行性筋萎縮症 post-

poliomyelitis progressive muscular atrophy (PPMA)]

　PPMA（またはポリオ後症候群）は小児期にポリオ（急性灰白髄炎）罹患後に病状が回復し，いったん安定状態にあった成人に，長年後に新たに出現する進行性の筋力低下をいう．発症時期は20〜50歳代でポリオ罹患後20〜50年後である．明らかな発症機序は不明である．

　初発部位はポリオ罹患と同側肢が多く，既存の1〜2肢の弛緩性運動麻痺と萎縮に加えて，新たに出現した左右差のある四肢近位優位の筋力低下と萎縮を呈する．根本的な治療法は確立されていない．

[グアム島と紀伊半島のALS]

　グアム島と紀伊半島にはALSとパーキンソン認知症複合を特徴とする疾患が多発していたが，現在は発症が激減している．病理では脳にアルツハイマー病に特徴的な神経原線維変化が多発する．

（市川博雄）

■　文　献　■

1) 荒木淑郎. 最新神経病学. 金芳堂, 2008.
2) 日本神経学会治療ガイドライン. ALS治療ガイドライン 2002. 臨床神経, **42**：678-719, 2002.

第4章 実際に「神経疾患」を理解する

11. 脱髄性疾患

神経細胞の軸索は髄鞘（ミエリン）と呼ばれる脂質で形成された膜でおおわれている．髄鞘は絶縁体の役割を果たし，活動電位を効率的に伝達する働きがある（図1）．この髄鞘が主に障害される疾患を脱髄疾患と呼ぶ．大脳では白質に髄鞘化された神経細胞の軸索が集まっているため，脱髄病変は白質にみられることが特徴である．脱髄疾患は大きく中枢神経系と末梢神経系に大別される．

症例1 ある多発性硬化症患者（女性）の経過とポイント

2005年8月初旬（35歳），左前胸部から左肩にかけてのしびれ感が出現したが3日程で消失した❶．8月下旬より左半身のしびれ感が出現．時々左腕の掻痒感を自覚することがあった❷．この頃からトイレが近くなった❸．首を動かした時に左腕に放散痛を自覚したため，8月31日近医に受診した．頸部MRIを撮影したところ，頸髄に異常信号を指摘され，神経内科に紹介受診．精査・加療目的にて9月6日入院した．

神経学的所見は左上腕から手先にかけての温痛覚，触覚の低下と左バビンスキー反射を認めるが筋力低下や運動失調，視力，視野異常は認めなかった．脳MRIでは半卵円中心，側脳室周囲にT2強調画像で高信号の病変を多数認め，一部は造影T1強調画像で造影効果を受けていた（図2）．頸椎・

ポイントの解説

❶ MSでは症状が自然消失することもめずらしくない．
❷ 発作性の感覚異常はMSでよくみられる現象である．
❸ 頻尿，排尿困難，失禁等の膀胱機能障害の頻度は高く，脊髄病変によるものと考えられる．

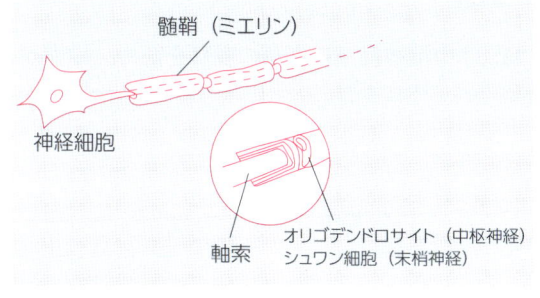

図1 軸索と髄鞘

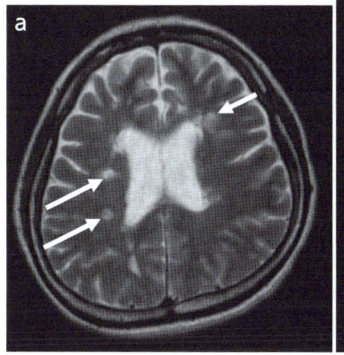

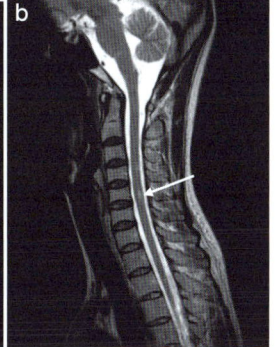

図2 MSのMRI画像
　a：頭部MRI T2強調画像水平断で大脳白質に多発性の高信号域を認める（太矢印）
　b：頸椎MRI T2強調画像矢状断でC5レベルの脊髄内に高信号域（矢印）を認める

- ❹ MSの急性増悪期の治療として、ステロイドパルス（ステロイド大量静注療法）が第一選択となっている．
- ❺ 症状の再発・寛解は「時間的多発」として捉えられ、多発性病変（「空間的多発」）とともにMSの特徴とされる．
- ❻ インターフェロン製剤は新規病変の出現抑制により、症状の進行を抑制する薬剤である．

胸椎MRIではC5，Th8，Th12レベルにT2強調画像で高信号の病変を認め、一部造影効果を受けていた．髄液検査ではIgG indexの上昇とオリゴクローナルバンド陽性を認めた．MSが疑われ、ステロイドパルス❹を施行したところ、左上肢の知覚低下は軽減し、退院した．退院後外来にて経過を観察していたが、半年後に両下肢のしびれが出現した❺．胸椎MRIを撮像したところ、新規病変を認めたことからMSと診断し、インターフェロンを開始した❻．

系統講義

中枢性脱髄疾患は原因により、自己免疫性、感染性、代謝性等に分けられる．自己免疫性の代表的な疾患として多発性硬化症と急性散在脊髄炎がある．

1. 多発性硬化症（MS）

MSは中枢神経の髄鞘が障害される脱髄疾患で、脳・脊髄といった中枢神経系に脱髄巣が多発し（空間的多発）、運動麻痺、感覚障害、運動失調等様々な神経症状を引き起こす．神経症状は自然経過で消失・軽快するが、その後症状が再発する（時間的多発）．このような空間的・時間的多発がこの疾患の特徴である．脱髄巣の好発部位は視神経、脳室周囲の白質、橋、延髄、小脳、脊髄等である．臨床経過から再発・寛解を繰り返しながら徐々に進行増悪する再発寛解型や、発症から一度も明らかな寛解がなく慢性進行性に増悪する一次進行型等のサブタイプが分類されている．再発寛解型はMSで最も多く、一次進行型は比較的高齢発症に多いといった特徴がある．

これまで本邦に多いとされてきた視神経と脊髄に病変の主座があるMSの一部に、特異的な自己抗体（抗アクアポリン4抗体）が特定され、視神経脊髄炎（neuromyelitis opitca：NMO）として疾患概念が確立した．NMOはMSと比較して再発率が高く、症状も重篤である（表1）．

2. 疫学

2004年のわが国での疫学調査ではMSの有病率は約8人/10万人で、男女比は約1：3と女性に多い．発症年齢のピークは20歳代で若年者に多い．一方NMOは約3人/10万人で、男女比は1：10とMSより性差が大きい．発症年齢のピークはMSよりやや高く30歳代とされている．

3. 病理

MSは中枢神経系に髄鞘の脱落を認め、軸索が

表1　MSとNMOの特徴

	MS	NMO
初発年齢	20歳代	30歳代
男女比	1：3	1：10
主な病変分布	大脳白質，視神経，脊髄	視神経，脊髄（3椎体以上の長い病変）
髄液所見	IgG index 上昇 オリゴクローナルバンド陽性	細胞数増多 オリゴクローナルバンド陰性
抗アクアポリン4抗体	陰性	陽性率が高い（60〜90%）
病理所見	脱髄	壊死性変化，脱髄

比較的保存される髄鞘の傷害が主体の脱髄病巣（脱髄斑）を多数認めるのが特徴である．それに対しNMOは病変部に免疫グロブリンや補体の沈着，抗体が関与する液性免疫の変化が強くみられ，組織の壊死性の変化が主体である．脱髄はそれらに伴う二次的な病態と考えられている．

4. 症状

MSでみられる代表的な臨床症状は視力障害，しびれ，運動麻痺があり，視神経や脊髄に関連した症状が多いが，中枢神経の病変部位に応じた多彩な症状がみられる．またMSに特徴的な現象として発熱や入浴等で体温が上昇すると一過性に症状が悪化するウートフ現象が有名である．

1）視神経病変

中心暗点や視野欠損，視力低下等の症状がある．視野欠損は視覚の伝導路の病変部位によって様々である．NMOはMSと比較して視覚障害が強く，失明することも少なくない．また視交叉の病変で両側視神経障害がみられることもNMOの特徴といわれている．

2）脊髄病変

脊髄病変に伴う上肢の麻痺や両下肢の麻痺（対麻痺）が多いが，大脳，脳幹病変でも麻痺は起こる．NMOでは横断性脊髄炎による対麻痺がMSより多いとされている．またMS，NMOともに感覚低下・過敏，異常感覚等の感覚障害や膀胱機能障害に起因する頻尿，尿閉，排尿困難，失禁の頻度は高い．

3）小脳・脳幹病変

小脳の病変により運動失調や動作時振戦，構音障害等がみられる．歩行障害をきたすことも少なくない．脳幹病変では動眼神経麻痺や外転神経麻痺は高い頻度でみられる．延髄背側の病変に起因する難治性の吃逆（しゃっくり）や嘔吐はNMOに特徴的な症状とされている．

4）大脳病変

大脳病変では運動麻痺や感覚障害の他に高次脳機能障害がみられる場合がある．欧米の報告ではMSの高次脳機能障害の頻度は43〜70％と高く，これまで報告されているものとして記憶障害，注意障害，遂行機能障害，情報処理速度の低下等が

表2　MSの鑑別疾患

脳・脊髄腫瘍
HTLV-1関連ミエロパチー
頸椎症
神経ベーチェット病
サルコイドーシス
脊髄空洞症
自己免疫疾患（全身性エリテマトーデス，シェーグレン症候群）
神経梅毒
進行性多巣性白質脳症（PML）
亜急性硬化性全脳炎（SSPE）
ウェルニッケ脳症
ミトコンドリア異常症（MELAS）等

ある．一般的知能は保たれていることがほとんどである．

5. 鑑別疾患

MSに特異的な検査がないため，他疾患の鑑別が重要となる．鑑別疾患を**表2**に示す．

6. 検査所見

1）MRI

MSでは脳室周囲に脱髄が好発することが知られており，卵円形のovoid lesionがMSにみられることが多い．急性期の脱髄病変は造影効果を受けるため，急性期の評価ではガドリニウムによる造影MRIが有用である．脳梁はMSに特徴的な病変部位として知られており，矢状断での評価が有効である．NMOに特徴的な病変として延髄背側から頸髄に及ぶ病変は多く報告されている．視神経病変は冠状断で評価する．

MSの脊髄病変は脊髄の周囲の白質に限局しているが，NMOは脊髄中心に多く，病変の分布が異なる．またNMOではMRI画像で3椎体以上の長い脊髄病変がみられることが多いのが特徴である．

2）脳脊髄液検査

髄液細胞数増多，髄液蛋白上昇がみられることがあるが約半数以上は正常である．他に髄液中のミエリン塩基蛋白（myelin basic protein：MBP）やIgG index（髄液中の炎症蛋白増加の指標）の上昇がみられる．髄液中のオリゴクローナルバンドが陽性になる．

3）誘発電位

視覚誘発電位（visual evoked potential：VEP），体性感覚誘発電位（somatosensory evoked potential：SEP），聴覚脳幹誘発電位（brainstem auditory evoked potential：BAEP）等がある．これらはMSの感覚障害を生理学的に検出するものである．VEPは視覚刺激，SEPは電気による感覚刺激，BAEPは聴覚刺激をトリガーとして誘発された脳波の潜時を評価することで，それぞれの感覚経路のどの部位で障害があるかを判定することができる．

7. 治療

1）ステロイド

MSの急性増悪期にはステロイド大量静注療法（ステロイドパルス）が確立された標準治療である．一方寛解期の再発予防においては経口ステロイドの内服による再発予防効果はエビデンスがないとされている．NMOでも急性期はステロイドパルスの有効性が報告されている．NMOの再発予防には経口ステロイドの内服が有効である．

2）血漿交換療法（plasma exchange：PE）

血液を体外に取り出して血漿分離器で血球成分と血漿成分に分離した後，血漿成分のみを除去し，代わりにアルブミンで置き換えて体に戻す方法（単純血漿交換），分離した血漿をふるいにかけて免疫グロブリン等の液性因子を除去し，一部アルブミンに置き換えて体に戻す方法（二重膜ろ過血漿交換），病因となる蛋白を選択的に吸着する方法（免疫吸着）等がある．いずれもMSやNMOの病態に関与する液性因子（免疫グロブリン，サイトカイン等）を除去することで効果を発揮するステロイドパルスが無効のMSやNMOの急性増悪への有効性が報告されている．

3）インターフェロン

インターフェロン（interferon：IFN）はウイルス増殖を抑制する蛋白として発見され，MS患者でIFNの産生が減少することから治療薬として注目されるようになった．その後の臨床試験でIFNのうちIFNβのみがMSの再発を有意に減少させることが明らかとなった．IFNβは筋注用のIFNβ-1aと皮下注用のIFNβ-1bの2種類があり，投与間隔もそれぞれ週1回と隔日と異なる．IFNβ-1a，1bともに再発抑制効果およびMRIでの新規病変の出現を抑制する効果は認められているが，MSの一部やNMOではインターフェロン治療でも再発が抑制できないことが報告されている．

4）免疫抑制剤

インターフェロンで再発抑制できない治療抵抗性の再発寛解型や一次進行型のMS，NMO等で用いられる．アザチオプリン，シクロフォスファミド，ミトキサントロン等があるが，いずれも本邦では保険適応がない．2011年わが国で初のMSの経口治療薬としてフィンゴリモドが登場した．フィンゴリモドは2つの大規模臨床試験でプラセボ，IFNβ1aと比較して有意な再発率の低下が報告[4, 5]されており，MSの新たな治療選択肢として期待されている．

5）その他

合成ポリペプチド（Glatiramaer acetate），モノクローナル抗体（Natalizumab），免疫グロブリン大量療法等が新たな治療として注目されている．

8. 予後

MSは再発寛解を繰り返しながら，徐々に進行する経過をとり，神経障害によりADLの低下をきたす．一般的に高齢発症では進行性の経過であることが多く，予後は不良である．欧米での大規模研究ではMSの発症から歩行に補助具を必要とするまでの期間は，早期にインターフェロンを導入した群で13年（中央値），インターフェロンの投与期間が短かった群では7年と大きく差がみられている．NMOの長期予後についての研究はまだ少ないが，一般的にMSより予後不良とされている．

9. 急性散在性脳脊髄炎（ADEM）

ADEMは急性発症で単相性経過をとる中枢神経系の散在性の炎症性脱髄疾患で，感染に引き続いて発症する例（先行感染）や，予防接種後に発症するが，約20％は先行感染や予防接種歴のない特発性である．免疫学的機序による脳脊髄炎と

考えられている．

小児に多く（平均約6歳），頻度は小児10万人当たり0.3～0.4人程度で，成人はさらに少ないものと思われる．感染症状もしくはワクチン接種後1～3週間後に急性発症し，発熱，意識障害，髄膜刺激徴候，痙攣，脳局所症状（運動麻痺，失語等）を呈する．

検査所見は白血球増多，CRP上昇といった炎症反応の他，髄液検査での細胞数増多，蛋白上昇がみられる．脳MRI画像ではMSと同様に大脳白質に多発性病変を認めるが，しばしば基底核や視床といった灰白質にも病変がみられる．MSと同様に脳炎やベーチェット病，サルコイドーシス等が鑑別疾患となり，MSの初回発症との鑑別が臨床上問題となる．治療はMSの急性増悪期と同様にステロイドパルス療法が行われ，ステロイド治療に反応しない場合は血漿交換療法や免疫抑制剤が用いられる．一般的に予後は良好で約半数以上で神経症状は完全に回復する．

症例2　ギラン・バレー患者（男性）の経過とポイント

2006年（64歳時）4月中旬に左足を引きずるようになり，歩き方がおかしいことを息子から指摘されるようになった．その後両下肢の筋力低下が進行し，その1週間後には歩行が不能になった❶．23日より立位も不能となり，トイレに這って行くようになった．4月25日神経内科に受診，緊急入院となった．感冒等の先行感染はなかった❷．入院時には起立不能で，足首以下は全く動かない状態であった．神経学的所見は四肢遠位優位の筋力低下と知覚低下，腱反射消失を認めた．神経伝導速度検査は脛骨神経にて伝導ブロックを認め，髄液検査では蛋白細胞解離を認めた．ギラン・バレー症候群の診断で大量免疫グロブリン療法❸を行ったところ，7日後頃より筋力に改善を認めた．その後リハビリテーションを行ったが，入院後2か月後の退院時でも起立は困難であった．外来にて経過観察していたところ発症6か月後には起立可能になるまで回復した．

ポイントの解説

❶ギラン・バレー症候群の運動麻痺は左右対称性で，発症後急速に進行することが特徴である．

❷症状が出現する前に，上気道炎や下痢等の先行感染を伴うことがある．

❸免疫グロブリン大量療法は病因となる液性因子（免疫グロブリン等）を中和することで，病状の進行を防ぐ治療法である．

系統講義

末梢性脱髄疾患も中枢と同様に，急性発症で単相性の経過をとるギラン・バレー症候群と，亜急性，慢性の発症で再発寛解を繰り返す慢性炎症性脱髄性多発神経根炎（chronic inflammatory demyelinating polyneuropathy：CIDP）に分類される．

1. ギラン・バレー症候群（Guillain-Barré syndrome：GBS）

ギラン・バレー症候群（GBS）は急性発症の運動麻痺，四肢腱反射消失を主徴とする末梢神経障害である．運動麻痺は発症から2～3週間の経過で進行し，重症例では呼吸筋麻痺による呼吸不全をきたす場合がある．急性期は呼吸・循環状態に注意し，重症例ではICUでの全身管理が望ましい．GBSは脱髄型と軸索型の2つのサブタイプに分類され，先行感染等による自己免疫性機序により末梢神経の髄鞘あるいは軸索が障害されることにより発症すると考えられている．軸索型では神経細胞膜に存在する糖脂質に対する自己抗

体（血清抗ガングリオシド抗体）が出現することが知られているが，脱髄型での標的分子は現在のところ不明である．GBSと同じ抗ガングリオシド抗体が陽性となる類縁疾患としてフィッシャー症候群，ビッカースタッフ型脳幹脳炎，多巣性運動ニューロパチー等がある（表3）．

1）疫学

GBSの年間の発症率は1.2〜2.3人/人口10万人で，男女比は1.5：1と男性に多い．欧米では脱髄型が多いとされているが，わが国では脱髄型と軸索型の頻度は1：1である．

2）病理

脱髄型では末梢神経の血管周囲にリンパ球，マクロファージといった炎症細胞浸潤とその周辺に脱髄を認めることが特徴である．軸索型では炎症細胞浸潤が乏しく，軸索変性が主な病変となる．

3）症状

運動麻痺は比較的左右対称性で急速に進行するのが特徴である．自然経過では発症から約4週間で運動麻痺のピークに達する．その後数日から数週（長い症例では数か月）にかけて病状は横ばい状態となり，ゆっくりと回復する．顔面神経麻痺や球麻痺といった脳神経麻痺の合併や，重篤な症例では呼吸筋麻痺による呼吸不全をきたす．四肢のしびれ，痛み，異常感覚等の感覚障害が合併することがある．軸索型では感覚障害がみられないことが特徴とされている．血圧の変動や発汗障害等自律神経障害も合併することがある．

4）鑑別疾患

中毒性ニューロパチー（有機溶剤・重金属），重症筋無力症，ボツリヌス中毒，ジフテリア，脳幹部病変（腫瘍，血管障害）等との鑑別が必要である．

5）検査所見

神経伝導検査は脱髄型と軸索型の鑑別に重要である．脱髄型では遠位潜時の延長，複合筋活動電位の時間的分散，伝導ブロックがみられる．軸索型では複合筋活動電位の振幅低下がみられるが，脱髄型でみられる所見はなく，末梢神経障害が運動神経に限定していることが特徴である．髄液検査では蛋白細胞解離（細胞数は正常で蛋白が上昇）がみられるが，発症早期では正常であることも多い．

6）治療

GBSでは急性期の全身管理と早期の免疫療法が重要である．GBSの約25％で呼吸筋麻痺による呼吸不全をきたすため人工呼吸器管理が必要となる．自律神経障害が強い症例では血圧変動や不整脈が起こりやすくなる．寝たきりになるため深部静脈血栓症のリスクも上昇する．これらに対応するため重症例では集中治療室での加療が望ましい．

免疫療法はPEと免疫グロブリン大量療法（intravenous immunoglobulin：IVIg）の有用性が確立している．PEは発症2週間以内に開始すると，人工呼吸管理の必要な患者の割合の減少（筋力低下の進行抑制），入院期間の短縮，さらに1年後における筋力の回復の程度が改善することが明らかとなっている．IVIgもPEと同等の効果があることが大規模臨床試験で示された．PEに比較し侵襲度が低いことから，近年ではIVIgでの治療が一般的となっている．

7）予後

GBSの予後は個々の症例によりかなりの差が

表3 抗ガングリオシド抗体とGBS類縁疾患

	臨床症状	抗ガングリオシド抗体
ギラン・バレー症候群	運動麻痺，腱反射低下	抗GM1抗体，抗GalNAc-GD1a抗体等
フィッシャー症候群	外眼筋麻痺，運動失調，腱反射低下	抗GQ1b抗体，抗GT1a抗体
ビッカースタッフ型脳幹脳炎	意識障害，外眼筋麻痺 顔面神経麻痺，運動麻痺等	抗GQ1b抗体
多巣性運動ニューロパチー	運動麻痺，筋萎縮	抗GM1抗体

あり，予測は困難である．一般的には発症時の年齢が高いと予後は不良である．PE や IVIg といった免疫療法がされた場合でも約 20％は 6 か月後の時点で自立歩行（杖等の補助具なしでの歩行）が不能といわれている．

2. 慢性炎症性脱髄性多発ニューロパチー (chronic inflammatory demyelinating polyneuropathy：CIDP)

CIDP は再発寛解もしくは慢性進行性の経過で四肢の筋力低下や感覚障害をきたす末梢神経疾患である．発症初期には GBS との鑑別が問題となる場合がある．GBS と異なる点は 2 か月以上にわたって症状が進行する点，先行感染がほとんどない点が特徴とされている．

検査所見は電気生理検査，髄液検査もそれぞれ GBS と同様に伝導ブロックや蛋白細胞解離を認める．初期治療は GBS と同様の免疫療法（PE，IVIg）の有効性が確立している．CIDP は GBS と異なり多相性や慢性進行性の経過をとるので初期療法に続いて維持療法として経口ステロイド（プレドニゾロン　1mg/kg/ 日）の投与を開始し，漸減していく方法が用いられる．増悪がない症例でも数年間は内服を継続する．経口ステロイドが効果ない症例では免疫抑制剤（シクロスポリン等）が用いられる．

（武田景敏）

文献

1) 吉良潤一：日本人多発性硬化症の臨床研究における最近の進歩．臨床神経，**49**：549-559, 2009.
2) 中島一郎・藤原一男・糸山泰人：NMO の疾患概念—OSMS からの変遷と確立．*BRAIN and NERVE*, **62**：913-919, 2010.
3) Freedman, M. S：Long-term follow-up of clinical trials of multiple sclerosis therapies. Neurology, **76** (1 Suppl 1)：S26-34, 2011.
4) Kappos L, Radue E.W O'conner P, et al. A Placebo Controlled Trial of Oral Fingolimod in Relapsing Multiple Sclerosis. *NEJM*, **362**：387-401, 2010.
5) Cohen JA, Barkhof F, Comi G, et al.：Oral fingolimod or intramurl interferon for relapsing multiplesclesosis. *NEJM*, **362**：402-15, 2010.
6) 宮崎千明・多屋馨子・岡部信彦：小児の急性散在性脊髄炎の疫学に関する研究（水痘，流行性耳下腺炎，肺炎球菌による肺炎等の今後の感染症対策に必要な予防接種に関する研究）．平成 17 年度厚生労働省科学研究費補助金（新興・再興感染症研究事業）研究報告書：185-188, 2005.
7) Menge, T., Hemmer, B. Nessler, S., et al.：Acute disseminated encephalomyelitis：an update. *Arch Neurol*, **62** (11)：1673-80, 2005.
8) van Doorn., P. A., L. Ruts, and B. C. Jacobs, Clinical features, pathogenesis, and treatment of Guillain-Barre syndrome.. *Lancet Neurol*,, **7** (10)：939-50, 2008.
9) Ogawara, K., Kuwabara,, S., Mori, M, et al., Axonal Guillain-Barre syndrome：relation to anti-ganglioside antibodies and Campylobacter jejuni infection in Japan. *Ann Neurol*, **48** (4)：624-31. 2000.
10) European Federation of Neurological Societies/Peripheral Nerve Society Guideline on management of chronic inflammatory demyelinating polyradiculoneuropathy：report of a joint task force of the European Federation of Neurological Societies and the Peripheral Nerve Society-First Revision. *J Peripher Nerv Syst*, **15** (1)：1-9, 2010.

第4章 実際に「神経疾患」を理解する

12. 脊椎脊髄疾患

脊椎脊髄疾患は一つの疾患ではなく，脊椎，脊髄，あるいはその両方が関与する多くの疾患を含んでいる．本項では代表的疾患として，頸椎症，頸椎椎間板ヘルニア，脊柱靱帯骨化症，腰椎椎間板ヘルニア，腰部脊柱管狭窄症，脊髄血管障害，脊髄空洞症，脊髄腫瘍，脊髄炎について概説する．

ポイントの解説

❶頸椎症は中高年に頻度の高い疾患である．

❷頸椎症の神経症状は手のしびれや上肢の筋力低下等の上肢の症状から始まることが多い．一般に脊髄疾患の症候は，神経根症候と脊髄症候に大別される．さらに脊髄症候は髄節症候（障害髄節の症候）と索路症候（障害レベルより下の症候，例えば下肢のしびれや運動障害等）に分類される．頸椎症で神経根症の場合は上肢のみに症候が出現する．また脊髄症の場合も最初に髄節症候が出現しやすい（このことは服部分類として，後に説明する）．

❸頸椎症や椎間板ヘルニア等では，脊椎の動きにより，脊髄または神経根が動的に障害されて症候が強くなることが多い．神経根症の場合は頸部の姿勢により強い痛みが放散することがある（神経根痛）．脊髄症の場合も，頸椎の後屈により圧迫が増強して，しびれが増強することがある．

❹頸椎疾患では，原則として首から上の症状がないことが重要である．脳神経や脳高次機能には異常がみられない．

❺頸椎症では，障害高位に応じた症候が出現する．この時に，脊椎高位と脊髄の高位に約1.5髄節のずれがあることが重要である（図2）．例えばこの症例のようにC5/6椎間で脊髄が障害された場合には，C7髄節の症候が出現するので，上腕三頭筋の筋力低下や示指，中指のしびれが起こりやすい．

症例1　ある頸椎症の患者（男性）の経過とポイント

鍛冶屋を営む60歳男性❶．10年前から右手の示指と中指に軽いしびれを感じていた❷．最近そのしびれが悪化して，仕事で上を見上げる姿勢をとると，右手指のしびれが強くなるのに気付いた❸．また右の上肢の力が入りにくいように感じた．歩行には異常なく，排尿障害も自覚しなかった．

受診時の神経学的所見は，脳神経に異常なく❹，右の示指と中指に感覚異常（触るとびりびりした感じがする）を認めた．筋力は右上腕三頭筋が中等度低下，左上腕三頭筋が軽度低下していた❺．下肢の筋力は正常であった．腱反射は両側上腕二頭筋反射正常，右三頭筋反射は高度低下，左三頭筋反射は軽度低下であり，下肢の膝蓋腱反射，アキレス腱反射は軽度亢進しており，バビンスキー徴候は両側陰性であった．頸椎を後屈させると，右手の示指と中指のしびれが増強した❻．

頸椎X線ではC5/6椎間の頸椎症を認め，頸椎MRIでは，C4/5およびC5/6の椎間板の突出を認め，C5/6椎間では軽度脊髄圧迫と脊髄内の中心灰白質に高信号を認めた（図1）❼．

以上より，頸椎症性脊髄症の服部（はっとり）Ⅰ型❽で，C7髄節の症候が中心と考えられた．本症例は職業的な動的障害の関与が大きいと判断された．

頸部を後屈させるのを避けて，頸椎のよい姿勢を保持するように指導し，頸椎カラーを適宜装着してもらい，手術はせずに経過をみることとした❾．

その後右手のしびれは軽減して，気にならない程度の軽いしびれを残すのみになった．また両側の上腕三頭筋の筋力低

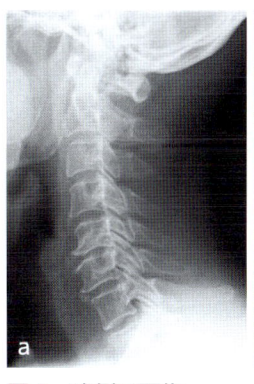

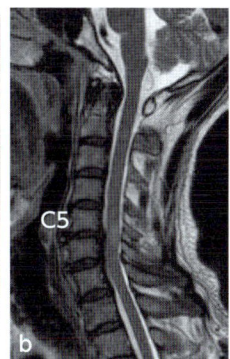

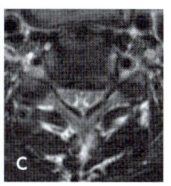

図1 症例の画像
a：頸椎側面X線．C5/6椎間の椎間腔狭小と椎体の変形を認める
b：MRIT2強調矢状断画像．C5/6椎間での軽度脊髄圧迫と，脊髄内高信号を認める
c：MRIT2強調横断画像（C5/6椎間）．脊髄内に高信号がH型に見える

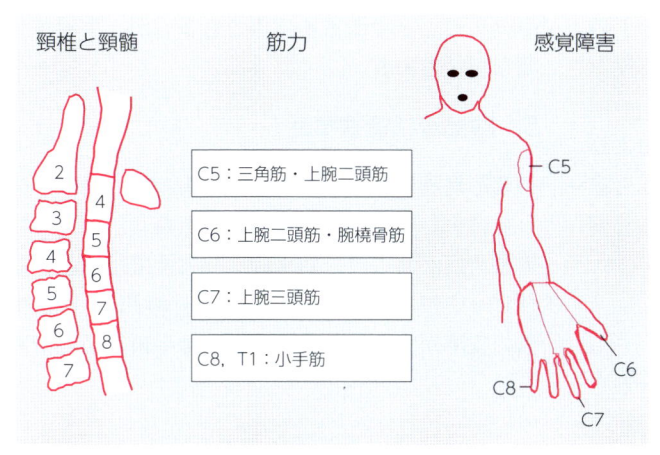

図2 頸椎と頸髄のずれと高位診断

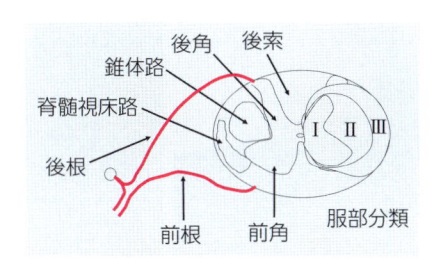

C5：三角筋・上腕二頭筋
C6：上腕二頭筋・腕橈骨筋
C7：上腕三頭筋
C8，T1：小手筋

図3 横断面上の障害部位と服部分類

下も改善した．3年経過しているが，神経症候は安定しており，悪化していない．

神経根の障害の場合には，一髄節ずれており C5/6 椎間では C6 の神経根が障害されることが多い[1]．

❻診察の時，頸椎の動的負荷により症状の変化をみることが，診断に重要である．

❼頸椎症で脊髄が圧迫されると，MRIT2強調画像で脊髄内に高信号を認めることがある．その場合，高信号は中心部灰白質に出やすい．これは服部のⅠ型の画像的表現ともいえる．

❽服部ら[2]は頸椎症の神経症候について，Ⅰ型：脊髄中心部障害（上肢筋萎縮，上肢運動障害，上肢反射低下，上肢知覚障害），Ⅱ型：Ⅰ型＋後側索部（Ⅰ型の症状＋下肢反射亢進）Ⅲ型：Ⅱ型＋前側索部（Ⅱ型の症状＋下肢・躯幹の温痛覚障害）の3つの型に分類し，この順で神経症候が進行すると述べている（図3）．服部分類のⅠ型においては，下肢の症候を伴わないために，神経根症との区別が難しい場合がある．

❾頸椎症は，必ずしも悪化していく経過をとらない．症状の固定している時期が長く，時々悪化する時期がある[3]．頸椎の不適切な姿勢や転倒して首をひねった時等の，動的要因が加わった時に悪化しやすいので，よい姿勢を保持するのが悪化予防に重要である．具体的な指導としては，頸椎を後屈させないために，上を見上げる姿勢をとらない，腹ばいで本を読まない，テレビを見る時の姿勢に気をつける，首をぐるぐる回す運動をしない，枕の高さを適切なものにする，等である．

系統講義

1. 頸椎症

頸椎症とは、頸椎の椎間板、ルシュカ関節、椎間関節等の加齢変性により脊柱管や椎間孔の狭窄を起こして神経症候を呈したものをいう。神経根症を発現した場合を頸椎症性神経根症、脊髄症候を発現した場合を頸椎症性脊髄症という。

神経根症は肩甲部や上肢に放散する神経根痛が特徴的である。頸部を患側に傾けたり後屈すると激しい痛みが起きることがある。脊髄症の場合も障害髄節の症候から発現することが多いので（ポイントの解説❽参照）、上肢のしびれや運動障害で発症することが多い。

神経症候から障害髄節を推定して（ポイントの解説❺参照）、そのレベルに画像上の圧迫所見があると診断できる。

まずは頸椎のよい姿勢を保持して、場合により頸椎カラーを装着する。頸椎の安静を保っても症候が悪化する場合は、手術的治療を考慮する必要がある。

2. 頸椎椎間板ヘルニア

頸椎の椎間板が後方に脱出して神経根や脊髄を圧迫すると、変形性頸椎症と類似した症候が起こる。これは若年者でも発症することがあり、特に生まれつき脊柱管が狭い場合に神経症状を呈しやすい。軽症の場合には頸椎の安静を保っていれば自然に軽快することもあるが、圧迫が強く症状が高度の場合は手術的治療を考慮する必要がある。

3. 脊柱靭帯骨化症

脊柱靭帯骨化症は、アジア人に多くみられる、脊柱管をささえる靭帯が骨化して肥厚し、脊髄または神経根を圧迫して症状を起こす病気である。

後縦靭帯骨化症は頸椎および上部胸椎レベルに多い。頸椎に起こった場合には頸椎症性脊髄症と類似の症候を呈する。頸椎側面X線で椎体の後部に骨化を認める。脊髄MRIでは骨化した靭帯は低信号となり、脊髄の圧迫を観察できる（図4）。症状があまり悪化しない例もあるが、およそ半数は症状の悪化がみられる。症状が進行した場合には手術的治療を考慮する必要がある。転倒により脊髄症が急性悪化する場合がある。

黄色靭帯骨化症は、中下位の胸椎レベルに多く、下肢の運動感覚障害を起こす。MRIで診断ができる（図5）。

4. 腰椎椎間板ヘルニア

腰椎の椎間板が後方に突出して神経根を圧迫すると下肢のしびれや痛みを起こす。L4/5椎間に多く、次いでL5/S1、L3/4の順に多い。臥位で下肢を伸展させたまま挙上すると大腿後面に放散性疼痛が出現する（下肢伸展挙上テスト）。安静やコルセットで改善する場合も多いが、手術が必要な場合もある。

5. 腰部脊柱管狭窄症

変形性腰椎症や腰椎椎間板ヘルニア、腰椎すべり症により馬尾全体が圧迫された時に、腰部脊柱管狭窄症が起こり、特徴的な間欠性跛行が起きる（「ピットフォール、間欠性跛行」参照）。日常生活の支障が大きくなった場合には手術が必要である。

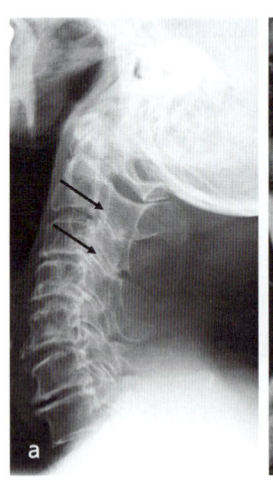

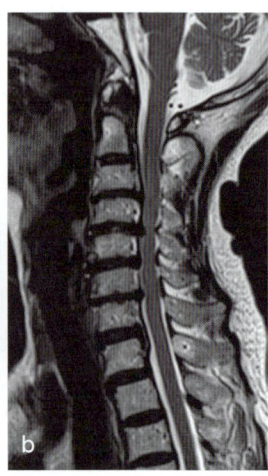

図4 頸椎後縦靭帯骨化症の画像
a：頸椎単純X線側面画像．椎体の後ろの脊柱管内に靭帯の骨化（矢印）
b：頸椎MRI T2強調画像．靭帯骨化は低信号．脊髄が圧迫されている

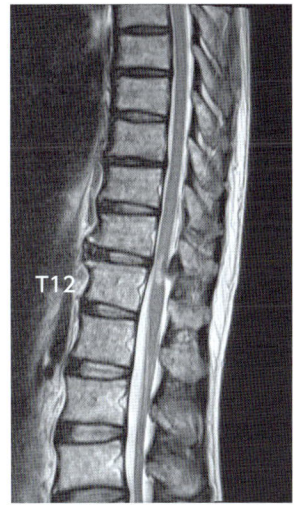

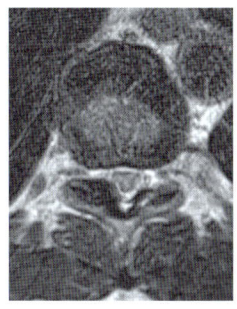

図5 黄色靱帯骨化症（T11/12椎間）のT2強調画像
黄色靱帯骨化が脊髄後方に低信号としてみえて，脊髄を圧迫している．脊髄内には高信号を認める

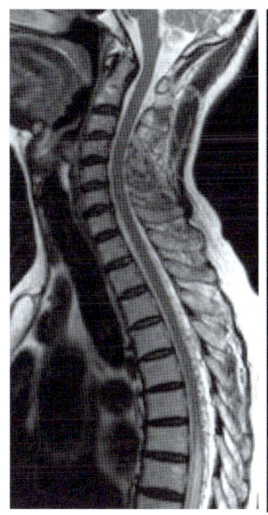

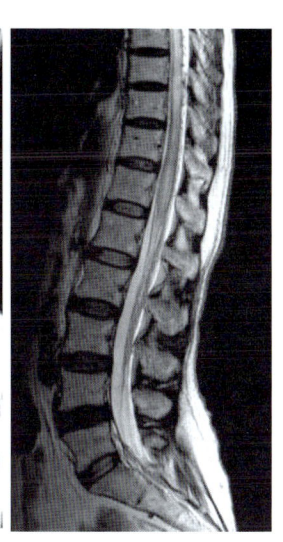

図7 脊髄硬膜動静脈瘻のMRI T2強調画像
下部胸髄から腰膨大にかけて脊髄が腫大し髄内高信号を長く認める．脊髄後方のくも膜下腔に異常血管を示すフローボイドを点状の低信号として認める

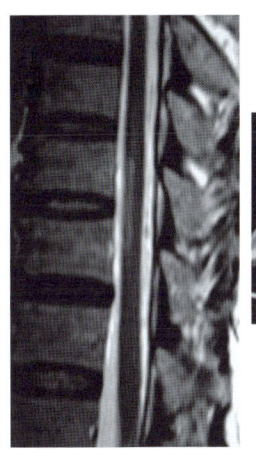

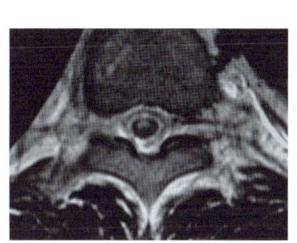

図6 脊髄梗塞（前脊髄動脈症候群）のMRI T2強調画像
脊髄内の前よりに高信号を認める（本症例は解離性大動脈に伴って発症）

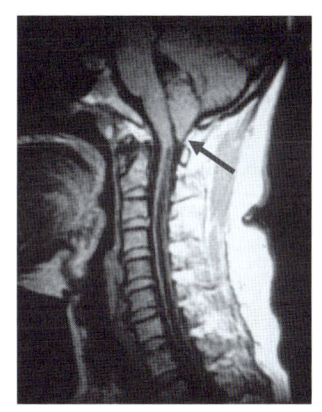

図8 キアリ奇形に伴う脊髄空洞症
小脳扁桃が脊柱管内に下垂している．頸髄全長にわたり脊髄空洞を認める

6. 脊髄血管障害

　動脈性の脊髄梗塞としては脊髄の前側が障害される前脊髄動脈症候群が多い．背部痛を伴って四肢麻痺もしくは対麻痺が突然発症，早期からの膀胱直腸障害，解離性感覚障害（触覚が保たれ温痛覚が障害）が特徴である．脊髄の後側が障害される後脊髄動脈症候群は，深部感覚障害を呈する．脊髄梗塞は，MRIにて髄内T2高信号を呈する

ことがあり（図6），また拡散強調画像にて急性期の高信号が描出される場合がある．動脈性脊髄梗塞は解離性大動脈瘤に伴って起きる場合がある．

　脊髄硬膜動静脈瘻では，亜急性から慢性に脊髄障害が進行する．胸腰髄に多く，MRIで上下に長い髄内T2高信号と脊髄腫大を呈し（図7），脊髄炎との鑑別が問題になる．くも膜下腔のフローボイド，造影による異常血管の描出が診断に重要で，疑う場合は脊髄血管造影が必要である．脊髄硬膜動静脈瘻は血管内塞栓術，あるいは直達

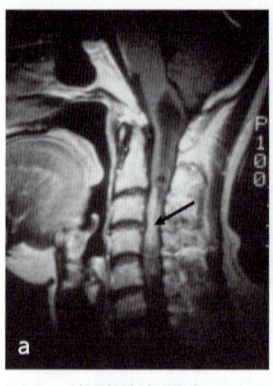

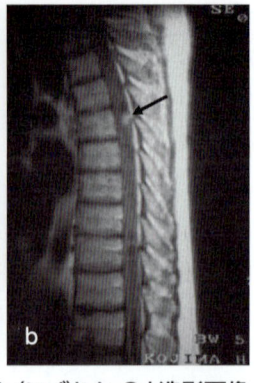

図9 脊髄髄内腫瘍のMRI（いずれもGd造影画像で腫瘍が造影される）
a：上衣腫（矢印）とそれに伴う空洞．b：血管芽腫（矢印）とそれに伴う空洞

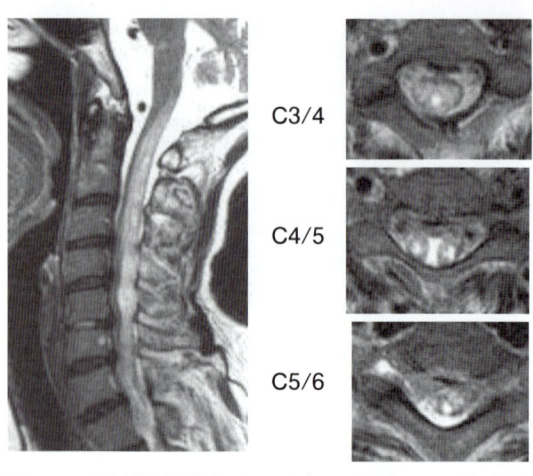

図11 視神経脊髄炎（NMO）の脊髄MRI T2高信号
上下に長い脊髄腫大と髄内高信号を認める

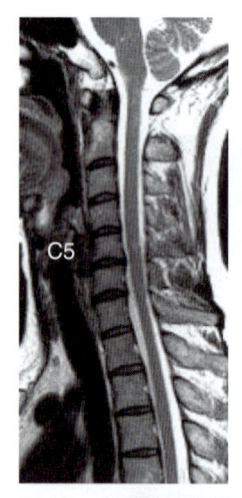

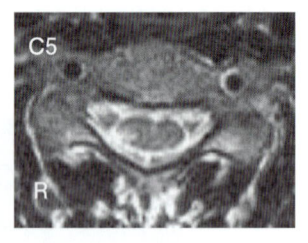

図10 多発性硬化症のMRI T2強調画像
C5椎体レベルの脊髄の右の側索に高信号を認める

手術により瘻孔を閉鎖することにより，症候の進行を止めることができる．

7. 脊髄空洞症

脊髄内に空洞が形成されて，様々な運動感覚障害が起きるまれな疾患である．脊髄空洞症はキアリ奇形に伴うものが多い（図8）．頭蓋と脊柱管内との髄液の流通障害が脊髄空洞の形成に関与していると考えられている．その他にも脊髄腫瘍や癒着性くも膜炎，外傷後等でも起きることがある．空洞による症状が高度の場合は，大後頭孔部減圧術，または空洞シャント術が必要である．

8. 脊髄腫瘍

脊髄腫瘍は髄内腫瘍，硬膜内髄外腫瘍，硬膜外腫瘍に分けられる．

髄内腫瘍は，星細胞腫と上衣腫が多く，次いで血管芽腫が多い（図9）．髄内腫瘍はしばしば脊髄空洞を形成する．硬膜内髄外腫瘍は良性腫瘍である神経鞘腫と髄膜腫が大部分を占める．髄内腫瘍，硬膜内髄外腫瘍の発症と経過は緩徐のことが多い．

硬膜外腫瘍は肺癌，前立腺癌，乳癌等の脊椎転移が多い．背部痛や肋間神経痛があった後に急速に脊髄障害を発症して対麻痺になることがある．

脊髄腫瘍は外科的手術が必要である．

9. 脊髄炎

感染性，自己免疫性，膠原病に伴うもの等，様々な脊髄炎がある．特に頻度が高く重要なのは多発性硬化症（multiple sclerosis：MS）と視神経脊髄炎（neuromyelitis optica：NMO）である．

MSは中枢神経に時間的空間的多発性を持つ症候を呈する脱髄性炎症疾患である．脊髄内に発症する時は急性の脊髄障害が比較的小さな病巣で起きる（図10）．それに対してNMOは脊髄に3椎体以上にわたる大きな病変を起こしやすい（図11）．NMOは視神経と脊髄に病変を起こしやすいが，延髄や視床下部等にも病変を起こすことが

ある．NMO ではアストロサイトに多く存在するアクアポリン 4 に対する抗体が高率に認められる．急性期の治療は両疾患とも副腎皮質ステロイドのパルス療法と血漿交換（または血漿免疫吸着）であるが，慢性期の再発予防は異なっている．MS は β インターフェロンが有効だが，NMO は低用量のステロイド剤と免疫抑制剤が有効である．

（安藤哲朗）

■ 文　献 ■

1) 安藤哲朗：頸椎症の神経症候（1）一般的な発症機序，症候．医学のあゆみ，**226**：1119-1122, 2008.
2) 服部　奨，河合伸也：頸椎症の臨床診断，整形外科の立場から．整形外科 MOOK No. 6 頸椎症の臨床（伊丹康人，西尾篤人・編），金原出版，1979, pp. 13-40.
3) 安藤哲朗：頸椎症性脊髄症の自然経過（非手術例の経過）．脊椎脊髄，**20**：472-476, 2007.

ピットフォール

間欠性跛行

　間欠性跛行は，歩行負荷によりしびれ，脱力，疼痛が起こりそれ以上の歩行の持続が困難となるが，短時間の休息により再び歩行可能となる症候をいう．変形性腰椎症，腰椎変性すべり症，腰椎椎間板ヘルニア等により腰部の脊柱管狭窄が起こり，馬尾が圧迫された場合に起きる馬尾性間欠性跛行が高頻度であるが，下肢の閉塞性動脈硬化症による血管性間欠性跛行や，脊髄硬膜動静脈瘻等による脊髄性間欠性跛行との鑑別診断が必要である．

　馬尾性間欠性跛行は最も多く，その特徴は，歩行だけでなく，立っているだけでも，下肢のしびれ・痛みが誘発され，座って休息しないと改善しないことである．これは立位で腰椎を伸展姿勢にすることによって，馬尾の圧迫が増強されて症状が起きるためである．馬尾性間欠性跛行は，腰椎を前屈位にしていれば起きないので，自転車ならばどれだけの距離でも乗ることができるし，乳母車を押していれば間欠性跛行が起きにくい傾向がある．

　血管性間欠性跛行は，立っているだけでは発症しないが，自転車に乗る場合や乳母車を押して歩いていても間欠性跛行が起きる．片側の腓腹筋の痙攣性疼痛が起きる場合が多い．座位をとらなくても，立位で休息すれば改善する．下肢の脈拍が触れないのが特徴である．

　脊髄性間欠性跛行はきわめてまれである．脊髄硬膜動静脈瘻等で病期により起きることがあるが，あまり目立たない．誘発や改善については，血管性間欠性跛行と同じであるが，症候としては，歩行により体幹・下肢の締め付け感や異常感覚が起きることが多い．

（安藤哲朗）

第4章 実際に「神経疾患」を理解する

13. 中毒性疾患

　神経系を障害する毒性物質には多くのものがある．神経障害の種類も多岐にわたる．水俣病，SMON等大きな社会問題となったものもある．医薬品の使用においても効能ばかりではなく副作用にも留意すべきだが，日常診療ではややもすれば頭の片隅に追いやられがちである．中毒性疾患は毒物への曝露歴が明らかでないと対処が遅れてしまうことが多く，診断はまずこれを「疑う」ことから始まる．

症例　一酸化炭素中毒の経過とポイント

　35歳男性．自宅の密閉した車庫内にある車の中で倒れているところを発見された．車はエンジンをかけたままであった❶．救急隊到着時，痛み刺激に対して払いのけるような動作をするが，うめき声を出すのみで開眼しなかった❷．現場の状況からCO中毒が疑われ，直ちに100％酸素の投与を開始した❸．

　搬送された病院で血中CO-Hbを測定したところ40％であり❹，高圧酸素療法を行った❺．5日間で計5回施行したところで意識は清明となり，神経症状も認めなかった．その後，変わりなく経過していたが❻，2週間後から比較的急に動作が緩慢になり，歩幅の小さい歩き方になった❼．四肢を他動的に動かすと，屈曲・伸展とも鉛管様の抵抗が感じられた❽．自発的に何かをしようとする意欲が乏しくなり❾，検者の手で手掌をこするとぐっと握るような現象がみられた❿．発症4週後の頭部CTでは両側の淡蒼球と，前頭葉を中心とする白質のびまん性低吸収域を認めた⓫．さらに数週して症状は徐々に改善したが，意欲・自発性低下，記憶障害，歩行障害が残存した⓬．

ポイントの解説

❶自動車の排気ガスの中に含まれる一酸化炭素（CO）の吸入が想定される．
❷Japan Coma Scale（JCS）で100，Glasgow Coma Scale（GCS）ではE（1）V（2）M（5）：計8であり，比較的重度の意識障害である．
❸CO中毒が疑われたら，100％酸素投与を行いつつ高圧酸素療法を施行可能な施設へ搬送する．
❹診断には血中CO-Hb濃度の測定が重要である．
❺曝露時間が長い例，意識障害を伴うような重症例，CO-Hb濃度高値例では高圧酸素療法が有効である．
❻いったん症状が消失してから，数日～2か月後に精神・神経症状が発現する場合があり，「間欠型」と呼ばれる．COへの曝露時間が長いほど発症しやすいといわれている．
❼錐体外路症状の「無動（寡動）」と「小刻み歩行」である．
❽これも錐体外路症状の「筋強剛」である．
❾意欲・自発性低下は前頭葉障害時にみられる．
❿「強制把握」といい，前頭葉病変を示唆する．
⓫CO中毒の典型的な画像所見である．
⓬間欠型の予後は，完全に回復するものから，このように錐体外路症状，前頭

様症状，高次脳機能障害を残す例，さらに持続性の植物状態を呈する例まで様々である．

系統講義

1．神経系を障害する外因性毒性物質

表1に主要な物質を示す[1]．このうち，中毒死の原因としてよく知られている有機リンと一酸化炭素，水俣病として大きな社会問題になった水銀，若年者から高齢者まで中毒を起こすことの多いアルコール（エタノール）について概説する．

1）有機リン

殺虫剤として使用される．経口の他に，経気道的，経皮的にも吸収される．アセチルコリンエステラーゼ（AChE）の抑制作用があるため，アセチルコリンが過剰となり症状が発現する．

a．症候：急性期症状は大きく以下の3つに分けられる．①ムスカリン様症状（副交感神経刺激症状：消化器症状，気管支攣縮，縮瞳），②ニコチン様症状（横紋筋刺激症状：線維束性収縮，筋力低下；交感神経刺激症状：発汗，頻脈，高血圧），③中枢神経症状（頭痛，めまい，意識障害，痙攣，呼吸抑制）．曝露後数週して遅発性に多発性神経症を生ずることもある．

b．診断：意識障害や痙攣とともに，著明な縮瞳と発汗亢進，線維束性収縮等があれば有機リン中毒を疑う．血清AChE活性の低下が参考になる．

c．治療：服用後の経過が短ければ胃洗浄を行う．薬物療法としては，アトロピンとAChEの再活性薬であるプラリドキシムヨウ化メチル（商品名PAM）を用いる．

2）水銀

無機水銀と有機水銀がある．水俣病は有機水銀の一種のメチル水銀による中毒で，1956年，熊本県水俣市で最初の患者が発見された．工場からの排水中の水銀に汚染された魚介類を人が摂取したことが原因だった．

a．症候：視野狭窄，難聴，構音障害，小脳性運動失調（以上の4症状を特にハンター・ラッセル症候群と呼ぶ），錐体外路症状，精神症状，感覚優位の多発性神経症等多彩な症状を呈する．

b．診断：血中や毛髪中の水銀濃度が参考になる．

c．治療：神経症状に対する有効な治療法はなく，対症療法やリハビリテーションを行う．

3）エチルアルコール

酒に種々の濃度で混入されている．消毒用医薬品としても用いられる．多臓器に作用するが，特に神経と肝臓が障害を受けやすい．急性中毒と慢性中毒に分けられる．

a．症候：急性中毒は，「一気飲み」等短時間に大量に飲酒し，アルコール血中濃度が急上昇す

表1　神経系を障害する外因性毒性物質

●農薬
殺虫剤：有機リン　カーバメート　有機塩素剤
除草剤：グルホシネート
●家庭用品
防虫剤：ナフタリン　樟脳
タバコ：ニコチン
●工業用品
有機溶媒：トルエン　n-ヘキサン　トリクロルエチレン
金属：ヒ素　水銀　鉛　カドミウム　マンガン　タリウム
●アルコール
メチルアルコール　エチルアルコール
●ガス
一酸化炭素　硫化水素　臭化メチル塩素ガス　アンモニア
●生物毒
植物　　　：トリカブト
毒きのこ：ベニテングタケ
魚介類　：フグ
その他　：ボツリヌス

ることによって起こる．症状は酩酊に引き続き，運動失調による歩行困難が起こり，さらに血中濃度が上がると意識障害や呼吸抑制が出現する．一般に300mg/dl以上で意識障害が生ずるとされるが，個人差が大きい．飲酒歴によっても異なる．

慢性中毒では，アルコールそのものの毒性のみならず，随伴する栄養障害等の間接的要因によって種々の神経障害を引き起こす．直接的な毒性によるものには，アルコール性小脳変性症，アルコール性脊髄症，アルコール性認知症等がある．間接的なものとしてビタミンB_1欠乏によるウェルニッケ脳症，ニコチン酸欠乏によるペラグラが知られている．特殊な疾患として，脳梁に脱髄を起こすマルキアファーヴァ・ビニャミ病がある．長期大量飲酒者が急に飲酒を止めると，離脱症状として振戦，幻覚，せん妄，痙攣発作等を起こすことがある．

　b．診断：急性中毒は呼気のアルコール臭で気づかれることが多い．血中のアルコール（エタノール）濃度も参考になる．

　c．治療：急性中毒では呼吸管理をしつつ，補液による排泄促進を図る．

4) 一酸化炭素

炭鉱の爆発事故，窓を閉め切った部屋での練炭火鉢の使用，自動車の排気ガス吸引等で発生する一酸化炭素（CO）を吸引することによって生ずる．COは血球のヘモグロビン（Hb）に対する親和性が非常に強く，CO-Hbが形成される．このためHbの酸素運搬能力が低下し，全身の組織が低酸素状態に陥る．さらにCO自体の組織への毒性も関係すると考えられている．

　a．症候：急性期には頭痛，悪心，めまい等がみられ，CO-Hb濃度が高く重篤な場合は歩行障害や痙攣，意識障害が起こる．急性期を乗り越え症状が改善した後，数日から2か月程度して再び神経症状が発現する場合があり，「間欠型」と呼ばれている．間欠型，非間欠型ともに完全に回復することもあるが，神経症状や高次脳機能障害を後遺症として残す場合もある．神経症状では錐体外路症状が多く，錐体路症状，前頭葉症状等も認められる．高次脳機能障害としては意欲・自発性低下，記憶障害，書字障害，視空間失認，構成障害等が多い．

　b．診断：血液検査でのCO-Hb濃度の測定が重要である．10～20%で頭痛が出現し，30%以上では痙攣や意識障害，さらに60%を超えると心機能，呼吸機能障害を起こすとされている．画像所見では両側淡蒼球病変が特徴的であり，その他に大脳白質にびまん性の病変を認めることが多い（図1）．

　c．治療：発見直後から100%酸素を投与し，重症例は入院後に高圧酸素療法を行う．

2. 医薬品による神経障害

神経系を障害する主な医薬品とその症状を表2に示す．このうち発生頻度の高いパーキンソン症候群と悪性症候群，薬害SMONとして社会問題となったキノホルムについて概説する．

1) パーキンソン症候群[2]

抗ドパミン作用をもつ種々の薬剤によって生ずる．抗精神病薬の頻度が高いが，消化器病薬（制嘔剤，潰瘍治療薬）使用時にも注意が必要である．パーキンソン病と同様に，振戦，筋強剛，無動，姿勢反射障害を呈する．鑑別点としては，①症状の左右差に乏しい，②姿勢・動作時振戦が多い，③進行が速い，等があげられる．ただし，症候からはパーキンソン病と区別困難な場合もあり，パーキンソン症状の原因として常に薬剤性を念頭に置く必要がある．治療は原因薬物の中止が原則である．抗コリン剤，ときにレボドパを使用することがある．

2) 悪性症候群

抗精神病薬，抗うつ薬の投与開始や増量，投与

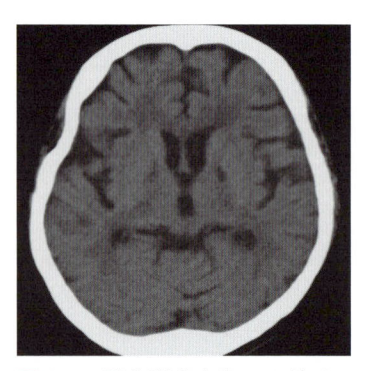

図1 一酸化炭素中毒のX線CT

表2　医薬品による神経障害

分類	薬品名	症状
抗精神病薬	クロルプロマジン，リスペリドン等	悪性症候群，パーキンソン症候群
抗うつ薬	SSRI，SNRI等	セロトニン症候群（精神症状，パーキンソン症状，自律神経症状）
抗痙攣薬	フェニトイン	小脳症状　不随意運動
	カルバマゼピン	複視　めまい
抗パーキンソン薬	レボドパ等	舞踏運動（悪性症候群）
悪性腫瘍治療薬	ビンクリスチン，シスプラチン	末梢神経障害
	メトトレキセート，フルオロウラシル	白質脳症
免疫抑制薬	シクロスポリン等	RPLS
消化器系薬物	キノホルム	SMON
	メトクロプラミド，ドンペリドン	パーキンソン症候群
	スルピリド	パーキンソン症候群
高脂血症治療薬	スタチン	横紋筋融解症
抗菌薬	クロロキン	視神経障害
	抗結核薬	聴・前庭神経障害　末梢神経障害　視神経障害

SSRI：selective serotonin reuptake Inhibitors（選択的セロトニン再取り込み阻害薬）
SNRI：serotonin noradrenaline reuptake Inhibitors（セロトニン・ノルアドレナドレナリン再取り込み阻害薬）
RPLS：reversible posterior leukoencephalopathy syndrome

法の変更によって発症する．抗パーキンソン薬の中止や減量によっても生ずる．発熱（微熱～高熱），意識障害，錐体外路症状（固縮，不随意運動），自律神経症状（頻脈，血圧上昇，発汗亢進）を呈する．血液検査では白血球増加，血清CKの上昇を認める．

治療では，まず原因となった抗精神病薬，抗うつ薬を中止する．さらに抗パーキンソン薬（ドパミンアゴニスト，アマンタジン）と筋弛緩薬（ダントロレン）を用いる．

3）SMON（スモン）

SMONとは subacute myelo-optico-neuropathy の頭文字をとったもので，この名の通り，脊髄（側索，後索），視神経，末梢神経に病変がみられる．1954年頃から日本中に多くの患者が発生した．下痢，腹痛等の消化器症状に続き，下半身中心の感覚障害と運動障害，膀胱直腸障害，視力障害が出現する．当初，原因不明で奇病として恐れられたが，15年余りを経て，整腸剤のキノホルム服用による中毒であることが判明した．その後，同剤の中止によって新規発症はみられなくなった．

〈高橋伸佳〉

■　文　献　■

1) 上條吉人：臨床中毒学（相馬一亥監修）．医学書院，2009.
2) 森田　洋：薬剤性パーキンソニズム．日本臨床，**67**（増刊号4）：264-268，2009.

第4章 実際に「神経疾患」を理解する

14. その他の疾患
―末梢神経疾患・筋原性疾患・先天異常・代謝性疾患―

末梢神経疾患

末梢神経障害は，障害される神経のパターンにより単神経障害，多発単神経障害，多発神経障害の3つに大別される．ここでは代表的な疾患について概説する．

ポイントの解説

❶ 鶏肉店での飲食後2日での発症から，起因菌としては *Campylobacter jejuni* が疑われる．発熱，下痢等の非特異的な症状が多く，診断には問診が重要である．治療法としては，マクロライド系，ニューキノロン系の抗生物質を投与する．

❷ 腸炎発症後18日程度での発症であり，亜急性に増悪する筋力低下を呈している．ギラン・バレー症候群の可能性を考慮すべきである．

❸ ギラン・バレー症候群は原則的に一相性の経過を辿る．通常，1か月以内に症状はピークを過ぎ，その後は緩やかに改善傾向を示す．慢性期にはリハビリテーションを行うが，予後は概ね良好で9割の患者では後遺症を残さず治癒する．

症例1　ギラン・バレー症候群患者の経過とポイント

45歳男性，2009年5月11日に鶏肉店にて飲食したが，2日後より発熱，下痢症状をきたして近医を受診した❶．

対症療法にて症状は改善していたが，5月31日昼頃から両下肢のだるさを感じ始めた．

経過をみていたが，翌6月1日には両上肢のだるさも自覚し，階段の昇降にも苦慮するようになったため，神経内科を受診した❷．

来院時，四肢末端優位の筋力低下と腱反射消失を認めた．感覚障害は両上肢に軽度のしびれ感を訴えるのみで，呼吸障害，自律神経障害は認めなかった．

髄液検査上，髄液細胞数 6/μl，髄液蛋白 102mg/dl と蛋白細胞解離を認め，臨床経過と合わせギラン・バレー症候群と診断した．

入院当日より，γグロブリン大量療法を開始．入院後，症状は一時悪化し，6月6日には起立困難となったが，その後は一相性に回復❸．3週間のリハビリテーション（以下リハ）の結果，後遺症なく退院となった．

系統講義

1. 単神経障害

1本の末梢神経にのみ起こる障害である．外傷や骨，腫瘍等による直接圧迫の他，糖尿病や血管障害等の全身疾患でも起こる．

1）手根管症候群

手根骨と横手根靱帯の間の手根管で，正中神経が絞扼されることによって起こる．手掌橈側のしびれを呈し，母指球の萎縮により猿手になる．握手をさせると，尺側3指しか屈曲しない．難治

性の場合は手根管の開放術が行われる．

2）橈骨神経麻痺

腕枕による長時間圧迫によることが多く，「土曜日の麻痺（Saturday night palsy）」とも呼ばれる．完全麻痺では下垂手をきたす．保存的治療で改善することが多い．

2．多発単神経障害

異なった部分の2本以上の末梢神経の障害である．原因は多岐にわたるが，代表的には糖尿病，血管炎，サルコイドーシスがあげられる．

1）糖尿病性神経障害

糖尿病の3大合併症の一つとして知られ，合併症としては最も頻度が高い．神経障害のパターンは多彩で，四肢の単神経障害や脳神経障害（動眼神経が多い）をきたすこともあるが，対称性の多発神経障害が典型的である．四肢末梢に手袋靴下型のしびれ感，知覚鈍麻や自発痛を生じるが，運動線維は保たれる．また，早期から起立性低血圧，便秘等の自律神経症状を呈する．治療は血糖のコントロールが重要である．

2）血管炎

全身性エリテマトーデス，ANCA関連血管炎等の膠原病疾患では，栄養血管の虚血により末梢神経障害を呈することがある．臨床的には，梗塞に陥った神経の支配領域に一致して，疼痛やしびれ感等の感覚障害，運動麻痺を起こす．症状は段階的に進行し，後期には多発神経障害との鑑別に苦慮する．不明熱や体重減少等原疾患による症状を合併していることが多い．

3）サルコイドーシス

肺，眼，心臓等全身性に肉芽腫を生じる原因不明の疾患で，数％に末梢神経症状を呈する．多発性の脳神経麻痺（顔面神経に多い）を呈することが多い．

3．多発神経障害

多発神経障害は，感覚，運動もしくは両方が末梢優位に"手袋靴下型"に障害される．神経支配領域にはそわず，多発単神経障害とは区別される．多発神経障害を呈する疾患は多岐にわたり，運動，感覚の障害にとどまらず脳神経障害，自律神経障害を呈する場合もある．表1にその疾患を示した．ここでは臨床的に重要な疾患について概説する．

1）ギラン・バレー症候群

a．概念：急性に四肢の筋力低下をきたす多発神経障害である．人体の末梢神経の構成成分である糖脂質への自己抗体が関与する自己免疫性疾患といわれる．

b．臨床症状：多くの場合，上気道症状，消化器症状等の先行感染を認める．感染症状後，1～3週間後に左右対称性の四肢の筋力低下を呈する．顔面麻痺，眼球運動障害，構音障害等の脳神経障害もみられることがあり，重症例では呼吸筋麻痺により人工呼吸管理を必要とする．症状は運動症状が中心であるが，軽度の感覚障害や自律神経症状を呈する場合もある．

c．検査所見：髄液検査では，典型的には，細胞数の増多はなく蛋白の上昇を認める（蛋白細胞解離）．電気生理学検査では神経伝導速度の遅延や伝導ブロックがみられる．先行感染の起因菌は *Campylobacter jejuni* による胃腸炎が最多で，その他はサイトメガロウイルス，EBウイルス，マイコプラズマによる上気道炎が続く．

d．治療：γグロブリン大量静注療法，血漿交換療法が用いられる．

e．予後：経過は単相性で，多くは社会復帰可能であるが，数か月～1年程度の期間を要する．

表1 多発神経障害をきたす疾患

急性
・自己免疫性（ギラン・バレー症候群等）
・薬剤性（抗痙攣薬，抗生物質，抗がん剤，鎮静薬等）
・腫瘍性
・傍腫瘍性
・有毒物質（鉛，水銀等の重金属）
・一酸化炭素中毒
・細菌性（ジフテリア等）

慢性
・糖尿病性
・自己免疫性（CIDP等）
・栄養障害（アルコール多飲等）
・ビタミン欠乏性（ビタミンB_{12}等）
・甲状腺機能低下症
・肝，腎不全
・腫瘍性
・遺伝性

呼吸筋麻痺等ピーク時に重度の麻痺を呈した例では後遺症を残す例も多い．若年就労者での発症も多いため，メンタル面でのケアやリハが重要である．

2）フィッシャー症候群

前述のギラン・バレー症候群の亜型とされ，外眼筋麻痺，運動失調，腱反射消失の三徴を特徴とする．不全型では三徴すべてを満たさないこともあり，鑑別に苦慮する．治療はギラン・バレー症候群に準じる．

3）慢性炎症性脱髄性多発ニューロパチー（CIDP）

a．概念：2か月以上にわたり，慢性に進行する多発神経障害である．病態は自己免疫的機序が推測されているが，ギラン・バレー症候群と異なり，抗糖脂質抗体の陽性率は低い．

b．臨床症状：先行感染は認めず，四肢の脱力，感覚障害が再発と寛解を繰り返しながら慢性に進行する．脳神経障害や自立神経障害の頻度は少ない．

c．検査所見：髄液検査では，ギラン・バレー症候群と同様に，蛋白細胞解離がみられる．電気生理学検査での脱髄所見の証明が重要である．

d．治療：γグロブリン大量静注療法，血漿交換療法に加え，ステロイドパルス療法が用いられる．治療困難例では免疫抑制剤も使用される．

4．自律神経障害

自律神経は主に意志とは無関係に作用し，循環器，消化器，呼吸器等の生体の恒常性維持に重要な役割を果たしている．自律神経障害ではこれらの機能が中枢性，末梢性に障害され臨床症状を呈する．前述の多発神経障害では，自律神経障害を合併するものも多い．パーキンソン病等の中枢神経疾患においても自律神経障害を呈する．ここでは，自律神経障害において生じる各種の症状について述べる．

1）心血管系の症候

心血管系の反射調節機構は心拍出量と末梢血管抵抗，血液循環量に影響を受ける．交感神経は促進方向，副交感神経は抑制方向に調節している．調節機構の破綻により血圧の低下を生じる．臨床的には，臥位からの急速な起立後に低血圧を呈する起立性低血圧，排尿失神，排便後失神，血管迷走性失神，食後低血圧等失神を呈することが多い．

2）発汗運動系の症候

交感神経はエクリン汗腺に作用し，体温上昇時の温熱発汗を誘導する．自律神経疾患では，発汗の低下や代償性の異常発汗等，発汗の異常を呈する．

3）瞳孔運動系の症候

瞳孔は動眼神経の副交感枝，第一胸髄からの交感神経の二重支配を受ける．副交感系の障害は，瞳孔の散大とともに，対光反射，輻輳反射等の瞳孔反射，調節反射の消失をきたす．交感系の障害では病側のホルネル症候群（眼瞼下垂，眼球陥凹，縮瞳，発汗低下）がみられる．

4）排尿動態の症候

膀胱には蓄尿と排尿の2つの機能があり，交感神経，副交感神経，随意神経の三者による支配を受けている．副交感神経は排尿的に，交感神経は蓄尿的に作用することが多く，前者の障害は尿閉となりやすい．

5）性機能の症候

陰茎の勃起は副交感系の骨盤神経によって生じ，その障害は勃起不全の原因となる．

（塚田節郎）

筋原性疾患（ミオパチー）

脳からの命令は脊髄神経に伝えられ，末梢神経を介し，筋に到達する．ミオパチー：myopathy,（複）-iesとは,myo-（筋肉）と-pathy（病，苦痛）からなる単語で，一般的には筋肉の疾患の総称を指す．筋肉そのものに原因があり，筋肉の萎縮や筋力低下がみられる．筋原性疾患では近位筋が主として侵される．逆に，神経に原因がある疾患を神経原性疾患（ニューロパチー：neuropathy）という．

検査所見は，以下のとおりである．①血液検査：CK値の上昇は筋細胞が壊れたことを示唆する．②筋電図検査：神経原性，筋原性疾患の鑑別に重

要な検査で，筋原性では低電位，低振幅波（low voltage, short duration NMU）を認める．③CT検査：筋原性疾患では，筋細胞が減少し，そこが脂肪等の結合組織で埋められるため筋肉が虫食いのように見える．④MRI検査：炎症部位を見ることができるため，筋炎の診断に有用である．⑤筋生検：筋肉の一部を採取し，顕微鏡で病理検査を行う．筋生検による病理学的特徴から神経原性，筋原性の鑑別が可能で，診断に決定的な情報が得られることが多い．

症例2　多発筋炎患者の経過とポイント

42歳女性．

1か月前から枕から頭を上げにくくなり❶，洗濯物を物干にかけたり，髪をとかすのが困難❷となってきた．また，同時期より階段が上りにくくなり，椅子から立ち上がりにくくなってきた❸ため，近医より総合病院の神経内科を紹介され，受診した．

診察所見では，四肢近位筋の筋力低下，軽度筋萎縮，筋圧痛，四肢腱反射の低下を認めた．血液検査所見ではCK 1,800IU/L（正常150以下），GOT 155IU/L，GPT 130IU/L❹，赤沈 50mm/hr，CRP 3.0mg/dl❺，抗Jo-1抗体陽性❻，抗核抗体陰性，RF陰性．

急速に進行した近位筋優位の筋症状で，検査所見では赤沈亢進，CRP上昇等の炎症反応を認め，さらにCK，GOT等の筋原性酵素の上昇，多発筋炎に特有の自己抗体陽性を認めたため，多発筋炎を疑い，筋生検を施行した．MRIにて筋の炎症性変化を疑った右の大腿四頭筋より生検し，筋線維の変性，リンパ球の浸潤❼を認めた．

以上の結果より多発筋炎と診断し，ステロイド治療を開始した．症状は徐々に改善し，ステロイドの量は漸減したが，少量内服は継続した．また，患者には疲れを感じた時はすぐに休養をとり，風邪等の感染症には注意するよう指示した．

ポイントの解説

❶頸部屈筋の筋力低下．
❷肩帯筋の筋力低下．

❸腰帯筋の筋力低下．

❹血清筋原性酵素の上昇，筋細胞の破壊を反映．
❺炎症を反映．
❻筋炎特有の自己抗体，約20〜30%の筋炎患者で陽性．

❼確定診断．

系統講義（代表的筋原性疾患）

1）筋ジストロフィー

「筋線維の変性・壊死を主病変とし，進行性の筋力低下をみる遺伝子の疾患である」と定義される．X連鎖劣性遺伝型筋ジストロフィー，先天性筋ジストロフィー等がある．遺伝異常により筋力低下が認められる．疾患により重症度は異なる．根本的治療法はなく，筋力低下や関節拘縮に対してリハ等による対症療法のみである．

2）炎症性筋疾患

多発筋炎，皮膚筋炎が代表的疾患で，原因不明の特発性のものと結合組織疾患や悪性腫瘍に伴うものがある．皮膚症状が特に顕著なものは皮膚筋炎という．主症状は躯幹近位筋の筋力低下で，他に頸部の屈筋群，咽頭筋の障害により嚥下困難を認める．急性期には発熱，筋痛，倦怠感，レイノー現象，上眼瞼に淡赤紫色の発疹（ヘリオトロープ疹）を認める．成人例では約20%に腫瘍を合併する（特に肺癌）．結合組織疾患としては，エリテマトーデス，関節リウマチ，シェーグレン症候群がある．ステロイドが著効する．

3）内分泌障害に伴うミオパチー

内分泌性疾患には時に筋力低下等の筋症状を伴うことがある．

a．甲状腺疾患に伴うもの：甲状腺中毒性ミオパチー，甲状腺中毒性周期性四肢麻痺，甲状腺機能低下性ミオパチー等がある．

b．ステロイドミオパチー：クッシング症候群，治療としてのステロイド投与により，近位筋優位の筋力低下を認めることがある．ステロイドの減量，中止により筋力は回復する．

c．周期性四肢麻痺：発作性に四肢の筋力低下が起こり，それが数時間ないし数日持続し，自然に回復する．筋力低下を繰り返すエピソードがある．発作時の血清カリウム（K）の値から，低K血性，高K血性，正K血性に大別される．遺伝性のものとアルコール中毒や甲状腺疾患に合併するものがある．過激な運動，寒冷，感染等により筋脱力が起こることが多い．

4）糖原病

糖原（グリコーゲン）は筋の運動に必要なエネルギーで，本疾患は遺伝子異常により糖原の利用が障害される．糖原病Ⅱ，Ⅲ，Ⅴ，Ⅶ型で，筋症状（ミオパチー）を認める．いずれも常染色体劣性遺伝である．

5）重症筋無力症

運動負荷により容易に筋疲労をきたし，筋力低下を認める疾患．筋力低下は日内変動をみるのが特徴的である．末梢神経と筋線維の接合部（神経筋接合部）の異常による．本症患者の多くに胸腺腫ないし胸腺過形成を認め，胸腺摘出により症状が改善する．眼症状（眼瞼下垂，複視等），四肢筋の筋力低下で歩行困難，呼吸筋の筋力低下，球症状（嚥下，言語，呼吸障害）等を認める．これらの症状は安静で軽快することが多く，運動，精神的ストレス，感染等で増悪する．抗コリンエステラーゼ剤，ステロイド治療，外科的胸腺摘出がある．すべての治療に抵抗する重症例では，血漿交換，ステロイドのパルス療法等が行われる．

6）筋無力症候群

重症筋無力症以外の自己免疫性の筋の易疲労性を主症状とする神経筋接合部疾患の総称．この中にはランバート・イートン症候群，先天性筋無力症候群，中毒（薬物）性が含まれる．ランバート・イートン症候群は神経終末からのアセチルコリンの分泌低下により筋力低下が生じる．高頻度に悪性腫瘍（特に肺小細胞癌）を合併する．先天性筋無力症候群では，生下時ないし乳児期から筋力，筋緊張低下がある．わが国ではまだ報告はない．

7）ミトコンドリア病

ミトコンドリアはエネルギーを産生する細胞内小器官で，本疾患ではミトコンドリアDNA（mtDNA）変異を認め，症状を示す．症状により，慢性進行性外眼筋麻痺症候群，MELAS（ミトコンドリア脳筋症・乳酸アシドーシス・脳卒中様発作症候群），MERRF（赤色ぼろ線維・ミオクローヌスてんかん症候群），リー脳症，MNGIE（ミトコンドリア神経胃腸管脳筋症）等がある．

8）悪性症候群

向精神薬を服用中の患者で，筋硬直，発熱等悪性高熱様の症状をみることができる．原因は悪性高熱と異なり，中枢神経系の異常によると考えられている．

9）筋強直性ジストロフィー

筋強直（ミオトニー現象）とは，筋肉が一度収縮した後に弛緩しにくい（もとの静止状態になるのに時間がかかる）ことをいい，このような症状を呈する疾患にはいくつかの種類があり，代表的な疾患に筋強直性ジストロフィーがある．筋肉の症状以外に前頭部優位の脱毛，白内障，内分泌系の異常（インポテンツ，無月経，不妊等），心筋症等がある．

（佐藤佳渚子）

先天異常

神経系の先天異常は多岐にわたるが，ここでは代表的なものを概観する．

症例3　高次脳機能発達障害がみられる男性の経過とポイント

小児期より1人遊びが得意な男児だった．高校生から自作ゲームのプログラミングに熱中し，システム・エンジニアとして仕事をしていた．2000年8月（25歳），テレビで成人後に発達障害と診断された人のインタビューを見て❶，職場の昼休みに手持ち無沙汰になることや，上司から顧客対応時に一方的に話しすぎていると注意されること等，全く自分の日頃の悩みと同じであることに驚いた．医療機関に相談したいと思ったが，小児科の年齢ではなく，精神科で成人の発達障害を専門とするクリニックをみつけたが，3か月先まで予約がいっぱいだった．近所の総合病院に高次機能に対応可能な神経内科外来があることを知り，9月に予約がとれて受診した．

来院時，一般身体疾患や対人関係に支障をきたす精神病，あるいは人格障害を疑わせる所見は認められなかった．高次機能検査では，知能検査の下位項目間で得点差が大きく，得意・不得意の差が激しかった❷．問診も合わせて広汎性発達障害が否定できないため，生育歴聴取のためにできれば親と受診することを勧めた．また，人前で発言する時に緊張して震えが止まらなくなるため，会議の前夜は心配で眠れない等のエピソードがあり，社会不安障害の可能性も考えられた．その場合には，精神科受診やSSRI等の内服により改善が見込まれることを伝えた❸．患者は漠然と感じていた違和感が伝えられたことに今回は満足し，今後の精査を考えてみることにした．

ポイントの解説

❶社会的関心の高まりにより，成人後の診断例が増えている．

❷認知機能の偏りが特徴である．

❸2次的な障害が生じることも多く，それらに対する予防も必要である．

系統講義

神経系の先天異常は多くの分野にわたる．ここでは，中枢神経の発達障害・形態形成の障害（先天奇形）・皮膚神経症候群・染色体異常・妊娠期の異常に大別する．

1. 中枢神経の発達障害

1）高次脳機能発達障害

症例に示したアスペルガー症候群や自閉症等の広汎性発達障害，難読症等の学習障害，注意欠陥多動性障害，チックを主徴とするトゥレット症候群，精神発達遅滞等があげられる．

2）脳性麻痺

胎児期後期から生後28日までの新生児期に脳の損傷が起き，運動機能の発達障害を示すものをいう．そのため，運動障害は非進行性である．周産期における脳形成異常や，低酸素脳症（仮死），母親との血液型不適合による核黄疸等様々な原因がある．

2. 形態形成の障害（先天奇形）

1）脳脊椎閉鎖不全症
正常の胎児では，胎生第4週にかけて神経管という構造物が閉鎖する．その過程に発生異常が起こると，二分脊椎等の様々な程度の障害が認められる．

2）キアリ奇形
小脳や延髄の一部が，大後頭孔を通って脊椎管の中に落ち込む等の形態異常を示す．Ⅰ型からⅣ型までの分類が行われている．

3）ダンディ・ウォーカー症候群
小脳の虫部に形成不全が認められる．多くの症例で水頭症を合併する．

3. 神経皮膚症候群（母斑症）

1）神経線維腫症
神経線維腫やカフェオレ斑を認め，1型と2型に分類される．1型は従来フォン・レックリングハウゼン病という名前でよく知られていた．

2）結節性硬化症
顔面の血管線維腫・てんかん・知的障害の3つが主な症状である．

3）その他の神経皮膚症候群
スタージ・ウェーバー症では，顔面の赤ワイン様血管腫や，脳軟膜血管腫を認める．フォン・ヒッペル・リンダウ病では神経系に血管芽腫が生じる．運動失調や眼球結膜等の毛細血管拡張を認める毛細管拡張性運動失調症や，日光過敏性と皮膚癌が生じる色素性乾皮症も，時にみられる神経皮膚症候群である．

4. 染色体異常

1）ダウン症候群・18トリソミー・13トリソミー
ダウン症候群は，21番染色体を3本持つトリソミーである．フロッピー・インファントと呼ばれる体が柔らかくぐにゃぐにゃした赤ちゃんとして生まれ，知的障害・特徴的な顔貌・心疾患等種々の合併症が認められる．約1,000人に1人と高頻度に発症し，また高齢出産で確率が上昇して，母が40歳で出産すると約100人に1人の割合でダウン症候群の子どもが生まれるといわれている．

トリソミーには21番の他にも，18トリソミー，13トリソミー等がある．染色体は番号が小さいほど大きく，そのトリソミーによる障害が重症になる．そのため18トリソミーや13トリソミーでは，早期の死亡・身体器官の低形成・高度の知的障害等を合併する．

2）その他の染色体異常
プラダー・ウィリー症候群では，フロッピー・インファントを認め，その後も過食・肥満・知的障害・性成長の遅れ等の症状が出現する．原因としては，15番染色体に父親由来の遺伝子欠失がみられることが多い．母親由来の場合には，アンジェルマン症候群という別の症候群になることが多い．

性染色体が1本のXのみで女児に二次性徴の発達がみられないターナー症候群や，X染色体の異常で知的障害等が出現するフラジャイル・エックス（脆弱X）症候群も，比較的頻度の高い染色体異常である．また，同じくX染色体における別の異常により女児に広汎性発達障害やてんかんを認めるレット症候群や，泣き声が高音で猫に似ているという由来を持つクレ・デュ・シャ（猫鳴き）症候群等も，染色体異常で神経系の障害を生じる．

最後に，ウィリアムズ症候群は，高次脳機能の分野で注目されている遺伝子異常である．ウィリアムズ症候群の人たちで認知機能を細かく調べると，得意・不得意のばらつきが大きいため，ウィリアムズ症候群でない人たちの高次脳機能を理解するためにも役立つと考えられている．

5. 妊娠期の障害

1）胎内感染症
4つの疾患が代表的である．先天性トキソプラズマ症は，トキソプラズマという原虫（寄生虫）が原因である．また，先天性風疹症候群は風疹ウイルス（Rubella），巨細胞封入体症はサイトメガロウイルス，新生児ヘルペスは単純ヘルペスウイルスが原因である．それら4つの原因微生物の頭文字から，TORCH（トーチ）症候群と呼ばれ，胎内発育不全や小頭症・水頭症等の共通した

症状が認められる．また，先天梅毒も，もう一つの代表的な胎内感染症である．

2）その他の妊娠期の障害

妊娠中の母体の服薬や，胎児期の放射線被曝によって，神経系を含めた先天異常が生じる場合がある．

(杉本あずさ)

代謝性疾患

我々が身体活動，精神活動を滞りなく行うためには，酸素の供給および活用，循環動態の確保以外にも，各臓器が正常に機能している必要がある．また，内的には問題がない場合においても，体外から摂取された要因によりこれらの活動が障害される場合もある．

本章においては，神経学的に異常を呈する代謝性疾患について，臨床の場で比較的遭遇する機会の多いと思われるものを重点的にふれる．

脳代謝障害を起こすものとしては，糖尿病，低酸素血症，電解質異常（Na，Ca，Mg），低血糖，肝疾患，腎疾患，肺疾患，甲状腺疾患，副甲状腺疾患，副腎不全，毒物中毒，薬物中毒，高体温，低体温等，様々なものがあげられる．

以下に，代表的なものの病態，症状等について，可能な限りわかりやすく解説していく．

1．血糖値異常（急性期）

血糖値異常における急性期の異常として，低血糖，糖尿病性ケトアシドーシス，高血糖高浸透圧症候群性昏睡等があげられる．

症例4 低血糖発作患者の経過とポイント

1）低血糖発作

元々，糖尿病の診断で経口血糖降下薬を内服していたが，最近食欲は低下していた．2010年8月1日から頭痛，振戦等を訴えるようになった．2日朝になると，呼びかけに対しうなずくのみで，反応が乏しくなった．18時に家族が声をかけると，反応がないため，救急要請となった❶．来院時，意識レベルはE1V1M2/GCSで，血圧，脈拍，呼吸は異常なかったが，血糖値13mg/dlと，著明な低下を認めていた．50％ブドウ糖20mlの静脈注射❷を行ったところ，数分で血糖値は137mg/dlと改善し，意識レベルも速やかにE4V5M6/GCSに改善した．

本症例においては，経口糖尿病薬を服薬しているにもかかわらず，経口摂食ができないために生じた低血糖❸であった．

2）糖尿病性ケトン性昏睡

高度のインスリン作用不足により，高血糖と著しいケトン体の増加が起こり，脱水と意識障害をきたす．誘因としては，インスリン注射の中止，暴飲暴食，感染，ストレス等がある．

症状は，多尿，口渇，急激な体重減少，頻脈，血圧低下，縮瞳，悪心，嘔吐，頭痛，腹痛等がある．

3）高血糖高浸透圧症候群

著しい高血糖と高浸透圧を特徴とし，脱水は高度であるが，

ポイントの解説

❶比較的緩徐に血糖が降下した場合，振戦，頭痛，異常行動，痙攣等の症状，急速に下降した場合，心悸亢進，頻脈，発汗，振戦，顔面蒼白，血圧上昇等（交感神経緊張症状）が認められる．どちらも，重度になると意識障害を呈する．

❷治療としては，意識がある時はブドウ糖を含むジュースを飲ませる．意識がなく緊急を要する場合は50％ブドウ糖を20～60ml静脈注射する．

❸血中グルコース濃度が40～50mg/dl以下で，血糖低下による諸症状を呈した病態をいう．原因としては，医原性（インスリン過剰投与，経口糖尿病薬の過量投与等），インスリノーマ等があげられる．

ケトアシドーシスは欠如する．多彩な精神神経症状を呈する糖尿病昏睡．高齢者の２型糖尿病に，感染，下痢，脱水，ストレス等が誘因となり発症する．

症状は，脱水症状（皮膚，口腔粘膜乾燥，血圧低下，頻脈等），精神神経症状（意識障害，痙攣，運動麻痺，言語障害等）がある．

2. 糖尿病（慢性期）

糖尿病の三大合併症として，網膜症，腎症，神経障害があげられる．糖尿病性ニューロパチーは，この三大合併症の中で最も頻度が高い．しかしながら，その発症状況および障害分布等は多彩で，種々の病型を含んでいる．

1）対称性ポリニューロパチー

ほとんどの糖尿病患者に必発で，四肢末梢優位の対称性のしびれ，冷感，自発痛，知覚鈍麻を呈する．原因としては，小径の有髄または無髄感覚，自律神経線維が障害されるためと考えられている．

2）自律神経障害

糖尿病の発症早期から認められ，起立性低血圧，便秘，胃無力症，発汗異常，下痢，神経因性膀胱，インポテンツ等がみられる．

3）糖尿病性有痛性ポリニューロパチー

糖尿病患者に激しい自発痛やアロディニア（正常皮膚へ与えた非侵害性の痛み以外の刺激で痛みの感覚が出ること）をみることがある．

4）局在性および多発性ニューロパチー

脳神経障害としては動眼神経麻痺，外転神経麻痺，滑車神経麻痺等が認められることがある．多くは自然に改善する．

3. 電解質異常

1）高Na血症

原発性アルドステロン症，クッシング症候群等の内分泌疾患で起こる．臨床の場で出合う可能性が高いものとしては，Naの過量投与による高Na血症および利尿薬の使用，水分排泄の増加による相対的な高Na血症があげられる．

症状としては，中枢神経の易刺激性（痙攣，腱反射亢進，筋硬直）が認められ，血漿浸透圧上昇により脳神経細胞内脱水を起こし，錯乱，昏迷，昏睡をきたす．

2）低Na血症

原因として，Naの欠乏，体内の水分の過剰，Na，水ともに過剰（相対的に水分の方が多い）等がある．

症状としては，軽度の低Na血症では，脱力感や疲労感等の症状等が生じ，症状が進むにつれ，頭痛，嘔気，嘔吐，食欲不振，精神錯乱，痙攣，昏睡等を呈する．

治療としては，Na欠乏の場合はNaと水分の補給，水分過剰の場合は水制限を行うが，急速な低Na血症の是正は橋中心髄鞘崩壊症という疾患を引き起こす可能性があるため，注意が必要である．

その他，高Ca血症でイライラ感，筋力低下，筋痛，低Ca血症でしびれ，不随意運動，Mgの値が異常値を示した場合においても，傾眠，抑うつ等の症状を呈し得る．

4. 肝疾患

慢性肝性脳症としては，持続的な認知症，異常行動，不随意運動，軽度意識障害を起こす．劇症肝炎や肝硬変末期にみられる肝性昏睡では，黄疸が出現し，傾眠〜昏迷をきたす．猪瀬型肝脳疾患では，門脈圧の慢性的上昇のため，腓静脈，胃食道静脈叢，肝内シャント等を通じ門脈下大静脈間に側副血行路が生じた結果出現する（簡単に説明すると，腸で様々なものを吸収した血液が，普段ならほぼ必ず通る肝臓を通り難くなってしまった結果起こる病態）．症状としては，間欠的に繰り返す失見当識，異常行動，記銘力・計算力低下，意識障害があげられる．

5. 腎疾患

尿毒症性脳症では，早期には記銘力，集中力の低下，易疲労感，焦燥感等から始まり，傾眠，幻覚等の症状が出現する．また，透析患者等慢性腎不全患者においては，下肢末梢部のしびれ感，感覚低下，筋力低下等が出現し，神経伝導速度は低下する．

6. 肺疾患

慢性気管支炎，気管支喘息等慢性閉塞性肺疾患を有する患者において，種々の神経精神症状を呈し得る．原因としては，低酸素血症と高炭酸ガス血症（酸素の取り込みが悪い，あるいは二酸化炭素の吐き出しが悪い）がある．症状としては，初期には頭痛，倦怠感等が起こり，やがて傾眠，昏睡に移行する．高炭酸ガス血症においては，脳血管は拡張し，脳浮腫，うっ血乳頭を認める．

〈岩波弘明〉

> **ピットフォール**

首下がりと腰曲がり

首下がり

　首下がりは文字通り首が前屈する状態で，極端な場合下顎が胸につき挙上不能となる．このため視界が障害され，歩行・嚥下等のADLに支障をきたす．原因は大きく2つあり，1つは頸部伸筋の筋力低下によるもので，多発筋炎，筋ジストロフィー等の筋疾患や，重症筋無力症，筋萎縮性側索硬化症で生じる．もう1つは錐体外路系疾患に伴うもので，筋力低下はなく，頸部前屈筋と後屈筋の緊張のアンバランスまたはジストニア（ジストニー）で生じると考えられている．頻度の高い代表疾患は多系統萎縮症（MSA）で，9〜15％の症例でみられるとされる．より頻度は低いがパーキンソン病でもみられ，特に抗パーキンソン病薬による影響が注目される．概してドパミン作動薬の追加・増量により急速に出現・悪化する場合が多く，治療には適切な薬剤調整が必要となる．

腰曲がり

　腰曲がり姿勢は骨粗鬆症や脊椎圧迫骨折に伴う脊柱変形でも生じ，高齢者ではしばしば認められる．これに対してカンプトコルミア（camptocormia）と呼ばれる特有の腰曲がりの症候がある．Camptocormiaはギリシャ語のkamptos（曲がる），kormia（体幹），つまり「屈曲した体幹」に由来する用語である．歴史的には第一次および第二次世界大戦の塹壕戦闘にて，常に屈曲姿勢を余儀なくされた兵士に生じた腰曲がりについて使用され，当時は心因性の反応とされていた．カンプトコルミアは不随意に生じる高度の腰曲がり姿勢で，最大の特徴は立位や歩行により増悪し，臥位で軽減・消失することである（図）．また腰背部痛は強くない．この点が整形外科疾患に伴う腰曲がりとの相違点であり，鑑別点である．原因となる基礎疾患ではパーキンソン病が最も多く，頻度はパーキンソン病患者の3〜7％との報告がある．高齢の長期罹患のパーキンソン病患者に出現しやすく，比較的短期間に増悪する．脊椎手術を契機に出現する場合もある．カンプトコルミアの病態機序は，①動作特異的に生じるジストニアとする説と，②傍脊柱筋を中心とする局所性ミオパチーとする説がある．レボドパを中心とする抗パーキンソン薬は多くは無効で，治療抵抗性である．

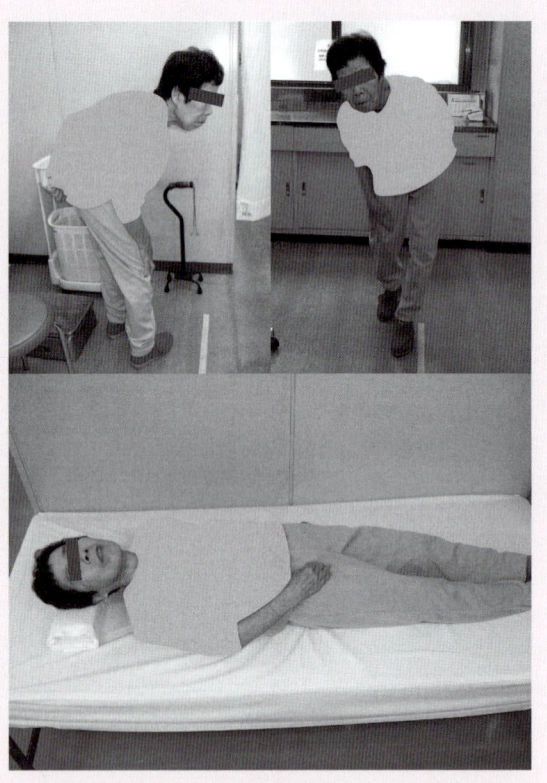

腰曲がりは立位や歩行で悪化し，臥位で消失する

（亀山　隆）

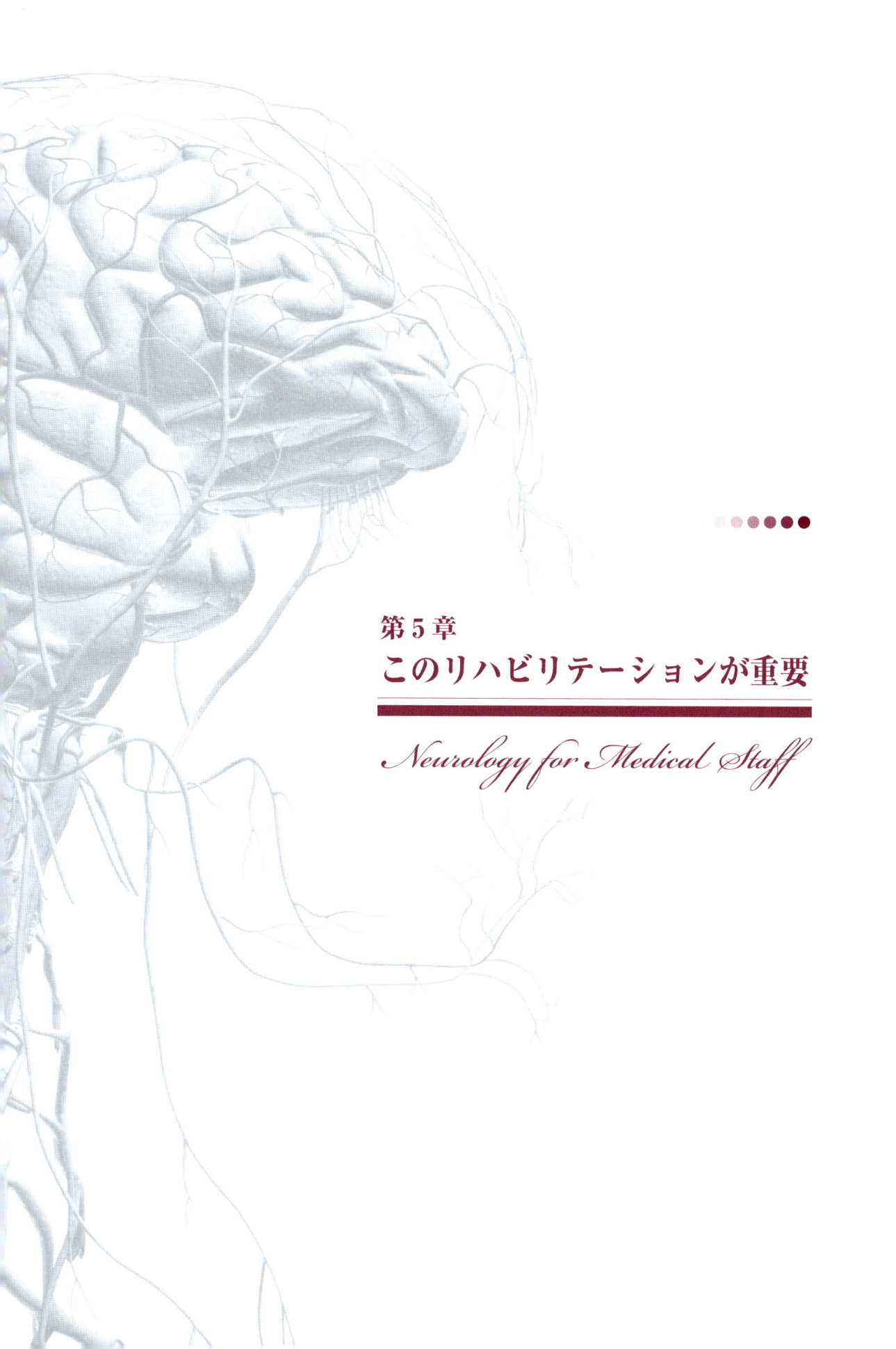

第5章
このリハビリテーションが重要

Neurology for Medical Staff

第5章 このリハビリテーションが重要

1. 脳血管障害のリハビリテーション

はじめに

　リハビリテーション（以下リハ）は，疾患による様々な能力低下や社会的制限に対して，より効果的な回復や社会への再適応を目指す包括的医療である．脳血管障害のリハには，医師，看護師，理学療法士（以下PT），作業療法士（以下OT），言語聴覚士（以下ST），臨床心理士，栄養士，薬剤師，ソーシャルワーカー，ケアマネジャー，介護者，地域の支援者等の多職種が関わり，急性期から組織化されたチームで集中的，専門的リハを行うことが推奨されている．わが国ではevidence based medicine（根拠に基づく医療）の考え方に基づき，日本脳卒中学会，日本脳神経外科学会，日本神経学会，日本神経治療学会，日本リハ医学会の合同委員会によって脳血管障害の治療指針が検討され，リハ分野でも「脳卒中治療ガイドライン2015」が2009年版に改訂を加えて発表された．ここではガイドラインをふまえて，運動や日常生活動作（ADL）のリハの概要を中心に述べる（言語障害を含む認知障害のリハは別項を参照）．治療ガイドライン2015で推奨のグレードが示されている場合は文中の［　］内にグレードを記載した（表1）[1]．

脳血管障害のリハの流れ

　疾患の病態を把握して機能評価を行い，目標を立てて，発症直後から急性期，回復期，維持期へと一貫した流れでリハを行う（表2）．ガイドライン2015では各時期の区分について明確な定義や十分な科学的根拠は示されていない．

1. 評価

　リハを行う際には，リハスタッフや他の医療分野と情報を共有し，障害の回復や治療効果を客観的に検討するための評価が不可欠である．通常の神経学的診察だけでなく，国際障害分類で示される，疾病（disease），病態・機能障害（impairment），能力低下（disabilityまたは活動制限：activity limitation），社会的不利（handicapまたはparticipation restriction：参加制約）について評価する必要がある（表1, 4）[B]．信頼性や妥当性が検証され，広く用いられる評価が望ましい．総合評価ではstroke impairment assessment set（SIAS），脳卒中重症度スケール（JSS），Fugl-Meyer Assessment（FM），NIH stroke scale（NIHSS）等がある（表4）[1〜3]．FMは信頼性や他評価との妥当性が高い[1]．NIHSSは2001年改訂版があり，評価時間が短く，急性期から汎用される．機能障害では関節可動域検査，徒手筋力検査の他，片麻痺の回復段階の評価にBrunnstrom stage（表5），痙縮の評価にmodified Ashworth scale（表6）が使われる[1〜4]．能力低下ではADL評価にBarthel index（表7）やFunctional Independence Measure（FIM）がある（表8）[1〜3]．

2. 目標設定，計画

　リハの開始時には機能・能力障害，社会的背景，患者や家族の希望にも配慮して，部門別の機能・能力，日常生活，社会生活の各レベルで具体的な短期目標，長期目標と訓練計画を立てる．医師はリハビリテーション処方箋または指示箋と呼ばれるリハの治療指針を各部門に作成する．処方箋に

1. 脳血管障害のリハビリテーション

表1 脳卒中治療ガイドライン 2015 の evidence level および recommendation grade（脳卒中合同ガイドライン委員会の分類）[1]

1-a) 脳卒中の evidence level の分類

質問	ステップ1 （レベル1*）	ステップ2 （レベル2*）	ステップ3 （レベル3*）	ステップ4 （レベル4*）	ステップ5 （レベル5）
その問題はどの程度よくあるのか？	特定の地域かつ最新のランダム化サンプル調査（または全数調査）	特定の地域での照合が担保された調査のシステマティックレビュー**	特定の地域での非ランダム化サンプル**	症例集積**	該当なし
この診断検査またはモニタリング検査は正確か？（診断）	一貫した参照基準と盲検化を適用した横断研究のシステマティックレビュー	一貫した参照基準と盲検化を適用した個別の横断的研究	非連続的研究，または一貫した参照基準を適用していない研究**	症例対照研究，または質の低いあるいは非独立的な参照基準**	メカニズムに基づく推論
治療を追加しなければどうなるのか？（予後）	発端コホート研究のシステマティックレビュー	発端コホート研究	コホート研究またはランダム化試験の比較対照群*	症例集積研究または症例対照研究，または質の低い予後コホート研究**	該当なし
この介入は役に立つのか？（治療利益）	ランダム化試験またはn-of-1試験のシステマティックレビュー	ランダム化試験または劇的な効果のある観察研究	非ランダム化比較コホート／追跡研究**	症例集積研究，症例対照研究，またはヒストリカルコントロール研究**	メカニズムに基づく推論
よくある被害はどのようなものか？（治療被害）	ランダム化試験のシステマティックレビュー，ネスティッド・ケース・コントロール研究のシステマティックレビュー，問題が提起されている患者でのn-of-1試験，または劇的な効果のある観察研究	個別のランダム化試験または（例外的に）劇的な効果のある観察研究	一般にみられる被害を特定するのに十分な症例数がある場合，非ランダム化比較コホート／追跡研究（市販後調査）（長期的被害については，追跡期間が十分でなければならない）**	症例集積研究，症例対照研究，またはヒストリカルコントロール研究**	メカニズムに基づく推論
まれにある被害はどのようなものか？（治療被害）	ランダム化試験またはn-of-1試験のシステマティックレビュー	ランダム化試験または（例外的に）劇的な効果のある観察研究			
この（早期発見）試験は価値があるか？（スクリーニング）	ランダム化試験のシステマティックレビュー	ランダム化試験	非ランダム化比較コホート／追跡研究**	症例集積研究，症例対照研究，またはヒストリカルコントロール研究**	メカニズムに基づく推論

*試験間での不一致，または絶対的な効果量が極めて小さいと，レベルは試験の質，不正確さ，間接性（試験のPICOが質問のPICOに合致していない）に基づいて下がることがある．効果量が大きいか，または極めて大きい場合には，レベルは上がることがある．
**従来通り，一般にシステマティックレビューのほうが個別試験よりも好ましい．

1-b) 脳卒中の recommendation grade の分類

推奨のグレード Grades of recommendations	内　容 Type of recommendations
A	行うよう強く勧められる（1つ以上のレベル1の結果）
B	行うよう勧められる（1つ以上のレベル2の結果）
C1	行うことを考慮しても良いが，十分な科学的根拠がない
C2	科学的根拠がないので，勧められない
D	行わないよう勧められる

なお，エビデンスのレベル，推奨のグレードの決定にあたって人種差，民族差の存在は考慮していない．

表2 脳血管障害のリハの流れ（脳卒中治療ガイドライン2015）[1]

	時期，対象	目標
急性期	発症直後からベッドサイドで開始 離床の時期は個別に検討する	廃用症候群の予防，早期からの運動学習によるセルフケアの早期自立
回復期	急性期リハに引き続き行う．急性期を脱し，リハを集中的に行うことでさらに効果が期待できる患者に対して行う	ADL，移動，コミュニケーション等，能力の最大限の回復および早期の社会復帰（リハチームによる集中的かつ包括的なリハを行うことが推奨される．）
維持期	回復期リハ終了後の慢性期脳卒中患者に対して行う	筋力，体力，歩行能力等を維持，向上させ，獲得した機能をできるだけ長期に維持する

・2015年ガイドラインで急性期，回復期，維持期の定義は明記されていない．
2000年4月に回復期リハ病棟が特定入院料として診療報酬に導入された．2012年度の医療法改正で脳血管障害では回復期リハが必要な状態は，発症後または手術後2か月以内の状態で開始される．算定日数の上限は算定開始後150日間である．高次脳機能障害を伴う重度脳血管障害では算定開始後180日が上限である

は診断名，合併症，経過，障害の内容，治療目的，目標，方針，到達予想時期，訓練の中止事項，禁忌等を明記する．

3. 患者，家族教育

訓練前に患者や家族へ，症状，予後予測，訓練の方針，医学的なリスクを説明して了解を得る．最初の説明は以後の障害受容に影響するため，「努力次第です」等の安易な説明は避ける．失った機能にこだわり過ぎないよう，残存機能にも目をむけてプラス思考で障害と向き合わせる働きかけも必要である．また再発予防，健康増進，今後の生活，介護方法，社会福祉資源の利用について，早期から情報を提供して指導する．

4. 各時期のリハ：いつから，何を行うか

急性期から医学的に許容される安静度に応じて段階的な訓練をすすめ，過度の安静による廃用症候群を予防し，積極的に早期のADL向上と社会

表3 脳血管障害のリハにおける主な問題

(1) 疾病（disease）：医学的管理上の問題
①原疾患の病態：病型別のリスク管理，再発等
②合併症（二次的併発症）：深部静脈血栓症，てんかん，水頭症等
③併存疾患：高血圧症，心疾患，糖尿病，整形外科疾患等
④全身状態：栄養状態，脱水等
(2) 機能・形態の異常：機能障害（impairment）
①意識障害：意識レベルやその変動
②認知障害：失語，失行，失認，注意，記憶，遂行機能等
③精神症状：うつ，興奮，意欲障害等
④言語障害：失語，発声・構音障害等
⑤視覚障害：視力，視野，眼球運動障害等
⑥摂食嚥下障害：顔面筋麻痺，咀嚼，嚥下等
⑦運動麻痺：片麻痺，四肢麻痺等
⑧関節可動域：拘縮，亜脱臼等も含む
⑨筋緊張異常：痙縮，固縮等
⑩反射の異常：腱反射異常，病的反射
⑪協調運動障害：小脳性運動失調等
⑫感覚障害：表在，深部感覚障害，異常感覚等
⑬疼痛：中枢性疼痛等
⑭不随意運動：振戦等
⑮平衡機能障害：姿勢保持，バランス反応等
⑯錐体外路症状：動作緩慢，無動，すくみ等
⑰膀胱直腸障害：神経因性膀胱，排便障害等
⑱自律神経障害：起立性低血圧等
⑲体幹や非麻痺側の筋力低下：廃用等による筋力や筋持久性低下
(3) 活動制限（activity limitation）または能力低下（disability）
①コミュニケーションの障害
②起居の障害：起き上がり，座位，立位，移乗
③移動能力障害（歩行障害）：歩容，安定性，歩行持久性
④日常生活動作（ADL）の障害
⑤日常生活周辺動作の障害：買い物，運転困難等
(4) 参加制約（participation restriction）または社会的不利（handicap）
①家屋・家庭環境：家屋，介護者等
②職場環境
③社会生活上の諸問題
(5) その他の個人的問題
①経済的問題：収入，福祉制度利用等
②心理的問題：障害受容，介護負担感等

復帰を図る．起立・立位訓練の開始時期は病型や重症度等を考慮して個別に検討する．

1) 急性期

急性期には致死的脳血管障害や重篤な合併症で危篤状態である以外，全例が良肢位保持，体位交

表4 脳血管障害のリハで用いる主な評価法（脳卒中治療ガイドライン 2015）[1]

	評価法	内容要約
総合評価	Fugl-Meyer Assessment	上肢運動機能 66 点，下肢運動機能 34 点，バランス 14 点，感覚 24 点，関節可動域・疼痛 88 点からなる脳卒中の総合評価
	脳卒中重症度スケール（JSS）	意識，言語，無視，視野，眼球運動，瞳孔，顔面麻痺，足底反射，感覚，運動の得点を統計的に算出された重み付けにより合計する評価法
	Stroke Impairment Assessment Set（SIAS）	麻痺側運動機能，筋緊張，感覚，関節可動域，疼痛，体幹機能，高次脳機能，非麻痺側機能からなる機能障害の総合評価
	National Institute of Health Stroke Scale（NIHSS）	意識，瞳孔反射，注視，視野，顔面麻痺，上肢運動，下肢運動，足底反射，失調，感覚，無視，構音，失語症を 0 点から 2〜4 点で評価する
運動麻痺	Brunnstrom Stage	中枢神経麻痺の運動パターンによる評価法．上肢，手指，下肢各々を stage 1：完全麻痺から stage 6：分離運動可能までの 6 段階に評価する
筋緊張	(modified) Ashworth Scale	筋緊張の亢進を他動運動での抵抗感で分類．筋緊張が亢進していない 0 から屈曲伸展の不可能な 4 までの 5 段階．modified では，1 と 2 の間に 1+ がある
日常生活動作	Functional Independence Measure（FIM）	世界的に普及している ADL 評価法．18 項目各々を 1 点（全介助）から 7 点（自立）に採点し，合計点も算出する．13 個の運動項目と 5 個の認知項目を分けて扱うこともある
	Barthel Index	ADL の 10 項目を 2〜4 段階で採点し 100 点が完全自立となる（英国では 20 点満点）．各項目の自立の点数が異なることで項目の経験的な重み付けになっている

表5 Brunnstrom の回復段階[1,2]

段階Ⅰ；随意運動なし（弛緩性麻痺）
段階Ⅱ；基本的共同運動やその要素の出現（連合反応や随意的に起こる筋収縮がみられる．軽度痙縮の出現）
段階Ⅲ；基本的共同運動が随意的に出現（著明な痙縮の増大）
段階Ⅳ；基本的共同運動から少し離脱した運動（痙縮やや減少）
段階Ⅴ；基本的共同運動からかなり独立した運動（痙縮減少）
段階Ⅵ；分離した関節運動が自由に協調してできる（痙縮最小）

上肢（肩，肘）

段階Ⅰ；弛緩性麻痺
段階Ⅱ；上肢のわずかな随意運動
段階Ⅲ；座位で肩・肘の同時屈曲，同時伸展
段階Ⅳ；腰の後方に手をつく
　　　　肘を伸展させて上肢を前方水平位へ挙上
　　　　肘 90°屈曲位での前腕を回内・回外
段階Ⅴ；肘を伸展させて上肢を横水平へ挙上
　　　　また前方頭上まで挙上
　　　　肘伸展位での前腕回内・回外
段階Ⅵ；各関節の分離運動

手指

段階Ⅰ；弛緩性麻痺
段階Ⅱ；自動的手指屈曲わずかに可能
段階Ⅲ；全指同時握り
　　　　鉤型握り（握りだけ）
　　　　伸展は反射だけで随意的な手指伸展不能
段階Ⅳ；横つまみ（母指は離せない）は可能
　　　　少ない範囲での半随意的手指伸展
段階Ⅴ；対向つまみ，筒握り，球握り，随意的な手指伸展（範囲は一定せず）
段階Ⅵ；全種類の握り
　　　　全可動域の伸展
　　　　すべての指の分離運動

体幹と下肢

段階Ⅰ；弛緩性麻痺
段階Ⅱ；下肢のわずかな随意運動
段階Ⅲ；座位，立位での股，膝，足関節の同時屈曲
段階Ⅳ；座位で足を床の後方へすべらせて，膝を 90°屈曲
　　　　踵を床から離さずに随意的に足関節背屈
段階Ⅴ；立位で，股伸展位，またはそれに近い肢位，免荷した状態で膝屈曲分離運動
　　　　立位，膝伸展位，足を少し前方へ踏み出して足関節分離運動
段階Ⅵ；立位で骨盤の挙上による範囲を超えた股外転
　　　　座位で，内・外側ハムストリングスの相反的活動と，結果として足内反と外反を伴う膝を中心とした下腿の内外旋

　Brunnstrom は主に脳卒中の片麻痺にみられる病的な運動パターンを共同運動パターンとし，運動麻痺，痙縮，共同運動の回復程度を段階別に分類した．共同運動パターンには屈筋共同運動パターンと伸筋共同運動パターンがあり，片麻痺の場合は上肢が屈筋共同運動パターン，下肢が伸筋共同運動パターンを示すことが多い

換，関節可動域訓練等の他動的訓練の適応である．訓練開始時には症状，病型と重症度，経過（進行性か否か），合併症，併存疾患，本人や家族の疾病や障害への理解についてチェックする．医学的リスク管理下に，できるだけ発症から早期の 24

表6 modified Ashworth Scale（痙縮評価スケール）[2, 4]

段階		筋緊張の特徴
0	筋緊張の亢進なし	
1	筋緊張の軽度亢進	他動的屈伸で可動域の初期か最終時にわずかな抵抗がある
1+		可動域初期に続き残り1/2以内の可動域にわずかな抵抗がある
2	筋緊張の明確な亢進	関節運動の大部分で抵抗があるが，患肢は容易に動く
3	筋緊張の中等度亢進	著明な筋緊張亢進があり，他動的運動は困難
4	筋緊張が高度に亢進	患肢は屈曲，伸展に際し動かない

痙縮評価は安静時と動作時の評価が望ましく，同時に関節可動域も評価する

表7 Barthel Index[1]

	自立	部分介助	不能
食事	10	5	0
椅子ベッド移乗	15	10（最小介助または監視） 5（座れるが移れない）	0
整容	5		0
トイレ動作	10	5	0
入浴	5		0
平地歩行	15	10	0
（歩行不能の場合）車いす操作	5	0	0
階段	10	5	0
更衣	10	5	0
排便コントロール	10	5	0
排尿コントロール	10	5	0

合計点は100点満点

～48時間以内に寝返り，座位，身辺動作（セルフケア）等の自動運動を開始する．

　早期離床訓練（座位・立位）開始の目安は，意識障害がJapan Coma Scale（JCS）1桁（1～3）で，運動の禁忌となる心疾患や全身合併症がないことである［B1］．離床の時期は病型別ではなく，合併症，重症度も考慮して決定する［C1］．昏睡，神経徴候の進行，くも膜下出血，脳内出血，重度の起立性低血圧，急性心筋梗塞，脳ヘルニアの徴候等では，安定するまで離床開始を見合わせる[1, 2]．脳血管障害の原因が不明な場合も医学的な治療方針が決まるまで積極的な離床は控える．開始時は血圧や脈拍の変動に注意して医師の監視下に行うことが望ましい．

2）急性期リハで注意すべき病態

　高血糖，低栄養，痙攣発作，中枢性高体温，深部静脈血栓症，血圧の変動，不整脈，心不全，誤嚥，麻痺側の無菌性関節炎，褥瘡，消化管出血，尿路感染症等の合併症の他，脳血管障害の病型別には以下のような病態で離床に際して注意を要する［B］[1, 2]．

　a．脳出血：血腫増大，水頭症の発症，管理困難な高血圧，橋出血等［C1］．

　b．脳塞栓症：主幹動脈閉塞または狭窄［C1］，重度の出血性梗塞［C1］や脳浮腫，心エコーで心内血栓やもやもやエコーを認める場合等．

　c．アテローム血栓性脳梗塞：主幹動脈の閉塞または狭窄［C1］，脳底動脈血栓症［C1］，出血性梗塞［C1］，頻発する一過性脳虚血発作等がある．主幹動脈に狭窄病変を有する場合，分水嶺梗塞等でX線CTやMRI上の病巣に比べてSPECTで，より広範囲な脳血流低下を認めることがある．

　d．穿通枝域梗塞（ラクナ梗塞：branch atheromatous disease）：初期症状が軽度でも増悪する場合がある．Branch atheromatous diseaseで認められる脳幹部の傍正中橋動脈領域や外側線条体動脈領域の病変は進行性脳梗塞となりやすい[5]．

　e．くも膜下出血［C1］：未治療の場合は再出血の危険あり．脳血管攣縮等．

3）回復期

　回復期には急性期に続き，より専門的，集中的な訓練をすすめる．合併症や併存疾患の医学的管理のもとに，短期・長期目標，リハ計画を設定して包括的なチームアプローチを行う．

表8 Functional Independence Measure（FIM）[2]
◆評価項目

運動項目	
セルフケア	食事
	整容
	清拭
	更衣・上半身
	更衣・下半身
	トイレ動作
排泄コントロール	排尿管理
	排便管理
移乗	ベッド・椅子・車いす・トイレ
	浴槽・シャワー
移動	歩行／車いす
	階段

認知項目	
コミュニケーション	理解
	表出
社会的認知	社会的交流
	問題解決
	記憶

◆採点基準

運動項目		
〈介助者不要〉		
7：完全自立		
6：修正自立	時間がかかる，補助具必要，安全性配慮	
〈介助者必要〉		
5：監視・準備	監視，指示，促し	
4：最小介助	75％以上自分で行う	
3：中等度介助	50％以上，75％未満自分で行う	
2：最大介助	25％以上，50％未満自分で行う	
1：全介助	25％未満しか自分で行わない	

認知項目	
5：監視・準備	監視，指示，促し 90％より多く自分で行う
4：最小介助	75％以上，90％以下自分で行う 他の点数は運動項目と同じ基準

18項目を介護の度合いに応じて7段階で評価する．
合計126点満点（運動項目91点，認知項目35点）

4）維持期

回復期リハ終了後の維持期には，認知，筋力，体力，歩行能力を維持，向上させるため，地域の訪問リハや外来リハの適応を検討する．在宅生活の維持や支援を目的とした間欠入院によるリハなど，[C1]，廃用への積極的な対策も考慮する．

リハ訓練の実際

1．運動・ADLのリハ

　最近の研究から，脳血管障害等の中枢神経損傷後の機能回復は，use-dependent plasticity（麻痺肢の使用に依存した脳の可塑性）に関連して生ずることが明らかにされた[6]．単純な運動だけでなく，目的志向型の練習（goal-oriented approach：目的のある課題．洗濯物を干す，紐を結ぶ等）を反復する，すなわち「目的意識を持って，やや難易度の高い課題を繰り返し行うほど脳の可塑性が高まる」可能性があり，リハの方法論に応用されている．リハによるADLの改善には，運動麻痺自体の改善や，不完全な機能回復を補う代償手段の獲得（利き手交換，補助具の使用等）の他，動作手順に対する運動学習も関わるとされる．機能回復を促進するためには，①練習量の確保（繰り返しや課題志向等，運動学習の原則を利用した専門的介入），②練習法の工夫（教師付き学習，報酬，結果のフィードバック等，初期学習のためのチームによる練習量増加の医療制度や体制），③練習を継続できる環境の設定（活動，参加や学習保持のための環境作り）が重視されている[6]．また，リハ介入の効果をさらに促進する方法として，薬物治療（アンフェタミン，ドーパミン等）や脳刺激（経頭蓋反復磁気刺激，経頭蓋直流電気刺激）とリハの併用の研究もすすめられている[3, 6]．

　片麻痺のリハ訓練では，痙縮，連合運動・共同運動，姿勢反射の利用や抑制によってより適切な運動パターンを獲得する．表9に運動療法の基本的プログラムの例を示す．より効果的な能力低下の回復を促すために，訓練量や訓練の頻度を増すことが有効である[A][1, 3]．四肢の麻痺に対する機能的電気刺激（functional electrical stimulation：FES）や課題反復訓練，下肢のペダリング運動も有効である[B][1, 3]．

1）起居・歩行障害

　a．座位，床上動作：重症の場合には頭部挙上座位から離床を開始し，段階的に車いす座位，端座位，寝返り，起き上がり，車いす駆動，移乗，

上肢運動訓練も開始する[2]．車いす座位では枕，頭部・体幹保持用の付属品を用い，端座位では両足底を床に接地してテーブル，台を使って姿勢を保持する．自覚症状や血圧，脈拍の変動に注意し，起立性低血圧では直ちに臥位をとれるようにリクライニング車いす座位から始める．

　b．起立，立位，移乗，歩行：体幹支持性が向上したら下肢装具も利用して早期に起立，立位，歩行訓練を行う．起立，着座や歩行訓練の量が多いほど効果的である［A］．平行棒内歩行に続き，杖歩行訓練では支持基底面が広い杖から順にwalker cane→四点杖→T字杖→独歩へと進める[2]．下肢装具は体重支持，痙縮，変形の予防や矯正，歩行改善のために用いられ，長下肢装具，短下肢装具，膝装具等がある．内反尖足では短下肢装具の使用［B］や，ボツリヌス療法［B］，脛骨神経または下腿筋へのフェノールブロック［B］，腱移行術［C1］，腱・筋膜延長術の適応も考慮する．過度の膝伸展をきたす反張膝では膝装具を利用することもある．トレッドミル訓練や免荷式動力型歩行補助装置，慢性期の下垂足に対するFESの利用も検討する［B][1, 3]．

　体力低下では運動障害の重症度に応じて，トレッドミル，エルゴメーター，反復運動が行われる［B][1, 2]．有酸素運動トレーニングや有酸素運動と下肢筋力強化を組み合わせたトレーニングは有酸素性能力，歩行能力，身体活動性の改善に有効である［A］．

　c．移動能力の予後：実用的歩行の可否はおおむね訓練後3〜6か月で予測され，片麻痺の8〜12％では歩行の再獲得が困難とされる[7]．移動能力の回復に影響する一次的要因は，脳の損傷部位，麻痺の重症度，知覚障害や高次脳機能障害等で，二次的要因には下肢の変形拘縮，骨萎縮，筋萎縮，非麻痺側機能の低下，年齢，既往疾患や合併症等がある．遷延性弛緩性麻痺，高度の痙縮，両片麻痺，重度感覚障害，半側空間無視，病態失認，認知症も自立困難である．家屋環境の影響もあり，入院中の洋式生活では移動自立でも和式の自宅では自立困難な例もある．

2）上肢機能障害

　a．段階的訓練：上肢の随意性改善，異常運動

表9　運動療法の基本的プログラムの例

時　期	リハ訓練の基本プログラム
臥床期 （急性期）	1. 良肢位保持 2. 体位変換 3. 関節可動域訓練（自動・他動） 4. 頭部挙上座位（自動・他動） 5. 日常生活動作（ADL）訓練 　食事，整容等
離床期 （急性期〜 回復期）	1. 関節可動域訓練（自動・他動） 2. 床上起居動作訓練 　寝返り，起き上がり，横移動等 3. 座位訓練 　①車いす座位 　②端座位（静的→動的座位バランス訓練） 　③車いす駆動 　④座位での上肢機能訓練 4. 起立，立位訓練 　①起立 　②立位保持 　③立位での重心移動 　④介助での移乗動作 5. ADL訓練 　食事，整容，更衣，排泄動作
歩行期 （主に回復期〜 維持期へ）	1. 床上応用動作訓練 　四つ這い，膝立ち，床からの起立 2. 起立可能→ 　①移乗：ベッドと車いす間 　②排泄動作：ポータブルトイレ→病棟内トイレ 　③床からの起立：台等利用 　④動的立位バランス 　（平行棒や手すり支持，下肢装具も利用） 3. 動的立位バランス獲得→ 　歩行訓練：平行棒内，杖歩行，下肢装具 　（walker cane→4点杖→T字杖→独歩） 4. 移動能力獲得→ 　①歩行耐久性や速度向上 　②応用歩行：段差，階段，屋外歩行 5. ADL，生活関連動作訓練 　①入浴 　②家事動作 　③乗り物への乗降，車の運転 　④外泊訓練

パターンや痙縮の抑制，巧緻性の改善によるADL向上を目標に，上肢機能訓練（麻痺側上肢のリーチ運動，目的志向型運動，両上肢の繰り返し運動，イメージ運動等）［B][1, 3, 6]やADL訓練を繰り返し行う．麻痺手の能力は実用手，補助

手，廃用手で表現され，実用手は箸，書字等の巧緻動作可能，補助手は押さえ等が可能，廃用手は動作不能である．Brunnstrom stage の回復段階別には，stage1，2 では可動域訓練，共同運動の誘発から始め，stage2，3 では自動・他動運動，誘導による正しい運動パターンの学習，抵抗運動による共同運動パターンの促通等の訓練を行う．stage4～6 では分離運動訓練を行う．中等度の麻痺筋，特に手関節背屈筋，手指伸筋の筋力増強には電気刺激がすすめられる［B］．慢性期に手関節の自動運動や手指の伸展が可能な軽度の麻痺では，適応を選べば，非麻痺側上肢を抑制して生活の中で麻痺側上肢を強制使用させる治療法（constraint-induced movement therapy）で麻痺側上肢の機能改善が得られる［A］[1, 3, 6]．この治療法では肩の痛みの悪化に注意する．利き手が補助手・廃用手となることが予測される場合は，非麻痺側上肢への利き手交換をすすめるが，麻痺側の上肢訓練も継続して痙縮や拘縮悪化を防ぐ．上肢のロボット補助練習ではパフォーマンスに応じた教授法や結果のフィードバックによる学習効率の向上が報告されている[3, 6]．

　b．上肢機能の予後：上肢の実用性は約 4 か月の訓練経過から予測される．解剖学的に上肢の運動線維は下肢よりも対側性支配の程度が強く，麻痺側上肢は下肢に比べて巧緻性が求められるため実用レベルに到達しにくい．発症後 1 か月以内に指の総にぎり（全指屈曲）が困難，3 か月以内に総ひらき（全指伸展）が困難，発症後 4 か月で上肢，手指のいずれかが stage4 に達しない，等の場合は廃用の可能性が高い[7]．感覚障害，不随意運動，運動失調，疼痛，変形，拘縮が強い場合も実用性の獲得は困難である．半側空間無視や身体部位失認では患肢の不使用のため，随意性の割に低い実用性に留まることが多い．

　c．片麻痺の肩への対応：麻痺側上肢には肩関節亜脱臼，肩手症候群，肩甲上腕関節包炎や関節包や腱板の下垂による肩関節周囲炎等がみられる．麻痺側肩の疼痛に対して関節可動域訓練［B］，非ステロイド抗炎症薬の内服［B］，コルチコステロイドの低用量の内服［B］や A 型ボツリヌス毒素注射［B］が行われる．肩関節亜脱臼の予防には三角巾や肩関節装具の使用［B］，FES［B］も考慮する．麻痺側肩の疼痛に対する肩峰下滑液包内へのステロイド注射も有効である［B］[1]．

3）痙縮

　発症から 6 か月頃までの回復期は患側の痙縮が増強しやすく，歩行や上肢動作の支障となる．痙縮にはストレッチ，関節可動域訓練［B］，痙縮筋を伸長位に保持する装具療法や麻痺側上肢の痙縮に対して FES 付装具も考慮する［C1］．他に，下記の治療法がある．

　a．薬物：チザニジン，バクロフェン，ジアゼパム，ダントロレンナトリウム，トルペリゾンが処方される［A］．重度の痙縮にはバクロフェンの髄注も行われる［B］．

　b．ボツリヌス治療，ブロック：痙縮筋へ A 型ボツリヌス毒素を注射するボツリヌス治療が保険適応となり，有効な治療法として推奨される（A）[4]．適切なボツリヌス治療では 3～4 か月効果が持続する．痙縮筋に対してフェノール，エチルアルコールを投与する運動点ブロック（motor point block）や神経ブロックが行われる［B］[4]．

　c．電気刺激：高頻度の経皮的電気刺激（transcutaneous electrical nerve stimulation：TENS）も行われる［B］[4]．

　d．温熱・冷却療法［C1］：ホットパック，極超音波ジアテルミー，パラフィン浴，アイスパック，アイスマッサージ等がある．十分な科学的根拠はないとされるが，温熱は反射性の筋緊張や疼痛の緩和に，冷却は痙縮減少に有効な場合がある[1, 4]．

4）運動失調

　脳血管障害による運動失調には，小脳性，前庭性，深部知覚，大脳皮質障害による運動失調がある．運動麻痺に比べて失調症状は患者に理解されにくい．誤ったパターンによる学習を避け，単純な動作から複雑な動作へと適切な感覚刺激を増して動作の再学習を促す．運動失調の訓練には，座位，立位や動作時のバランス訓練や筋力強化の他，重錘負荷（上肢，下肢），弾性緊縛帯（上下肢の近位部の関節や体幹に弾性包帯を巻く）や歩行器の利用等がある[2]．

2. 嚥下障害のリハと栄養管理

　脳血管障害の急性期には約70％に嚥下障害を認めるとされる[1]．嚥下障害に対する早期からの介入が重要で，意識障害や重度の嚥下障害で経口摂取困難な場合は経静脈栄養ないし経管栄養を行うが，可能な限り急性期から（発症7日以内）経鼻経管等の経腸栄養管理が望ましい［B］．経口摂取困難な状況が発症1か月後以降も持続する場合は胃瘻管理を考慮する［B］．

　嚥下機能のスクリーニング検査，嚥下造影検査，内視鏡検査を行い，適切な栄養摂取経路や食形態，姿勢，代償嚥下法を検討する［B］．スクリーニング法には反復唾液嚥下テスト，嚥下誘発テスト，水飲みテスト等があり，リスクがあればさらに詳細な評価を行う．直接訓練は食物を用いる訓練で，食物を用いない間接訓練として，頸部前屈や回旋，咽頭冷却刺激，メンデルゾーン手技，息こらえ嚥下，頸部前屈体操等の訓練もすすめる［B］．輪状咽頭筋弛緩不全に対してバルーン拡張法の効果が示されている［B］．誤嚥性肺炎の予防には，適切な栄養管理はリハ訓練の大前提である．低体重，低アルブミン，ビタミンや微量金属欠乏等の低栄養は認知，運動機能やADL低下に関わるため，多職種の連携による包括的な栄養状態の評価と管理計画が重要である．必要エネルギーや水分摂取量は病態や体重の変動に応じて調整する．

3. 排尿障害

　神経因性膀胱による排尿障害は病期によって変化する．排泄パターンの観察，残尿測定や尿水力学的検査による評価で適切な治療を行う．急性期には低活動性膀胱を呈して尿閉となることが多く，α遮断薬やコリン作動性薬の処方，無菌的間欠導尿やカテーテル留置を行う．カテーテル留置では尿路感染に注意する．急性期以降は過活動性膀胱による尿失禁や頻尿も多く，抗コリン薬等を処方する．バイオフィードバック（男性）や骨盤底筋トレーニング（女性）の適応も検討する［C1］[1]．

4. 中枢性疼痛

　中枢性疼痛は視床等の脳血管障害を発症した数週から数か月後に，麻痺側の上下肢や顔面に生じる疼痛や異常感覚で，ADLの支障となる．中枢性疼痛に対してプレガバリン［B］，アミトリプチリン［C1］，ラモトリギン［C1］，クロナゼパム［C1］，メキシレチン［C1］，カルバマゼピン［C1］が有効な場合がある[1]．薬物無効例には，反復経頭蓋磁気刺激，脊髄電気刺激療法や大脳皮質刺激療法も考慮される［C1］．

5. 骨粗鬆症

　麻痺肢には骨粗鬆症が起こりやすく骨折のリスクが高い．重度麻痺，歩行不能，ADL低下，女性で生じやすく，下肢よりも上肢に強い．移動能力が高い方が骨密度の低下を防げるとされ，介助レベルでも下肢に荷重をかけた立位や歩行を多く行う［B］．予防や治療には1α-hydroxyvitamin D_3，Ca製剤，メナテトレノン，イプリフラボン，エチドロン酸，リセドロン酸，ゾレドロン酸，葉酸とメコバラミンの内服や日光浴がすすめられる［B］[1]．

（横山絵里子）

■ 文　献 ■

1) 日本脳卒中学会・脳卒中ガイドライン委員会（編）：脳卒中治療ガイドライン2015，第1版，協和企画，2016, pp. 270-330.
2) 千田富義・高見彰淑（編）：リハ実践テクニック脳卒中，第3版，メディカルビュー社，2017, pp. 2-47, pp. 124-359.
3) 辻　哲也・越智文雄・鈴木　亨他：脳卒中リハビリテーションの新しい流れ．リハビリテーション医学の新しい流れ（里宇明元，才藤栄一，出江紳一編），第1版，先端医療技術研究所，2005, pp. 105-129, pp. 154-179.
4) 梶　龍児(監修)：痙縮のボツリヌス治療(木村彰男編)，第1版，診断と治療社，2010, pp. 34-68, pp70-107.
5) 星野晴彦・高木　誠・山本康正他：Branch atheromatous diseaseにおける進行期脳梗塞の頻度と急性期転帰．脳卒中，**33** (1)：37-44, 2011.
6) 宮井一郎：脳卒中後の運動障害に対する神経リハビリテーション．日本医事新報，**4525**：53-59, 2011.
7) 福井圀彦，藤田勉，宮坂元麿編：脳卒中最前線（福井圀彦，藤田勉，宮坂元麿編），第2版，医歯薬出版，1994, pp. 136-151.

第5章 このリハビリテーションが重要

2. パーキンソン病のリハビリテーション

概念，疫学

パーキンソン病（PD）は黒質・線条体系を中心に，ドパミン作動性ニューロンの変性・脱落に伴う脳内のドパミン等，カテコールアミンの減少による特徴的な神経症状を呈する神経変性疾患である．病理学的には神経細胞へレヴィ小体が沈着し，病態としてはミトコンドリア呼吸障害と酸化的ストレスの結果，α-シヌクレインのオリゴマーが出現するのが特徴である．

リハビリテーション（以下リハ）治療の対象となる神経系疾患としては脳血管障害後遺症に次いで多く，人口10万当たりの有病率は約150人，加齢に伴って増加する．PDと類似の神経症状を呈する疾患群をパーキンソン症候群と総称するが，この中で最も多い脳血管性パーキンソニズムは高齢化に伴って特に増加傾向にあり，PDともども今後，いっそう増加すると思われ，リハ治療の対象としてますます重要になる．

症候学

PDの4大症候として，振戦（静止時に目立ち，4〜6Hzで，一側上肢から他肢に広がる），筋固縮（歯車様の抵抗が特徴），無動（動作緩慢，小字症，仮面様顔貌等），姿勢調節障害（前屈姿勢，転倒しやすい等）が高率にみられる．

その他に歩行障害（歩行速度の低下，小刻み歩行，突進歩行等），自律神経障害（油顔，発汗障害，起立性低血圧，便秘等），精神症状（うつ状態，知的機能低下等），構音障害（小声で抑揚の乏しい発語，言語の加速現象等），嚥下障害（咀嚼力低下，嚥下反射遅延，食道蠕動運動低下等）等もしばしば認められる．

障害評価

PDそのものによる一次的障害と，PDに伴って続発した廃用症候群や転倒等による二次的障害を評価する必要がある．

病期の評価として国際的に最も普及しているHoehn & Yahrの重症度分類[1]では，ステージ1から5の5段階に評価する．機能評価，重症度評価としては大まか過ぎることから，ステージ1.5，2.5を加えた7段階評価の修正版が用いられることが多い（表1）．厚生省異常運動疾患調査研究班が提唱した生活機能障害度[2]（表1）は3段階評価で，Hoehn & Yahrの重症度分類とも対応しており，リハ・プログラムを設定するよい目安となる．

PD独自の機能評価として，国際的に最も普及しているUPDRS（Unified Parkinson's Disease Rating Scale[3]）では精神機能・行動・気分，日常生活動作，運動能力検査，治療合併症の4領域について定量的で詳細な評価ができ，リハ治療の効果判定にも役立つが，評価項目が多く，やや煩雑である．

他の疾患や障害と同様，徒手筋力テスト（MMT），関節可動域（ROM）評価や，日常生活動作（activity of dairy living：ADL）評価としてBarthel index（BI），functional independence measure（FIM）等もよく用いられる．

表1 パーキンソン病の障害，重症度に応じたリハ・プログラム

生活機能障害度 (厚生省異常運動疾患調査研究班)	重症度分類 (Hoehn & Yahr)	リハ・プログラム
Ⅰ度 日常生活，通院にほとんど介助を要しない	Stage 1（1.5） 一側の障害のみ，機能障害は軽微か，ない (体幹障害が加わる) Stage 2（2.5） 両側の障害だが，体幹バランスの障害なし (自分で立ち直れる程度の突進現象が加わる)	リラクセーション，無理なく継続できる運動メニュー 軽スポーツの勧め・助言，姿勢矯正，立位バランス訓練 歩行訓練（特に側方，後方，ターン）等
Ⅱ度 日常生活，通院に部分介助を要する	Stage 3 姿勢反射障害がみられ，起立時や歩行時にバランス障害があるが，独立した生活が可能 Stage 4 機能障害は高度，何とか介助なしに起立，歩行が可能だが，日常生活は高度に障害	緩徐ストレッチ，抗重力筋強化 起居動作訓練，座位・立位バランス訓練 歩行訓練（メトロノーム，号令，床に一定間隔の線等）　ADL訓練，呼吸理学療法（体幹のリラクセーション・ストレッチ，胸郭・肩・頸部等の可動域訓練）等
Ⅲ度　日常生活に全面介助が必要	Stage 5 介助がないと寝たきりか，車いすでの生活	呼吸理学療法（特に呼吸筋のストレッチ） 腹筋を含む頸部・体幹・四肢のストレッチ 座位・立位訓練等

リハビリテーション

1) 基本的な考え方

　神経変性疾患に共通するリハの考え方は別に述べた[4]．リハ治療は生活指導，薬物療法とともに重要であり，どの病期でも有効だが，特に病初期と，薬物療法の効果が見込めない進行期には有用性が高い．各病期，重症度に合わせた適切なリハ・プログラムがADLの維持・向上に効果的である（表1）．病初期の軽症ではリラクセーション，軽スポーツ，バランス訓練，歩行訓練を中心に，病期がある程度進んだ中等症ではストレッチや，起居動作，座位・立位バランス，ADL等の訓練や呼吸理学療法を中心に，また，進行期の重症ではストレッチ，座位・立位訓練，呼吸理学療法を中心に行う[5,6]．進行期には症状の変動が目立つwearing-off現象や，ディスキネジア等の不随意運動がみられることも多く，個々の患者の神経症状，障害に合わせて対応することが重要である．

　在宅では家族への指導も重要で，進行期には認知機能が低下しがちな患者だけでなく，家族にも安全管理，自主訓練の進め方を指導する．医療費助成制度の中でも特定疾患医療，身体障害者医療や，介護保険の対象になる患者が多く，社会資源の活用も重要な支援である[6]．

2) 理学療法

　理学療法，特に運動療法は毎日行うのが理想だが，できれば週3回，1回20分程度，ストレッチ，有酸素運動等を中心に行う．レクリエーションや軽スポーツが体幹や四肢の柔軟性，歩行機能や，精神面における気分，意欲等を改善し，運動機能の悪化をある程度防ぐ効果がある．PDではまた，易疲労性を訴える患者が多いことも特徴で，患者の状態を観察しながら訓練時間を調節する必要がある．

　リハ・プログラムとして体幹・四肢の筋力強化やストレッチ，関節可動域訓練，基本動作訓練，バランス訓練が重要である．動作はゆっくりと大きく，リズムよく行うように指導する．歩行障害にはこれらに加えて姿勢の矯正が，すくみ足には一定の聴覚的，視覚的，触覚的なリズム，合図（キュー）を活用した訓練が効果的である．メト

ロノームや「イチ，ニ，イチ，ニ」といった号令のように規則的な聴覚刺激，音楽のリズムの活用や，規則的なタイル，床に進行方向に直角の線を書く，あるいはテープを貼る，といった規則的な視覚刺激はすくみ足による歩行開始の遅れ，不安定性を改善させる．

進行期には拘束性呼吸障害，嚥下障害をきたし，呼吸器感染症を合併しやすくなることから，呼吸理学療法が重要となる．

QOLを損なう最大原因である大腿骨頸部骨折，脊椎圧迫骨折の予防のため，転倒防止の指導が特に重要である．段差をなくす，手すりを設置する，早めに車いすを導入する等の対応に加え，高リスク患者には転倒に備えてヘッドギア，ヒッププロテクターの装着を指導する．

3) 作業療法

ADLの維持，社会参加を目指し，手指や各関節のストレッチ，筋力維持・強化訓練，巧緻動作訓練，書字訓練や，衣服の着脱，ボタンのかけはずし，食事，トイレ，入浴等の日常生活動作（ADL）訓練を行う．職場や家庭で役割をもち，趣味に活かせるようにプログラムを工夫し，心理面でのサポートや，社会参加の機会を調整して支援する．

4) 言語聴覚療法

発声訓練，声門閉鎖訓練等が効果的で，小声，すくみ言葉にはゆっくりと大きな声を出して話すように指導する．嚥下障害に対して舌の運動訓練，声門閉鎖訓練，メンデルソン手技等が効果的で，適度の粘性の食べやすい食材の選択や，小さく切る，適度のとろみを加える等の調理法の工夫や，家族への指導が必要である．

〈新井雅信〉

文 献

1) Hoehn MM, Yahr MD：Parkinsonism：onset, progression, and mortality, *Neurology*, **17**：427-442, 1967.
2) 島田康夫・他：パーキンソン病の診断・治療・生活指導の手引．厚生省特定疾患変性性神経疾患調査研究班, 1982, p14.
3) Fahn S, Elton RL：Members of The UPDRS Development Committee：Unified Parkinson's disease rating scale, Recent Development in Parkinson's disease, vol, 2, (Fahn S et al ed.) pp. 153-163, Macmillan, 1987.
4) 新井雅信：神経疾患のリハビリテーション．*Clin Neurosci*, **27**：978-982, 2009.
5) 市川忠：代表的疾患のリハビリテーション．パーキンソン病．*Clin Neurosci*, **27**：1024-1027, 2009.
6) 中馬孝容：チームで取り組むリハビリテーション科外来－フォローアップのコツ－．パーキンソン病患者．*J Clin Rehab*, **19**：335-343, 2010.

第5章 このリハビリテーションが重要

3. 脊髄小脳変性症のリハビリテーション

概念，疫学

脊髄小脳変性症（SCD）は小脳とその求心路，遠心路を中心に系統的な神経変性に陥り，運動失調を主とする様々な神経症状を呈する疾患群の総称である．SCDの病型分類には主要病変部位による厚生省脊髄小脳変性症調査研究班によるもの（1978年），孤発性と遺伝性に大別する厚生省運動失調研究班によるもの（1996年）がよく知られている．最近では遺伝子異常と対比した分類が提唱されているが，新たな遺伝子異常が発見されつつあり，しかも遺伝子異常と臨床像とは必ずしも一致せず，明快な分類は今後の課題である．

SCDの有病率は病型によって人種差，年齢差，性差があり，わが国では人口10万対約20人で2万人強，このうち孤発性は60〜70％，遺伝性は30〜40％といわれ，孤発性では多系統萎縮症が最も多く，遺伝性ではマシャド・ジョセフ病とSCA6が多い．生命予後，機能予後とも病型，患者によって様々だが，長期にわたって緩徐進行性の経過をたどることが多く，リハビリテーション（以下リハ）の対象として重要である．

症候学

小脳性運動失調を中心に，病型によって多彩な症状が多様な組み合わせでみられる．小脳系の他に錐体路，錐体外路，自律神経，末梢神経等の神経系の変性や，脊椎・骨格の変形等を伴うことがあり，以下に述べる様々な症状と機能障害をきたすことがある．

1）小脳性運動失調

一般に上肢より下肢に，四肢より体幹に優位に筋トーヌス低下，測定異常，運動分解，交換運動障害や，言語障害（断綴性，爆発性），上肢の巧緻運動障害，起立・平衡障害，歩行障害（動揺性歩行，ふらつき歩行）等がみられる．

2）錐体路症状

筋力低下，筋萎縮，痙縮（筋緊張亢進），深部腱反射亢進等をみることがある．

3）錐体外路症状

筋固縮，無動，姿勢調節障害等のパーキンソン症候群や，各種の不随意運動をみることがある．患者によっては運動失調症状より優位で，機能障害の主な原因になることがある．

4）自律神経症状

起立性低血圧，発汗障害，便秘，排尿障害，陰萎等をみることがある．特に起立性低血圧は機能予後やADL，QOLを悪化させる要因となる．

5）感覚障害

四肢の遠位部，特に下肢に深部感覚障害を伴うことがあり，時に感覚性運動失調の原因になる．

6）その他

前述した錐体路症状，錐体外路症状，感覚障害等とも関連し，筋緊張の異常，骨格筋の萎縮，四肢関節の変形，脊椎弯曲等をみることがある．

障害評価

1）基本的な考え方

進行性疾患であるSCDでは障害の指標としても重症度の評価は重要である．現在も厚生省運動失調症調査研究班による重症度分類[1]（表1）がよく用いられ，リハ・プログラムの立案にも利用される．障害にはSCDそのものによる一次性障害と，廃用症候群や合併症等に伴う二次性障害がある．一次性障害では運動失調とこれに伴う平衡

表1 脊髄小脳変性症の分類

(1) Greenfield (1954)
■脊髄型
■脊髄小脳型
■小脳型
(2) 厚生省特定疾患運動失調症調査研究班 (1975)
■孤立性脊髄小脳変性症：多系統萎縮症，皮質小脳萎縮症，その他
■遺伝性脊髄小脳変性症：常染色体優性遺伝性，常染色体劣性遺伝性，その他
■遺伝性痙性対麻痺
(3)
■孤発性 1) 純粋小脳失調型（CCA）；皮質性小脳萎縮症 2) 多系統障害型；多系統萎縮症（MSA） 　オリーブ橋小脳萎縮症，シャイ・ドレーガー症候群，線条体黒質変性症
■遺伝性 1. 常染色体劣性 　・眼球運動失行を伴う運動失調症 　　AOA1：低アルブミン血症を伴う病型 　　AOA2：末梢神経障害とα-fetoprotein上昇を伴う病型 　・ビタミンE単独欠乏性運動失調症（AVED） 　・痙性対麻痺を伴う失調症シャルルボア・サグネ型（ARSACS） 　・その他 2. 常染色体優性（SCA） 　1) 純粋小脳失調型 　　・脊髄小脳失調6型（SCA6） 　　・16番染色体連鎖型（SCA31） 　　・SCA14，SCA15等 　2) 多系統障害型 　　・マシャド・ジョセフ病（MJD，SCA3） 　　・歯状核赤核淡蒼球ルイ体萎縮症（DRPLA） 　　・SCA1，SCA2等

機能障害を中心に，SCDの病型によっては錐体路症状，錐体外路症状，自律神経症状，眼球運動障害等，合併する神経症状による障害の評価が必要である[2]．ここでは主に運動失調とその関連障害の評価を中心に述べる．二次性障害では予防が特に重要である．

2）運動失調の評価

構音等の言語機能，上肢の巧緻運動機能，歩行等の移動機能を中心に，一般的な神経学的検査に加え，半定量的評価法としてICARS（International Cooperative Ataxia Rating Scale）[3]がよく用いられる．これは立位・歩行，四肢協調運動，構音，眼球運動の4項目について評価するもので，日本語版も作成されており，有用である[4]．

3）平衡機能検査

一般的な神経学的検査に加え，立位可能な患者では重心動揺計が用いられる．最近ではIT技術の進歩を活用した詳細な定量的評価ができる運動解析装置も導入されている．

4）その他

合併する障害により，徒手筋力検査（MMT），関節可動域（ROM）検査，日常生活動作（ADL）評価等も行われる．歩行障害は重要で，様々な歩行機能の評価が行われている．

リハビリテーション

1）基本的な考え方

神経変性疾患に共通するリハの考え方は別に述べた[5]．効果的な治療が限られるSCDではリハ治療の意義は大きい．リハの目的はSCDによる神経症状に伴う一次性障害に対して残存能力を最大限に引き出すとともに，廃用性変化や合併症による二次性障害を予防，改善してADLを維持し，QOLを向上させることである．進行性であるSCDでは神経症状，障害の悪化を踏まえ，厚生省運動失調症調査研究班による重症度分類（1992, 表2）を指標に，評価時点とともに将来の悪化に対応できる中長期的な視点でリハ・プログラムを立てることが必要である[6]．Ⅰ度〜Ⅱ度の軽症の時期には生活機能の維持を目指し，Ⅲ度〜Ⅳ度の中等症の時期には運動失調に対する訓練を中心にADLの維持を図り，Ⅴ度の重度の時期には合併症の予防を中心に進める（表3）．

リハ・プログラムは運動失調を中心に，合併する神経症状（パーキンソン症状，自律神経症状，錐体路症状等）による障害や，特に重要な移動能力の低下や廃用症候群等への対策を立てる．訓練効果の獲得に時間がかかる小脳障害では達成しやすい簡単なプログラムから開始し，達成感を与えてモティベーションを高めながら複雑なプログラムへ進め，反復訓練を行って運動学習の効果獲得に努めるといった工夫が必要である．

表2　脊髄小脳変性症の重症度分類（厚生省運動失調症調査研究班，1992）

	下肢機能障害	上肢機能障害	会話障害
Ⅰ度（微度）	独立歩行	ごく軽い障害	軽い障害
Ⅱ度（軽度）	随時補助歩行・介助歩行．独歩可能，方向転換・階段歩行に補助具，介助が必要	細かい動作は下手だが，補助具は不要，書字も可能だが，拙劣	軽い障害で十分に聞き取れる
Ⅲ度（中等度）	常時補助・介助歩行・伝い歩き，杖や歩行器，他人介助が必要	手先の動作は拙劣，補装具が必要	障害は軽いが，少し聞き取りにくい
Ⅳ度（重度）	歩行不能，車いす移動，起立可能だが，歩行は介助が必要，移動は車いすか四つ這い，いざり	手先の動作は拙劣で介助が必要，書字不能	かなり障害され，聞き取りにくい
Ⅴ度（極度）	臥床状態，起立不能，ADLは他人に依存	手先だけでなく，上肢全体の動作が拙劣，介助が必要	高度に障害され，ほとんど聞き取れない

表3　脊髄小脳変性症の病期に応じたリハ・プログラム

Ⅰ度（微度）	筋力増強，持久力向上，心肺機能・体力の維持・向上 転倒の防止，活動性の維持，職業の継続
Ⅱ度（軽度）	運動失調に対する訓練，廃用の予防，ADL・IADLの維持 転倒予防，必要に応じて家屋改造
Ⅲ度（中等度）	ベッド上動作，立ち上がり動作，歩行の訓練（必要に応じて歩行器，車いすを検討） 必要に応じて言語訓練，呼吸訓練，排泄動作訓練，起立性低血圧対策，家屋改造 和式生活ではいざり動作，床からの立ち上がり，膝立ち，四つ這いの訓練 転倒に備え，必要に応じてヘッドギア，ヘルメット，サポーター
Ⅳ度（重度）	車いす移乗動作やトイレ動作の訓練・転倒予防，座位バランス訓練 口腔ケア，嚥下訓練，呼吸訓練，和式生活ではいざり動作，床からの立ち上がり，膝立ち，四つ這いの訓練
Ⅴ度（極度）	関節可動域訓練，良肢位の保持，活動性の維持 褥創・誤嚥・窒息・脱水・栄養障害・感染の予防

在宅生活での支援も重要であり，活動的に生活できるように補装具の調整や家屋改造を行い，外出の機会を設定することが望ましい．また，いわゆる神経難病として社会資源に関する情報提供，活用を通して支援することも必要である．

2）運動失調に対するリハビリテーション

運動失調による障害のうち，起居，起立，移乗，歩行等の基本動作ではバランス訓練が，また，洗面，清拭，更衣，食事，排泄等のADLでは巧緻運動訓練や書字訓練が特に重要である．運動失調性構音障害に対しては，ゆっくりと大きくリズムよく発音するように指導する．杖，歩行器，車いす等の補装具の活用も同様である．

以下に，運動失調に適用するリハ・プログラムを概説するが，患者により，病期により効果に相違があり，効果がある場合も一時的，あるいは限定的な傾向がある．

（1）フレンケルの訓練法

残存する感覚系を刺激して代償機能を助長し，運動機能を再学習させるもので，簡単な運動から徐々に複雑な運動パターンへと反復して練習する．

（2）重り負荷法

腰部，四肢遠位部に重りをつけ，求心性感覚入力を増加させることで失調症状が改善することを利用する．

（3）固有受容性神経筋促通法（PNF）

筋，腱，関節等の固有感覚受容器を刺激して運動の発達，回復を促進する．

（4）弾性緊縛帯

肩・肘・股・膝関節を緊縛し，求心性感覚入力を増加させる．

（5）その他

皮膚刺激，経皮的電気刺激法，経頭蓋磁気刺激法等が試みられることがある．

(新井雅信)

文献

1) 厚生省特定疾患運動失調調査研究班：総括研究報告．平成3年度研究報告書．1992, pp. 1-5.
2) 菅田忠夫, 真野行生, 和嶋早苗・他：主要疾患のリハビリテーション・プロセス．脊髄小脳変性症—診断から在宅まで—．総合リハ, **25**：1017-1042, 1997.
3) Trouilas P, Takayanagi T et al.：International Cooperative Ataxia Rating Scale for pharmacological assessment of the cerebellar syndrome. *J Neurol Sci*, **45**：205-211, 1997.
4) 中島孝：特定疾病の脊髄小脳変性症日本語版ICARSの作成．長寿科学総合研究事業，平成12年度分担研究報告書，2001, pp. 16-19.
5) 新井雅信：リハビリテーションとは．神経疾患のリハビリテーション．*Clin Neurol*, **27**：978-982, 2009.
6) 渡邊進・中西亮二・山永裕明：各種疾患のリハビリテーション．脊髄小脳変性症．リハビリテーションMOOK10　神経疾患のリハビリテーション（千野直一・安藤徳彦・編集主幹），金原出版，2005, pp. 208-218.

ピットフォール

回復期リハビリテーションの意義

　病気の発症からの時期を表す用語として，急性期，亜急性期，慢性期という言葉が使われることが多いが，リハビリテーション（以下リハと略す）の分野では，急性期，回復期，維持期という言葉が使われる．急性期リハがバイタルサイン等の全身状態に注意しながら，多くはベッドサイドで行うことが多いのに比し，回復期リハは機能回復訓練が中心で，ADLの向上を中心に，最も大きなリハ効果が期待できる時期である．維持期リハでは回復期で獲得した機能を維持し，QOLの向上につなげることが期待される．また脳血管障害を例にとると，急性期は発症後約1か月まで，回復期はその後約6〜9か月位まで，維持期はそれ以降とする目安が一般的である．それぞれ，求められる主たる視点に違いがあり，急性期は病気を，回復期は障害を，維持期は生活を見ていると表現されることもある．

　回復期リハ病棟は平成12年の診療報酬改定時に新設された制度で，脳血管障害，大腿骨頸部骨折，術後や肺炎後の廃用症候群等の疾患の患者に対して，ADLの向上と在宅復帰を目標に，より専門的に，より集中的にリハを行う病棟である．施設基準として，廊下幅や病室の広さから療法士の配置数，リハ提供単位の最低数，リハを計画的に行うための評価を定期的に行うこと等，多くの基準が定められている．全国回復期リハビリテーション病棟連絡協議会の調べでは，2011年3月時点で，その病床数は全国で6万床を超えており，急速に整備が進んできた．医療機能の分化と連携をよりいっそう推進するためには回復期リハ病棟の必要性は疑いようのないものとなってきている．

　この約10年間に数回の診療報酬改定を経て，対象疾患が拡大されたり，医師配置が専従から専任になったりという回復期リハ病棟普及のための措置がなされる反面，休日リハ提供加算やリハ充実加算という質の向上のための配慮もなされるようになってきている．今後は回復期リハ病棟はより質が問われる時代となってくる．医師・看護師・介護士・療法士・栄養士・薬剤師・ソーシャルワーカー等がそれぞれの専門性を発揮し，尊重しながら，チームを組んで医療に取り組むのが，回復期リハ病棟の基本であるが，今後はその成果が患者のADL向上の成果（FIMやBI改善等），在宅復帰率，満足度等の具体的な数値となって，その病棟の評価の対象となるであろう．

(宮澤由美)

第5章 このリハビリテーションが重要

4. 筋萎縮性側索硬化症のリハビリテーション

概念，疫学

筋萎縮性側索硬化症（ALS）は大脳運動野の上位運動ニューロン，脳幹，脊髄の下位運動ニューロンの選択的な脱落と錐体路の変性により，進行性に全身の筋萎縮と筋力低下，下肢の痙性麻痺，呼吸筋麻痺等を生ずる原因不明の神経変性疾患である．広義のALSには狭義のALS（古典的ALS），脊髄性痙性麻痺，脊髄性進行性筋萎縮症，進行性球麻痺が含まれる．臨床像は病型，患者によって多様で，古典的ALSは症状の初発部位から上肢型，下肢型，球麻痺型に分類される．

発症年齢は50〜60歳代を中心に中高年に多く，男女比ではおよそ2：1で男性に多い傾向がある．進行が速く，生命予後は不良で，数年の経過で死亡する例が多いが，病型によっても異なり，5年以上の生存例も少なくない．最近では人工呼吸器の装着者が増加するのに伴い，10年以上の生存者も増加している．

ALSでは約90％は孤発性，約10％は遺伝性であり，分子病態の解明が進んでいる．ALSではまた，運動ニューロン障害以外の症状を合併することがあり，なかでも認知症を伴うALS（ALS-D）は重要な一群で，以前からわが国でよく研究されてきた．一方，認知症を主体とする前頭側頭葉変性症（FTLD）は臨床的に前頭側頭型認知症，意味性認知症，進行性非流暢性失語の3型が知られ，このなかに運動ニューロン障害を呈する一群があり，両者が病理学的，分子病態に共通の基盤をもつことが明らかにされてきた．

本稿では古典的ALSを中心に述べる．

症候学

古典的ALSで最も多い上肢型（普通型）は筋萎縮，筋力低下が一側，あるいは両側の上肢遠位筋から始まり，上肢近位筋に広がるとともに下肢や体幹，呼吸筋，構音・嚥下筋等にも進む．下肢型（偽性多発神経炎型）は両側下肢の遠位筋の萎縮から発症して近位筋に広がり，上肢や体幹に及ぶ．球麻痺型は構音・嚥下筋の筋萎縮，筋力低下から急速に構音障害，嚥下障害が進行する．いずれの病型も最終的には全身の筋萎縮，筋力低下をきたし，摂食・嚥下障害，コミュニケーション障害，呼吸障害等を呈する．初期から進行期まで眼球運動障害，膀胱直腸障害，褥創がみられないのが特徴だが，末期には認められることも少なくない．

障害評価

1）基本的な考え方

機能の面では，筋力低下，関節可動域制限，呼吸障害，構音障害，嚥下障害等が，活動の面ではADL障害，移動障害，コミュニケーション障害等の制限が，また，参加の面では家庭復帰，社会参加等の制約が課題となる．ALS自体による一次性障害に加え，廃用等による二次性障害の評価も必要である．

疾患の進行が速いことから定期的な評価に加え，状態の変化に応じて適宜，再評価を行う．中長期的な視点から現状だけでなく，将来のプログラムにつながる評価をすることが重要である．厚生省特定疾患調査研究班による重症度分類[1]を**表1**に示す．

表1 筋萎縮性側索硬化症の重症度に応じたリハ・プログラム

厚生省特定疾患筋萎縮性側索硬化症調査研究班報告，1974年

	重症度	理学療法・作業療法	補装具，介護機器
1度	筋萎縮をみるが，日常生活にまったく支障がない	関節可動域維持・改善 筋力維持 歩行・移動訓練 呼吸訓練	
2度	精巧な動作のみができない		
3度	介助を要せずに自分でなんとか運動や日常生活をやっていける		
4度	介助をすれば日常生活がかなりよくできる	腹筋・呼吸筋の筋力維持 起居・移動動作訓練 ADL訓練 嚥下障害に対する工夫	歩行器等の歩行補助具，車いす，自助具，コミュニケーションの道具
5度	介助しても，日常生活に大きな支障がある		
6度	寝たきりの状態であり，自分ではなにもできない	関節可動域維持 呼吸訓練	介護機器
7度	経管栄養または呼吸管理を要する		

2）身体機能の評価

（1）筋力，関節可動域

筋力や関節可動域の評価は必須で，四肢，体幹の各筋の筋力検査や，肩，手指，膝，足等の関節可動域測定を行う．

（2）呼吸機能

呼吸筋麻痺，肺炎等の呼吸器合併症が生命予後を左右することから，呼吸機能の評価がきわめて重要で，呼吸状態の観察，スパイロメトリーや動脈血酸素飽和度測定等の呼吸機能検査，胸部画像所見等を評価する．

（3）摂食・嚥下機能

球麻痺による摂食・嚥下障害に関して各種の嚥下機能検査に加え，必要な時期には嚥下造影や喉頭内視鏡で嚥下障害の評価を行う．

（4）コミュニケーション機能

舌や構音筋の麻痺による会話，手指の筋力低下による書字等，コミュニケーションに関わる言語機能，手指の機能を検査する．

3）心理的評価

進行が速く，コミュニケーション障害が起き，効果的な治療法がないALSでは病気や死に対する不安，意思を伝えにくい苦痛，介護を受ける心理的負担等，患者の心理的な苦痛は大きく，告知に伴う精神的打撃も大きい．家族も含めて支援を効果的に行うため，SDS（Self-rated Depression Scale）等，心理面，精神面の状況を適宜評価する．

4）家屋構造の評価

在宅に移行する前からセラピストが居室，寝室，食堂，浴室，トイレと移動のための廊下，階段等の評価や，玄関，屋外へのアプローチ等の家屋評価を行う．車いすや車等移動のための手段，目的地の状況等や，家族や支援者等在宅での介護能力の評価も必要である．

5）社会資源の評価

在宅生活を支える地域の医療や看護・介護の支援能力，介護保険サービスの活用，補装具や呼吸管理のための医療機器の利用等について，病状に応じた適切な情報収集と患者・家族への情報提供，支援を行うため，社会資源の評価が求められる．

リハビリテーション

1）基本的な考え方

神経変性疾患に共通するリハビリテーション（以下リハ）の考え方は別に述べた[2]．有効な治療がないALSではリハは最も効果的な治療であり，一時的にせよ障害を軽減し，QOLを改善することができる．重症度に応じたリハ・プログラムを立て[3]（表1），日常生活動作（activity of daily living：ADL）やQOLの維持，廃用予防のため，できるだけ活動性を保つ．

安定期や末期には在宅で生活する患者が多く，

家族への支援も含めて地域からの支援や社会資源の活用が重要である．患者・家族にとって心理的にもきわめて厳しい疾患であり，治療の選択には十分な情報提供が前提で，患者の希望を尊重することが重要である．

2）身体機能改善へのリハビリテーション

痙性や疼痛緩和のためのリラクセーション，ストレッチ，関節可動域訓練や，残存筋の筋力の維持・強化のための筋力強化訓練が重要である．過剰の運動負荷は逆効果であり，疲労や筋酵素の状態を観察しながら慎重に行う．補装具の活用で不良な姿勢や動作を矯正し，良肢位の維持，活動しやすい環境を整備する．

3）呼吸リハビリテーション

呼吸筋の筋力強化，腹式呼吸や深呼吸の指導，胸郭運動の維持・改善のためのストレッチ，非侵襲的陽圧換気療法等で肺や胸郭の運動を維持し，排痰と換気効率を良好に保つ[4]．進行すれば気管切開，人工呼吸器の装着が問題になるが，十分な情報提供と支援体制の整備を前提に，選択は当事者に委ねるべきであろう[5]．

4）摂食・嚥下リハビリテーション

障害が軽度の時期には，とろみがある半固形物等食材の選択，調理の工夫や，姿勢の指導等で可能な限り経口摂取を試みる．進行期には経管栄養が必要となるが，経鼻チューブよりは，口腔，鼻腔，咽頭の不快感がなく，呼吸器合併症の予防になる胃瘻を造設し，無理のない範囲で経口から食事を楽しみながら胃瘻から必要な水分，栄養を確保することが望ましい[5]．

5）コミュニケーション

言語障害が軽度の時期からあらかじめワープロ，パソコン，携帯電話等の操作を練習しておき，必要な時期にはこれらの機器を利用する．指の動きを音声に変換するトーキング・エイドも有用である．手指の機能が低下する時期には，瞬目や眼球の動きによる yes，no の意思表示，読唇術や，文字盤，プレスコール等の意思伝達装置を活用する．

6）心理的支援

患者だけでなく，介護する家族も含め，精神科医，臨床心理士等による治療や心理的ケアが効果的である．

7）在宅療養に向けた支援

在宅でも生活機能や QOL を保てるよう，可能な範囲で筋力，関節可動域，ADL 等を維持し，呼吸管理や意思伝達方法の確保も含め，在宅支援チームの体制を整備する．屋内では起居，移乗の動作がしやすい補装具の活用，家屋改造で生活機能の維持，活発なライフスタイルを心がける．外出のため，玄関や屋外へのアプローチの工夫，車いすや車等の移動手段や，外出を支援するボランティア等の支援者を確保する．安心して在宅生活を継続するには地域の医療・介護体制の整備，急変時・悪化時の支援体制を整備する必要がある[6]．

〈新井雅信〉

■ 文　献 ■

1) ALS 担当小委員会：Ⅲ．診断・鑑別診断．ALS 治療ガイドライン．日本神経学会ホームページ．http://www.neurology-jp.org/guideline/neuro/als/als_03.pdf
2) 新井雅信：神経疾患のリハビリテーション．Clin Neurosci, **27**：978-982, 2009.
3) 立野勝彦：神経筋疾患，運動ニューロン疾患．リハビリテーション医学テキスト（三上真弘・石田・編），改定第 2 版．南江堂，2005, pp. 196-198.
4) 出倉庸子・笠原良雄・小森哲夫：神経筋疾患の呼吸リハビリテーション―在宅生活に向けて．ALS の呼吸リハビリテーション．J Clin Rehab, **13**：608-614, 2004.
5) 吉野英：ALS の治療とケア．嚥下障害・呼吸困難のサポート．Clin Neurosci, **26**：340-341, 2008.
6) 栗林環：症例にみる難病患者の在宅ケア．ALS. J Clin Rehab, **16**：705-709, 2007.

第5章 このリハビリテーションが重要

5. 多発性硬化症のリハビリテーション

概念，疫学

多発性硬化症（MS）は空間的，時間的に多発する中枢神経内の白質の脱髄病変を起こす，非化膿性炎症性脱髄疾患である．空間的に大脳，小脳，脳幹，脊髄，視神経等が単独，あるいは複数冒される多巣性と，時間的に寛解と再発を繰り返す多相性が特徴である．経過も患者によって多様であり，神経症状が異なることから，障害の組合せ，程度も様々である．

発症年齢では20～40歳代の若年から中年に多く，小児，高齢者には少ない．性別では男性より女性に多い．欧米の白人には人口10万対数十人と多い神経疾患で，病型では後述する進行型が多いが，わが国では人口10万対数人と有病率は低く，病型では再発寛解型が多い．視神経脊髄炎（ドゥヴィック病）は球後視神経炎と横断性脊髄炎を呈する脱髄疾患で，標的抗原の違い等からMSとは似て異なる疾患と考えられているが，わが国には患者が多いことから本稿に含めて述べる．いずれも生命予後は比較的よいが，全体としては進行性に経過することが多く，再発が少なくないこともあって，リハビリテーション（以下リハ）が果たす役割は大きい．

症候学

神経症状，障害像は病変部位の分布と程度によって規定される．単麻痺，片麻痺，対麻痺，四肢麻痺，痙縮，膀胱直腸機能異常，運動失調，感覚異常，視覚異常等の様々な神経症状が時に急性に，時に潜行性に発症し，初期には自然に，あるいは治療により軽快することが多い．しかし，経過中に寛解と再発に伴う増悪により，神経症状が複雑に重なり，障害が多彩になることが少なくない．経過から再発寛解型，一次性進行型，二次性進行型の3型に分類される．MSの特徴として，体温上昇や周囲の温度上昇によって機能が低下する，疲れやすくなるという温熱対応力の低下や，高温環境でなくても疲れやすい（易疲労性），説明しにくい疼痛を訴える，という点があげられる．

診断は臨床症状，検査所見，画像所見等から多くは可能であり，国際的にはポーザーらの診断基準（1984）がよく用いられてきたが，画像等の進歩を導入したマクドナルドらの診断基準（2000）が新しく提唱された．

障害評価

MSの障害像は多様であり，患者ごとに，病期ごとに異なる．評価スケールについては，小林論文が詳しいので参照してほしい[1]．

一般的な評価法としては，機能別障害度，総合障害度（以上は機能障害の評価），日常生活障害度（能力低下の評価），環境状態（社会的不利の評価）を評価するMinimal Record of Disability for Multiple Sclerosis（MRD）がよく知られ，日本語版が使いやすい[1]．神経学的機能評価として，通常の神経学的検査に加え，各神経系別の機能別障害度を評価するFunctional System（FS）[1]や，総合的な機能障害を評価する拡張総合障害度評価（Expanded Disability Status Scale：EDSS）[1]等が用いられることが多い．

能力低下の評価としてADLの問題は重要であり，日常生活障害度（Incapacity Status Scale：ISS）[1]が有用であるが，ADL評価に一般的な

Barthel index, FIM (Functional Independence Measure) もよく用いられる．社会的不利の面では，青年〜中年期の勤労年齢に多いことから男女とも就労の問題が重要であり，また，女性に多いことから結婚や育児等の家庭生活への影響を考慮する必要がある．さらに，経過が多様で再発が多いことから再発への不安，再発した時の落胆等，精神的問題も大切な評価要素である．社会生活での障害度を評価する環境状態評価（Environmental Status Scale：ESS）[1]）が有用である．

リハビリテーション

1）基本的な考え方

神経変性疾患に共通するリハの考え方は別に述べたので参照してほしい[3]．MSの障害は多彩であり，リハ・プログラムを立てる場合，個々の患者の障害の状況をよく考慮する必要がある．特にわが国に多い視神経脊髄炎では，視神経病変による高度の視力障害と，横断性脊髄病変による対麻痺がみられ，これらの障害への対応が必要である．

MSでは易疲労性，温度感受性亢進という特徴に配慮し，リハ治療にあたっては低めに環境温度の設定をする，過度の負荷を避ける，適切な休息をとる，等の工夫が必要である．

病期については，急性期には症状の変動が大きく，様々な合併症を併発することがあり，治療に伴う影響も加わって複雑な病態となることもある．こうした状況への柔軟な対応とともに，急性増悪や再発の時は心理的支援も大切になる．慢性期にはそれぞれの機能障害，能力低下に対するプログラムを立てる．MSに特異な点としては，①運動障害と視覚障害の併発等，重複障害が多く，複数のプログラムを調整する，②過労で悪化しやすいことから，適度の負荷の運動訓練にとどめる，③入浴，温熱等による症状悪化に備えた治療プログラムを立てる，④視覚障害が多いことから，補装具の活用，手すりの設置，段差の解消や照明等環境設定に配慮する，等の点があげられる．

2）個々の障害への対策

視覚障害のうち，複視に対してはプリズム利用や片目遮蔽，視力低下に対しては聴覚，触覚等，他の感覚情報を活用する代償的対応等，工夫が求められる．筋力低下に対しては，軽度であれば活用が期待できる筋を中心に，疲労による悪化を避けて筋力強化訓練を反復して行う．痙縮に対しては悪化・誘発する原因となる要因を排除し，リラクセーション，ストレッチ，関節可動域の維持・拡大とともに，抗痙縮薬の内服や，運動点，末梢神経，神経根へのブロックといった薬物治療を行うと有効である．運動失調に対しては重り負荷等を行うが，運動パターンの習得には筋疲労を避けながらの反復訓練が必要である（脊髄小脳変性症の項を参照）．痛みにはレルミット徴候（頸部の前屈によって背部から下肢に走る電撃的なしびれ感），有痛性強直性痙攣（自然に，あるいは動きや外からの刺激で一定の方向へ生じる放散痛や痙攣）等には鎮痛剤の投与，電気刺激等を試みるとよいが，効果的でない場合も多い[4]．

移動能力低下に対しては，個々の障害要因に対する訓練に加え，杖，歩行器，車いす等の補助具の活用，家屋の改造や，移動手段の確保等の環境整備が必要である．コミュニケーション能力低下に対しては，原因となっている言語障害への対応，補助機器の活用等を行う．排尿・排便障害に対しては，原因の除去，対策を工夫し，薬物療法と生活指導を行う．日常生活動作障害に対しては，それぞれの因子について分析し，原因への対応を個々の患者のニーズを踏まえて優先順位を考慮して訓練を進める．

いずれにせよ，個々の患者の障害の状況に応じた柔軟で，きめ細かいリハ・プログラムを立案・実践することが必要である．

〈新井雅信〉

■ 文 献 ■

1) 小林一成：各種疾患のリハビリテーション．多発性硬化症．MOOK 10 神経疾患とリハビリテーション，金原出版，2005, pp. 190-201.
2) Kurtzke JF：Rating neurologic impairment in multiple sclerosis. An expanded disability scale (EDSS). *Neurology*, 33：1444-1452, 1983.
3) 新井雅信：神経疾患のリハビリテーション．*Clin Neurol*, 27：987-982, 2009.
4) 中村友彦・眞野行生：多発性硬化症の痛み．総合リハ，31：425-429, 2003.

第5章 このリハビリテーションが重要

6. 認知リハビリテーション

認知リハビリテーションとは

　認知リハビリテーション（以下リハ）とは様々な高次脳機能障害を有する症例に対する治療的介入である．高次脳機能障害とは，大脳の器質的病因に伴い，失語・失行・失認に代表される比較的局在の明確な大脳の巣症状，注意障害や記憶障害等の欠落症状，判断・問題解決能力の障害，情動の障害，行動異常等を呈する状態像と規定され，比較的広い範囲にわたる認知行動障害を包括する概念である．主な病因として脳血管障害と頭部外傷の2つがあげられ，他に感染，腫瘍，変性疾患，代謝性疾患等の場合もある．2001年度から実施された厚生労働省の「高次脳機能障害支援モデル事業」(http://www.rehab.go.jp/ri/brain/index.shtml)を通じて，様々な認知リハのプログラムが開発され，その有用性が実証されてきているが，それでも認知リハの技法はまだ十分に確立しているとは言いがたい．それはひとえに，高次脳機能障害の病態は年齢・性別・病前性格・生活史等に基づく個人差が大きく，その治療的介入にも個別性が求められるためといえる．

認知リハビリテーションの神経回復機構

　神経系の回復機構については諸説があるが，有力な考え方は2つある．神経系の再建 re-establishment と再組織化 re-organization である．神経系には元来，損傷を受けるとその構造を復元しようとする可塑性があり，それが再建である．一方，脳の他部位も含めて別のプロセスやメカニズムを用いて機能代償 compensation するという考え方が再組織化 re-organization につながる．記憶に関しては，現段階では損なわれている顕在記憶ないし記銘力自体を再建することは困難であり，したがって，リハの主体は代償や再組織化である．認知リハの代表的な根本原理としては，ゴールドシュタイン，ツァングウィル，ルリアらの理論があるが，詳細は成書に譲る[1]．

認知リハビリテーションの実際

　認知リハによる治療的介入はリハビリテーション科，神経内科，脳神経外科，精神科等で行われているが，認知リハをチーム医療として実践できる施設は多くない．認知リハに関する専門家集団としては，認知リハビリテーション研究会(http://reha.cognition.jp/)があり，すでに17年経過した（研究会の活動の歴史については「ピットフォール：認知リハビリテーション　こぼれ話」を参照）．なお，海外では1991年にこの領域の専門誌『Neuropsychological Rehabilitation』が創刊されている．

　認知リハにおいては，神経心理学的知見に基づき，様々な脳損傷に起因する症例の病態に対して，所定の介入を行い，認知・行動機能の改善，生活機能の向上，社会生活への適応を図っていく．個人ないし集団で実施する訓練が介入の中核であるが，症例個人へのアプローチにとどまらず，介護者への支援，様々なサポートシステムの整備，環境調整等も含まれる．具体的に介入の対象となる代表的な高次脳機能障害として，記憶障害，注意障害，遂行機能障害等があげられるが，本稿では，代表的な認知リハとして，記憶障害に対するアプローチについて論じる．

記憶障害のリハビリテーション

記憶障害については，例えば「人の名前を忘れる」「予定や約束を忘れる」「同じ質問を繰り返す」「服薬を忘れる」「場所を忘れて道に迷う」といった日常生活上の具体的問題として現れてくる．記憶障害の中核は陳述記憶，エピソード記憶の障害である．以下，記憶障害のリハにおける具体的介入の目標設定とその実際について述べる．

1. 記憶障害のリハ―介入技法

神経心理学的評価の結果に基づいて，患者の生活上の問題点に即した，実現可能性の高いリハプログラムを個別に考えることになる．このような記憶障害のリハの目標設定は，①患者主体であること，②実現可能で明確であること，③達成までの期間が特定されること，④効果の測定が可能であることを念頭に置いてなされるべきである．

実際の介入技法としては以下の4つがあげられる．すなわち，①反復訓練 repetitive practices，②環境調整 environmental adaptations，③外的補助 external memory aids or external strategies，④内的記憶方略 mnemonic or internal strategies である．実際の訓練場面では，症例ごとに訓練効果を効果的にするため，上記の4つの技法を適宜組み合わせて施行していく．いずれの技法を用いるにしても，記憶障害患者では試行錯誤による自己修正が困難であるため，介入過程で可能なかぎり誤りを生じさせないような誤りなし学習 errorless learning[2] が基本理念である．

記憶障害のリハは，記憶機能自体の改善を目指したり，記憶方略の般化を期待したりするものではないことに注意したい[3]．あくまでも日常生活における能力障害を改善していくために，患者自身の認知的負荷が過重にならない範囲で特定の介入手段を考え，工夫していくことである．認知的負荷が過重になった場合，リハへの拒否や精神症状（不安，不眠，焦燥，攻撃性亢進等）を示す場合もあるので注意が必要である．

2. 記憶障害のリハ―症例紹介

外的補助を中心とした認知リハを行った自験例を報告する．本症例は非ヘルペス脳炎後遺症後の健忘症候群であり，家事や育児の自発的行動化を目的として長期に介入した[4]．症状の変遷と3年半の認知リハ経過を抜粋する．

<症例> 30代女性，右利き

頭痛・発熱・意識障害にて発症．臨床検査にて非ヘルペス性脳炎と診断された．頭部 MRI では，両側側頭葉内側領域に高信号域を認め（図1），ECD-SPECT では，両側前頭葉極とその内側部，前部帯状回，後部帯状回，頭頂葉内側部に血流低下を認めた（図2）．

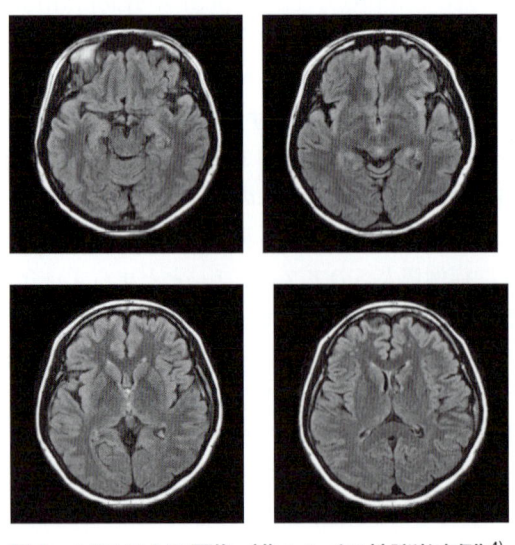

図1 MRI FLAIR 画像（非ヘルペス性脳炎症例）[4]

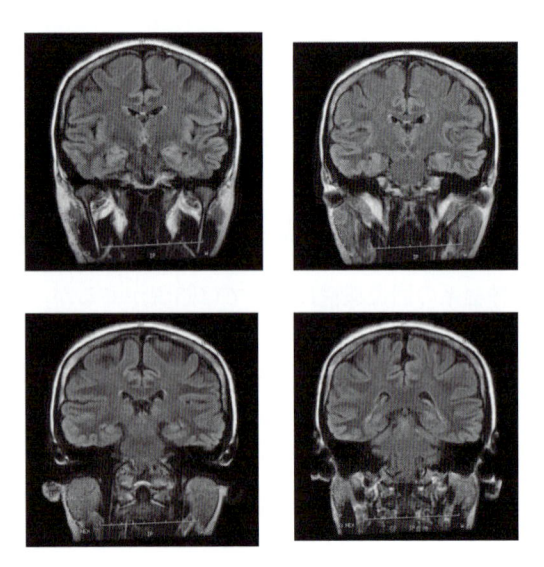

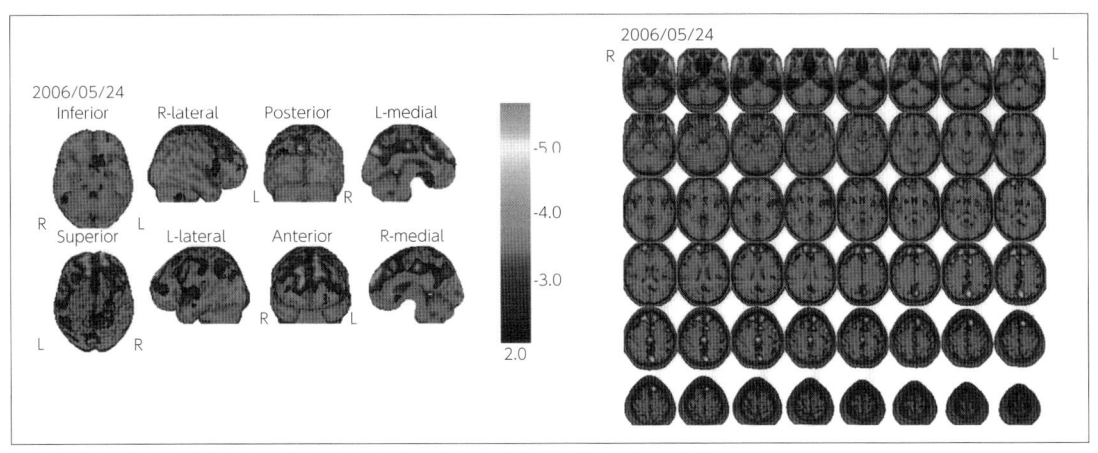

図2 ECD SPECT所見（非ヘルペス脳炎症例）[4]

本症例の神経心理学的検査所見としては，知能はWAIS-Rにてほぼ正常．WMS-Rは発症当初算出不能であったが，1年9か月後の再検査にて言語性記憶76，視覚性記憶94，一般的記憶78，遅延再生50未満，注意集中127と向上を示し，遅延再生と注意集中が乖離する典型的な健忘症候群の所見であった．精神症状の特徴は，病識欠如と自発性の低下が顕著である点と，外的補助を使用する以前に治療者とのコミュニケーションの確立に非常に時間がかかった点があげられる．

認知リハ開始から3年半の訓練期間を下記のように3期に分け，段階的に主要に使用するツールを工夫していった．＜第1期＞フォトダイアリーの使用：日常生活場面をデジタルカメラで撮り，日記風にコメントをつける．＜第2期＞記憶サポート帳の使用（安田，2008）[5] 記憶サポート帳の左側はフリースペース，右側は日記とto do list（やるべきことリスト）を書いてもらい，情報を一元化していった．＜第3期＞想起用ノートの使用：前日の出来事を次の日以降に想起して書く．これらの認知リハで用いる外的補助手段は，症例自身とよく相談してその意思を尊重した．さらに外的補助手段は日常的に症例が携帯しやすいように行動範囲の広がりとともに段階的に変化させた．約3年半の認知リハ期間の前後評価として日常記憶チェックリストを用いた．これによれば家族からの第三者評価の改善がみられた一方，自己評価での改善は少なかった．日常記憶チェックリストによる自己評価と家族等第三者評価の差が病識の重症度の指標になるといわれているため[6]，記憶障害および病識ともに認知リハを通じて回復したことが伺える．

3. 認知症における記憶リハビリテーション

上記のような「いわゆる高次脳機能障害」としての健忘症候群に対する認知リハとは別に，記憶障害や見当識障害を中核として，認知機能の全般的な低下を示す認知症患者に対する非薬物療法としての認知リハも臨床的に重要である[7]．認知症における非薬物療法として比較的体系化された方法としては，現実見当識訓練reality orientation training（RO），回想法，音楽療法，絵画療法，ヴァリデーション・セラピー，デイケア，レクリエーション療法等があげられる．斎藤[8]は，長田[9]のメタアナリシス研究をもとに非薬物療法のなかで高い効果をあげる治療法として「記憶の訓練」とRO法をあげている．これらは米国精神医学会の治療ガイドラインにも一定の記載があるが，まだ十分ではない．しかし，近年，早期のアルツハイマー病や血管性認知症に対する非薬物療法の有効性の報告が蓄積されつつあり，特にドネペジル塩酸塩等認知症への薬物療法の効果を増強するという考えが有力である．2011年はわが国でも他の抗認知症薬の発売等認知症の薬物治療の選択肢が増えた時でもある．認知症においては，今後さらに薬物療法と認知リハをセットにした治療法のエビデンスが確立していくことが望まれる．

適切に認知リハビリテーションを行うには

（穴水幸子・三村 將）

認知リハにおいては，十分な症例の評価に基づき，患者の全体像の持つ利点と問題点について，特に介入の立場から総括しておく必要がある．具体的には，高次脳機能障害の重症度，障害されている認知領域と保たれている認知領域，他の高次脳機能障害の有無，患者の障害に対する自己認識あるいは病識等に関する情報が不可欠である．それには症例の診察を丁寧に行うことのみならず，日常生活行動レベルの把握を家族ないし介護者から得る点が重要であろう．

本稿では，主に記憶障害の認知リハを中心に触れた．記憶障害のみでなく，前頭葉機能障害，注意障害，視空間認知機能障害，構成障害，失行等各高次脳機能障害に対する効率的アプローチについて，方法論を含めたさらなる知見の積み重ねが必要である．実際の臨床においては，症例自身の心理的状態にも配慮をし，抑うつ状態等精神症状の合併にも注意を払うべきである[10]．また，抑うつ状態とは別に意欲低下についても，リハが行き詰まった時は評価を加える必要がある[11]．

認知リハを適切に進めていくためには，神経心理的評価の結果と介入目標を，治療チーム全体とともに症例自身や家族が共有していくことが何よりも重要であるといえよう．

文　献

1) 加藤元一郎：記憶のリハビリテーション．認知リハビリテーション（鹿島晴雄，加藤元一郎，本田哲三），第1版，医学書院，1999, pp. 19-38.
2) Baddeley AD, Wilson BA：When implicit learning fails：amnesia and the problem of error elimination. *Neuropsychologia*, **32**：53-68, 1994.
3) 三村　將：記憶障害のリハビリテーション―実際的見地から―．精神医学, **41**：49-54, 1999.
4) 斎藤文恵，穴水幸子，加藤元一郎：脳炎後に重度健忘を呈した症例の回復過程―とくに病識欠如と自発性低下の改善について―：認知リハビリテーション, **15**(1)：17-26, 2010.
5) 安田清：記憶サポート帳．エスコアール，千葉, 2007.
6) 羽生春夫：認知症と病識．*Dementia Japan*, **21**：205-214, 2007.
7) 穴水幸子：認知リハビリテーション．くすりに頼らない認知症治療1（深津亮　斎藤正彦），ワールドプランニング，2009, pp. 97-108.
8) 斎藤正彦：認知症における非薬物療法研究の課題と展望．くすりに頼らない認知症治療1（深津亮　斎藤正彦），ワールドプランニング，2009, pp12-22.
9) 長田久雄：非薬物療法ガイドライン．老年精神医学雑誌, **16**（増刊号1）：92-109, 2005.
10) 三村　將，早川裕子：高次脳機能障害のリハビリテーション．精神医学, **52**：997-1004, 2010.
11) 生駒一憲：アパシー（意欲障害）のリハビリテーション．脳疾患によるアパシー（意欲障害）の臨床（小林祥泰），新興医学出版社，2008, pp. 162-167.

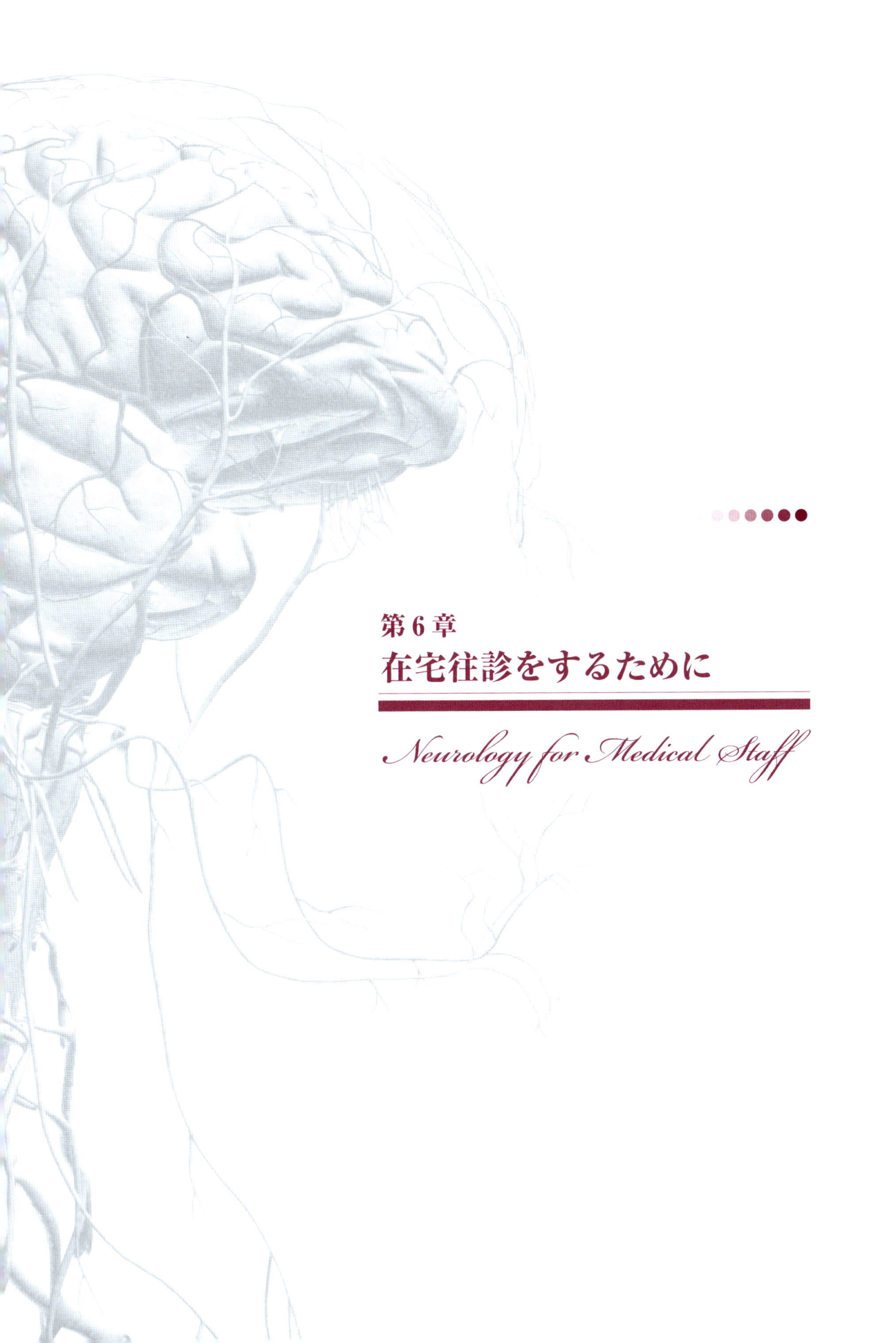

第6章
在宅往診をするために
Neurology for Medical Staff

第6章

在宅往診をするために

はじめに

　介護保険法の施行により在宅医療の環境が整備され，さらに在宅支援診療所の制定により現実味のある医療として在宅医療は拡大しつつある．

　神経内科で扱う対象疾患は脳梗塞，脳出血，くも膜下出血等脳血管障害の後遺症が最も多い．他に認知症，筋萎縮性側索硬化症やミオパチー等神経筋疾患，ヘルペス脳炎等中枢神経感染症の後遺症，パーキンソン病やその関連疾患，脊髄小脳変性症等第4章で扱われている疾患がほとんど関係してくる．

　これらのうちには疾患の後遺症のため退院後に在宅医療が開始される場合と，緩徐進行性に起立歩行が困難になり進行期に在宅医療が導入される場合がある．

　最近では起立歩行が可能でも認知症関連疾患により拒食，通院拒否や診療待ちができないための往診も行われている．

訪問診療をいつから始めるか

　脳血管障害等により入院し，急性期治療後に回復期のリハビリテーション（以下リハ）を施行，やがて退院へのゴールが見えてくる．その時点で退院後に外来通院するのか，訪問診療を依頼するのか選択する必要が出てくる．

　入院するような疾患でなくとも緩徐進行性に歩行レベルが低下し，偽性球麻痺あるいは球麻痺等で嚥下が障害され，経管栄養が余儀なくされる状況になると外来通院が困難になってくる．転倒して骨折し入院手術になったり，誤嚥性肺炎を発症し気管切開や胃瘻造設したことを契機に在宅医療に転換することが多い．

　病院や診療所等への外来通院は外出の動機づけにもなり，交通機関を利用したり，多くの人と接触する機会が得られ，閉じこもりがちな障害者にとっては貴重な時間ともなる．また医療機器を使った検査や多くの患者と同じ場所でリハを続けることができ，主治医と作業療法士（OT），理学療法士（PT），言語聴覚士（ST）等との連携もとりやすい．

　一方，訪問診療は外出する負担がなく，家庭での状態把握がしやすく，生活指導や褥瘡のチェックがしやすいメリットがある．特に梗塞の再発や感染症を併発する危険が大きい患者にとっては24時間管理をしてもらうことも可能である．

　一般的には片麻痺等車いすに移乗することが比較的容易な患者は外来通院を継続し，多重障害で長時間座位が困難であったり，経管栄養，酸素吸入，気管切開等身軽に移動できないうえに感染しやすい状況にある時は訪問診療が選択されることが多い．

　よく誤解されるが訪問診療も介護保険でなく医療保険の適応になっている．

在宅医療への準備

　在宅に戻った瞬間から医療と介護が必要になる．そのため退院前に在宅療養の環境を整え，介護や監視のための人的準備をする必要がある．

　在宅環境の準備には杖，歩行器，車いす，電動ベッド，エアーマット，ポータブルトイレ，酸素発生器，吸引器，吸入器等器具類の準備と手すり，昇降機，リフト，特殊浴槽等工事を伴うものがある．福祉用具については介護保険を用いて貸与と

購入補助を受けることができる．貸与は特殊寝台，車いす，エアーマット等褥瘡予防用具，工事のいらない手すり・スロープ，歩行器，杖，認知症老人徘徊探知機，移動用リフトがある．購入補助は貸与になじまない腰掛便座，特殊尿器，入浴補助用具，簡易浴槽，移動用リフトのつり具等がある．

介護保険が使える住宅改修の対象は手すりの取り付け，段差の解消，すべり防止のための床材の変更，引き戸等への扉の取替え，洋式便器等への便器の取替えである．これ以外の費用が大きい大規模改修は自治体等の補助があり，その金額や手続きはそれぞれの自治体によって異なる．

また介護者が吸入器，吸引器，経管栄養等その手技に習熟する必要があり，入院中に看護師の指導のもとに訓練を積み，退院前に独立してできるようにして退院時に問題がないようにしておかねばならない．

基本的に住宅改修については介護保険も自治体の補助も原則的に退院後になるが，あらかじめ何が必要でどのような手続きを行うかを準備し，退院後速やかに以上の体制がとれるようにすることが重要である．

以上の準備を進めたり，在宅介護を実践していくためには介護認定を受けて介護サービスを利用する必要がある．介護認定の手順は，介護申請に始まる．市町村の役所や地域ケアプラザに申請に出向き，住所氏名と現状について意見を述べられる主治医名を届け出る．主治医が決まっていない場合は，その役割をしてくれる医師への受診を勧める．65歳以上では疾患にかかわらず申請できるが，65歳未満では40歳以上で特定疾病（表1）であるものだけが申請可能である．

申請後市町村から職員が来て状況調査を行い1次判定がなされ，並行して主治医の意見を意見書の形で求められる．この両者に基づいて介護認定審査会での2次審査が行われ介護サービスの必要性とその程度が要介護度の形で判定される．

要介護度が決まったら介護支援専門員（ケアマネジャー）に依頼し介護サービス計画を作成してもらい，初めて介護サービスの提供を実際に受けられる．

よく利用されるサービスには，デイケア，デイサービス，入浴サービス，ホームヘルパー，訪問看護，訪問リハ，訪問服薬等がある．入浴を例にとると，デイケア，デイサービスにより施設に行って入浴する場合と看護師を含む入浴スタッフが自宅を訪問し，特殊浴槽を使って入浴を介助する場合，訪問看護師が自宅の浴室での入浴を介助する場合があり，利用者の状況により選択される．

在宅リハビリテーションの展開

疾患の発症後，急性期のリハに始まり，回復期のリハ，維持期のリハに入る．維持期のリハの指導を受けて退院し，自宅で継続的に維持リハが始まる．リハの内容については第5章に詳細が示されているので参照されたい．

退院後の在宅リハは医療保険による在宅訪問リハ指導管理料に含まれるリハと介護保険の中の訪問リハおよび通所リハがある．退院後のリハは後者が中心となるが，年齢が介護保険の対象にならなかったり，疾患が対象外であったりするものは前者の適応になる．

介護保険による訪問リハは訪問できるOT，PT，STの数が限られているので，在宅での生活評価や訓練指示をOT，PTが行い，訪問看護の中で訪問看護師が継続して維持リハを行うことが多い．一方，送迎のある通所リハビリテーションはデイケアと呼ばれ，機能訓練に加えて理学療法や作業療法の個別リハが組まれている．デイサービスは機能訓練はあるが個別リハは含まれていない．

維持期のリハの経過の中では麻痺側の筋痙縮の亢進，局所の疼痛，関節可動域の低下，精神機能の低下等を生ずることがある．このような慢性経

表1 特定疾病

1. 初老期における認知症　2. 脳血管疾患　3. 筋萎縮性側索硬化症　4. 進行性核上性麻痺，大脳基底核変性症およびパーキンソン病　5. 脊髄小脳変性症　6. 多系統萎縮性　7. 糖尿病性腎症，糖尿病性網膜症，糖尿病性神経障害　8. 閉塞性動脈硬化症　9. 慢性閉塞性肺疾患　10. 両側の膝関節または股関節に著しい変形を伴う変形性関節症　11. 関節リウマチ　12. 後縦靱帯骨化症　13. 脊柱管狭窄症　14. 骨折を伴う骨粗鬆症　15. 早老症　16. がん（末期）

過に潜む機能低下を招く要因に留意しなければならない．

筋痙縮の亢進に対して在宅でできる対応は抗痙縮薬の投与，ストレッチや関節可動域訓練，上肢痙縮筋伸張位保持装具の装着，痙縮筋の冷却または温熱療法等がある．

局所の疼痛は肩甲上腕関節の亜脱臼，癒着性関節包炎，インピンジメント症候群，腱板断裂，腕神経叢牽引損傷，肩手症候群（反射性交感神経性ジストロフィー），肩峰下滑液包炎，腱鞘炎，中枢性疼痛等多くの原因があり，リハの実施を妨げる要因になっている．患側上肢の管理が重要で，肩の外傷を予防しながら愛護的にROM訓練を一貫して実施し，肩の亜脱臼が機能不全の原因になる時は三角巾を用いる．肩手症候群は低容量のステロイドが有効とされている．急性期や回復期に麻痺が重症で廃用手になることが予想されても，患手管理を怠ると疼痛のためリハの障害になることがある．

急性期や回復期にみられたような目立った筋力の回復がみられなくなると患者のリハに対する意欲が失われてくることが多い．意欲の低下がすべてのレベル低下につながることが多く，維持リハの目的をはっきりさせて日常生活動作の評価を行い，目に見える形で経過を示す必要がある．患者は常に病前の自分と比較してできなくなったことだけを見つめがちであるが，数か月の経過で何ができるようになって，何が維持されているかを明確に示しながら確認すると納得される．日常生活動作の評価は多くのものがあるが簡便でわかりやすいものがよく，第5章を参照されたい．

脳血管障害後の抑うつ状態が高率にあることが報告され，実際リハの障害になっている．うつにより患者のADLが低下する場合は，抗うつ薬により治療が進められている．

意欲を喚起するための，もう一つの方法は家庭内で役割を持つことである．家事を分担し，些細なことでも継続的に一定の役割を果たすことが重要で，家族に説明しかえって手がかかることであっても任務を果たすことによりノーマライゼーションの理念に添うことになる．在宅往診では家庭内の状況がわかりやすくこのような指導がしやすい．状況が許せば日常的な外出や地域のお祭り見物に出かける等社会参加の機会を多くしてリハへの意欲を堅持することも重要である．

在宅医療に求められるもの

脳梗塞や脳出血の再発は高率にみられ，治療経過の中で常に再発を念頭に入れ，生活管理指導が必要である．高血圧，糖尿病，高脂血症等のリスク管理に加え，食欲低下や下痢に起因する脱水等血液の粘性を高める出来事の予防に輸液管理を含めて対応する必要がある．外来通院と異なりMRIやCT等が簡単に撮れる環境にないので，神経症候学による診断，特に大脳の症候学を駆使して診断を行う．例えば手口感覚症候群や視野障害，失語・失行・失認等高次大脳機能障害，偽性球麻痺症状の変化等が参考になる．

併発症は感染症が最も多く，脳卒中患者では在宅患者の中でも肺炎等呼吸器感染が非常に多い．村松の報告では高齢，歩行障害患者では感染症の中での肺炎率が37％に比べ，脳卒中，パーキンソン病患者群では85％と肺炎率が高くなるとしている．球麻痺および偽性球麻痺による誤嚥性肺炎や寝たきり姿勢による沈下性肺炎が多くみられるためと思われる．口腔内の食物残渣，歯周病等が呼吸器感染の原因になることが多いので歯科往診により口腔内ケアの指導を受け，口腔内の清潔を保つ必要がある．

実際脳卒中患者の追跡調査では，嚥下障害のある患者の年間死亡率が22.9％であり，ない患者の2.2％に比べ高率になっているとの報告がある．慢性期の患者であっても嚥下障害の症状の変動があり，食事をとる前に嚥下の状態を確認する必要がある．ベッドサイドでは反復唾液嚥下や水飲みテストが簡便かつ有効で推奨されている．

次いで多いのは尿路感染であり，尿道炎，膀胱炎，腎盂炎等があり，排泄管理が困難で入浴回数が限られていること等が原因となる．夏季には濃縮尿になっていることが多く，尿路感染の危険がある患者には充分量の水分摂取指導と入浴回数を増やす指示が必要である．

肺炎や尿路感染は繰り返して生命予後に関係す

ることも少なくなく，感染を繰り返す患者については，喀痰や尿の起炎菌の培養や薬剤の感受性検査を定期的に行い治療につなげる必要がある．

呼吸器感染と尿路感染以外の感染は頻度が少なくなるが，褥瘡感染や胆嚢炎も注意が必要だ．発熱の程度のみでは感染症の重症度が推定しづらいので，採血や検尿をこまめに繰り返すことも重症化を阻止する手立てになる．

発熱ではないが環境温度のコントロールが悪く，夏暑く風通しの悪い部屋で寝ていたり，汗をかきながら羽毛布団を頭からかけていたりして「うつ熱」で体温上昇と異常発汗により脱水，熱中症になる方も少なくない．高齢になると暑さを感じにくくなる傾向にある．

発熱・感染症以外では痙攣発作が併発症として多い．抗痙攣薬の血中濃度に注意を払い，抗痙攣薬の飲み忘れ，睡眠不足，発熱の予防等きめ細かい生活指導が必要である．

頭部外傷に伴う慢性硬膜下血腫も少なくない．外傷後1～2か月経ってから食欲の低下，嘔吐，頭痛，歩行時のふらつき等がある時は頭部CTが有用である．症状出現後急速に症状が進行し脳ヘルニアに至ることも少なくない．特に抗血小板薬等服用中の患者には気をつけねばならない．

以上基本的には診察時に視診，聴診，打診，触診と神経所見が重要だが，全身状態の維持管理や脱水や併発症予防のため，表2に示すような訪問診察時のチェック項目が推奨されている．

脳血管障害の再発も呼吸器感染も繰り返していることが多いため頭部CTやMRI，胸部X線等も以前にどのような所見であったかを見ながら再発かどうかを判断する必要がある．そのためリスクが高く合併感染症が多い訪問診療対象の患者は，常に救急の場面に備えて病歴や現症，脳の画像，胸部X線，心電図等を準備しておく必要がある．

後方支援病院

脳血管障害の既往や神経難病のある在宅患者は再発や併発症により入院が必要になることが少なくない．

表2 訪問診察時のチェック項目[3]

・生命予後の参考値として	
	総蛋白，アルブミン，コリンエステラーゼ，白血球数，赤血球数，ヘモグロビン，血小板，電解質，尿素窒素，クレアチニン
・皮膚炎，褥瘡等が治りにくい時	
	亜鉛，銅等微量元素の測定と投与
・気道，尿路系の感染が予測される患者に	
	定期的に尿培養，喀痰培養を施行し，あらかじめ起因菌となりうる菌の同定と抗菌薬感受性の確認
・栄養チューブ，胃瘻ボタン，留置カテーテル，気管カニューレ等	
	これらの交換および留置部位周辺の観察
・皮膚，舌，口腔粘膜等の観察から脱水傾向の早期発見	
・屈曲拘縮の手掌，陰部，足等の清潔保持はされているか？	
・処方内容	
・麻痺ステージ，ROM，ADL，コミュニケーション能力	
	部分的にテーマを決めて評価していく

その第1は脳血管障害の再発や心筋梗塞，嚥下障害に起因する誤嚥性肺炎，神経因性膀胱が関与する尿路感染，症候性てんかんの重積発作，発熱脱水による意識障害等急変に対応する救急入院である．これは病因や重症度に応じて対応できる一般病院の選択が必要になる．

第2は在宅でのリハが不十分でADLのレベル低下が進行した時リハを目的とした入院で，場合によっては定期的に入退院を繰り返す場合もある．脳血管障害慢性期における間欠入院が在宅生活を維持・支援するうえで有効との報告は多い．

第3には家族の介護疲労や家の増改築，介護者の病気治療等家庭の事情により入院を検討する必要がある．

第4には嚥下障害のX線的評価等，在宅ではできない検査を経時的に行う必要がある場合の検査入院である．

以上の目的や患者の病状の重症度に応じて老人施設，療養型病床群，一般病院等の中から選択をすることになる．療養型病床群にも介護保険対応のものと医療保険対応のものがあり，患者の重症

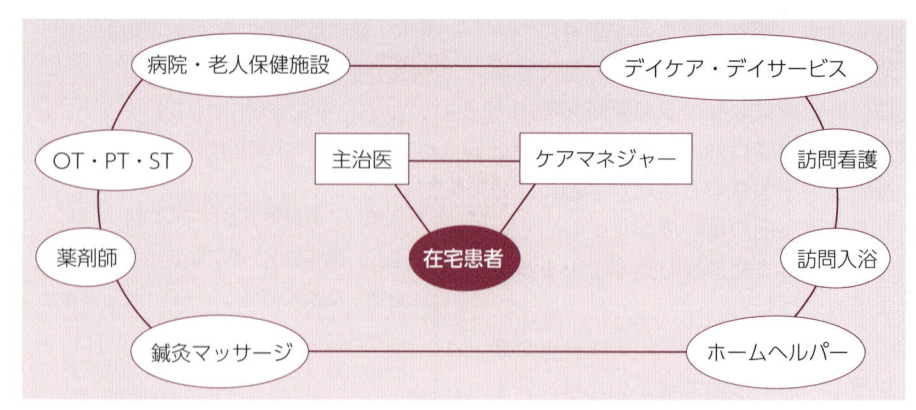

図1　患者を中心とする連携

度により適用が分けられている．

おわりに

　以上述べたように在宅医療は訪問診療を受ける患者を中心に，ケアマネジャー，OT・PT・ST，訪問看護，薬剤師，入浴サービス等数多くの医療スタッフと，さらにデイケア・デイサービス，老人保健施設，療養型病床群，一般病院等多くの施設が関わって成り立っている（図1）．中でも訪問診療を行う医師はこれらの全貌を把握し，患者の状況や要求に見合った選択をしなければならないし，あらかじめ起こりうる不測の事態に対処する準備をしておかねばならない．

（塩田純一）

文　献

1) 松村榮久：在宅患者の発熱への対応, 治療, 87 増刊号：915-917, 2005.
2) 荒木信夫：脳卒中に伴う嚥下性肺炎, 痴呆等に対する合併症対策, 日医雑誌, **133**：622, 2005.
3) 田城孝雄・坪井栄孝編：在宅医療ハンドブック, 中外医学社, 2001, pp. 110-122.

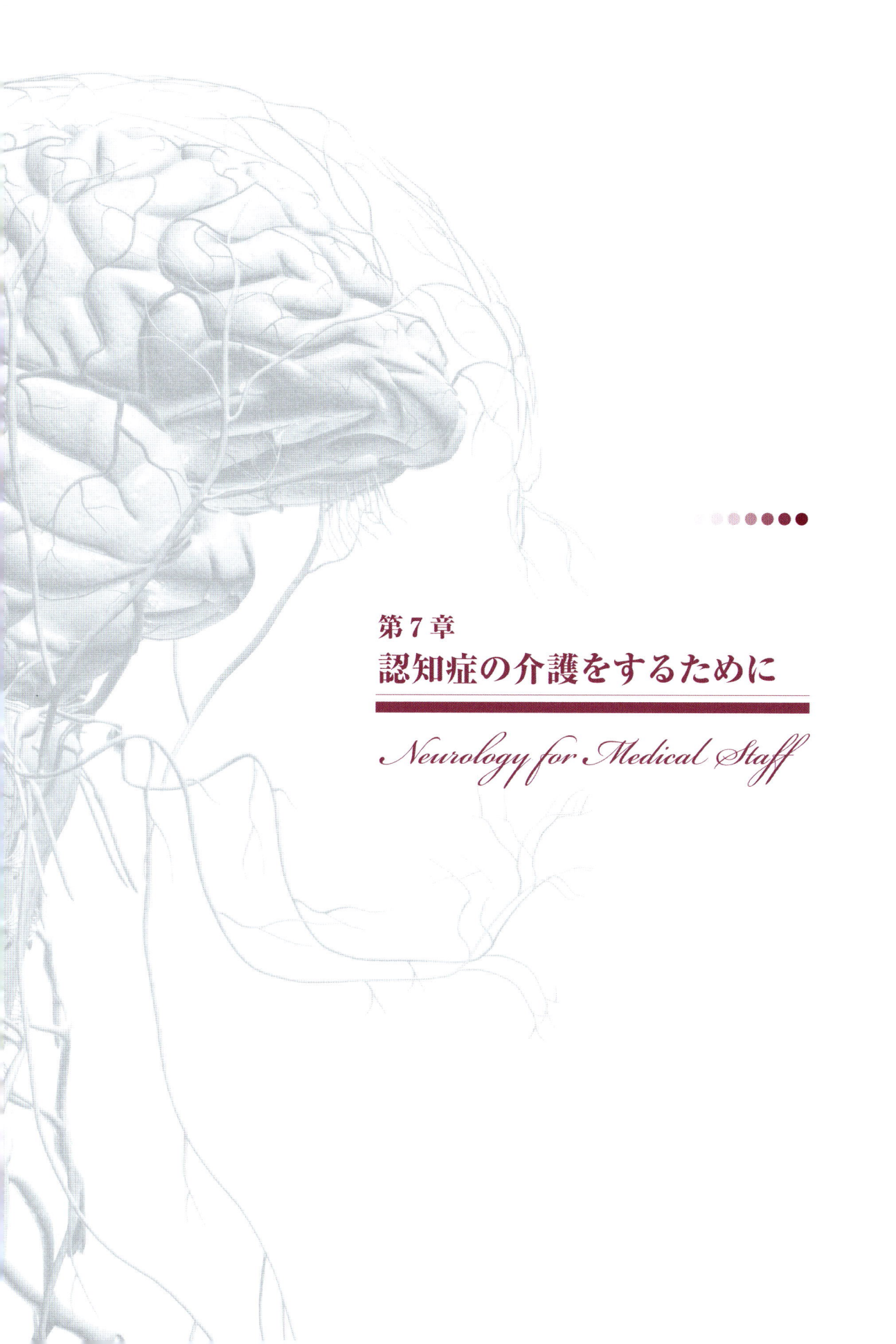

第7章
認知症の介護をするために

Neurology for Medical Staff

第7章

認知症の介護をするために

中核症状を理解する

　認知症の介護をするためには「認知症」を知ることが必要である．認知症の中核症状は記憶障害であり，その他に失語，失行，失認，遂行機能障害が病期の進行に伴って生じてくる．周辺症状には幻覚・妄想，粗暴な行為，徘徊，異食，抑うつ等があげられる（図1）．

　介護では中核症状よりも周辺症状の対応に苦慮するが，中核症状を知ることによって周辺症状への理解が深まり，対応策が立てやすくなる．手元に認知症者の中核症状に関する情報がない場合は改訂版・長谷川式簡易知能評価スケール（HDS-R）や Mini Mental State Examination（MMSE）のような認知機能検査を実施するとよい[1,2]．いずれも一般の高齢者から認知症高齢者をスクリーニングするために開発された検査法であるが，単なるスクリーニングにとどまらず，認知機能の低下を大まかに把握する検査法の1つとして有用である．

　HDS-R の検査項目は見当識（「今日は何月何日ですか？」），記憶（「これから言う3つの言葉を覚えてください．桜・猫・電車」），計算（「100引く7はいくつですか？」），言語流暢性（「知っている野菜の名前をできるだけたくさん言ってください」）等9項目で構成されている[1]．項目数が少ないことから10分程度で実施できる．

症状に合わせた介護

　認知症者に認められる周辺症状の1つとして「物とられ妄想」がある．認知症者は財布等の場所がわからず，誰かに盗られたと思い込んでしまう．このようなケースでは大切な物をどこにしまったのか忘れてしまう「記憶障害」が一因となっていることが多い．「妄想」ではなく「記憶障害」と捉えれば対応もできる．例えば，透明なケースに財布を入れ，よく見える棚の上に保管する．財布の場所をいつでも確認できるようにすることで認知症者に忘れさせない環境を整える．財布の他にもメガネやテレビのリモコン，家の鍵等日常的によく使うものは置き場所を工夫し，記憶への負荷を減らす環境調整ができるとよい．「粗暴な行為」が介護の負担となっているケースも多い．単に興奮しやすくなっているだけでなく，自分の意志をうまく伝えられないストレスが引き金となっていることもある．例えば失語症によって相手の言葉がよく理解できない，または発話に時間がかかる，単語が浮かばないといった症状が考えられる．言語理解に障害のある認知症者にはゆっくりわかりやすい言葉で話しかけることに加え，指差しやジェスチャー，書字等，複数のコミュニケーションツールを活かした意思伝達が有用である．発話に障害のある場合には「Yes or No」で答え

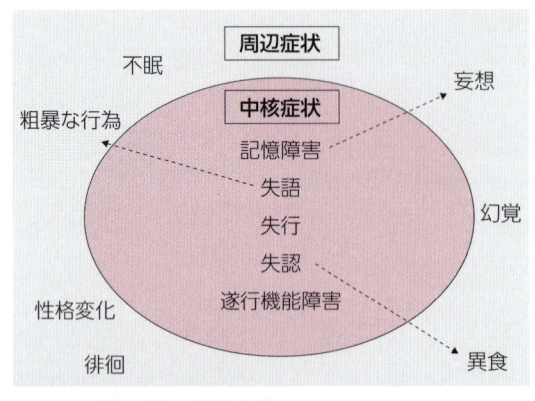

図1　中核症状と周辺症状

られる質問を心がける等，不要なストレスをかけないよう工夫する．介護において円滑なコミュニケーションは必須であることから，被介護者の失語症の有無とその程度は事前に確認することが望ましい．

重度な認知症者において「異食」が認められることがある．異食は日用品等を食べ物と誤って認識し，食べてしまうことである．異食に関わる認知機能障害として失認症があげられる．失認症とは見る，聞く，触るといった感覚は正常であるにもかかわらず，対象物が何であるかわからない症状を指す．

その他，HDS-Rのような認知機能検査によって日常生活では明らかではなかった障害（例えば計算障害等）が顕在化するケースがある．日常会話に問題がなくとも計算障害が明らかであれば，一人での買い物はできるだけ避けた方が良い．在宅の場合には悪質な訪問販売の被害にあわないよう事前に親族に注意を促すことができる．財産管理への配慮も必要であることがわかる．中核症状を知ることは認知症によって生じるトラブルを未然に防ぐことにつながる．

上記にあげた認知症の中核症状（認知機能障害）の例はごく一部である．また，問題となっている周辺症状には1つではなく複数の中核症状が関わっていることも多い．さらにアルツハイマー病のような進行性疾患の場合には中核症状が変化し，重症化する可能性が高い．数か月ごとに認知機能検査を行って変化を捉え，症状に合わせた介護プランの作成が必要である．また，中核症状の程度や変化については医療スタッフだけでなく，施設スタッフや家族等認知症者が関わる人々で共有すると良い．

認知症者のADL，IADLレベルを把握する

ADLはactivity of daily living（日常生活動作）の略である．認知症者の介護ではまずこのADLの支援が基本となる．被介護者は一人で歩けるのか？，食事はできるのか？，着替えや入浴に介助は必要か？，個々の動作についてのレベルを把握し，介護プランの作成に役立てる．

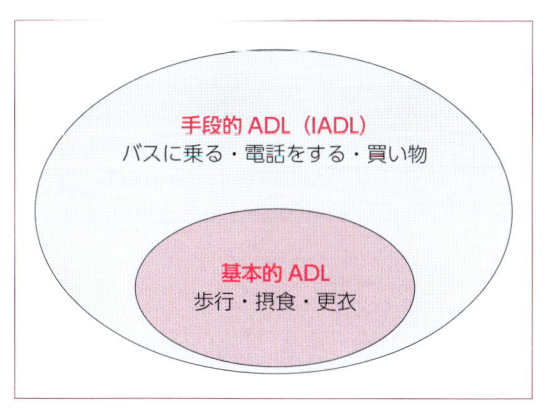

図2 ADLとIADLの区分

認知症のADLレベルを考える場合にはさらに広い概念であるIADL（instrumental activity of daily living：手段的日常生活動作）についても把握できると良い．ADLは人が自立して生活するための基本的な身体動作であるのに対し，IADLはバスや電車に乗って外出する，電話やメールで連絡をとる，買い物に行く，料理を作る，趣味の園芸や手芸等，より応用的で複雑な日常生活を指す（図2）．初期の認知症ではADLに比べIADLの低下が顕著であることが多く，「外出をしなくなった」，「簡単な料理（メニュー）ばかり作るようになった」，等の変化が家族より報告される．IADLは生活のために必須ではない項目も含まれるが，認知症者の生活の質（QOL）を維持するためにはとても大切な内容である．IADLについてもできることとできないことを正確に把握する必要がある．

IADLレベルに合わせた介護

認知症者のIADLレベルは実生活を見ないとわからないため，家族や施設スタッフからの聞き取りによって判断することが多い．しかし，我々の調査では介護者から報告されるIADL（reported-IADL）レベルと実際に目の前でやってもらい観察によって確認できるIADL（observed-IADL）レベルは，必ずしも一致しないことが示されている[3]．我々は在宅のアルツハイマー型認知症患者31名（男性12名，女性19名，年齢57〜92歳）を対象にreported-IADL

表1 reported-IADLとobserved-IADLとの相関値[3]

	金銭	服薬	食事
男性	.529	.577	.255
女性	.350	.184	.205

(望月ら，2001)

とobserved-IADLを調査した．reported-IADLは金銭管理，服薬，食事の支度の3項目について，本人が日常生活で行っているかどうかを主たる介護者から聞き取り調査した．本人が自ら行っていれば「1」，行っていなければ「0」と得点化した．observed-IADLについては外来時に場面を設定して実際に本人に実施してもらい，できれば「1」，できなければ「0」と記録した．observed-IADLの検査項目はreported-IADLと同じ3項目であり，「必要な額のお金を取り出して手渡す（金銭管理）」，「ビタミン剤の入った瓶から指示通りの数の錠剤を取り出す（服薬）」，「お茶を入れる（食事の支度）」をそれぞれ実施した．表1は調査で得られたreported-IADLとobserved-IADLの相関値を示している．いずれの項目においても有意な相関は得られなかった．本来であれば「しているIADL」と「できるIADL」レベルは一致していることが望ましいが，現実では開きが大きい．Mini Mental State Examination（MMSE）による認知機能検査の結果とIADL調査結果を照らし合わせると，MMSEで得点の低い中等度から重症例では「できるのにしていない」ケースが多かった．お茶を入れる程度の家事であれば認知症者も可能であるが，炊事に関しては上げ膳据え膳で，本人は全く関わらない．文化や習慣的な背景から男性で多く認められた．MMSEで比較的得点の高い軽症例では介護者が「できないことに気づいていない」ケースが認められ，特に女性で多かった．発症前から毎日行ってきた家事は簡易なものであれば認知症を発症していても行うことができる．女性の認知症者が料理や洗濯をする様子を見て，大丈夫と思うこともあるが，実際には味付けに失敗していたり，栄養バランスに欠けていたりすることがある．掃除や洗濯も行き届かず，衛生的な生活が

保てなくなることがあるため，周囲の見守りと定期的なチェックが必要である．

IADLではreportedとobservedに違いが出やすい．認知症者にとって生活しやすい環境を作るためにも，実際にできるobserved-IADLレベルを確かめることが望ましい．認知症者にとって，可能な範囲でできることは本人が行い，できないことに対して支援するという姿勢が必要である．そのためには，何ができて，何ができないのかを正確に把握することが出発点となる．

介護の中で認知リハビリテーション

日常生活動作には様々なリハ（機能回復訓練）の要素が含まれている．日常生活の支援の中にリハの要素を加えられると良いだろう．例えば，失語症の人にとって日常の会話は時にストレスであるが，言語療法の現場でもある．落ち着いてゆっくり話ができる時は，被介護者の発話を促すよう心がけたい．家事の中でも洗濯物をたたむ作業や食器の片付けは視覚性認知機能の訓練になる．調理は材料集め，下ごしらえ，加熱，配膳まで複数の工程が存在する作業である．記憶力，注意力，遂行機能等の訓練になる．認知症者がすべての工程を行うのは難しいが，適切な見守りの中で，家事に参加することはおおいに歓迎したい．男性も繰り返し行うことによって徐々に家事の手伝いがスムーズになり，楽しくなることがある．家庭や施設の中で役割を持って生活することは生きがいにもつながる．

進行性の認知症であるアルツハイマー病患者であっても認知リハの効果は期待できる[4]．我々はアルツハイマー型認知症が疑われる3例に新しい道具の使い方を学習する訓練を施行した．図3は訓練で用いた共応検査課題である．拡図器の2本の取っ手を持って中央に備え付けられている鉛筆を動かして図形をトレースしていく．対象者はできるだけ早く正確にトレースしなければならない．初めて同課題を行うと健常者であってもスムーズにトレースすることはできない．対象例も同様に，最初はかなりの時間を要した．しかし，2週間ごとに3回ずつ繰り返し訓練を重ねたとこ

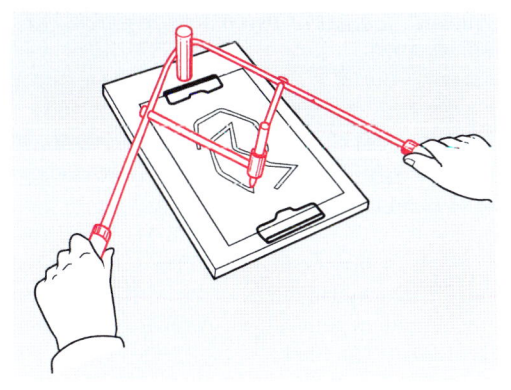

図3 共応検査課題[4]（川合ら，2002）

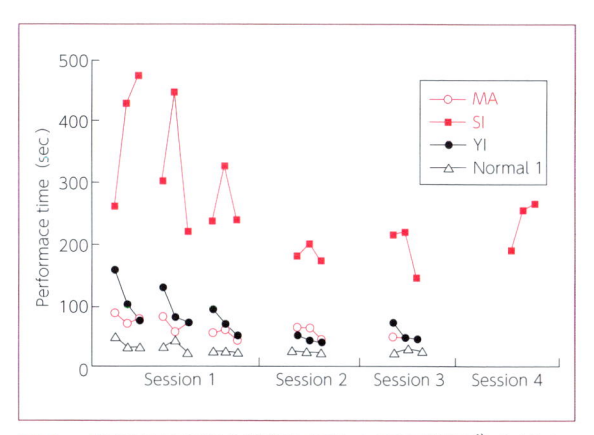

図4 共応検査課題の遂行に要した所要時間[4]（川合ら，2002）

ろ，徐々に所要時間を減らすことができた（症例SI，80歳，MMSE 14点，中等度の認知機能低下が疑われた）（図4）．1〜20か月間，訓練を中断した後（session 2〜session 4）も反応時間は短いままに保たれ，いったん学習した技術は消失しないことも示されている（図4）．このように繰り返し経験することで覚えていく技術は手続き記憶と呼ばれる．手続き記憶は重度の認知症者にも維持される記憶能力の1つである[5]．認知症では失われていく能力ばかりではないことを理解し，認知症者に残された能力を最大限利用することが望まれる．特に繰り返しによって学習できる動作は手続き記憶と呼ばれ，脳血管障害，頭部外傷，アルツハイマー病等様々な原因によって生じる認知症者において，保たれやすい能力の1つである．

新しい感覚で行う介護とリハビリテーション

近年，我々は趣味や余暇活動を利用した認知リハビリテーション法（Structured Floral Arrangement Program：SFAプログラム）を考案した[6]．SFAプログラムでは決められた手順を覚えながらパズルを組み立てるようにフラワーアレンジメントを繰り返し作製する．空間的なバランスに気を配りながら，決められた場所に花を挿していく作業を通して視空間認知能力や視覚性記憶能力の訓練を行うように工夫されている．これまでの研究によってSFAプログラムに

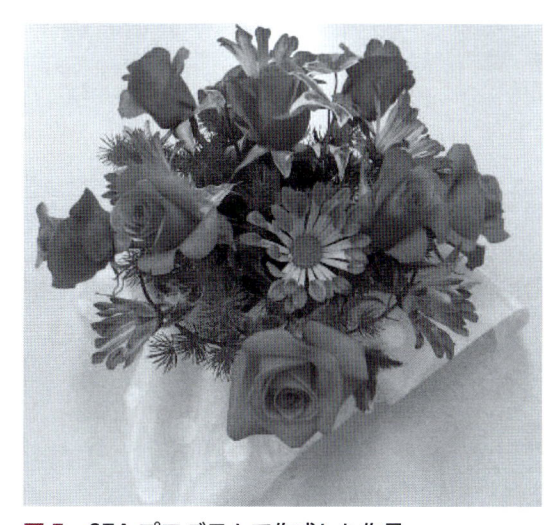

図5 SFAプログラムで作成した作品

参加した統合失調症患者では視覚性ワーキングメモリの向上が認められた[6]．さらに，フラワーアレンジメントの製作は手続き記憶も刺激するため，作品は回を重ねるごとに上手く，整った形に仕上がっていった（作品例：図5）．作品の上達は対象者にとっても家族にとっても励みとなり，デイケアへの参加率上昇も認められている．SFAプログラムについては現在，頭部外傷や脳血管障害によって認知症を呈した方々に施行し，効果を検証中である．

認知症の介護をするためには中核症状の把握から周辺症状への対応，ADL，IADLレベルの確認等多岐にわたる．複数のコメディカルスタッフ

が認知症者と関わりながら，対象者に合った方法を選択し，専門性を活かした介護（介入）が必要とされる．

介護の仕方一つで認知症者の生活が大きく変わることもある．認知症者の穏やかでQOLの高い生活を実現するために，コメディカルスタッフの果たさなければならない役割は大きい．

（望月寛子）

■ 文　献 ■

1) 加藤伸司，下垣光，小野寺敦志ら：改訂長谷川式簡易知能評価スケール (HDS-R) の作成．老年精神医学誌，**2**：1339-1347, 1991.
2) Folstein M. F., Folstein S. E., McHugh P. R.：""Mini-mental state". A practical method for grading the cognitive state of patients for the clinician". *Journal of psychiatric research*, **12**：189-98, 1975.
3) 望月寛子，山中克夫，泉園子ら：ADL, IADLを決定する認知機能．老年精神医学雑誌，**12**：567, 2001.
4) 川合寛子，河村満，望月聡ら：Alzheimer型痴呆患者の手続き記憶に関する縦断研究．*BRAIN and NERVE*, **54**：307-311, 2002.
5) Mochizuki-Kawai H., Kawamura M., Hasegawa Y, et al.：Deficits in long-term retention of learned motor skills in patients with cortical or subcortical degeneration, *Neuropsychologia*, **42**：1858-1863. 2004.
6) Mochizuki-Kawai H., Yamakawa Y., Mochizuki S, et al.：Structured floral arrangement programme for improving visuospatial working memory in schizophrenia. *Neuropsychological Rehabilitation*, **20**：624-36, 2010.

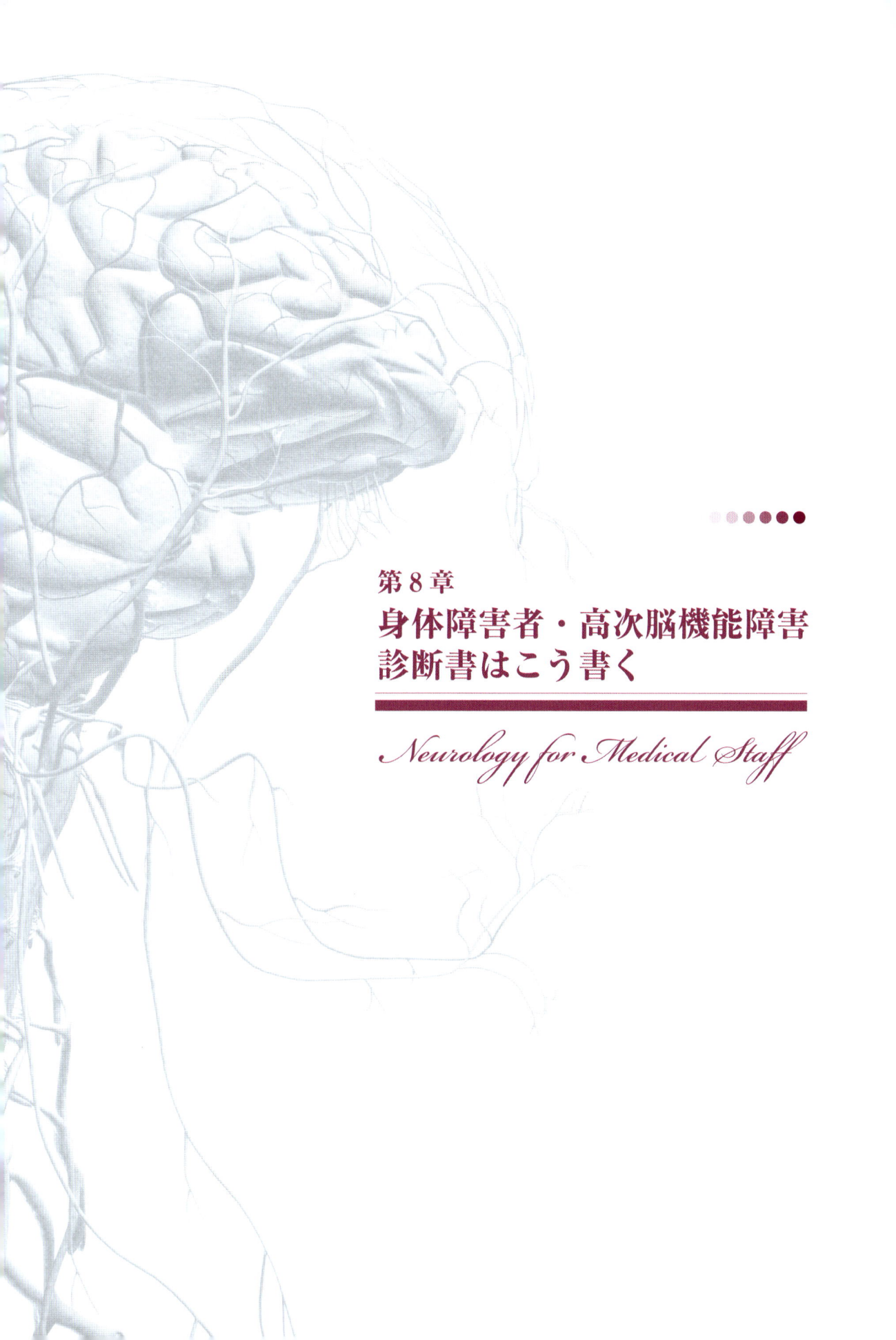

第8章
身体障害者・高次脳機能障害診断書はこう書く

Neurology for Medical Staff

第8章

身体障害者・高次脳機能障害診断書はこう書く

神経内科で扱う疾患には，運動機能や高次脳機能に障害を及ぼすために社会生活が妨げられ，長期間の療養を必要とする疾患がある．そのような患者に対する公的な支援制度の一つに障害者の認定制度がある．診断書を含めた必要書類を保健所，保健センター，市区町村窓口等の担当部署に患者が提出・申請し，審査の結果，障害に応じた等級の障害が都道府県知事より認定され，身体障害者手帳や精神障害者保健福祉手帳が交付されると制度に基づき生活や療養に関する援助が得られる．

神経内科で診断書を記載する機会が多い障害は，肢体不自由や高次脳機能障害である．それぞれについて解説する．

肢体不自由

肢体不自由についての身体障害認定は，身体障害者福祉法第15条指定医が記載する身体障害者診断書に基づいて都道府県知事が行う．肢体不自由の身体障害者手帳の交付は，上肢・下肢・体幹

身体障害者診断書・意見書（肢体不自由）

総　括　表

氏　名	年　月　日生	男　女
住　所		
①障害名（部位を明記）		
② 原因となった疾病・外傷名	交通・労災・その他の事故・戦傷 戦災・疾病・先天性・その他（　）	
③疾病・外傷発生年月　年　月　日・場所		
④参考となる経過・現症（エックス線写真及び検査所見を含む） 障害固定又は障害確定（推定）　年　月　日		
⑤総合所見 〔将来再認定：要（　年　月）・不要〕		
⑥その他参考となる合併症状		

上記のとおり診断します。併せて以下の意見を付します。
年　月　日
病院又は診療所の名称
所　在　地　電話（　）
診療担当科名　科　医師氏名　印

身体障害者福祉法第１５条第３項の意見〔障害程度等級についても参考意見を記入〕
障害の程度は、身体障害者福祉法別表に掲げる障害に
・該当する
・該当しない　（　級相当）

注意　1　障害名には現在起こっている障害、例えば両眼失明、両耳ろう、右上下肢麻痺、心臓機能障害等を記入し、原因となった疾病には、角膜混濁、先天性難聴、脳卒中、僧帽弁膜狭窄等原因となった疾患名を記入してください。
2　障害区分や等級決定のため、社会福祉審議会から改めて別紙所見の部分について、お問い合わせする場合があります。

肢体不自由の状況及び所見（全葉２枚中１枚目）

神経学的所見その他の機能障害（形態異常）の所見（該当するものを○で囲み、下記空欄に追加所見を記入すること）

1．感覚障害（下記図示）：なし・感覚脱失・感覚鈍麻・異常感覚
2．運動障害（下記図示）：なし・弛緩性麻痺・痙性麻痺・固縮・不随意運動・しんせん・運動失調・その他
3．起因部位：脳・脊髄・末梢神経・筋肉・骨関節・その他
4．排尿・排便機能障害：なし・あり
5．形態異常：なし・あり

参考図示

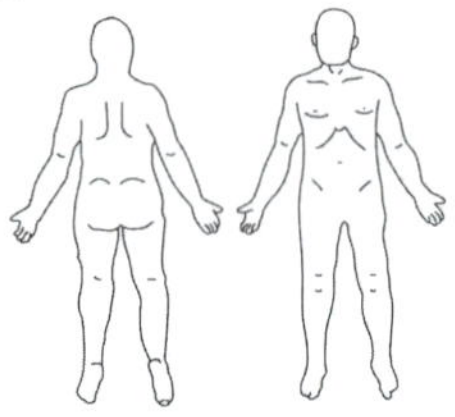

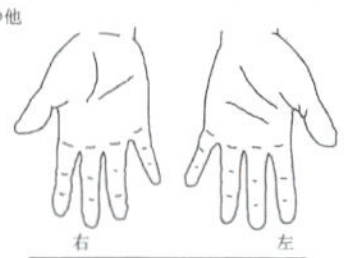

右		左
	上肢長ｃｍ	
	下肢長ｃｍ	
	上腕周径ｃｍ	
	前腕周径ｃｍ	
	大腿周径ｃｍ	
	下腿周径ｃｍ	
	握力ｋｇ	

×　変形　切離断　感覚障害　運動障害
（注）関係ない部分は記入しない

動作・活動　自立－○　半介助－△　全介助又は不能－×、（　）の中のものを使うときはそれに○を付けること。

寝返りする。			ブラッシで歯を磨く（自助具）	右	左
足を投げ出して座る					
椅子に腰掛ける			顔を洗いタオルで拭く		
立つ（手すり、壁、つえ、松葉づえ、義肢、装具）			タオルを絞る		
			背中を洗う		
家の中の移動（壁、つえ、松葉づえ、義肢、装具、車いす）			二階まで階段を上って下りる（手すり、つえ、松葉づえ）		
洋式便器に座る			屋外の移動（家の周辺程度）（つえ、松葉づえ、車いす）		
排泄の後始末をする					
（箸で）食事をする（スプーン、自助具）	右	左	公共の乗り物を利用する		
			坐位保持可能時間（背もたれあり・なし）	約　分	
コップで水を飲む	右	左	立位保持可能時間（つえ、松葉づえ、義肢、補装具）	右	約
				左	約
シャツを着て脱ぐ			歩行可能距離（つえ、松葉づえ、義肢、補装具）		
ズボンをはいて脱ぐ（自助具）			１００ｍ未満・１ｋｍ未満・２ｋｍ未満		

注１．身体障害者福祉法の等級は機能障害(impairment)のレベルで認定されますので（　）の中に○が付いている場合、原則として自立していないという解釈になります。
２．片麻痺の場合は患側の評価を記入してください。

図 1-A　身体障害者診断書・意見書（肢体不自由）の様式（総括表）

付表

－関節可動域（ROM）と筋力テスト（MMT）－

肢体不自由の状況及び所見（全葉2枚中2枚目）　　　　　　　　　　　　〔この表は必要な部分を記入すること。〕

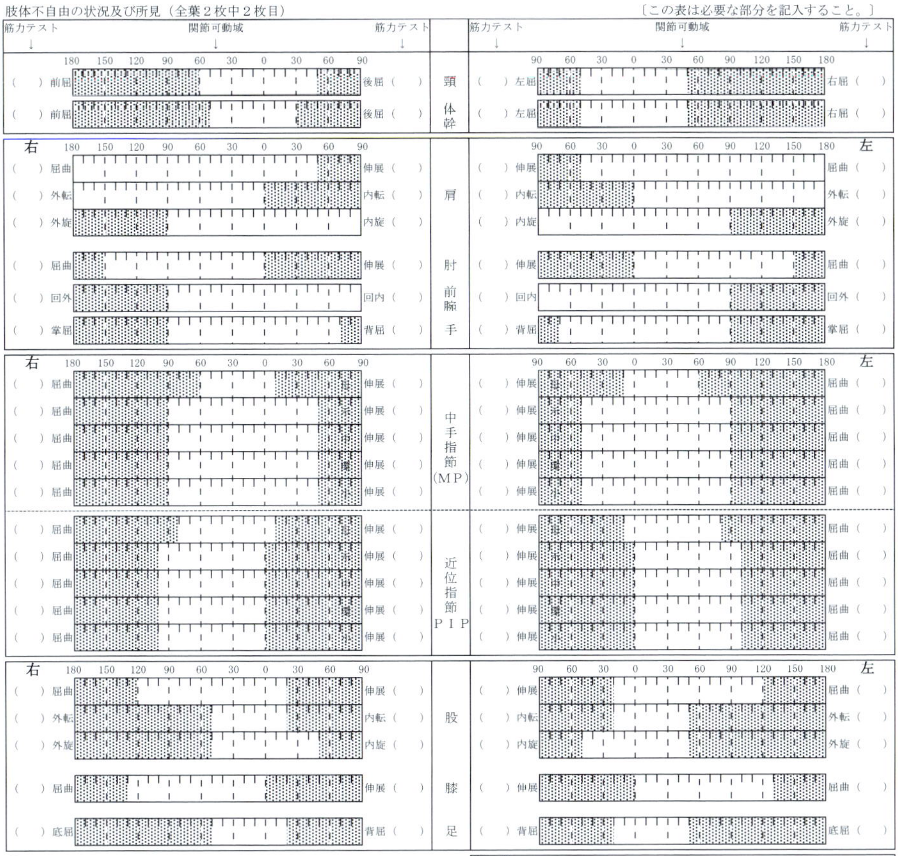

注：
1. 関節可動域は、他動的可動域を原則とする。
2. 関節可動域は、基本肢位を0度とする日本整形外科学会、日本リハビリテーション医学会の指定する表示方法とする。
3. 関節可動域の図示は、|←→|のように両端に太線を引き、その間を矢印で結ぶ。強直の場合は、強直肢位に波線（〜）を引く。
4. 筋力については、表（ ）内に×△○印を記入する。
   ×印は、筋力が消失又は著減（筋力0.1.2該当）
   △印は、筋力半減（筋力3該当）
   ○印は、筋力正常又はやや減（筋力4.5該当）
5. （PIP）の項母指は（IP）を指す。
6. DIPその他手指の対立内外転等の表示は、必要に応じ備考欄を用いる。
7. 図中塗りつぶした部分は、参考的正常範囲外の部分で、反張膝等の異常可動は、この部分にはみ出し記入となる。

例示　（×）伸展　|←→|　屈曲（△）

備考

図1-B　身体障害者診断書・意見書（肢体不自由）の様式（付表）

の機能の著しい障害で、治療により回復の見込みがなく永続する障害を有する人に行われる．身体障害者診断書・意見書（図1-A, B）は、症状が固定したと認められた際に記載するが、その時期は発症からおおむね6か月を経た時である．

肢体不自由で認定する障害は、上肢、下肢、体幹の障害があり、その等級は**表1**のように定められている．

1. 身体障害者（肢体不自由）診断書の書き方

①障害名：診断書で申請する病名、すなわち障害の部位（左右の別も含めて記載）とその機能障害を記載する．例；上肢機能障害（左肩関節機能全廃）、下肢機能障害（左下肢短縮）

表1 障害程度等級表（身体障害者診断書作成の手引き（平成17年3月，山梨県福祉保健部障害福祉課編）より改変引用）

級別	上肢 (全体，各関節)	上肢 (欠損)	上肢 (手指)	指数	級別	下肢 (全体，各関節，足指)	下肢 (欠損，短縮)
1級	1 両上肢の機能を全廃したもの	2 両上肢を手関節以上で欠くもの		18	1級	1 両下肢の機能を全廃したもの	2 両下肢を大腿の2分の1以上で欠くもの
2級	1 両上肢の機能の著しい障害 4 一上肢の機能を全廃したもの	2 両上肢のすべての指を欠くもの 3 一上肢を上腕の2分の1以上で欠くもの		11	2級	1 両下肢の機能の著しい障害	2 両下肢を下腿の2分の1以上で欠くもの
3級	3 一上肢の機能の著しい障害	1 両上肢のおや指及びひとさし指を欠くもの 4 一上肢のすべての指を欠くもの	2 両上肢のおや指及びひとさし指の機能を全廃したもの 5 一上肢のすべての指の機能を全廃したもの	7	3級	3 一下肢の機能を全廃したもの	1 両下肢をショパー関節以上で欠くもの 2 一下肢を大腿の2分の1以上で欠くもの
4級	3 一上肢の肩関節，肘関節又は手関節のうち，いずれか一関節の機能を全廃したもの	1 両上肢のおや指を欠くもの 4 一上肢のおや指及びひとさし指を欠くもの 6 おや指又はひとさし指を含めて一上肢の三指を欠くもの	2 両上肢のおや指の機能を全廃したもの 5 一上肢のおや指及びひとさし指の機能を全廃したもの 7 おや指又はひとさし指を含めて一上肢の三指の機能を全廃したもの 8 おや指又はひとさし指を含めて一上肢の四指の機能の著しい障害	4	4級	2 両下肢のすべての指の機能を全廃したもの 4 一下肢の機能の著しい障害 5 一下肢の股関節又は膝関節機能を全廃したもの	1 両下肢のすべての指を欠くもの 3 一下肢を下腿の2分の1以上で欠くもの 6 一下肢が健側に比して10センチメートル以上又は健側の長さの10分の1以上短いもの
5級	2 一上肢の肩関節，肘関節又は手関節のうち，いずれか一関節の機能の著しい障害	3 一上肢のおや指を欠くもの	1 両上肢のおや指の機能の著しい障害 4 一上肢のおや指の機能を全廃したもの 5 一上肢のおや指及びひとさし指の機能の著しい障害 6 おや指又はひとさし指を含めて一上肢の三指の機能の著しい障害	2	5級	5 一下肢の股関節又は膝関節機能の著しい障害 2 一下肢の足関節の機能を全廃したもの	5 一下肢が健側に比して5センチメートル以上又は健側の長さの15分の1以上短いもの
6級		2 ひとさし指を含めて一上肢の二指を欠くもの	1 一上肢のおや指の機能の著しい障害 3 ひとさし指を含めて一上肢の二指の機能を全廃したもの	1	6級	2 一下肢の足関節の機能の著しい障害	1 一下肢をリスフラン関節以上で欠くもの
7級	1 一上肢の機能の軽度の障害 2 一上肢の肩関節，肘関節又は手関節のうち，いずれか一関節の機能の軽度の障害	5 一上肢のなか指，くすり指及び小指を欠くもの	3 一上肢の手指の機能の軽度の障害 4 ひとさし指を含めて一上肢の二指の機能の著しい障害 6 一上肢のなか指，くすり指及び小指の機能を全廃したもの	0.5	7級	1 両下肢のすべての指機能の著しい障害 2 一下肢の機能の軽度の障害 3 一下肢の股関節，膝関節又は足関節のうちのいずれか一関節の機能の軽度の障害 5 一下肢のすべての指の機能を全廃したもの	4 一下肢のすべての指を欠くもの 6 一下肢が健側に比して3センチメートル以上又は健側の長さの20分の1以上短いもの

体幹	指数
体幹の機能障害により坐っていることができないもの	18
1 体幹の機能障害により坐位又は起立位を保つことが困難なもの 1 体幹の機能障害により立ち上がることが困難なもの	11
体幹の機能障害により歩行が困難なもの	7
	4
体幹の著しい障害	2
	1
	0.5

級別	乳幼児期以前の非進行性の脳病変による運動機能障害		指数
	(脳原性運動機能障害)		
	上肢機能	下肢機能	
1級	不随意運動・失調等により上肢を使用する日常生活動作がほとんど不可能なもの	不随意運動・失調等により歩行が不可能なもの	18
2級	不随意運動・失調等により上肢を使用する日常生活動作が極度に制限されるもの	不随意運動・失調等により歩行が極度に制限されるもの	11
3級	不随意運動・失調等により上肢を使用する日常生活動作が著しく制限されるもの	不随意運動・失調等により歩行が家庭内での日常生活活動に制限されるもの	7
4級	不随意運動・失調等による上肢の機能障害により社会での日常生活活動が著しく制限されるもの	不随意運動・失調等により社会での日常生活活動が著しく制限されるもの	4
5級	不随意運動・失調等による上肢の機能障害により社会での日常生活活動に支障のあるもの	不随意運動・失調等により社会での日常生活活動に支障のあるもの	2
6級	不随意運動・失調等による上肢の機能の劣るもの	不随意運動・失調等により移動機能の劣るもの	1
7級	上肢に不随意運動・失調等を有するもの	下肢に不随意運動・失調等を有するもの	0.5

診　断　書（精神障害者保健福祉手帳用）

ふりがな 氏　名		明　大 昭　平	年　月　日生（　歳）	男・女
住　所				

①病名・ICDカテゴリー
（ICDカテゴリーは、F0〜F9, G40のいずれかを記載）
(1) 主たる精神障害　　ICDカテゴリー（　）
(2) 従たる精神障害　　ICDカテゴリー（　）
(3) 身体合併症

② 発病から現在までの病歴および治療、経過と内容、就学・就労状況等
初診年月日：　昭和・平成　年　月　日（1. 診療録で確認　2. 本人又は家族の申し立て）

③ 現在の病状、状態像等（該当する項目を○印。過去2年間及び今後2年間の予測されるものを含む。）
(1) 抑うつ状態
1 思考・運動制御　2 刺激性、興奮　3 憂うつ気分　4 その他（　）
(2) そう状態
1 行為心迫　2 多弁　3 感情高揚・刺激性　4 その他（　）
(3) 幻覚妄想状態
1 幻覚　2 妄想　3 その他（　）
(4) 精神運動興奮および昏迷の状態
1 興奮　2 昏迷　3 拒絶　4 その他（　）
(5) 統合失調症等残遺状態
1 自閉　2 感情鈍麻　3 意欲の減退　4 その他（　）
(6) 情動および行動の障害
1 爆発性　2 暴力・衝動行為　3 多動　4 食行動の異常　5 その他（　）
(7) 不安および不穏
1 強度の不安・恐怖症　2 強迫体験　3 その他（　）
(8) けいれんおよび意識障害
1 けいれん　2 意識障害　3 その他（　）
(9) 精神作用物質の乱用および依存
1 アルコール　2 覚せい剤　3 有機溶剤　4 その他（　）
(10) 知的障害
1 知的障害（精神遅滞）　ア 軽度　イ 中等度　ウ 重度　2 認知症
(11) その他（　）

④ ③の病状・状態像等の、具体的程度、症状等

※てんかんの場合、以下について必ず記載して下さい。
(1) 発作の頻度
（　回／月又は　回／年）
(2) 発作のタイプ
（該当するものに○を付けて下さい。）
ア 意識障害はないが、随意運動が失われる発作
イ 意識を失い、行為が途絶するが、倒れない発作
ウ 意識障害の有無を問わず、転倒する発作
エ 意識障害を呈し、状況にそぐわない行為を示す発作

⑥現在の精神保健福祉サービスの利用状況
（共同生活援助（グループホーム）、居宅介護（ホームヘルプ）、障害者自立支援法に規定するその他の障害者福祉サービス等、小規模作業所、訪問看護等）

⑤生活能力の状態（保護的環境でなく、例えばアパート等で単身生活を行った場合を想定して判定。該当する項目を○印。過去2年間及び今後2年間の予測されるものを含む。）
1. 現在の生活環境
入院・入所（施設名　）・在宅・その他

2. 日常生活能力の判定（該当するもの一つを○で囲んで下さい。）
(1) 適切な食事摂取
自発的にできる・自発的にできるが援助が必要・援助があればできる・できない
(2) 身辺の清潔保持
自発的にできる・自発的にできるが援助が必要・援助があればできる・できない
(3) 金銭管理と買物
適切にできる・おおむねできるが援助が必要・援助があればできる・できない
(4) 通院と服薬（要・不要）
適切にできる・おおむねできるが援助が必要・援助があればできる・できない
(5) 他人との意思伝達・対人関係
適切にできる・おおむねできるが援助が必要・援助があればできる・できない
(6) 身辺の安全保持・危機対応
適切にできる・おおむねできるが援助が必要・援助があればできる・できない
(7) 社会的手続や公共施設の利用
適切にできる・おおむねできるが援助が必要・援助があればできる・できない
(8) 趣味・娯楽への関心、文化的社会的活動への参加
適切にできる・おおむねできるが援助が必要・援助があればできる・できない

3. 日常生活能力の程度（該当する番号を選んで、どれか一つを○で囲んで下さい。）
(1) 精神障害を認めるが、日常生活及び社会生活は普通にできる。
(2) 精神障害を認め、日常生活及び社会生活に一定の制限を受ける。
(3) 精神障害を認め、日常生活に著しい制限を受けており、時に応じて援助を必要とする。
(4) 精神障害を認め、日常生活に著しい制限を受けており、常時援助を必要とする。
(5) 精神障害を認め、身のまわりのことはほとんどできない。

自立支援医療（精神通院医療）と同時申請の場合、下欄を記載

⑦現在の治療内容
（該当する項目を○で囲み〔〕に具体的内容を記載して下さい。）
1. 処方内容
2. 精神療法等
3. 訪問看護等
4. デイケア等
5. その他

⑧今後の治療方針
（計画的・集中的な治療を継続して行う必要性　有・無）

年　月　日
医療機関所在地
名　称
電話番号
医師氏名（自署または記名捺印）

⑨医師の略歴
（①病名(1)主たる精神障害のICDカテゴリーが「F0」「F1」「F2」「F3」「G40」以外の場合のみ記載ください。）
・精神保健指定医
・精神医療に3年以上従事
（内科・小児科等におけるてんかん・うつ状態治療等の治療を含む。）
・その他（　）

注 1. 用紙の大きさは、日本工業規格A列3番とする。　2. 障害者手帳の申請は初診日より6ヶ月以上経過してから行って下さい。
3. 初診年月日は善意のある場合はその日を記載して下さい。4. 氏名を記載し、押印することに代えて、署名することができる。

図２　精神障害者保健福祉手帳用診断書の様式

表2　障害等級と指数

障害等級	指数
1級	18
2級	11
3級	7
4級	4
5級	2
6級	1
7級	0.5

表3　合計指数と認定等級

合計指数	認定等級
18以上	1級
11〜17	2級
7〜10	3級
4〜6	4級
2〜3	5級
1	6級

②原因となった疾病・外傷名：診断書で申請する障害の原因となった疾病を記載する．

③疾病・外傷発生年月日：障害固定の起算日となる日付である．正確な発症日を特定できない時は，○年○月頃，○年頃と記載する．

④参考となる経過・現象：発症から障害固定に至る経過（発症日時，主訴，他覚所見，検査所見（画像所見等），急性期治療やリハビリテーション（以下，リハ）の内容等）を簡略に記載する．最下行には障害固定または障害確定日を記載する．

⑤総合所見：具体的な障害の認定等級とその診断根拠を記載する．最下行の将来再認定の要・不要と再認定の時期について必ず記入する．将来，障害が変化（軽度化または重度化）することが予想される場合には将来再認定要である．

⑥参考となる合併症状：障害状況やADL等に影響を与えるような合併症があれば，記載する．

⑦診断日・病院名・診療担当科名・医師氏名：診断日は症状固定または障害確定日以降でなければならない．

⑧身体障害者福祉法第15条第3項の意見（指定医の意見）：2種類以上の障害がある場合には，障害等級の指数（表2）を合算し，相当の級（表3）を決める．内訳には，上肢，下肢，体幹についての相当する等級を記載する．ただし，下肢と体幹の障害が重複する場合は，指数合算を行わない．

⑨神経学的所見その他の機能障害の所見：感覚障害，運動障害，起因部位，排尿・排便障害，形態異常について該当するものを丸で囲み，障害部位を図示し，必要に応じて所見を記入する．複数の該当項目がある場合はそれぞれを記入する．診断や障害に関係ない部分については記入しなくてもよい．

⑩動作・活動：具体的な動作について，補助具や介助がない状態で，自立○，半介助△，全介助または不能×で記載する．ただし，項目によっては用いる補助具が（　）内に記載されている．補助具がないと不能×であるが，補助具を用いることで自立できる場合は，該当する補助具に○をしたうえで半介助△と記載する．

⑪歩行能力および起立位の状況：補装具なしの歩行能力，起立位保持について該当するものに○をつける．

⑫関節可動域（ROM）と筋力テスト（MMT）：障害部位のROMとMMTを記載する．上下肢のみの障害であれば体幹は記載しなくてもよく，体幹のみの診断であれば上下肢は記載しなくてもよい．

高次脳機能障害

脳血管障害や頭部外傷等により，記憶障害，注意障害，遂行機能障害，社会的行動障害等の高次脳機能障害を後遺することがある．高次脳機能障害は，運動機能の障害とは異なり，外見では障害があることがわかりにくく患者本人が障害を自覚しにくいこともまれではなく，生活や療養に支援を要する場合がある．

高次脳機能障害は，身体障害者手帳の対象ではなく，脳の器質的障害による精神症状として精神障害者保健福祉手帳の対象である．本障害の認定等級は1〜3級の3段階で，2年ごとの更新制

である．精神障害者保健福祉手帳用診断書（図2）を記載する医師は，精神保健指定医または精神医療に3年以上従事している医師（てんかんや精神症状等を診療する内科医，小児科医，脳外科医等を含む）であることが必要である．

1．精神障害者保健福祉手帳診断書の書き方

①病名：高次脳機能障害の場合，（1）主たる精神障害，（2）従たる精神障害の欄は，国際疾病分類（ICD10）に記されている病名とコードを記入する．

②発病から現在までの病歴：推定発病年月と初発症状，当初受診した病院の初診年月と医療機関，その後の治療経過，診断書を発行する病院の初診年月とその後の治療経過について要点を記載する．また，高次脳機能障害は器質的精神障害であるので，頭部画像所見を記載することが望ましい．なお，本診断書を発行するには，初診から6か月以上経過している必要がある．

③現在の病状，状態像：この欄の現在とは，おおむね過去2年間あるいは今後2年間に予想される状態である．診察時点での病状，状態の他，おおむね過去2年間に認められたもの，おおむね今後2年間に予想されるものを含めて該当する項目を○で囲む．

④病状・症状の具体的程度，病状：脳器質性病変による高次脳機能障害を裏付ける神経心理学的検査の結果や他覚所見とともに患者の生活にどの程度，どのような障害があるのかを記載する．

⑤生活能力の状態：生活能力は，おおむね過去2年間の病状，あるいはおおむね今後2年間に予想される状態を総合的に判断して記載する．この欄における状態は，介助や保護を受けた状態ではなく，独居生活における状況を想定して記載する．

〔村上秀友〕

本書で用いられる主な用語の和英リスト

日本語	英語

あ行

アシクロビル	aciclovir
アジソン病	Addision 病
アシネルジー	asynergy
アステリクシス	Asterixis
アスペルガー症候群	Asperger syndrome
アダムス・ストークス発作	Adams-Stokes 発作
アディー瞳孔	Adie 瞳孔
アテトーシス	athetosis
アルツハイマー型認知症	Alzheimer 型認知症
アルツハイマー病	Alzheimer 病
アルパース病	Alpers 病
ヴァルサルヴァ試験	Valsalva 試験
ヴァルサルヴァ手技	Valsalva 手技
ウィルソン病	Wilson 病
ウェスト症候群	West 症候群
ウェーバー症候群	Weber 症候群
ウェーバー法	Weber 法
ウェルドニッヒ・ホフマン病	Werdnig-Hoffmann 病
ウェルニッケ脳症	Wernicke 脳症
ウートフ現象	Uhthoff 現象
エディンガー・ウェストファル核	Edinger-Westphal 核

か行

可逆性後白質脳症症候群	reversible posterior leukoencephalopathy syndrome
ガワーズ徴候	Gowers 徴候
眼球クローヌスミオクローヌス	opsoclonus-myoclonus
眼球彷徨	Roving eye movement
キアリ奇形	Chiari 奇形
急性散在性脳脊髄炎	acute disseminated encephalomyelitis
ギラン・バレー症候群	Guillain-Barré 症候群
筋萎縮	muscle atrophy

筋萎縮性側索硬化症	amyotrophic lateral sclerosis
クーゲルベルク・ウェランダー病	Kugelberg-Welander 病
クッシング現象	Cushing 現象
クッシング症候群	Cushing 症候群
クリュヴァー・バレラ染色	Klüver-Barrera 染色
クロイツフェルト・ヤコブ病	Creutzfeldt-Jakob disease
血栓症血小板減少性紫斑病	thrombotic thrombocytopenic purpura
ケネディ・オルター・ソン病	Kennedy-Alter-Sung 病
ゲルストマン症候群	Gerstmann 症候群
ケルニッヒ徴候	Kernig 徴候
ゴーシェ病	Gaucher 病
ゴールドシュタイン	Goldstein

さ行

シェーグレン症候群	Sjogren 症候群
シェロング試験	Schellong 試験
歯状核赤核淡蒼球ルイ体萎縮症	dentato-rubro-pallido-luysian atrophy
ジストニア（ジストニー）	Dystonia
シャイ・ドレーガー症候群	Shy-Drager 症候群
シャルコー・マリー・トゥース病	Charcot-Marie-Tooth 病
シルヴィス裂	Sylvius 裂
ジル ドラ トゥレット症候群	Gilles de la Tourette 症候群
脊髄小脳変性症	spinocerebellar degeneration

た行

ダウン症候群	Down 症候群
ダンディ・ウォーカー症候群	Dandy-Walker 症候群
チェーン・ストークス呼吸	Cheyne-Stokes 呼吸
ツァングウィル	Zangwill
ディックス・ホールパイク	Dix-Hallpike
デュシェンヌ型	Duchenne 型
デュシェンヌ型筋ジストロフィー	Duchenne 型筋ジストロフィー
デュシェンヌ跛行	Duchenne 跛行
トゥレット症候群	Tourette 症候群
ドゥヴィック病	Devic 病
トッド麻痺	Todd 麻痺
トレンデレンブルク歩行	Trendelenburg 歩行

な行

ナイレン・バラニー手技	Nylen-Bárány 手技

は行

パーキンソン症候群	Parkinson 症候群
パーキンソン病	Parkinson 病
播種性血管内凝固症候群	disseminated intravascular coagulation
バーリント症候群	Bálint 症候群
バビンスキー・ワイル試験	Babinski-Weil 試験
バビンスキー徴候	Babinski 徴候
ハラーフォルデン・シュパッツ病	Hallervorden-Spatz 病
ハンター・ラッセル症候群	Hunter-Russel 症候群
ハンチントン舞踏病	Huntington chorea
ハンチントン病	Huntington 病
ピアノ演奏様指	Piano-playing finger
ビッカースタッフ型脳幹脳炎	Bickerstaff 型脳幹脳炎
ピック病	Pick 病
ビールショウスキー徴候	Bielschowsky 徴候
フィッシャー症候群	Fisher 症候群
フォン エコノモ脳炎	von Economo 脳炎
フォン レックリングハウゼン病	von Recklinghausen 病
舞踏アテトーシス	choreoathetosis
舞踏運動	chorea
ブニナ小体	Bunina 小体
ブラウン・セカール症候群	Brown-Séquard syndrome
フリードライヒ病	Friedreich 病
プルキンエ細胞	Purkinje 細胞
ブルンス眼振	Bruns 眼振
フレンケルの訓練法	Frenkel の訓練法
フローボイド	flow void
ベーチェット病	Behçet 病
ベツォルト・ヤーリッシュ反射	Bezold-Jarisch 反射
ヘマトキシリン・エオジン染色	Hematoxylin-Eosin 染色
ベル現象	Bell 現象
ベル麻痺	Bell 麻痺
ボディアン染色	Bodian 染色
ホルネル症候群	Horner 症候群

ま行

マシャド・ジョセフ病	Machado-Joseph 病
マルキアファーヴァ・ビニャミ病	Marchiafava-Bignami 病
ミヤール・ギュブレール症候群	Millard-Gubler 症候群
メージュ症候群	Meige 症候群
メニエール病	Ménière 病

や行

ヤンツ症候群	Janz 症候群

ら行

ラフォラ病	Lafora 病
ラムゼイ ハント症候群	Ramsay Hunt 症候群
ランス・アダムス症候群	Lance-Adams 症候群
ランバート・イートン症候群	Lambert-Eaton 症候群
リープマン	Liepmann
良性発作性頭位めまい	benign paroxysmal positional vertigo
リンネ法	Rinne 法
ルイ体萎縮症	Luys 体萎縮症
ルシュカ関節	Luschka 関節
ルリア	Luria
レイノー現象	Raynaud 現象
レヴィ小体	Lewy 小体
レヴィ小体型認知症	dementia with Lewy body
レボドパ	levodopa
レルミット徴候	Lhermitte 徴候
レンノックスガストー症候群	Lennox-Gastaut syndrome
レンノックス症候群	Lennox 症候群
ロンベルク徴候	Romberg 徴候

わ行

ワレンベルク症候群	Wallenberg 症候群

索 引

あ

α-シヌクレイン　174
アイオワギャンブリング課題　86
アウラ　190
アクチグラム　75
アシクロビル　170
アシネルジー　38
アスペルガー症候群　98, 237
アテトーシス（アテトーゼ）　43, 47, 180, 183
アテローム血栓性脳梗塞　131, 137
アパシー　85, 175
アミロイドβ蛋白　145
アルツハイマー型認知症（Alzheimer's disease：AD）　143, 144
アルツハイマー病　56, 112, 278
アルテプラーゼ療法　132
アルドラーゼ　55
アロディニア　63, 69
アンドロゲン受容体　213
アンヘドニア（無快楽症）　175
あひる歩行　59
悪性症候群　230, 236
足踏み試験　39
安静時活動　109

い

インターフェロン　218
胃瘻造設　210, 213
異常感覚性大腿神経痛　69
意識障害　16, 108, 153
意味記憶　93
意味記憶障害　97
意味性認知症　96, 148, 260
遺伝性運動感覚性ニューロパチー　54
一次性（中枢性）過眠症　72
一次性頭痛　196

一過性脳虚血発作　140
一酸化炭素　230
岩佐　純　3
咽頭期　29
陰性症候　12, 209, 212

う

ウィスコンシン・カード分類検査　122
ウィリアムズ症候群　238
ウイルス性髄膜炎　168
ウィルソン　5
ウートフ現象　217
ウェクスラー式知能検査　117
ウェルドニッヒ・ホフマン病　55, 213
ヴァルサルヴァ手技　199
うつ　84, 175
うっ血乳頭　152
運動亢進（不随意運動）　45
運動失調　36
運動神経伝導検査　55
運動単位　55, 212
運動単位電位　55, 109, 212
運動ニューロン　212
運動ニューロン疾患　54, 56, 209
運動ニューロン病　96
運動無視　94

え

エチルアルコール　229
エピソード記憶　93
エプワース眠気尺度　74
エリテマトーデス　235
エルウィン・ベルツ　3
円描き歩行　59
円形　56
炎症性筋疾患　235
遠位型ミオパチー　54
塩酸ドネペジル　143
嚥下障害　29, 213, 272

嚥下造影　261

お

オリーブ橋小脳萎縮症　204
黄色靭帯骨化症　225
横隔膜　213
沖中重雄　3
重り負荷法　258
音韻性錯語　96

か

カーテン徴候　26
カタトニー　180
カタプレキシー　180
カンプトコルミア　242
ガワーズ　5
下位運動ニューロン　33, 52, 54, 209～213
下位運動ニューロン障害　209, 211, 213
下肢型　212
下肢静止不能症候群　73
下垂足　109
下垂体卒中　200
加速歩行　59
仮名ひろいテスト　122
仮面様顔貌　175
科学的因果関係　13
家族性ALS　211
過眠　72
蝸牛症状　197
蝸牛神経　25
介護支援専門員　271
介護保険法　270
回転性めまい　200
回復期　244
回復期リハ　259
改訂長谷川式簡易知能評価スケール（HDS-R）　116, 276
海馬硬化症　191
開脚姿勢　51
開脚歩行　39

解離性感覚障害　67，198
外眼筋　24
外的補助　266
外転神経　24
概日リズム睡眠障害群　74
踵打ち歩行　60
踵膝試験　38
角回　170
角膜反射　25
拡張総合障害度評価　263
核医学検査　106
学習障害　237
肩手症候群　272
滑車神経　24
川原　汎　3
干渉波　212
間欠性跛行　61
間接 Xa 阻害薬　139
感音性難聴　168
感覚解離　67，68
感覚神経伝導検査　55
感覚性運動失調　64，67
関節可動域訓練　272
関節リウマチ　235
環境状態評価　264
環境調整　266
簡易嚥下誘発試験　131
簡易精神症状評価尺度　84
観念運動性失行　90
眼科　2
眼振　20，37，198
顔面肩甲上腕型筋ジストロフィー　54
顔面ジストニア（メージュ症候群）　184
顔面神経　25

き

キアリ奇形　225，238
キサントクロミー　198
ギラン・バレー症候群　108，232，233
企図振戦　183
気管切開　213，270
記憶　93
記憶障害　276
既視感　190
起立性低血圧　77
機能的電気刺激　249
偽性アテトーシス（アテトーゼ）　40
偽性球麻痺　27，30，210
逆シャンペンボトル型筋萎縮　54
逆方向の推論　11
急性灰白髄炎　214
急性硬膜下血腫　161
急性硬膜外血腫　161
球脊髄性筋萎縮症　213
球麻痺　26，30，210，212，213
球麻痺症状　210，213
嗅神経　22
巨細胞封入体症　238
虚血性視神経症　23
「共存（concomitance）」の関係　13
強直間代発作　188
強迫性障害　98
局所神経徴候　199
筋萎縮　52，53，55，56，209，211，213
筋萎縮性側索硬化症　54，56，96，114，209，211，260
筋逸脱酵素　55
筋強剛　43，45，46，172
筋強直症　52
筋強直性ジストロフィー　53～55，236
筋緊張減退　45，47
筋緊張亢進　211
筋緊張低下　40
筋痙攣　187
筋原性　52，55，56
筋原性萎縮　52
筋原性筋萎縮　53，55
筋固縮　180，253
筋ジストロフィー　235
筋疾患　109
筋生検　56
筋線維束性収縮　52，209，211，213
筋電図　107，210，212
筋無力症候群　236
筋力低下　52，209，211
緊張性頸反射　50

く

クーゲルベルク・ウェランダー病　55，213
クッシング症候群　236
クリティカルパス　137
クレアチニンキナーゼ　55
クレ・デュ・シャ（猫鳴き）症候群　238
グアム島と紀伊半島の ALS　214
グリア細胞質内封入体（GCI）　114
グリオーマ　154
グルタミン酸　213
グルタミン酸抑制薬　210，213
くも膜下出血　141
草刈り歩行　59
首下がり　242
群集萎縮　56

け

ケネディ・オルター・ソン病　213
ケルニッヒ徴候　170
ゲルストマン症候群　153
蹴り足歩行　60
「系統」症候　11
経管栄養　210，213，270
経食道心エコー　133
経食道心エコー図　140
経頭蓋エコー　132
経頭蓋磁気刺激　207
経皮的電気刺激　251
痙縮　211
痙性麻痺　33
痙攣　192
痙攣発作　188
携帯型パルスオキシメトリ　75
頸椎後縦靭帯骨化症　224
頸椎症　222，224
頸椎椎間板ヘルニア　224
頸動脈エコー図　136
頸部異常姿勢　51
鶏状歩行，鶏歩　61
血液希釈療法　131
血管炎　233
血管性間欠跛行　227
血管性認知症　130，146
血漿交換療法　218
結核性髄膜炎　168
結節性硬化症　238
健忘症候群　266
腱反射亢進　211
幻覚　85，166

幻視　147
言語聴覚療法　255
原発性側索硬化症　212
原発性脳腫瘍　152
原発性不眠症　71

こ

コース立方体組み合わせテスト　121
コリンエステラーゼ阻害薬　143，148
コントラストエコー法　133
小刻み歩行　59
呼吸器感染　273
呼吸機能障害　213
呼吸筋麻痺　210，212，213
呼吸リハビリテーション　262
呼称　89
固有受容性神経筋促通法（PNF）　258
口腔期　29
公費負担医療　210
甲状腺機能低下性ミオパチー　236
甲状腺中毒性周期性四肢麻痺　236
甲状腺中毒性ミオパチー　236
叩打性ミオトニア　53
広汎性発達障害　237
交感神経系　76
行動・心理過程の障害　9
抗凝固薬　139
抗コリンエステラーゼ剤　236
抗てんかん薬　193
抗利尿ホルモン分泌異常症候群　168
厚生省運動失調症調査研究班による重症度分類　256，257
厚生省特定疾患調査研究班による重症度分類　260
後方型認知症　56，57
後方支援病院　273
高K血症　236
高血圧性脳症　130
高次大脳機能障害　272
高次脳機能　238
高次脳機能障害　282
高次脳機能障害支援モデル事業　265
喉頭内視鏡　261

項部硬直　197
硬膜下膿瘍　168
構音障害　28
構成失行（障害）　90
国立精研式スクリーニング・テスト（精研式）　117
黒質　43
心の理論　179
腰曲がり　242
昏睡　16

さ

サルコイドーシス　233
サルペトリエール病院　4
作業記憶　93
作業療法　255
嗄声　27，28
坐骨神経痛　69
細菌性髄膜炎　166
在宅支援診療所　270
相良友安　3
錯語　88
錯書　96
三塩基配列　213
三叉神経　24
三叉神経痛　69
三次元動作解析　62
酸素吸入　270

し

シェーグレン症候群　235
シャイ・ドレーガー症候群　204
シャルコー　4
シャルコー・マリー・トゥース（CMT）病　54
シロスタゾール　137
ジスキネジア　187
ジストニア（ジストニー）　43，47，180，184，242
ジャクソン　4
四肢麻痺　33
刺激症候　12
使用行為（使用行動）　91
弛緩性麻痺　33
肢節運動失行　90
肢帯型筋ジストロフィー　54
肢体不自由　282
姿勢異常　45，47
姿勢時振戦　183

姿勢保持障害　172
視覚性失認　92
視覚性ワーキングメモリ　279
視覚誘発電位　218
視空間失認　92
視空間認知能力　279
視床下核（ルイ体）　43，178
視床痛　68
視神経　23
視神経炎　23
視神経脊髄炎　216，226，263
視野　23
歯状核赤核淡蒼球ルイ体萎縮症　204
嗜銀性封入体　204
自動症　190
自発放電　55，212
自閉症　98，237
自律神経系　76
自律神経症候　77
耳鼻科　2
磁気刺激　213
失語　88，96，97
失語型　89
失語症　96，97，276
失行　90
失構音　28，88
失神　18
失神感　200
失認症　277
失文法　96
失名辞　96
社会行動障害　86
手根管症候群　65，108，232
周期性一側てんかん型放電　170
周期性四肢運動異常症　73
周期性四肢麻痺　236
周辺症状　145，276
書痙　185
書字　89
書字障害　97
小角化線維　56
小字症　175
小脳橋角部腫瘍　156
小脳障害性運動失調　39，40
小脳性運動失調　36，37，38，256
症候　9
症候学　11
症候群　10
症候と病巣の対応　11

症状の日内変動　177
食行動異常　208
食事性低血圧　78
食道期　29
心筋MIBGシンチ　175
心血管系の症候　234
心原性塞栓症　132
心原性脳塞栓症　138
心理過程　12
心理テスト　10
心療内科　2
身体障害者手帳　282
神経科　2
神経回復機構　265
神経機能　12
神経系の再建　265
神経系の再組織化　265
神経原性　52, 56
神経原性萎縮　52
神経原性筋萎縮　52～56
神経原性変化　210, 212
神経原線維変化　112, 214
神経膠芽腫　155
神経障害性疼痛　63, 68, 69
神経心理学　9
神経心理症候　10
神経生検　56
神経線維腫症　238
神経調節性失神　78
神経伝導検査　55, 107, 109, 209, 210
神経伝導速度　212
神経皮膚症候群　238
侵害受容性疼痛　63, 68, 69
侵襲的人工呼吸器　210
真菌性髄膜炎　168
針筋電図　55
針筋電図検査　109
振戦　43, 47, 172, 180
進行性球麻痺　212, 260
進行性非流暢性失語　96, 148, 260
深部感覚障害　40
深部感覚障害性運動失調　36, 38～40
深部脳刺激術　178
新生児ヘルペス　238
軸索障害　55
若年性一側上肢筋萎縮症　213
若年ミオクロニーてんかん　188
十字サイン　203, 206

重症筋無力症　108, 236
除脳姿勢　50
除皮質姿勢　50
上位　211
上位・下位運動ニューロン　56
上位運動ニューロン　33, 52, 55, 209～212
上位運動ニューロン障害　55, 209, 211, 213
上肢型　212
人工呼吸器　210, 213
人工呼吸器装着　213

す

スクリーニング検査　116
スタージ・ウェーバー症　238
ステロイドミオパチー　236
ストループ・テスト　122
スパズム　186
すくみ　180
すくみ足歩行　59
頭蓋骨骨折　161
頭蓋内圧亢進症候　152
水銀　229
遂行機能　278
遂行機能障害　95
遂行機能障害症候群の行動検査　122
睡眠　70
睡眠関連運動障害群　73
睡眠関連呼吸障害群　73
睡眠時随伴症群　72
睡眠障害　70
睡眠障害の国際分類第2版（ICSD-2）　70, 71
睡眠日誌　73
睡眠ポリグラフ検査　75
錐体外路症候　43, 45
錐体外路症状　256
錐体路　209, 210, 211, 213
錐体路徴候　55
髄液所見　166
髄膜炎　199
髄膜刺激徴候　197
髄膜腫　155

せ

せん妄　85
正K血性　236

生活機能障害度　253
生活の質　277
生検　111
性機能の症候　234
星細胞腫　154
静止時振戦　174, 183
精神科　2
精神障害者保健福祉手帳　282
精神症状　83, 84
精神発達遅滞　237
赤核　43
脊髄炎　226
脊髄空洞症　226
脊髄血管障害　225
脊髄梗塞（前脊髄動脈症候群）　225
脊髄硬膜動静脈瘻　225
脊髄腫瘍　226
脊髄小脳萎縮症　204
脊髄小脳変性症　202, 256
脊髄小脳変性症（多系統萎縮症）　114
脊髄髄内腫瘍　226
脊髄間欠跛行　227
脊髄性痙性麻痺　260
脊髄性進行性筋萎縮症　212, 213, 260
脊髄前角　211, 213
脊髄前角細胞　209, 210, 212
脊髄前側索　211
脊髄側索　211
脊柱靱帯骨化症　224
摂食・嚥下リハビリテーション　262
舌咽神経　26
舌下神経　27
尖足歩行　59
先天異常　237
先天奇形　238
先天性筋ジストロフィー　235
先天性筋無力症候群　236
先天性トキソプラズマ症　238
先天性風疹症候群　238
先天梅毒　239
線維自発電位　55, 212
線条体（尾状核＋被殻）　43
線条体黒質変性症　204
全般性多棘徐波複合　188
前角細胞　211
前傾前屈姿勢　51
前脊髄動脈症候群　67

前兆　190
前庭神経　25
前庭神経炎　201
前庭性運動失調　36, 39
前頭側頭型認知症　56, 96, 98, 148, 171, 260
前頭側頭葉変性症　56, 96, 148, 260
前頭葉眼窩　170
前方型認知症　57

そ

反り返り姿勢　51
反り返り歩行　60
相貌失認　92
「巣」症候　11
側頭葉内側　170
測定異常　38
測定過大／測定異常　37

た

ターナー症候群　238
ダウン症候群　238
ダンディ・ウォーカー症候群　238
田中ビネー知能検査　117
多系統萎縮症　202, 256
多発筋炎　54, 235
多発性硬化症　216, 226, 263
多発性単ニューロパチー　54
多発ニューロパチー　54, 66
唾液および上部消化管の症候　80
体位性頻脈症候群　79
体性感覚誘発電位　218
退形成性星細胞腫　154
胎内感染症　239
帯状疱疹後神経痛　69
大小不同　56
大脳皮質　16
大脳皮質運動野　211
脱神経　55, 109
脱神経電位　212
脱髄　55
脱髄疾患　215
脱抑制　86
単純ヘルペス脳炎　167
単ニューロパチー　54
単麻痺　34

淡蒼球　43
淡蒼球内節破壊術　178
蛋白細胞解離　220
弾性緊縛帯　258

ち

チック　180, 185
治療的介入　265
中核症状　145, 276
中枢神経感染症　165
中枢神経磁気刺激検査　107
中枢性疼痛　252
中枢性めまい　20, 197, 200
中毒性疾患　228
中脳橋被蓋核　43
肘管症候群　65
注意欠陥多動性障害　237
注意障害　95
長時間ビデオ脳波モニター検査　190
超音波検査　106
徴候　9
聴覚性の逐次加算課題　122
聴覚的理解　88
聴覚脳幹誘発電位　218
聴神経　25
聴性脳幹誘発反応　157
直接Xa阻害薬　139
直接トロンビン阻害薬　139

つ

つぎ足歩行　39, 59
対麻痺　34
通所リハビリテーション　271

て

テスト・バッテリー　116
テントヘルニア　153, 160
デュシェンヌ・ドゥ・ブローニュ　4
デュシェンヌ型筋ジストロフィー　54
デュシェンヌ跛行　60
デルマトーム　66
てんかん　108, 192
てんかん性放電　188
てんかん発作　19
てんかん発作重積状態　195

手口感覚症候群　68
手首回内・回外試験　38
手続き記憶　94, 279
低K血性　236
低分子デキストラン　131
展望記憶　93
転移性脳腫瘍　157
電気生理学的検査　107

と

トゥレット症候群　237
トキソプラズマ　238
トリソミー　238
トリプレットリピート病（ポリグルタミン病）　204
トレイル・メーキング・テスト　122
トレンデレンブルク歩行　60
ドゥヴィック病　263
ドパミン　43
ドパミンアゴニスト　176
ドパミン調節異常症候群　14
徒手筋力検査法　35
飛び跳ね歩行　59
島回皮質　170
登攀性起立（ガワーズ徴候）　54
糖原病　236
橈骨神経麻痺　233
糖尿病性神経障害　108, 233
糖尿病性舞踏病　181
頭部CT　18
頭部外傷後遺症　162
動眼神経　24
動作緩慢　180
動作時振戦　183
動作分解　37, 38
動揺性歩行　60
動揺性・浮動性めまい　200
道具の強迫的使用　91
瞳孔　23
瞳孔運動系の症候　234
瞳孔左右不同　153
特定疾病　271
読字　89

な

ナルコレプシー　72
内視鏡的胃瘻造設　209
内側側頭葉てんかん　191

内的記憶方略　266
内分泌系　76
難治性疾患克服研究事業　210
難読症　237

に

二次性過眠症　72
二次性頭痛　196
日本版レーヴン色彩マトリックス検査　121
日常生活障害度　263
日常生活動作　253, 257, 261
尿路感染　273
認知症　56, 57, 142, 208, 267
認知症を伴うALS　96, 212
認知リハビリテーション研究会　265

ね

熱性痙攣　189

の

脳アミロイド血管症　140
脳幹　22
脳幹運動神経核　209, 210
脳幹網様体　16
脳外科　2
脳血管解離　198
脳血管障害　130, 198, 244
脳梗塞　133
脳挫傷　161
脳出血　140
脳腫瘍　199
脳神経　22
脳性麻痺　237
脳脊椎閉鎖不全症　238
脳卒中重症度スケール　244
脳波　107
脳梁離断症候群　95

は

ハンチントン病　184
バーリント症候群　92
バビンスキー徴候　209
バビンスキー・ワイル試験　60
バリズム　47, 180, 184

バルプロ酸　189
パーキンソニズム　180
パーキンソン症候群　230
パーキンソン認知症複合　214
パーキンソン病　43, 113, 172, 253
はさみ足歩行　59
把握性ミオトニア　53
馬尾性間欠跛行　227
徘徊　85
排尿障害の症候　79
排尿動態の症候　234
排便障害の症候　80
廃用性萎縮　52
発汗運動系の症候　234
発汗障害の症候　81
発語失行　28
発達障害　98, 237
鼻指鼻試験・指耳試験　38
反応　10
反復拮抗運動不能　37
反復訓練　266
反復刺激誘発筋電図　107
反復睡眠潜時検査　75
半側空間無視　94, 153

ひ

ヒステリー性歩行　61
ヒペルパチー　63, 68
ヒューリングズ・ジャクソン　13
ビールショウスキー徴候　24
ビダラビン　170
ピック病　57
ピッツバーグ睡眠質問票　74
びっくり眼　205
びまん性軸索損傷　161
びまん性徐波　108
皮質性小脳萎縮症　202
皮質脊髄路　211
皮質脊髄路（錐体路）　33
皮膚筋炎　54, 235
皮膚血管の症候　81
皮膚分節　66
非運動症状　172
非侵襲的人口呼吸　213
非侵襲的陽圧換気法　207
非流暢性　96
鼻声　28
標準失語症検査　121, 124

標準注意検査法　122
病態失認　94
病的反射　209, 211
病理学的検査　111
平山病　213

ふ

フィッシャー症候群　234
フーヴァー徴候　61
フォン・ヒッペル・リンダウ病　238
フラジャイル・エックス（脆弱X）症候群　238
フレンケルの訓練法　258
フロッピー・インファント　238
ブニナ小体　115, 211
ブラークのステージ　112
ブラウン・セカール　5
ブラウン・セカール症候群　67
ブレインカッティング　111
プラダー・ウィリー症候群　238
不安　85
不随意運動症　180
不眠　70
不眠症　70
舞踏運動　47
舞踏病　43, 180, 184
封入体　56, 211
副交感神経系　76
副神経　27
復唱　89
複合筋活動電位　107, 212
複合性局所疼痛症候群　69
複雑部分発作　190

へ

ヘッド　5
ヘミバリズム　43
ヘリオトロープ疹　235
ベントン視覚記銘検査　121
併存性不眠症　71
閉塞性睡眠時無呼吸症候群　73
片麻痺　34

ほ

ホームズ　5
ホルネル症候群　197
ポリオ　214

ポリオ後症候群　214
ポリオ後遅発性進行性筋萎縮症　213
ポリグルタミン　213
歩隔　58
歩行失行　61
歩行周期　58
歩行率　58
戊辰戦争　3
母指さがし試験　64
母斑症　238
放散痛　196
放射線被曝　239
訪問リハ　271
剖検　111
本態性振戦　181
星型歩行　60

ま

マシャド・ジョセフ病　204, 256
街並失認　92
末梢神経障害　55
末梢性めまい　197, 200
慢性炎症性脱髄性多発ニューロパチー　234
慢性硬膜下血腫　162, 273
慢性進行性外眼筋麻痺症候群　236
慢性不眠症　71

み

ミエリン塩基蛋白　218
ミオクローヌス　180, 185
ミオグロビン　55
ミオトニア　52, 53
ミオトニア現象　55
ミオトニア症候群　53
ミオトニア放電　55
ミオパチー　53, 54
ミトコンドリア病　236
三宅式記銘力検査　121
三好型ミオパチー　54
水飲み試験　131
道順障害　92

む

むずむず脚症候群　73

矛盾性運動　46, 175
矛盾性歩行　59
無視症候群　94
無動　45, 172, 180

め

メニエール病　201
めまい　20
「めまい感」の内容　20
迷走神経　26
酩酊様歩行　39

も

妄想　85
目的志向型の練習　249
模倣行為（模倣行動）　91

や

薬剤性パーキンソニズム　182

ゆ

湯浅 - 三山型 ALS　56
有機リン　229
遊脚相　58
指鼻試験　38
指耳試験　38
弓なり姿勢　51

よ

陽性陰性症状評価尺度　84
陽性棘波　55, 212
陽性症候　12
腰椎椎間板ヘルニア　224
腰部脊柱管狭窄症　224
抑うつ状態　272

ら

ラクナ（小窩）　136
ラクナ梗塞　136
ラポール　123
ランバート・イートン筋無力症様症候群　108
ランバート・イートン症候群　236
雷鳴頭痛　196

り

リー脳症　236
リバーミード行動記憶検査　121
理学療法　254
立脚相　58
流暢性　88
流暢性検査　122
良性発作性頭位めまい症　201
臨床神経心理学　9

れ

レイノー現象　235
レイ複雑図形検査　121
レヴィ小体　113, 174
レヴィ小体型認知症　113, 147, 171
レヴィ小体様ヒアリン様封入体　211
レストレスレッグス症候群　73
レット症候群　238
レボドパ　176
レム睡眠期行動異常症　73, 175
レム睡眠行動異常症のスクリーニング法（RBDSQ-J）　74
レンズ核　43

ろ

ロンベルク　4
ロンベルク徴候　37, 38, 39, 59, 64
老人斑　112

わ

ワレンベルク症候群　198
弯曲姿勢　51

A

ABR　157
activity of dairy living　253, 261
AD　56, 57
ADAS-J cog　117
ADL　253, 257, 261, 277
akinesia　180
ALS　54, 56, 57, 96, 97, 209 ~ 211, 214, 260

ALS- D 56, 96, 260
ALS with dementia 56, 96
Alzheimer disease 56
amyotrophic lateral sclerosis 54, 56, 96, 209, 211
athetosis 180
Auditory Verbal Learning Test 121
AVLT 121
A 型ボツリヌス毒素 251

B

BADS 122
ballism 47, 180, 184
Barthel index 127, 248, 264
behavioral and psychological symptoms of dementia 83
behavioural assessment of dysexecutive syndrome 122
BI 259
BPRS 84
BPSD 83, 145
bradykinesia 180
brief psychiatric rating scale 84
Brunnstrom stage 247
Brunnstrom 片麻痺機能テスト 124

C

CAT 122
cataplexy 180
catonia 180
CCA 202
CERAD の分類 112
chorea 180
chronic insomnia 71
CIDP 234
CK 55
Clinical Assessment for Attention 122
CMT 病 54
computed tomography 100
COMT 阻害薬 177
constraint-induced movement therapy 251
cortical cerebellar atrophy 202
CPC 112
creatinine kinase 55
CT 100

D

dentato-rubro-pallido-luysian atrophy 204
démarche à petit pas 59
dopamine dysregulation syndrome 86, 175
drop attacks 19
DRPLA 204
dysmetria 38
dyskinesia 187
dystonia 180

E

EDSS 263
Environmental Status Scale 264
Epworth Sleepiness Scale 74
ESS 74, 264
Expanded Disability Status Scale 263

F

FAB 117
fasciculation 電位 109
festinating gait 59
FIM 127, 259, 264
freezing 180
Frontal Assessment Battery 117
frontotemporal dementia 56, 96
frontotemporal lobar degeneratuon 56, 96
frozen gait 59
FS 263
FTD 56, 96
FTD-MND 56
FTD の MND type 56
FTLD 56, 96, 260
Fugl-Meyer Assessment 244
functional electrical stimulation 249
Functional Independence Measure 248, 264
Functional System 263

G

GCI 204
glial cytoplastic inclusion 204

H

HAM-D 84
Hamilton rating scale for depression 84
Hamilton 抑うつ評価尺度 84
HDS-R 276
Hoehn and Yahr の重症度分類 174, 253

I

IADL 277
ICARS 40, 257
IgG index 218
Incapacity Status Scale 263
International Cooporative Ataxia Rating Scale 40, 257

J

JSS 244, 263

K

kinésie paradoxale 59, 175

M

magnetic resonance imaging 102
manual muscle testing：MMT 35, 134
MAO 阻害薬 177
MELAS 236
MERRF 236
Mini Mental State Examination 117, 143, 276
Minimal Record of Disability for Multiple Sclerosis 263

索引

MMSE 117, 118, 124, 143, 276
MMT 35, 134
MND 54, 56, 96, 209 〜 211
MNGIE 236
modified Ashworth scale 124, 244, 248
mononeuropathy 54
motion decomposition 38
motor neuron disease 54, 56, 96, 209
MR angiography 104
MRA 104
MRD 263
MRI 102
MS 263
MSA 202
MSLT 75
multiple mononeuropathy 54
multiple sleep latency test 75
multiple system atrophy 202
muscle cramp 187
myoclonus 180, 185
myopathy 53
myotonia 53

N

National Institutes of Health Stroke Scale 134, 135
neuromyelitis opitca 216
neuropsychiatric inventory 84
NIH stroke scale 244
NIHSS 134, 135
NINDS 130
NMDA受容体拮抗薬 145
NMO 216
noninvasive positive pressure ventilation 207
NPI 84
NPPV 207

O

olivopontocerebellar atrophy 204
OPCA 204

P

PA 96, 97
Paced Auditory Serial Addition Task 122
PANSS 84
PASAT 122
PCR法 170
PD 253
PE 218
Pittsburgh Sleep Quality Index 74
plasma exchange 218
PLEDs 170
polyneuropathy 54
polysomnography 75
positive and negative syndrome scale 84
post-poliomyelitis progressive muscular atrophy 213
PPMA 214
progressive non-fluent aphasia 96
progressive spinal muscular atrophy 213
PSG 75
PSQI 74
PT-INR 133

Q

QOL 277

R

Raven 色彩マトリックス検査 124
RBD 73, 175
REM 睡眠行動異常症 147
REM-sleep behavior disorder 73, 175
Rey-Osterrieth Complex Figure Test 121
rigidity 180
ROCFT 121

S

SARA 40
SBMA 213
SCA 204
SCA3 204
SCA6 204, 256
Scale for the Assessment and Rating of Ataxia 40
SCD 256
scissor gait 59
SD 96, 97
SDS 84, 204, 261
Self-rated Depression Scale 261
semantic dementia 96
SFAプログラム 279
SIAS 244
sign 9
Simple Swallowing Provocation Test 131
SLTA 121
SMA 213
SMA-1 213
SMA-2 213
SMA-3 213
SMON（スモン） 231
SND 204
spasm 186
spinal and bulbar muscular atrophy 213
spinocerebellar atrophy 204
SSPT 131
stance phase 58
steppage gait 61
striatonigral degeneration 204
stroke impairment assessment set 244
swing phase 58
symptom 9

T

tic 180, 185
TMS 207
TMT 122
TOAST研究 139
TORCH（トーチ）症候群 238
Trail Making Test 122
trans-activation response DNA-binding protein with a molecular weight of 43 kDa 56
transcranial magnetic stimulation 207

301

tremor 180

U

Unified Parkinson's Disease Rating Scale 253
UPDRS 253
use-dependent plasticity 249

W

WAB 失語症検査 121
WADA テスト 191
waddling gait 60

WAIS−R 成人知能検査 117
WAIS−Ⅲ成人知能検査 117
WCST 122
wearing-off 現象 177
Wisconsin Card Sorting Test 122
WMS−R 記憶検査 121
writer's cramp 185

X

X 連鎖劣性遺伝型筋ジストロフィー 235

Z

Zung self-rating depression scale 84
Zung 自己評価うつ評価スケール 84

数字

^{123}I-MIBG 心筋シンチグラフィー 147

【編著者略歴】
河村　満
（かわ　むら　みつる）

1977年	横浜市立大学医学部卒業
1978年	千葉大学医学部神経内科
1994年	同講師
1994年	昭和大学医学部神経内科助教授
2001年	同教授
2017年	奥沢病院名誉院長
2020年	昭和大学医学部脳神経内科名誉教授

日本神経学会功労会員
日本神経治療学会名誉会員・監事
日本神経心理学会名誉会員
日本高次脳機能障害学会名誉会員・監事
　など

メディカルスタッフのための
神経内科学　　　　　ISBN978-4-263-21411-4

2012年10月10日　第1版第1刷発行
2023年 1月10日　第1版第4刷発行

　　　　　　　編著者　河　村　　　満
　　　　　　　発行者　白　石　泰　夫
　　　　　発行所　医歯薬出版株式会社
〒113-8612　東京都文京区本駒込1-7-10
TEL.（03）5395-7628（編集）・7616（販売）
FAX.（03）5395-7609（編集）・8563（販売）
　　　　　　https://www.ishiyaku.co.jp/
郵便振替番号　00190-5-13816

乱丁，落丁の際はお取り替えいたします　　印刷・木元省美堂／製本・皆川製本所
© Ishiyaku Publishers, Inc., 2012. Printed in Japan

本書の複製権・翻訳権・翻案権・上映権・譲渡権・貸与権・公衆送信権（送信可能化権を含む）・口述権は，医歯薬出版㈱が保有します．
本書を無断で複製する行為（コピー，スキャン，デジタルデータ化など）は，「私的使用のための複製」などの著作権法上の限られた例外を除き禁じられています．また私的使用に該当する場合であっても，請負業者等の第三者に依頼し上記の行為を行うことは違法となります．
JCOPY ＜出版者著作権管理機構　委託出版物＞
本書をコピーやスキャン等により複製される場合は，そのつど事前に出版者著作権管理機構（電話 03-5244-5088，FAX 03-5244-5089，e-mail：info@jcopy.or.jp）の許諾を得てください．